Immunsystem

Verständliche Forschung

Immunsystem

Abwehr und Selbsterkennung auf molekularem Niveau

Mit Einführungen von
Georges Köhler und Klaus Eichmann

Erschienen bei Spektrum der Wissenschaft in Heidelberg

CIP-Kurztitelaufnahme der Deutschen Bibliothek

Immunsystem: Abwehr u. Selbsterkennung auf molekularem Niveau /mit Einf. u. e. Vorw. von Georges Köhler u. Klaus Eichmann. — Heidelberg: Spektrum-der-Wissenschaft-Verlagsgesellschaft, 1987

(Spektrum der Wissenschaft: Verständliche Forschung)

ISBN 3-922508-41-3

NE: Köhler, Georges [Hrsg.]

Lektorat: Frank Wigger

Produktion: Karin Kern

Buchgestaltung: Henri Wirthner

Gesamtherstellung: Klambt-Druck GmbH, Speyer

Inhaltsverzeichnis

Vorwort

Von Georges Köhler und Klaus Eichmann

In der Immunologie tritt der Zusammenhang der beiden Aspekte naturwissenschaftlicher Forschung – Erkenntnis und deren praktische Anwendung – drastischer zutage als in jedem anderen Forschungsbereich. Theoretische Kenntnisse über ein System, zu dessen Aufgaben die Abwehr infektiöser Krankheiten gehört, können oft lebensrettend eingesetzt werden; aktive und passive Impfung sind Beispiele hierfür.

Der vorliegende Immunologie-„Reader“ faßt einen Teil der Artikel zusammen, die bislang in *Spektrum der Wissenschaft* zu diesem Thema erschienen sind. Die Auswahl wurde so getroffen, daß Theorien und praktische Auswirkungen der immunologischen Forschung getrennt und mit eigenen Einführungen vorgestellt werden. Um die Entwicklung zu verdeutlichen, die zum jetzigen Wissensstand über die Erkennungsmoleküle des Immunsystems geführt hat, erschien es notwendig, die Zusammenstellung mit einigen Artikeln aus dem *Scientific American* zu ergänzen. Die dort veröffentlichten Beiträge der Nobelpreisträger Burnet, Porter, Edelman und Jerne wurden von Mitgliedern des Freiburger Max-Planck-Instituts für Immunbiologie übersetzt – für deren Mithilfe wir uns bedanken. Alle Artikel sind unverändert übernommen worden. Der Reiz dieser relativ langen, mit Originalbeiträgen belegten historischen Einführung in Abschnitt 1 liegt im Vergleich der damals aufgestellten Hypothesen mit den heute bekannten Tatsachen. Die Einführung zu „Die Erkennungsmoleküle des Immunsystems“ beinhaltet deshalb einige der neuesten Ergebnisse auf diesem Gebiet und versucht sie mit den jeweiligen Originalartikeln in Beziehung zu setzen.

Im zweiten Abschnitt dieses Buches sind Artikel zusammengefaßt, die sich mit der Funktionsweise des Immunsystems, mit einigen medizinisch wichtigen Funktionsstörungen sowie mit Fragen der therapeutischen Beeinflussung des menschlichen Immunsystems beschäftigen. Wegen der großen Vielfältigkeit immunologischer Erkrankungen bleibt dieser Teil notwendigerweise lückenhaft. Die dargestellten Erkrankungen sind aber als Beispiele dafür zu verstehen, daß Störungen in einzelnen Funktionen des Immunsystems weittragende Folgen für die Gesundheit des Menschen haben können – denn das Immunsystem ist mit anderen Organsystemen wie der Haut, dem Gefäßsystem, dem Darm, dem zentralen Nervensystem und vielen anderen auf vielfältige Weise verknüpft. Darüber hinaus sind von keinem anderen Fach in den letzten Jahrzehnten so viele medizinisch wichtige Impulse ausgegangen wie von der Immunologie. Natürlich kann auch hier die Auswahl der Originalartikel nicht das gesamte Gebiet abdecken, so daß wichtige Bereiche wie die Transplantationsmedizin oder die immunologische Tumordiagnostik fehlen. Wir hoffen daher, daß der Leser die hier vorgelegte Sammlung von Artikeln nicht zuletzt als Anreiz versteht, seine Kenntnisse über das Fach Immunologie durch weiteres Literaturstudium zu vertiefen.

Abschnitt 1

Die Erkennungsmoleküle des Immunsystems

Einführung von Georges Köhler

Kein Zweifel – wir wissen heute recht genau, wie jene Moleküle aussehen, die in unseren Körper eingedrungene fremde Strukturen erkennen und unschädlich machen. Es bereitet uns keine Schwierigkeiten mehr, an die Existenz von 100 Millionen verschiedener solcher Erkennungsmoleküle zu glauben. Wir haben gelernt, daß nicht für jedes Erkennungsmolekül ein Gen verantwortlich ist (insgesamt verfügen wir in unserer Erbmasse nur über 10^5 bis 10^6 Gene); die genetische Information für diese furchterregend große Zahl von Molekülen entsteht vielmehr durch die Kombination von Genelementen. Im Idealfall könnten beispielsweise vier Genfamilien mit je 100 verschiedenen Elementen $100 \times 100 \times 100 \times 100 = 100$ Millionen verschieden kombinierte Erkennungsmoleküle ergeben.

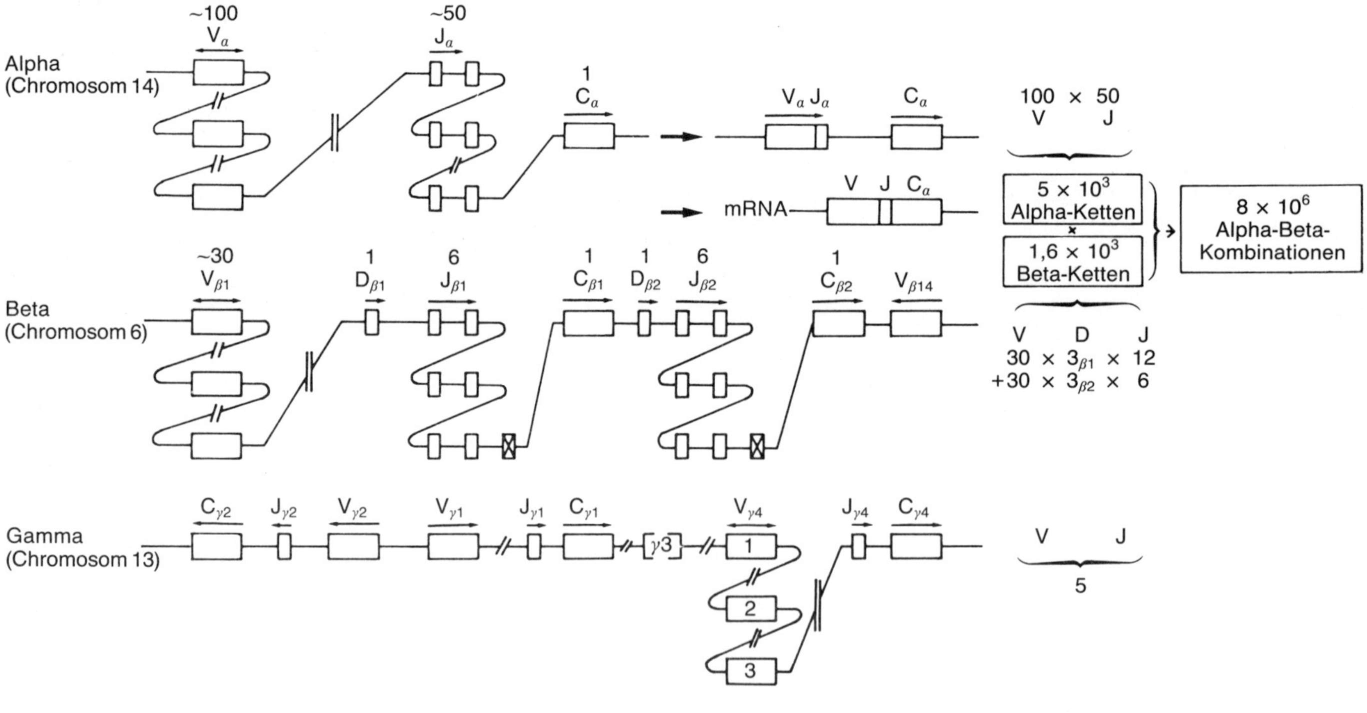

Bild 1: Aufbau der *T*-Zell-Rezeptorgene der Maus. Die drei Gengruppen (Alpha, Beta und Gamma) liegen auf getrennten Chromosomen (links angegeben). Für ein aktives Alpha- oder Gamma-Gen müssen ein V- und ein J- zu einem VJ-Element zusammengebaut werden. Für ein aktives Beta-Gen ist aus je einem V-, D- und J-Abschnitt ein VDJ-Element zusammenzufügen. In einem weiteren Schritt wird nun auf Boten-RNA-(mRNA-) Ebene das C-Element angefügt, das nicht zur kombinatorischen Vielfalt beiträgt. Im Bild ist dies nur für das Alpha-Ketten-Gen gezeigt. V steht für variabel, D für *diversity* (englisch für Vielfalt), J für *joining* (verbindend), C für *constant*. Die Pfeile zeigen die Orientierung der Genelemente auf dem Chromosom an. Doppelpfeile bedeuten, daß die Orientierung unbekannt ist. Die mit Doppelstrichen unterbrochenen Linien deuten nicht näher bekannte DNA-Abschnitte an. Mit einem Kreuz versehene Kästchen bezeichnen nichtfunktionelle Elemente. Zu den D-Elementen der Beta-Gengruppe ist anzumerken, daß $D_{\beta 1}$ und $D_{\beta 2}$ in allen drei Leserastern lesbar sind. So entstehen aus jeweils nur einem D-Element drei verschiedene Proteinabschnitte. Der *T*-Zell-Rezeptor wird aus Alpha- und Beta-Ketten zusammengebaut. Die Funktion der Gamma-Kette ist noch unbekannt (siehe aber die Hypothese in Tonegawas Artikel). Das eingeklammerte $\gamma 3$ ist nicht in allen Mäusestämmen vorhanden.

Tatsächlich werden die Erkennungsmoleküle des Immunsystems – die Antikörper und die *T*-Zell-Rezeptoren – jeweils aus zwei verschiedenen Polypeptidketten und die wiederum aus zwei oder drei Genteilstücken zusammengebaut (siehe die Artikel von Leder, Tonegawa sowie Marrack und Kappler; in Bild 1 ist ergänzend die in diesen Arbeiten nicht gezeigte Genorganisation des *T*-Zell-Rezeptors dargestellt). Die Schätzungen der möglichen Kombinationen für *T*-Zell-Rezeptoren und Antikörpermoleküle schwanken zwischen 10 Millionen und 10 Milliarden.

Das Wissen um diese schier unerschöpfliche Vielfalt und die Unwissenheit um die Struktur der Antikörperproteine (Immunglobuline) und später deren Gene bildeten lange ein Spannungsfeld, in dem viele Spekulationen gediehen. Es bereitet ein außerordentliches Vergnügen, im ersten Teil dieses Immunologie-Readers das Aufstellen und Verwerfen von Erklärungshypothesen zu verfolgen, die hier in Aufsätzen von führenden Immunologen der letzten 25 Jahre chronologisch festgehalten sind. F. M. Burnet, dessen 1961 verfaßter Beitrag die Artikelsammlung eröffnet, hat der Instruktionshypothese den Garaus gemacht, die listig das Problem der Antikörpervielfalt auf die Antigenvielfalt abwälzte (Antigene sind die körperfremden Strukturen, welche eine Immunantwort hervorrufen können): Antigene sollten in die antikörperbildenden Zellen eindringen und den gerade entstehenden Immunglobulinen zu einer ihnen komplementären Struktur verhelfen. Eine elegante Theorie – aber falsch. Als richtig stellte sich Burnets klonale Selektionstheorie heraus: Es gibt von vornherein viele verschiedene Antikörper, und jeder einzelne wird von einer spezialisierten Zelle aus der Gruppe der *B*-Lymphozyten hergestellt. Das Antigen bindet sich an die seltene Zelle, die zufällig den passenden Antikörper auf ihrer Oberfläche trägt. Diese Zelle wird dadurch zu Zellteilungen und erhöhter Antikörperproduktion angeregt. Die Vermehrung der spezifischen Zellen erklärt auf einfache Weise das immunologische Gedächtnis, also die Tatsache, daß der Körper – selbst nach Jahren – beim zweiten Zusammentreffen mit demselben Antigen schneller und mit höheren Antikörpermengen reagieren kann.

Das Postulat „eine Zelle – ein Antikörper" wird im folgenden Artikel von G. Nossal anhand von Einzelzellexperimenten erhärtet. Erst später erkannte man, wie streng es eingehalten wird. Normalerweise stellt eine Zelle väterliche und mütterliche Proteine gleichzeitig her. Bei einer antikörperproduzierenden *B*-Zelle jedoch wird entweder der väterliche oder der mütterliche Antikörperkettentyp ausgebildet, niemals beide – ein Phänomen, das man allelen Ausschluß nennt und das auch unser Labor am Freiburger Max-Planck-Institut für Immunbiologie beschäftigt. Es zeichnet sich ab, daß der Antikörper, welcher als erster zusammengebaut wird, dem Zellkern zurückmeldet, daß ein zweiter nicht erwünscht ist und daß dessen Genzusammenbau gestoppt werden soll. In Bild 2 sind die teilweise noch hypothetischen positiven und negativen Rückkopplungen der schweren (H, vom englischen *heavy*) und leichten (L) Polypeptidketten auf den Zusammenbau der Immunglobulingene im einzelnen dargestellt. Ob dieses Modell sich als richtig erweist, wissen wir noch nicht genau, aber es ist gerade das Aufstellen (und Verwerfen) von Hypothesen, welches die Wissenschaft spannend gestaltet.

Zurück zu den Artikeln von R. Porter und G. Edelman aus den Jahren 1967 beziehungsweise 1970. Man kann sich die Erleichterung unter den Immunologen vorstellen, als klar wurde, daß Antikörper aus zwei Ketten zusammengesetzt sind: einer etwa 440 Aminosäuren langen schweren (H) und einer etwa 220 Aminosäuren langen leichten (L) Kette (die jeweils paarweise vorliegen). Das Problem, ungefähr 10^8 antikörpercodierende Gene im menschlichen Chromosomensatz unterzubringen – was die Kapazität unserer Erbsubstanz um ein Mehrfaches gesprengt hätte –, reduzierte sich auf zumindest theoretisch 10^4 Gene für die schweren und 10^4 Gene für die leichten Ketten. Außerdem wurde klar, daß die ersten 110 Aminosäuren beider Ketten variabel, die restlichen aber für alle Antikörper einer Klasse konstant waren. Diese für Proteinmoleküle einzigartige Eigenschaft führte zu einer Vielzahl von Erklärungsversuchen.

Die radikalste, einfachste und zugleich der Wahrheit am nächsten kommende Idee war, das bisher geltende Postulat – ein Gen codiert für eine Polypeptidkette – zu verlassen und anzunehmen, eine Polypeptidkette könne durchaus auch von zwei Teilgenen, einem für den variablen und einem für den konstanten Abschnitt, codiert werden. Die ersten vollständigen Aminosäuresequenzen führten zu einer weiteren Entdeckung: Die leichten und die schweren Ketten ließen sich in zwei beziehungsweise vier Proteindomänen von je etwa 110 Aminosäuren aufteilen, die sich untereinander ähnelten. Man schloß daraus, daß in der Evolution ein Ur-Gen für eine einzige Immunglobulindomäne durch Genverdoppelungen sowohl zu den leichten als auch zu den schweren Ketten geführt hat. Die für die Ig-Domänen codierenden Genabschnitte sind auf dem Chromosom durch nicht codierende DNA-Sequenzen (Introns) getrennt und haben somit in gewisser Weise ihre Eigenständigkeit bewahrt (siehe dazu die beiden Artikel von Leder und Tonegawa).

Das postulierte Ur-Gen war nicht nur der Stammvater für die Immunglobuline, sondern auch für den *T*-Zell-Rezeptor und für andere immunologisch wichtige Zelloberflächenstrukturen wie die Histokompatibilitätsantigene der Klassen I und II (siehe den Beitrag von Marrack und Kappler, Bild 5). Inzwischen sind weitere zehn Oberflächenmoleküle mit Homologien zu Ig-Domänen bekannt, und man erwartet, daß die sogenannte Immunglobulingen-Superfamilie noch weiter wachsen wird. Alle

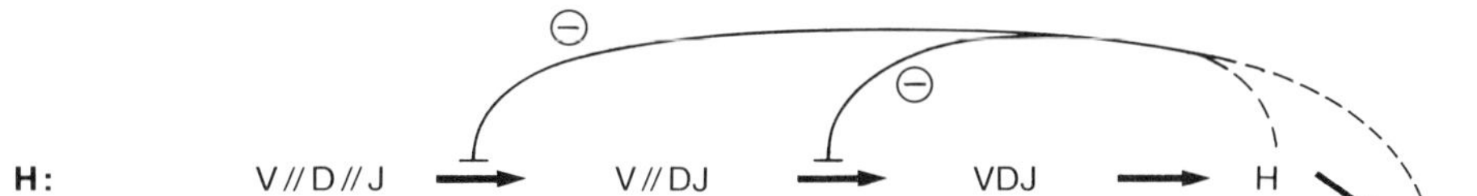

Bild 2: Produktkontrolle beim Zusammenbau der Gene für schwere (H, vom englischen *heavy*) und leichte (L) Immunglobulinketten. Zuerst werden die Genteilstücke V_H, D_H und J_H zur fertigen variablen Region der schweren Kette (VDJ_H) zusammengebaut. V, D und J sind ähnliche Gensegmente, wie sie auch bei den *T*-Zell-Rezeptorgenen verwendet werden (siehe Bild 1). Nach fehlerlosem Zusammenbau ist das Gen in der Lage, die Produktion der H-Ketten zu steuern (die aus dem variablen und einem konstanten Abschnitt bestehen). Das H-Protein, welches in Vorläufer-*B*-Zellen nachweisbar ist, induziert den Zusammenbau der variablen Region der leichten Kette (dünner Pfeil, +). Das H-Protein und/oder der fertige Antikörper (HL) unterbinden den Zusammenbau eines zweiten H-Gens im anderen elterlichen Chromosom (–). Nicht das leichte Kettenprotein, wohl aber der fertige Antikörper (HL) verhindert außerdem den Zusammenbau eines zweiten L-Gens im anderen Chromosom.

Antikörper	Anzahl der Basenaustausche V_H11	V_K21C
A	12	8
B	20	9
C	19	15

maximal 34 Basenaustausche in Antikörper C

a

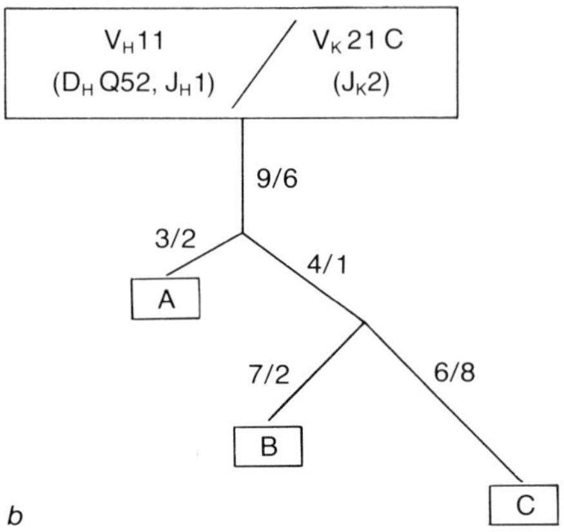

b

Bild 3: Somatische Mutationen in den Genen von drei Antikörpern gegen ein Influenza-Virus. Die Anzahl der Basenaustausche (Mutationen) in den Genen für die variablen Teile der schweren (V_H11) und leichten (V_K21C) Ketten ist links gezeigt. (Die Zahlen geben an, wieviel Basen jeweils gegenüber den bekannten Keimbahngenen verändert sind.) Da beim Zusammenbau der variablen Teile in jedem Antikörper identische Genelemente (V_H11, D_HQ52 und J_H1 für die schwere und V_K21C und J_K2 für die leichte Kette) verwendet wurden, kann man von einem gemeinsamen Ursprung der drei antikörperproduzierenden Zellinien ausgehen. Die Austausche in den Genen der schweren und der leichten Ketten passen in einen gemeinsamen Stammbaum (*b*; die Angabe 9/6 bedeutet beispielsweise, daß vom Keimbahngen bis zum gemeinsamen Vorläufer aller drei Antikörpergene insgesamt neun Mutationen in den Genen der schweren Kette und sechs in denen der leichten stattgefunden haben).

Wirbeltiere verwenden das Ur-Gen der Ig-Domänen in vielfältigen Abwandlungen. Wann dieses Gen in der Evolution erstmals auftrat und ob und wie niedere Tiere es nutzen (man vermutet, daß es eine Rolle bei der Zell-Zell-Erkennung spielt), ist bis heute unklar.

Der Artikel von N. Jerne ruft Erinnerungen an die zum Teil hitzigen Diskussionen wach, die in den siebziger Jahren am Basler Institut für Immunologie und wohl überall in der Welt an ähnlichen Institutionen stattgefunden haben. Es ging um die Frage, ob alle Antikörper schon in den Keimbahngenen festgelegt sind und die entsprechende Information in den *B*-Zellen unverändert abgelesen wird (Keimbahntheorie). Oder ist es so, daß nur ein Grundstock von Antikörpergenen in der Keimbahn von Generation zu Generation weitergegeben wird und die *B*-Zellen in ihrer Entwicklung dann auf in der Keimbahn nicht vorhandene, somatisch mutierte „Grundstockgene" zurückgreifen können (somatische Mutationstheorie)?

Wie so oft haben beide Parteien recht behalten. Die Anhänger der somatischen Mutationstheorie hatten es sich wohl nicht träumen lassen, daß gestükkelte Gene vererbt werden und daß diese – entsprechend zusammengesetzt – durchaus nur mit Keimbahninformation auskommen können. Die Verfechter der Keimbahntheorie dagegen, die nicht minder von den kombinierbaren Genen überrascht wurden (die Tonegawa zuerst nachwies), mußten zugeben, daß die Information somatisch (in der *B*-Zelle) kombiniert wird und daß beim Zusammenbau auch neue, zufällig eingefügte Informationen für einige wenige Aminosäuren auftreten (siehe die Artikel von Leder und Tonegawa).

Mittlerweile erleben die Anhänger der Somatheorie doch noch einen geheimen Triumph: Bereits zusammengebaute Immunglobulingene können in den Tochterzellen eines spezifischen *B*-Zellklons an bis zu 20 DNA-Basenpositionen verändert auftreten (somatische Mutationen). Es wird heute ein spezieller Mechanismus postuliert, der mit einer Rate von 10^{-3} pro DNA-Base und Zellgeneration die variablen (aber nicht die konstanten!) Genteile mutiert. Das bedeutet, daß bei jeder Zellteilung eine der beiden Tochterzellen eine neue Mutation in einer variablen Region trägt. Die Mutationsrate liegt hunderttausendfach höher als bei Nichtimmunglobulingenen.

Eines der Experimente, welche diese geradezu irrwitzigen Mutationsraten nahelegen, ist im Labor von M. Weigert am Fox Chase Cancer Center in Philadelphia durchgeführt worden; die Ergebnisse sind in Bild 3 zusammengefaßt. Aus einer mit Influenza-Viren immunisierten Maus wurden drei Zellinien gewonnen, welche in normalen immunologischen Tests nicht unterscheidbare Antikörper (A, B, C) gegen das Influenza-Virus produzierten. Es konnte gezeigt werden, daß alle drei Linien von *B*-Zellen eines Klons abstammten, denn der Zusammenbau der aktiven (und der inaktiven ausgeschlossenen) schweren und leichten Kettengene war identisch. Ein zufällig gleicher Zusammenbau in den drei Linien ist statistisch äußerst unwahrscheinlich. Die Bestimmung der DNA-Basenreihenfolge für die aktiven Immunglobulingene ergab sowohl für den variablen Teil der schweren als auch für den der leichten Ketten Abweichungen von den bekannten Keimbahngenen. (Die Anzahl der Basenaustausche ist in Bild 3 für jeden Antikörpertyp aufgelistet.) Interessant war nun, daß die Abweichungen für beide Ketten in einen, wenngleich kleinen Stammbaum paßten. Einige Basenaustausche waren also allen drei Antikörpern gemeinsam, andere nur zweien, und die restlichen waren spezifisch. Diese Beobachtung deutete darauf hin, daß die Veränderungen schrittweise erfolgt und nicht alle auf einmal eingefügt worden waren. Da sich somatische Mutationen erst einige Zeit nach der Immunisierung nachweisen lassen – zeitlich früher gewonnene Zellinien stellen Antikörper aus unveränderten Keimbahngenen her –, rechneten Weigert und seine Kollegen die Zeit zwischen der Immunisierung mit dem Influenza-Virus und der Herstellung der drei Zellinien (24 Tage) in die Anzahl möglicher Zellteilungen einer einzelnen *B*-Zelle um (ungefähr 32 bei einer Zellteilung alle 18 Stunden). Um nun die 34 bei Antikörper C beobachteten Basenaustausche nacheinander in 32 Zellteilungen unterzubringen, muß bei jeder Zellteilung etwa eine Veränderung aufgetreten sein.

Die um fünf Größenordnungen über dem normalen Wert liegende Mutationsrate führt zu Spekulationen über einen immunglobulinspezifischen Mutatormechanismus. (Bei *T*-Zell-Rezeptoren sind somatische Mutationen dieser Art bisher nicht beobachtet worden.) Die Bedeutung der somatischen Mutationen liegt in der Schaffung von Antikörpern, die sich stärker als die Ursprungsformen an ein Antigen binden und somit einen verbesserten immunologischen Schutz darstellen.

Anscheinend werden von einem Organismus mehr Antikörper bereitgestellt, als für die Immunantwort unbedingt erforderlich sind. So konnte man zeigen, daß eine einzige Bindungsstelle auf einem Antigen durch mindestens 1000 verschiedene Antikörper erkannt wird. Eine Erklärung für dieses Überangebot bietet N. Jerne in seinem Beitrag an: Antikörper erkennen nicht nur das Antigen, sondern auch die variablen Teile anderer Antikörper und üben über diese internen (idiotypischen) Wechselwirkungen einen regulatorischen Einfluß auf die Produktionsraten aus. Die Vielfalt der Antikörper wird also möglicherweise für die Regulation der Immunantwort benötigt. Das Konzept der idiotypischen Interaktionen führt zu der Konsequenz, daß es Antikörper geben muß, die in einem Teil ihrer Struktur dem Antigen ähneln und somit als Alternative zur Immunisierung verwendet werden können (siehe den Artikel von Kennedy, Melnick und Dreesman in Abschnitt 2).

Hundert Millionen Antikörper, tausend gegen eine einzige Antigenbindungsstelle – aus diesem Gemisch im Blut eines Tieres einen spezifischen Antikörper zu reinigen, scheint unmöglich. Trotzdem waren und sind Immunseren wichtige Reagentien, die unter anderem zur Bestimmung von Bakterien, Viren, Parasiten, Gewebe- und Blutproben herangezogen werden. Als die Anforderungen an die Genauigkeit serologischer Tests größer wurden, wuchsen die Probleme. Verschiedene Seren führten zu unterschiedlichen Resultaten. Die Tests erforderten immer mehr Kontrollschritte und mußten mit neuen Seren jedes Mal wieder neu abgestimmt werden. Diese Probleme und ihre Lösung beschreibt C. Milstein in seinem Artikel über monoklonale Antikörper. Die Idee war einfach: Jede *B*-Zelle stellt nur einen Antikörper her; könnte man, ausgehend von einer einzigen Zelle, viele Zellen wachsen lassen, so würde dieser Zellklon eine große Menge „seines" Antikörpers produzieren. *B*-Zellen sterben aber außerhalb des Körpers in Gewebekulturmedien ab. Nur einige Tumorzellinien des *B*-Zelltyps, sogenannte Myelome, wie sie M. Potter an den National Institutes of Health (NIH) im amerikanischen Bethesda in Mäusen induzieren konnte, wachsen in den synthetischen Kulturmedien. Durch das Verschmelzen von Myelom- und normalen *B*-Zellen erhält man Hybridzellen, welche die Eigenschaften der Ausgangszellen vereinigen – Wachstum und Antikörperproduktion. (Solche Hybridom-Zellinien wurden auch in dem Experiment über somatische Mutationen – siehe Bild 3 – verwendet.)

Hier schließt sich der Kreis: von der Komplexität der Immunseren zu der Einfachheit der monoklonalen Antikörper – molekularer Handwerkzeuge von ungeheurer Präzision, die aus Millionen von Möglichkeiten ausgewählt werden. Heute stellen Dutzende von Firmen monoklonale Antikörper im Zellhybridisierungsverfahren her. Aus Experimenten, in denen C. Milstein und ich selbst etwas über die Genregulation der Antikörperexpression lernen wollten, ist ein Multimillionen-Dollar-Geschäft geworden. Dies zeigt – wieder einmal – eindrücklich, daß Grundlagenforschung nicht nur zum allgemeinen Verständnis unserer Welt beiträgt, sondern auch handfeste materielle Auswirkungen haben kann.

Die immunologische Forschung hat viele faszinierende Entdeckungen gemacht. Die Aufklärung der Genorganisation und der Struktur der Erkennungsmoleküle des Immunsystems gehören sicher zu den spannendsten Kapiteln ihrer Geschichte. Und doch verspricht das nächste Kapitel nicht minder spannend zu werden. Es geht um die Frage, die in fast allen Artikeln dieses Immunologie-Readers gestellt wird: Wie schafft es das Immunsystem, fremde Strukturen zu erkennen und zu zerstören, aber die körpereigenen Strukturen intakt zu lassen? Der Artikel von P. Marrack und J. Kappler faßt zusammen, was wir heute darüber wissen. *T*-Zellen lernen, während sie in der Thymusdrüse heranreifen, Eigen- von Fremdantigenen zu unterscheiden. Ob dies nur im Thymus geschieht, ob *B*-Zellen ähnlich „lernen" können und, vor allen Dingen, wie das „Lernen" vor sich geht – das sind die Fragen, welche die immunologische Forschung in den nächsten Jahren in Atem halten werden.

Die Mechanismen der Immunität

Wie kann ein Tier Antikörper bilden, die eine fremde Substanz, ein Antigen, spezifisch neutralisieren? Vieles spricht heute dafür, daß die antikörperproduzierenden Zellen von dem Antigen selbst ausgewählt werden und sich dann selektiv vermehren.

Von Sir Macfarlane Burnet

Die gezielte Abwehr von Infektionskrankheiten begann im späten 18. Jahrhundert, als Edward Jenner die Prinzipien der Immunisierung entdeckte. Sein Impfstoff gegen Pocken bedeutete einen entscheidenden Durchbruch. Heute können wir uns durch Impfungen gegen zahlreiche wichtige Infektionskrankheiten schützen, die sich chemotherapeuthisch nur schlecht bekämpfen lassen und die durch Maßnahmen des öffentlichen Gesundheitwesens nicht ausgerottet werden konnten. Natürlich hat die Präventivmedizin besonders in den Entwicklungsländern noch viele Aufgaben zu lösen. Dennoch können wir sagen, daß die Kontrolle fast aller Infektionskrankheiten, die einst den Menschen ernsthaft bedrohten, heute möglich ist. (*Anmerkung der Herausgeber:* Hier war der Autor leider zu optimistisch. Gegen manche bedeutenden Infektionskrankheiten vermögen wir auch 1987 noch nicht erfolgreich zu impfen.)

Obwohl die praktischen Probleme der Immunisierung weitgehend gelöst sind, bleibt die Immunologie ein wichtiger Zweig der Medizin. Der Immunologe von heute interessiert sich jedoch nicht nur dafür, wie man Menschen gegen Diphtherie oder Kinderlähmung effektiv impfen kann; er versucht vor allem auch, die Mechanismen besser zu verstehen, die der Immunität zugrundeliegen. Dabei stellt er zunehmend komplexere Fragen. Er möchte etwa wissen, wieso man bei ein und derselben Person ein Gewebestück problemlos von einer Stelle des Körpers auf eine andere transplantieren kann, während das gleiche Transplantat bei einem anderen Individuum nicht angeht, es sei denn, die Transplantation erfolgt zwischen eineiigen Zwillingen? Wie kommt es, daß in einigen seltenen Fällen zweieiige Zwillinge zwei gemeinsame Blutgruppen besitzen und Hauttransplantate untereinander akzeptieren? Warum kann ein Mensch 20 bis 60 Jahre nach einer Virusinfektion noch immer Antikörper gegen eben dieses Virus bilden? Und wieso gibt es „Autoimmunerkrankungen" wie die primär-chronische Polyarthritis, die erworbene hämolytische Anämie und die Hashimoto-Thyreoiditis, bei denen eine anomale Immunreaktion gegen Zellen und Gewebe des eigenen Körpers gerichtet ist? Jede moderne immunologische Theorie oder Hypothese muß zumindest vorläufige Antworten auf diese und andere, ähnlich komplexe Fragen bieten.

Die Immunologie ist jedoch nicht nur ein Zweig der Medizin. Sie bildet eine eigenständige Disziplin, die viel zum Verständnis zentraler Probleme der Biologie beitragen kann – insbesondere auch zu einem besseren Verständnis der genetischen Informationsübertragung und der Mechanismen der Proteinsynthese. Beide Probleme sind eng mit den Theorien der Immunität verknüpft.

Es gehört zu den zentralen Aussagen der modernen Immunologie, daß während der Immunreaktion spezialisierte Zellen, die man als Plasmazellen bezeichnet, Antikörper produzieren. Antikörper sind globuläre Proteine des Blutplasmas, die sich aufgrund ihrer physikalischen Eigenschaften als „Gammaglobuline" identifizieren lassen. Jeder Antikörper besitzt eine sehr hohe Affinität (chemische Anziehungskraft) zu jenem Antigen, das seine Produktion stimuliert. Als Antigen kommen Teile eines Virus, eines Bakteriums oder einer Zelle aus fremdem Gewebe in Frage, aber auch Bruchstücke solcher biologischen Strukturen oder Proteine und Polysaccharide (Ketten aus einfachen Zuckereinheiten). Antikörper schützen den Organismus vor der Fremdsubstanz, indem sie sich mit ihr verbinden und sie so inaktivieren.

Aus chemischer Sicht sind Antigene und Antikörper große Moleküle, das heißt, sie bestehen aus zahlreichen Atomen. Ein Antikörperglobulin hat ein Molekulargewicht von etwa 160000 (ungefähr das 10000fache eines Sauerstoffatoms); typische Antigene liegen in der gleichen Größenordnung. Die Bereiche, über die sich Antikörper und Antigen miteinander verbinden, sind dagegen relativ klein. Bei den Proteinen, die aus unterschiedlichen Kombinationen von 20 verschiedenen Aminosäuren aufgebaut sind, besteht die Bindungsstelle aus etwa drei bis fünf Aminosäuren – bei einer Gesamtlänge des Moleküls von mehreren hundert Aminosäuren. Bei Polysacchariden bilden ähnlich wenige Monosaccharide diese Stelle, die man als Determinante be-

---

Das Original dieses Artikels ist im Januar 1961 unter dem Titel *The Mechanism of Immunity* im *Scientific American* erschienen.

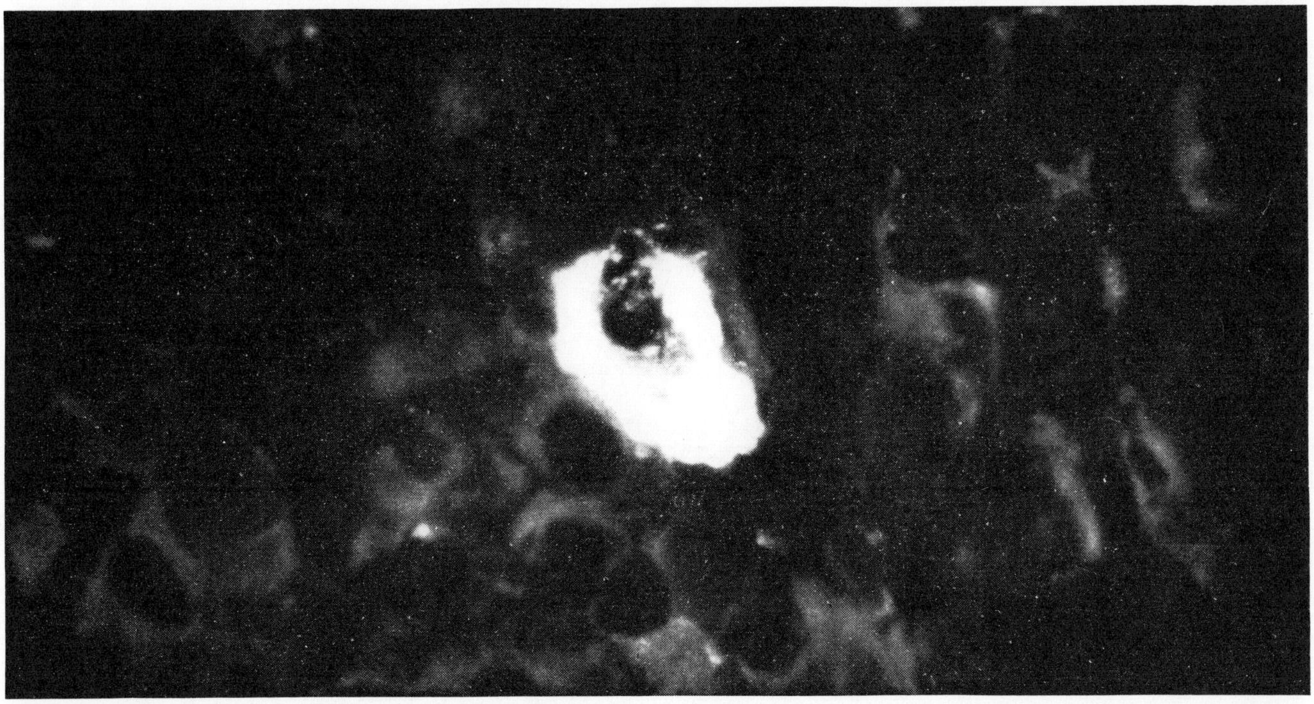

Bild 1: Eine reife Plasmazelle, die den sogenannten Rheumafaktor enthält, ist hier durch einen spezifischen fluoreszierenden Farbstoff sichtbar gemacht worden. Die Nachbarzellen ohne Rheumafaktor sind nicht angefärbt und daher kaum erkennbar. Nach der Selektionstheorie sollte die fluoreszierende Zelle die Information für ein ganz bestimmtes Antikörpermuster „geerbt" haben und in ihrem genetischen Material tragen.

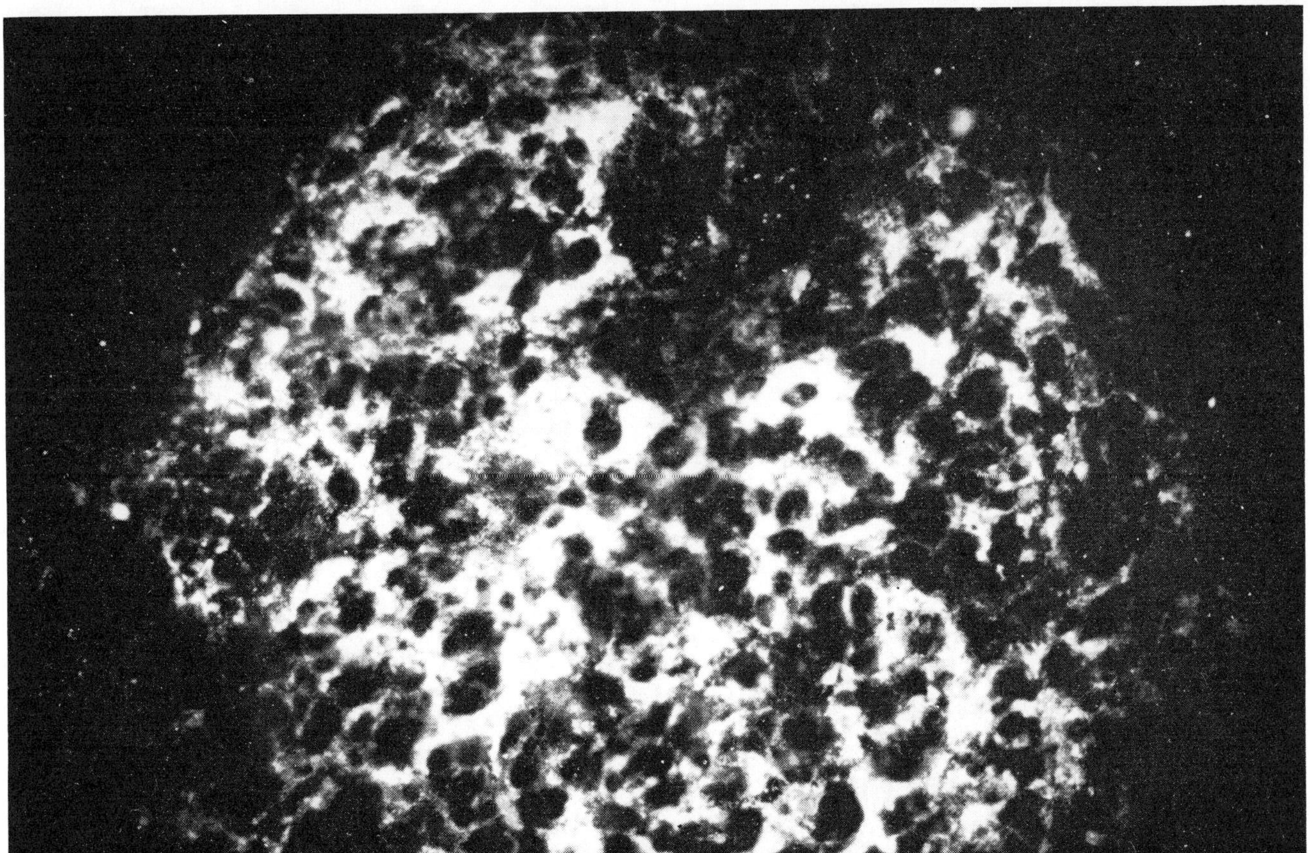

Bild 2: Diese Aufnahme zeigt eine Anhäufung fluoreszierender Zellen in einem Lymphknoten. All diese Zellen enthalten – wie die in Bild 1 dargestellte – den Rheumafaktor, ein sehr großes Molekül mit Antikörpereigenschaften, das häufig im Blut von Patienten mit primär-chronischer Polyarthritis vorkommt und aller Wahrscheinlichkeit nach auf eine Autoimmunantwort hindeutet. Die beiden mikroskopischen Aufnahmen auf dieser Seite stammen von Robert C. Mellors vom Hospital for Special Surgery des New York Hospital-Cornell Medical Center.

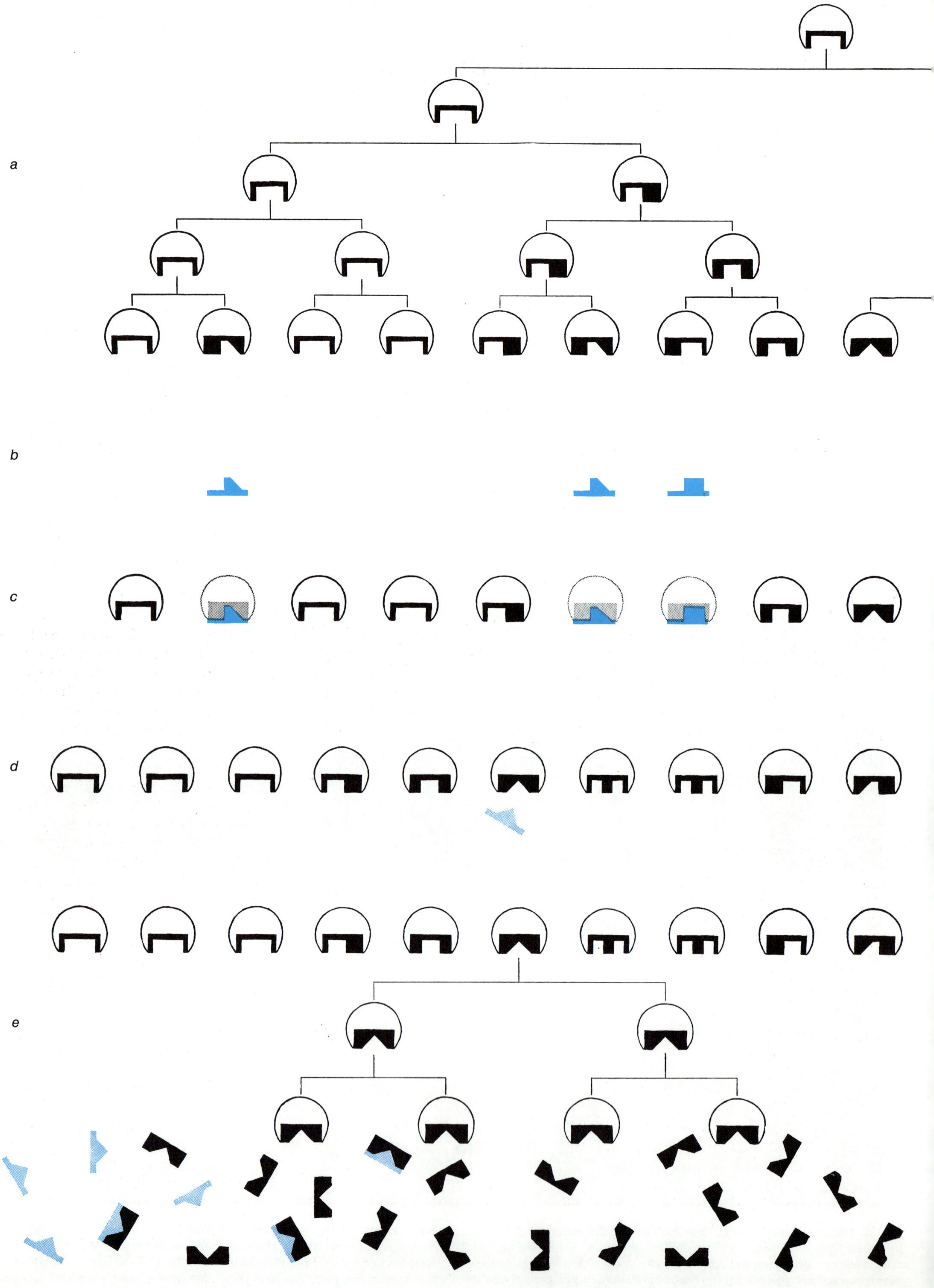
a
b
c
d
e

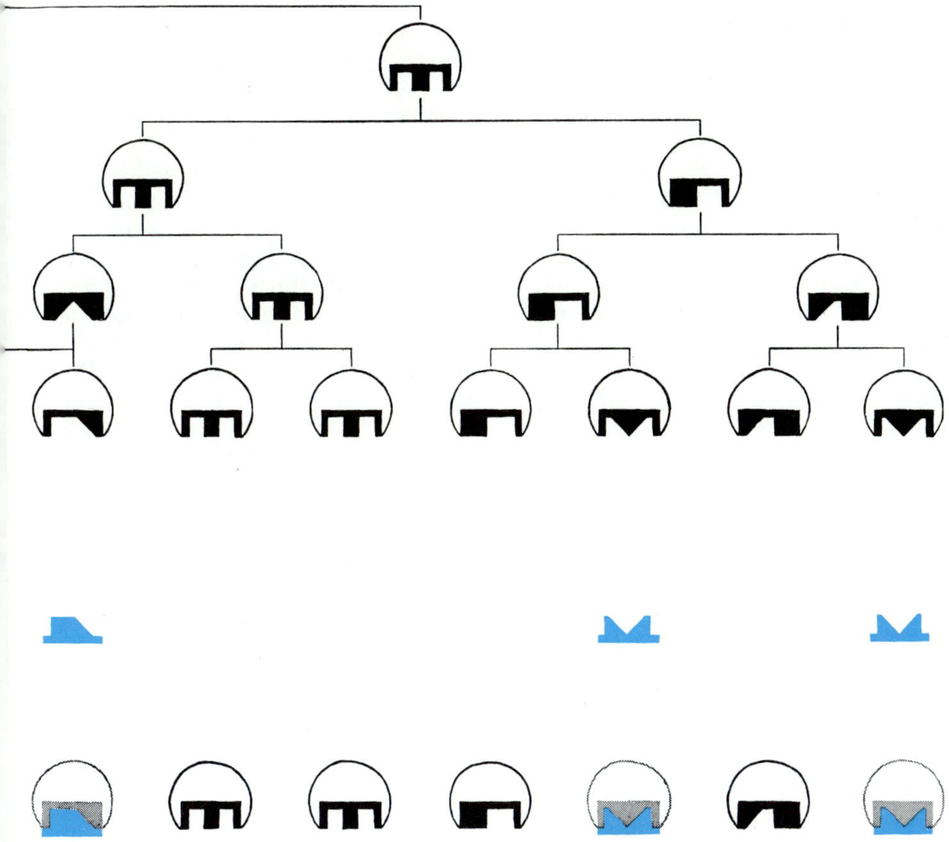

Bild 3: Die Selektionstheorie der Immunität geht davon aus, daß die Immunzellen in einer frühen Phase der embryonalen Entwicklung häufig mutieren (*a*). Auf diese Weise entstehen die verschiedensten Antikörpermuster, die hier durch lediglich elf unterschiedliche Symbole dargestellt sind. Einige der Antikörper erkennen körpereigene Antigene (*b*). Diese Antigene zerstören die Immunzellen mit dem komplementären Muster (*c*), so daß nur Zellen mit für Fremdantigene zuständigen Antikörpermustern überleben (*d*). Solche Zellen können nach der Reifung von dem passenden Fremdantigen (*d*) zur raschen Vermehrung angeregt werden (*e*). Ihre Nachkommen produzieren dann Antikörper, die in der Lage sind, sich an das Fremdantigen zu binden und es unschädlich zu machen (zu neutralisieren).

zeichnet. Das Gegenstück auf dem Antikörper nennt man spezifische Bindungsstelle. Nach der klassischen Theorie verbinden sich Antigen und Antikörper an diesen Bereichen, weil die Antigenbindungsstelle des Antikörpers und die Antigendeterminante geometrisch komplementär zueinander sind. Sie passen zusammen wie Schlüssel und Schloß. In diesem Schema, das Forscher wie Paul Ehrlich, Karl Landsteiner und Linus Pauling geprägt haben, erwirbt die spezifische Bindungsstelle des Antikörpers ihre räumliche Konfiguration unter dem direkten Einfluß der Antigendeterminante. Das Antigen soll zunächst von den Zellen aufgenommen werden und dann im Zellinneren mit dem fertig synthetisierten, aber noch ungefalteten Antikörper in Wechselwirkung treten. Wenn dieser seine endgültige globuläre Form annimmt, wird ihm durch das Antigen die jeweils komplementäre Struktur eingeprägt.

Diese Theorie ist von Joshua Lederberg von der Stanford-Universität als „Instruktionstheorie" der Antikörperbildung bezeichnet worden. Vereinfacht könnte sie so zusammengefaßt werden: Jede Antigendeterminante liefert selbst die Information, nach der das für sie spezifische Antikörpermolekül konstruiert wird. Die Instruktionstheorie vermag jedoch zahlreiche wichtige Immunprozesse, etwa das immunologische Gedächtnis oder die Ursachen von Autoimmunerkrankungen, nicht befriedigend zu erklären. Deshalb ist eine grundsätzlich andere Erklärungsmöglichkeit, die sogenannte Selektionstheorie, vorgeschlagen worden.

Die Selektionstheorie

Nach dieser Theorie werden Antikörpermoleküle genauso synthetisiert wie andere Proteine, also entsprechend der genetischen Information, die im Kern der produzierenden Zelle gespeichert ist. Zu keiner Zeit spielen Informationen von außen dabei eine Rolle. Der Körper besitzt vielmehr für jedes der Tausende von möglichen Fremdantigenen bereits eine oder mehrere Zellen, die die genetische Information für den entsprechenden Antikörper tragen. Jede dieser Zellen „weiß", wie sie ihren spezifischen Antikörper herzustellen hat, auch wenn das komplementäre Antigen nie in den Organismus eindringt. Das Antigen bewirkt lediglich, daß die entsprechenden Zellen selektiert und zur Vermehrung angeregt werden. So kommt es automatisch zur verstärkten Produktion des gewünschten Antikörpers (Bild 3).

Seit Darwins Buch *Über die Entstehung der Arten* gehören Selektionstheorien zu den zentralen Prinzipien der Biologie. Durch den Selektionsdruck der Umwelt werden Organismen ausgewählt, die sich aufgrund ihrer genetischen Ausstattung als besonders überlebensfähig erweisen. Die Wärme der Sonne läßt nur dann in einem toten Hund Maden entstehen, wenn zuvor eine befruchtete Fliege die entsprechende genetische Information in den Kadaver gelegt hat. Niemand glaubt heute mehr ernsthaft daran, daß der Wal und die Giraffe in der Evolution nach Lamarckschem Muster entstanden sind, daß also die Funktion in einer bestimmten Umwelt die Form eines Organismus zunächst physisch und dann auch genetisch festlegt. Kürzlich haben einige Wissenschaftler allerdings gezeigt, daß bestimmte Bakterien je nach Bedarf verschiedene „adaptive" Enzyme herstellen können. So vermögen in Kultur gehaltene Bakterien neue Enzyme zu produzieren, wenn man ihrem Kulturmedium andere Nährstoffe zusetzt. Bald wurde jedoch klar, daß diese adaptiven Enzyme keine Neuschöpfungen sind und daß hier ein subtilerer Mechanismus zugrundeliegt. Auch Bakterien können solche Enzyme nur dann bilden, wenn sie die entsprechende genetische Information bereits in sich tragen. Durch experimentelle Veränderungen in der Umgebung wird eine Aktivität ausgelöst, die zuvor nur als latente Fähigkeit existierte.

Wahrscheinlich werden auch die Vorstellungen über die Antikörperbildung immer mehr in Richtung solcher Selektionstheorien tendieren. Damit sollten wir einen direkteren Zugang zu jenem zentralen Problem der Immunologie erhalten, das ich vor geraumer Zeit als die Unterscheidung zwischen „Selbst" (körpereigen) und „Nicht-selbst" (körperfremd) bezeichnet habe. Normalerweise produziert ein Organismus gegen seine eigenen Gewebe keine Antikörper, obwohl er zumindest potentiell in der Lage ist, gegen jedes körperfremde Protein oder überhaupt jede körperfremde Substanz mit geeigneten molekularen Eigenschaften Antikörper zu bilden. Hieraus ergeben sich die wichtigsten Argumente für eine Selektionstheorie der Immunität.

Für einen Organismus wirken die meisten Proteine, die er selbst nicht herstellt, als Antigene. Zur Zeit gibt es leider nur ein Protein, das chemisch so gut charakterisiert ist, daß man chemische Struktur und immunologische Aktivität miteinander vergleichen kann. Es handelt sich dabei um das Insulin, eines der kleinsten bekannten Proteine. Man hat inzwischen die Aminosäuresequenzen des Insulins verschiedener Tierarten bestimmt. Natürlich stellt für ein Tier das von ihm selbst produzierte Insulin kein Antigen dar, und überhaupt hat sich Insulin als ziemlich schwaches Antigen erwiesen. Die meisten Diabetiker können jahrelang ohne Schwierigkeiten Schweine- oder Rinderinsulin verabreicht bekommen. Einige werden allerdings resistent, weil sie Antikörper gegen das Insulin bilden. Man kann dieses Problem aber gewöhnlich umgehen, indem man Schweineinsulin verwendet. Der Unterschied zwischen Rinder- und Schweineinsulin ist bekannt (Bild 7). Von den 51 Aminosäuren des Insulinmoleküls sind 48 bei den verschiedenen Tierarten identisch. Lediglich in einem Abschnitt von drei Aminosäuren variiert die Sequenz. Wenn ein bestimmtes Insulin für eine Säugetierart als Antigen wirkt, so deshalb, weil dessen Sequenz von der entsprechenden Sequenz des eigenen Insulins abweicht.

Zu einer Zeit, da sich die Genetik immer mehr der Biochemie annähert, sollte man darauf hinweisen, daß „Antigen" oder „Gen" relative Begriffe sind. Das Wort Gen bezeichnet eine Einheit, die einen sichtbaren, vererbbaren Unterschied zwischen zwei Inzuchtstämmen oder zwei Individuen erklären soll. Lange Chromosomenabschnitte müssen genetisch stumm sein, wenn wir zwischen den Stämmen keine Unterschiede in diesen Bereichen feststellen. Auch ein Antigen, oder besser gesagt eine Antigendeterminante, drückt einen Unterschied aus. Ein Antigen enthält Bereiche, die sich von den entsprechenden Abschnitten in dem Tier unterscheiden, in dem seine Antigenwirkung getestet wird. Bei der einen Tierart mag ein bestimmter Abschnitt eines fremden Proteins als Antigen wirken; bei einer zweiten Art kann ein völlig anderer Abschnitt desselben Moleküls die Antikörperreaktion auslösen.

Obwohl Insulin nur ein schwaches Antigen ist, läßt sich an ihm doch das

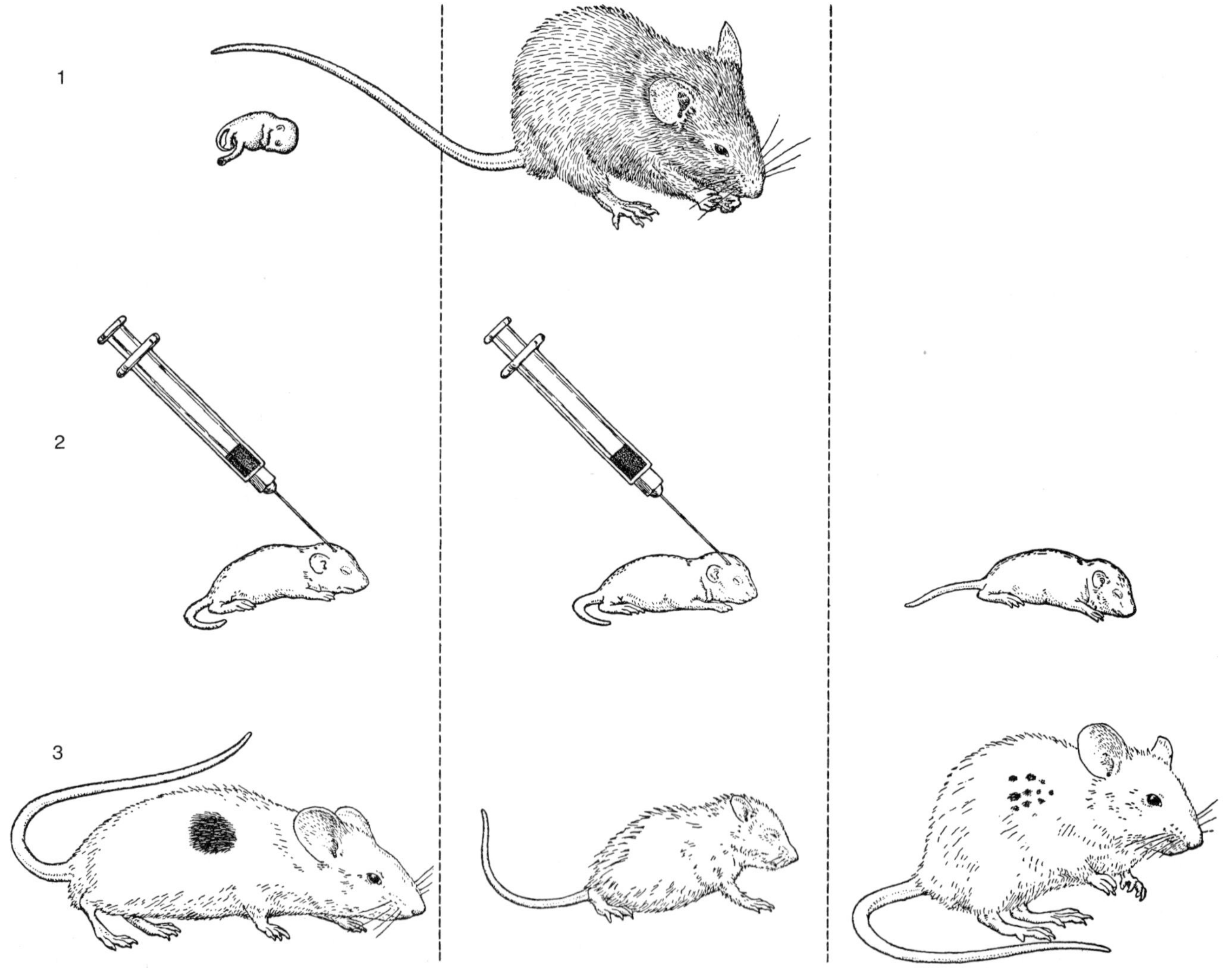

Bild 4: Einige Formen der Wechselwirkung zwischen Transplantat und Empfänger im Mäusemodell zeigt diese Abbildung. Im linken Abschnitt werden Milzzellen einer embryonalen Maus des Stammes B (1) in eine neugeborene Maus des Stammes A injiziert (2). Die erwachsene A-Maus nimmt später ein Hauttransplantat von B an (3). Dieses Experiment zeugt von der wechselseitigen Toleranz zwischen Transplantat und Empfänger. Im mittleren Teil werden Milzzellen einer erwachsenen B-Maus in eine andere neugeborene Maus des Stammes A gespritzt, die anschließend in ihrer Entwicklung zurückbleibt und typische Mangelerscheinungen aufweist, weil die injizierten Zellen eine Immunreaktion gegen sie in Gang gesetzt haben (3). Im rechten Bildabschnitt erhält die neugeborene A-Maus nach der Geburt keine Zellen. Da sich in einem solchen Fall eine Toleranz nicht entwickeln kann, stößt diese Maus später ein Hauttransplantat von einem Tier des Stammes B ab (3).

Kernproblem aufzeigen: Wie kann ein insulinresistenter Diabetiker den geringfügigen Unterschied zwischen Rinderinsulin und seinem eigenen Insulin „erkennen“ und daraufhin Antikörper gegen das fremde Molekül herstellen? Grundsätzlich ist dies eine Frage der richtigen Information. Wie erwirbt oder erzeugt der Körper die Information, die er zur Unterscheidung zwischen fremden und eigenen chemischen Molekülkonfigurationen benötigt?

Diese Frage läßt sich am besten durch Experimente klären, in denen ein Organismus so manipuliert wird, daß er eine Substanz oder eine Zelle als „eigen“ akzeptiert, die genetisch gesehen nichts in seinem Körper zu suchen hat. Die eindrucksvollsten Beispiele hierfür liefern jene seltenen Experimente der Natur, bei denen zweieiige, also genetisch verschiedene Zwillinge den gleichen Plazentakreislauf in der mütterlichen Gebärmutter teilen. Dadurch erhält jeder Zwilling während der Fötalentwicklung Zellen seines Geschwisters, etwa solche, die sich im Knochenmark ansiedeln und vermehren und sich später zu roten Blutkörperchen entwickeln. Bis jetzt hat man drei derartige Zwillingspaare identifiziert. Als vor einer Blutspende das Blut dieser Menschen typisiert wurde, fand man, daß sie zwei Blutgruppen besitzen: ihre eigene und die ihres Zwillingsgeschwisters. Solche Zwillinge weisen noch einen weiteren markanten Unterschied zu gewöhnlichen zweieiigen Zwillingen auf. Zweieiige Zwillinge, die ganz normal über getrennte Plazenten ernährt wurden, stoßen aufgrund von Immunreaktionen Hauttransplantate ihres Geschwisterteils ab. Dagegen akzeptieren zweieiige Zwillinge mit zwei unterschiedlichen Blutgruppen (zumindest jenes Zwillingspaar, das bisher als einziges getestet wurde) Hauttransplantate ihres Geschwisters, als wären sie genetisch identische Zwillinge. Offenbar beruht die Selbsterkennung durch das Immunsystem nicht einfach auf der Vererbung bestimmter Merkmale; sie scheint sich vielmehr als ein sekundärer Prozeß erst während der Embryonalphase zu entwickeln.

Versuche zur immunologischen Toleranz

In den letzten Jahren hat man an Mäusen und Ratten zahlreiche Experimente zur Frage der immunologischen Toleranz durchgeführt. Heute stehen viele Mäusestämme zur Verfügung, deren Mitglieder infolge fortgesetzter Inzucht genetisch so ähnlich sind, daß Individuen eines Stammes Haut- oder andere Gewebetransplantate untereinander stets völlig akzeptieren. Mit zwei geeigneten Mäusestämmen A und B kann man zwei eindrucksvolle Experimente durchführen. Beide Male injiziert man eine Suspension lebender Zellen des Mäusestammes B intravenös in eine neugeborene Maus des Stammes A. Diese Aufgabe erfordert eine ruhige Hand und ein gutes Auge, kann aber durchaus routinemäßig durchgeführt werden.

Beim ersten Experiment spritzt man Milz- und Nierenzellen eines Embryos des Stammes B in eine neugeborene Maus des Stammes A. Das Empfängertier entwickelt sich normal. Wird später ein Stück Haut von einer Maus des Stammes B auf die Empfängermaus transplantiert, wächst das Transplantat ausgezeichnet an. Ist die A-Maus weiß und die B-Maus schwarz, entwickelt sich in dem weißen Fell ein ausgeprägtes Büschel gesunder schwarzer Haare.

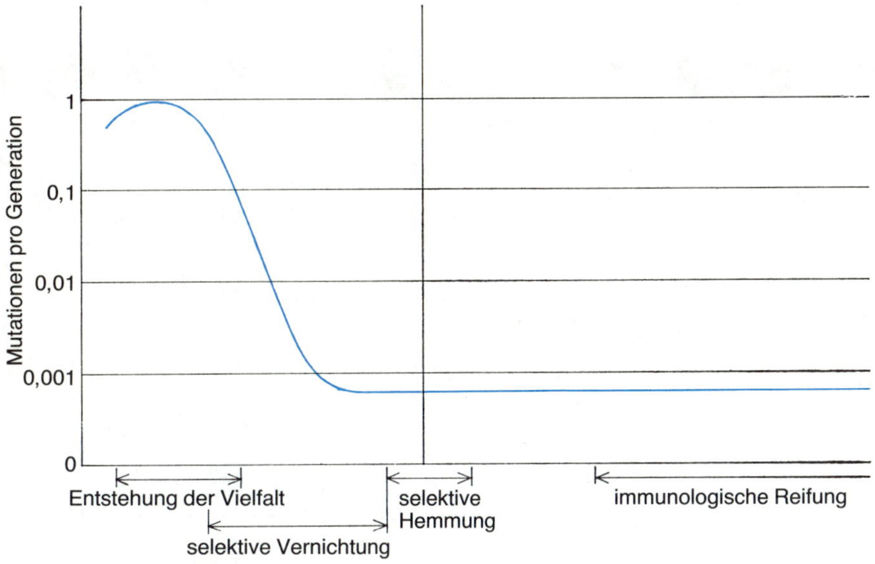

Bild 5: Die Mutationsrate pro Zellgeneration liegt bei den Genen, die für die Antikörpermuster verantwortlich sind, während der frühen Embryonalentwicklung sehr hoch. (Die vertikale Linie in der Mitte kennzeichnet die Geburt.) Nach und nach sinkt die Mutationsrate, und die meisten Zellen, die Antikörper gegen eigene Antigene produzieren würden, werden eliminiert. Weitere solche Zellen unterliegen später einer selektiven Hemmung. Die immunologische Reifung erfolgt einige Zeit nach der Geburt. Mutationen kommen zwar noch im ganzen Leben vor, doch weitaus seltener als während der frühen Embryonalentwicklung.

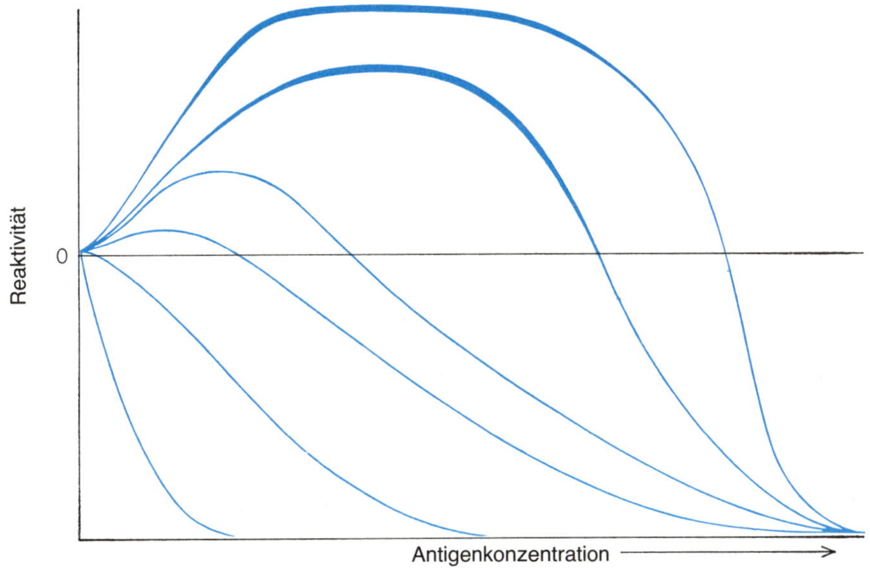

Bild 6: Die Reifung verändert die Reaktionsbereitschaft von Immunzellen gegenüber steigenden Antigenkonzentrationen. Die am wenigsten reifen Zellen sind durch die untere Kurve dargestellt, die weitgehend ausgereiften durch die obere. Die Null-Linie deutet eine fehlende Reaktion gegen das Antigen an. Darüberliegende Kurven zeigen Zellvermehrung an, und die Verdickungen der Linien geben die Entwicklung von Plasmazellen sowie die Produktion von Antikörpern wieder. Unterhalb der Null-Linie werden die Immunzellen zuerst gehemmt und mit steigender Antigenkonzentration völlig inaktiviert oder sogar zerstört.

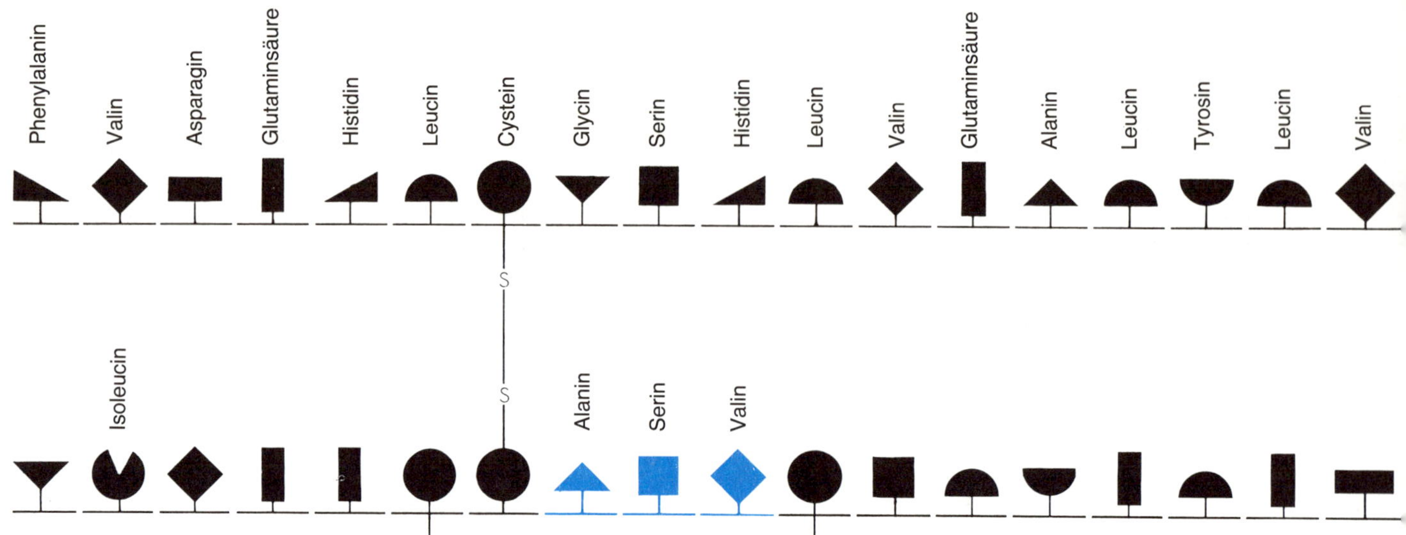

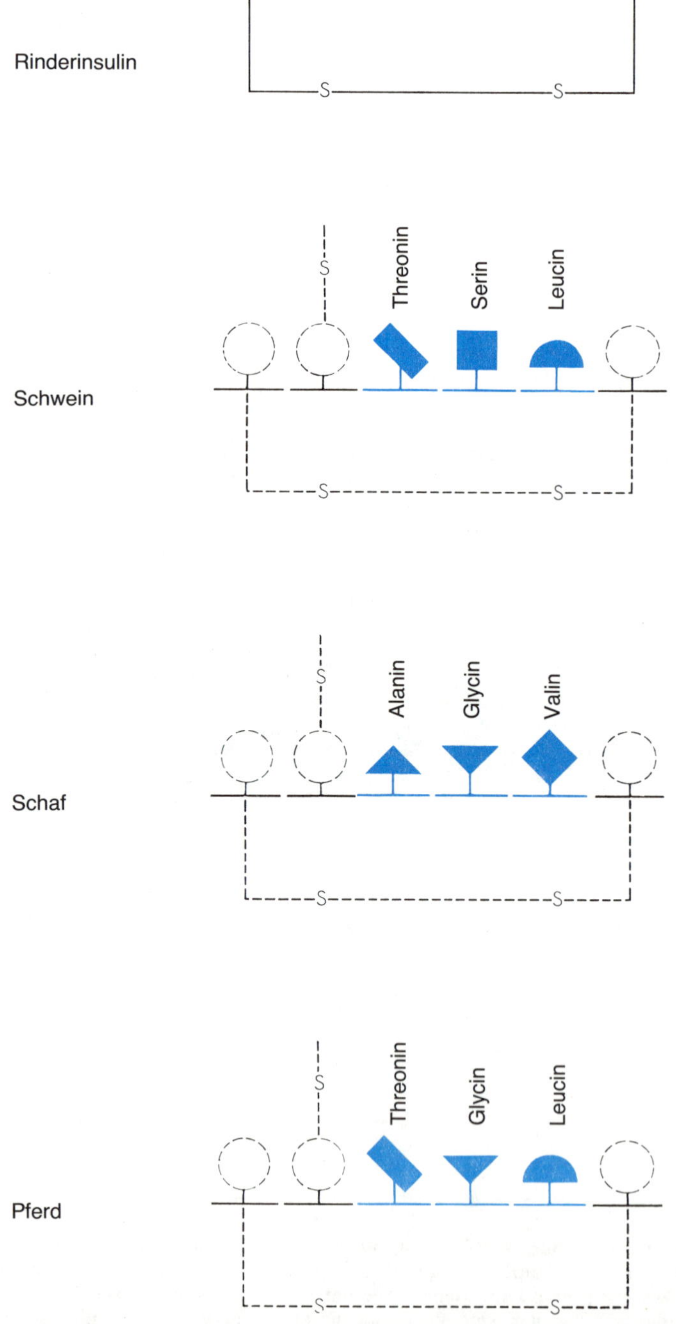

Bild 7: Die Unterschiede zwischen den Insulinmolekülen verschiedener Säugetierarten sind gering. Oben ist die gesamte Aminosäuresequenz des Rinderinsulins dargestellt. Lediglich drei Aminosäuren (farbig gekennzeichnet) sind bei Schwein, Schaf und Pferd verschieden.

Beim zweiten Experiment erhält eine neugeborene Maus des Stammes A Milzzellen von einer ausgewachsenen Maus des Stammes B. Dieser Versuch endet für das Empfängertier katastrophal. In Abhängigkeit von der Zahl der übertragenen Zellen und den jeweils benutzten Mäusestämmen stirbt die kleine Maus entweder innerhalb der nächsten zwei bis drei Wochen oder wächst langsam zu einem unterentwickelten, struppig aussehenden Tier heran, das unter diversen Mangelerscheinungen leidet (Bild 4).

Etwas vereinfacht lassen sich die Ergebnisse wie folgt erklären. Beim ersten Experiment wurde das Empfängertier A gegen die kurz nach seiner Geburt implantierten B-Zellen tolerant; deshalb akzeptierte es später auch Hauttransplantate von B. Es ist hier wichtig zu betonen, daß übertragene Zellen dieselben biologischen Funktionen besitzen wie die Wirtszellen; damit es zu einem Gleichgewicht kommen kann, müssen auch die implantierten B-Zellen eine Toleranz gegenüber dem fremden Wirtsgewebe entwickeln. In der Tat werden die embryonalen B-Zellen tolerant. Im zweiten Experiment dagegen setzen die B-Zellen (aus dem erwachsenen Tier) eine Immunantwort gegen ihren Wirt in Gang und führen auf diese Weise das Mangelsyndrom oder gar den Tod herbei.

Ein Wörterbuch der Antigene

Nach der genauen Analyse zahlreicher ähnlich gelagerter Phänomene kann man die folgende, für das Problem von „Selbst" und „Nicht-selbst" entscheidende Frage stellen: Durch welche Ereignisse lernt der Körper während seiner Individualentwicklung zwischen eigenen und fremden Substanzen zu unterscheiden? Oder, wie es Niels

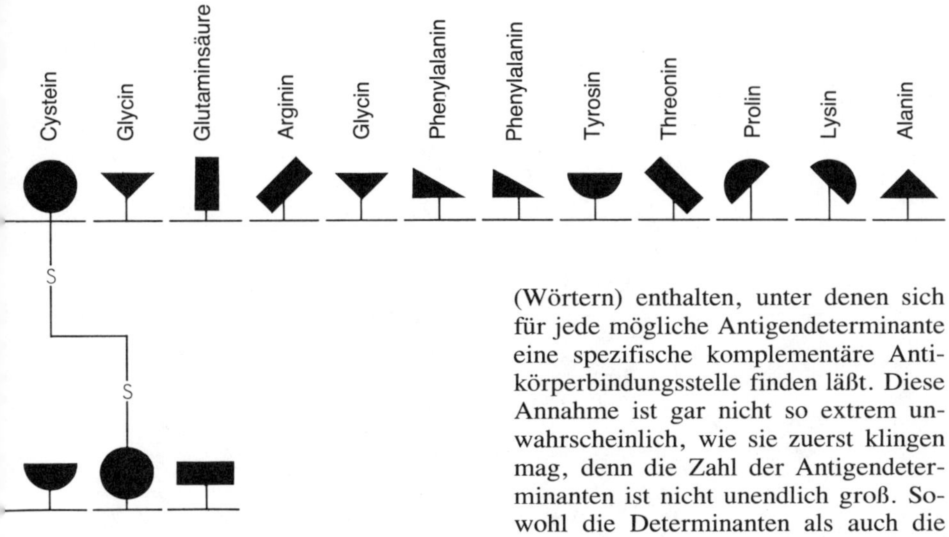

K. Jerne von der Weltgesundheitsbehörde (WHO) formuliert hat: Wo oder was ist das Wörterbuch, das ein Organismus heranzieht, um zu entscheiden, ob dieses oder jenes Wort (chemische Konfiguration) einer fremden Sprache angehört oder seiner eigenen? Wie J. Lederberg und andere Wissenschaftler nimmt er an, daß in dem Wörterbuch nur fremde Wörter stehen, daß es aber sämtliche Fremdwörter auflistet, ohne je von ihnen gehört zu haben.

Man kann sich solch ein Wörterbuch verschieden vorstellen. In jedem Fall muß es aber eine sehr große, wenn auch nicht unbegrenzte Zahl von Mustern (Wörtern) enthalten, unter denen sich für jede mögliche Antigendeterminante eine spezifische komplementäre Antikörperbindungsstelle finden läßt. Diese Annahme ist gar nicht so extrem unwahrscheinlich, wie sie zuerst klingen mag, denn die Zahl der Antigendeterminanten ist nicht unendlich groß. Sowohl die Determinanten als auch die spezifischen Bindungsstellen der Antikörper sind relativ kleine Molekülausschnitte. Für Proteine liegt die Zahl der verschiedenen Kombinationen von drei beziehungsweise vier Buchstaben des aus 20 Buchstaben bestehenden Alphabets bei 8000 beziehungsweise 160000. Im Verhältnis zur Anzahl der Zellen, die eine kleine Maus besitzt, ist diese Zahl recht klein. David W. Talmage von der University of Colorado School of Medicine schätzt, daß lediglich etwa 10000 verschiedene Muster benötigt werden.

Wie der Körper solch ein Fremdwörterbuch aufstellen kann, ist nicht schwer vorstellbar. Mit großer Wahrscheinlichkeit sind die Lymphozyten (eine wichtige Gruppe von weißen Blutkörperchen) die Träger dieser Wörter oder Antikörpermuster. Vermutlich weisen die Vorläufer dieser Zellen während einer frühen Phase der Embryonalentwicklung eine extrem hohe Mutationsrate auf. So könnte sich ihr genetisches Material spontan und zufällig verändern und die verschiedenen Spezifitätsmuster kreieren. (*Anmerkung der Herausgeber:* Dies ist falsch. Wir wissen heute (siehe die Artikel von Leder und Tonegawa), daß die Antikörpervielfalt durch das zufällige Zusammenbauen von Genteilstücken entsteht. Trotzdem gilt, was Burnet im folgenden ausführt. Beim Zusammenbau entstehen oft Gene, welche an den Nahtstellen der Genteilstücke neue Informationen besitzen, die in den Keimbahnzellen nicht vorhanden sind.) Durch einfache Zellteilung würde dann aus jeder mutierten Zelle eine kleine Gruppe identischer Zellen hervorgehen, die wir als Klon bezeichnen. Die Mitglieder eines Klons sind untereinander identisch und besitzen alle die genetische Information für ein oder höchstens für einige wenige spezifische Antikörpermuster. Da der Mutationsprozeß zufällig ist, müssen auch Antikörper entstehen, die gegen körpereigene Antigene gerichtet sind. Wir müssen daher postulieren, daß derartige Zellen nach Kontakt mit dem entsprechenden Antigen zerstört werden. (Es ist bekannt, daß im Erwachsenen eine hohe Antigenkonzentration die Bildung spezifischer Antikörper hemmt.) Aufgrund dieser frühen Erkennungsphase können „verbotene“ Klone, die gegen Selbstantigene gerichtet sind, sofort nach ihrer Entstehung wieder vernichtet werden. Normalerweise kommt ein Embryo nicht mit fremden Antigenen in Berührung. Wenn dies aber doch passiert – wie bei den über eine gemeinsame Plazenta ernährten zweieiigen Zwillingen –, dann akzeptiert der Körper diese Fremdantigene als „eigen“. Wenn aber keine Fremdantigene den Embryo erreichen, behält er vermutlich sein Erkennungsrepertoire für sämtliche fremden Substanzen.

Während der weiteren Embryonalentwicklung nimmt die Mutationsrate der Immunzellen drastisch ab (Bild 5) und nähert sich der Mutationsrate der anderen Körperzellen. (Man schätzt, daß etwa eine Million Körperzellen pro Tag mutieren.) Auch jetzt können noch – allerdings viel seltener – verbotene Klone entstehen, die normalerweise im unreifen Zustand abgetötet oder zumindest inhibiert werden. Dagegen werden reife Immunzellen durch das entsprechende Antigen nicht zerstört, sondern

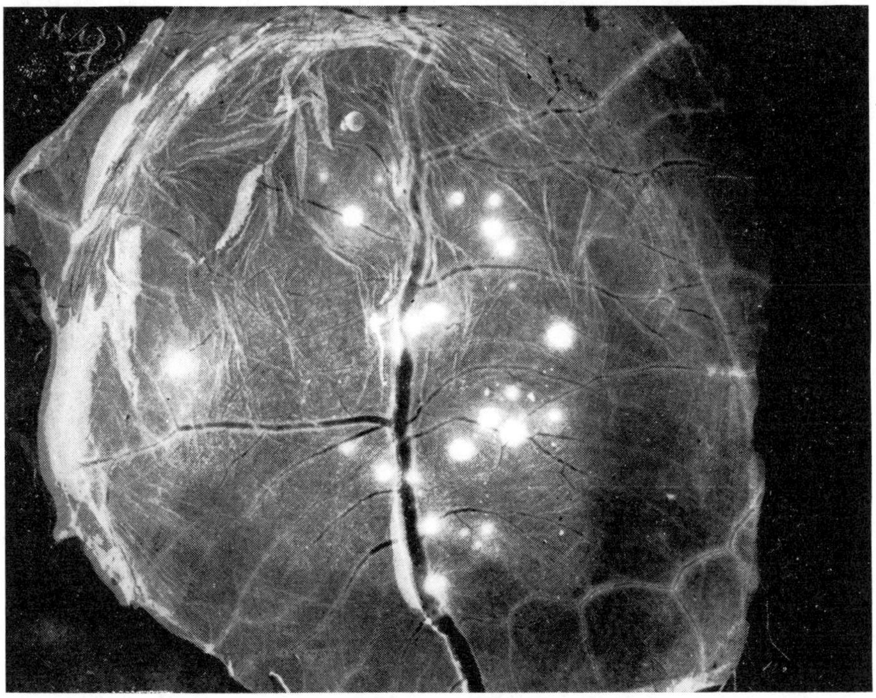

Bild 8: Die kleinen weißen Flecken auf der Chorioallantoismembran eines Hühnerembryos sind auf einen Angriff durch erwachsene Hühnerlymphozyten zurückzuführen, die zuvor in das Ei implantiert wurden. Mit Hilfe dieser Technik läßt sich von ungefähr 20000 Lymphozyten einer isolieren, der offenbar ein Antikörpermuster trägt, das zu einem Antigen der Chorioallantoismembran paßt. Die Photographie ist vom Autor angefertigt worden.

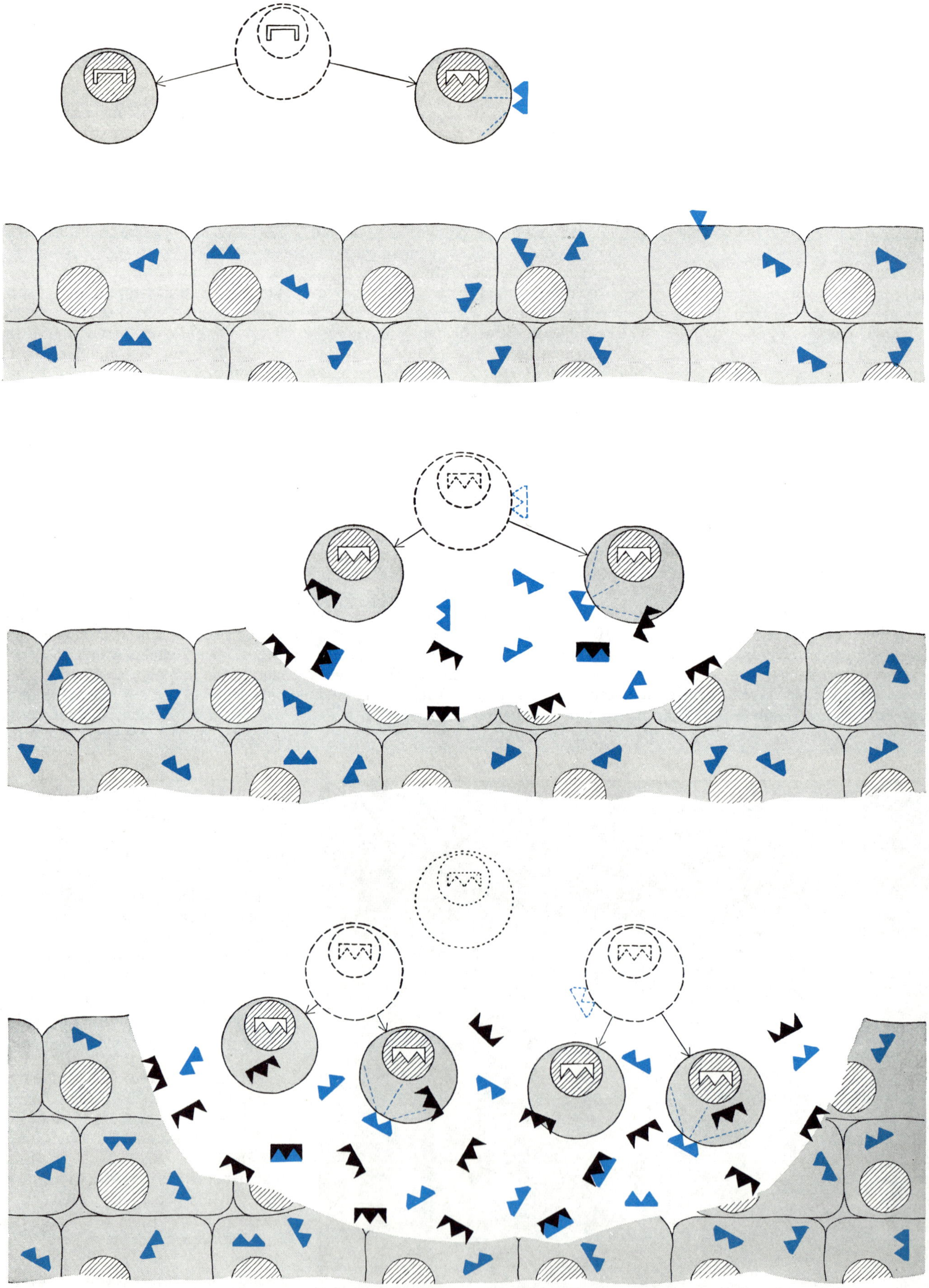

Bild 9: Der „Teufelskreis" einer Autoimmunerkrankung (die manchmal auch als Autoaggressionskrankheit bezeichnet wird) könnte damit beginnen, daß eine Immunzelle Nachkommen hervorbringt, die durch Mutation ein „verbotenes" Antikörpermuster entwickeln, das zu einem körpereigenen Antigen paßt. Das Antigen (farbig) regt diese Zellen zur Vermehrung an (mittlere Abbildung), und die entsprechenden Antikörper attackieren das Gewebe, das jenes Antigen enthält. Die Reaktion verstärkt sich, wenn immer mehr Antigenmaterial freigesetzt wird (unten).

zur Vermehrung angeregt (Bild 3). Als Nachkommen entstehen zahlreiche jener Plasmazellen, welche die eigentlichen Antikörpermoleküle produzieren, die sich mit dem Fremdantigen verbinden und es inaktivieren.

Man bezeichnet diese Theorie als klonale Selektionstheorie, denn die Aufgabe des Antigens besteht darin, denjenigen Zellklon auszuwählen und selektiv zur Vermehrung anzuregen, der mit ihm reagieren kann. Ursprünglich nahm man an, daß jeder Klon lediglich ein einziges Muster trägt. Nach neueren Untersuchungen scheint ein Klon aber eher für zwei Muster verantwortlich zu sein. (*Anmerkung der Herausgeber:* Inzwischen hat sich die erste Annahme als richtig erwiesen. Antikörper werden aus zwei unterschiedlich langen, miteinander verknüpften Aminosäureketten – der schweren und der leichten Kette – gebildet (siehe die Artikel von Porter und Edelman). Theoretisch könnten zwei verschiedene schwere und zwei verschiedene leichte Ketten vom jeweils väterlichen und mütterlichen Chromosom zusammengebaut werden. Nie aber sind die somit möglichen vier verschiedenen Antikörper pro Zelle beobachtet worden. Neuere Arbeiten zeigen, daß der Prozeß des Genzusammenfügens reguliert wird und daß er die Bildung nur eines Antikörpers oder genau einer Bindungsspezifität zuläßt.)

Das Für und Wider der klonalen Selektionstheorie

Viele Immunologen stehen der klonalen Selektionstheorie prinzipiell zustimmend gegenüber. Sie sind aber skeptisch, ob eine Zelle oder ein Klon lediglich für ein, zwei oder höchstens drei Erkennungsmuster zuständig ist, und halten eine beträchtlich höhere Zahl – vielleicht 10 bis 20 verwandte Muster pro Klon – für wahrscheinlicher. Einige Wissenschaftler gehen sogar noch einen Schritt weiter und nehmen an, daß jeder potentielle Antikörperproduzent ein komplettes Fremdwörterbuch mit sich führt und daher sämtliche Antigendeterminanten erkennen und über seine Nachkommen Antikörper gegen sie produzieren kann.

Ein wichtiger Vorzug der klonalen Selektionstheorie, die von höchstens drei verschiedenen Antikörpermustern pro Zelle oder pro Klon ausgeht, besteht darin, daß sie prinzipiell und auch praktisch einer experimentellen Überprüfung zugänglich ist. Sie könnte also durchaus widerlegt werden. Demgegenüber hat noch niemand einen Weg gefunden, um experimentell zwischen

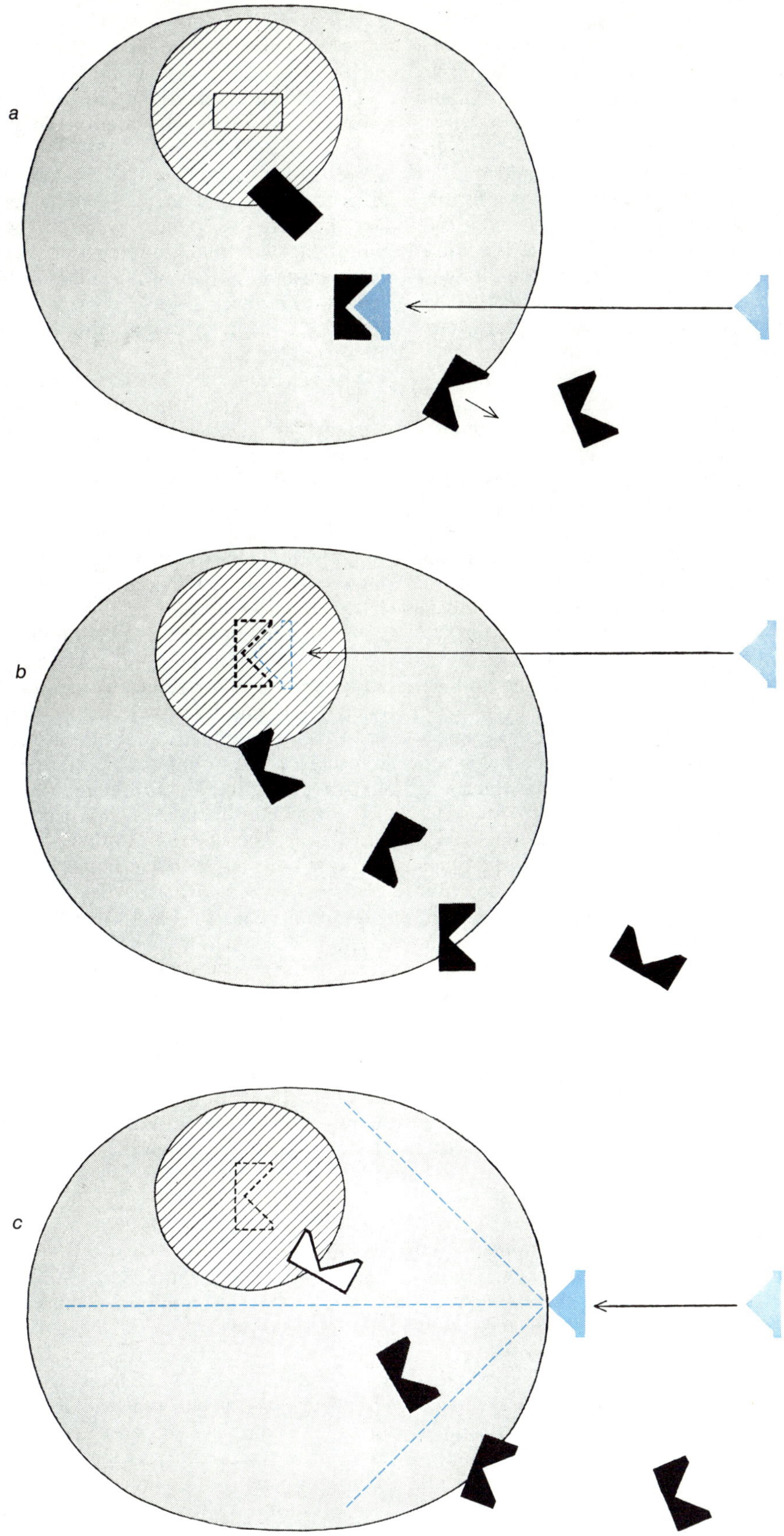

Bild 10: Drei Theorien zur Antikörpervielfalt: die „klassische Instruktionstheorie" (*a*), eine frühere Hypothese des Autors, die man als Theorie der „indirekten Matrizen" bezeichnen könnte (*b*), und die „klonale Selektionstheorie" (*c*). Nach der Instruktionstheorie gelangt ein Antigen in die antikörperproduzierende Zelle und dient als direkte Matrize, die dem Antikörpermolekül seine endgültige komplementäre Form aufprägt. In *b* überträgt das Antigen irgendwie sein Ebenbild auf die genetischen Informationsträger der Zelle. Nach der klonalen Selektionstheorie, die der Autor jetzt vorschlägt, wird die Zelle bereits mit einem zu ihrem Antigen komplementären Muster „geboren". Das Antigen tritt nicht ins Zellinnere über, sondern selektiert die Zelle mit dem passenden Muster und regt ihre Vermehrung an.

der Instruktionstheorie und der Theorie, daß jede immunologische Zelle sämtliche möglichen Antikörpermuster trägt, zu unterscheiden. Zudem kann man sich nur sehr schwer vorstellen, wie jede einzelne dieser Zellen die Informationen für die Erkennung aller Fremdantigenstrukturen enthalten soll.

In der Biologie hat eine generalisierende Theorie vor allem die Funktion, eine Aussage so prägnant herauszuarbeiten, daß jeder interessierte Wissenschaftler sich die Art von Experimenten oder Beobachtungen überlegen kann, die nötig sind, um die Theorie zu widerlegen oder zu modifizieren. Niemals läßt sich eine Theorie als endgültig richtig beweisen. Ein entscheidender Vorteil der klonalen Selektionstheorie liegt darin, daß sie den Zellen – und nicht den Antigenen – die zentrale Rolle bei der Antikörperproduktion und Immunität zuschreibt. Diese Theorie sollte daher Wissenschaftler anregen, die Potenz einzelner Zellen zu untersuchen und die Populationsdynamik sämtlicher immunologischer Zellen im Körper zu analysieren.

Hierzu sind verschiedene experimentelle Ansätze möglich. Man kann beispielsweise die Fähigkeit einzelner Zellen zur Produktion von Antikörpern testen und versuchen festzustellen, wie viele verschiedene Antikörpertypen eine Zelle zu produzieren vermag. Wir wissen mittlerweile, daß in einem Tier, das mit mehr als einem Antigen immunisiert wird, die meisten Zellen lediglich Antikörper eines Typs produzieren, daß aber eine Zelle gelegentlich auch zwei Antikörpertypen bildet. (*Anmerkung der Herausgeber:* Diese haben identische Antigenbindungsstellen und widersprechen nicht der heutigen Hypothese, daß eine Zelle nur eine Spezifität besitzt.)

In einem anderen Experiment geht es darum, eine Möglichkeit zu finden, den kleinen Anteil an Zellen mit einem spezifischen Antikörpermuster von allen übrigen Immunzellen abzutrennen. In unserem Labor in Melbourne haben wir kürzlich begonnen, auf der Chorioallantoismembran von Hühnerembryonen „immunologische Pocken“ zu erzeugen (Bild 8; über die Chorioallantoismembran wird der Embryo im Ei mit Sauerstoff versorgt). Wir setzen zunächst weiße Blutzellen eines erwachsenen Huhns in die Membran ein. Dabei entsteht pro 20000 Zellen jeweils ein Fleck oder eine „Pocke“. Wir sind der Ansicht, daß jeder Fleck auf eine einzelne Zelle zurückgeht. Unsere vorläufige Interpretation geht dahin, daß das Verhältnis von 1:20000 die Frequenz der weißen Blutzellen widerspiegelt, deren spezifisches Antikörpermuster gegen jene Antigene des Hühnerembryos gerichtet ist, die der Zellspender nicht aufweist.

Die klonale Selektionstheorie wäre widerlegt, wenn es jemandem gelänge, antikörperproduzierende Zellen im Reagenzglas zu züchten und dann zu zeigen, daß die Zellen, die man aus einer kleinen Ausgangspopulation gewinnt, nach Stimulation mit den verschiedensten Antigenen alle möglichen Antikörpermuster bilden können. Bis jetzt ist noch niemandem ein solcher Beweis gelungen.

Mir erscheint die klonale Selektionstheorie deshalb so attraktiv, weil sie verschiedene Details zu einer einigermaßen logischen Einheit zusammenfaßt. Für die Entstehung von Autoimmunerkrankungen konnte die Instruktionstheorie nur mühsam eine Erklärung bieten. In die Selektionstheorie lassen sich diese Phänomene dagegen leicht integrieren. Man müßte nur annehmen, daß ein verbotener Klon infolge einer Mutation oder auf andere Art ausnahmsweise vor seiner Vernichtung oder Hemmung durch das entsprechende Antigen geschützt ist. Bei manchen schweren Autoimmunerkrankungen sind noch zahlreiche Probleme zu lösen, doch bei einem Typ sind die zugrundeliegenden Prozesse relativ leicht zu verstehen, da die betreffenden Antigene im Körper normalerweise schwer zugänglich sind. Diese Antigene kommen in geschützten Gewebebezirken, etwa im Nervensystem oder dem Inneren der Schilddrüse, vor und zirkulieren gewöhnlich nicht in größeren Mengen im Blut; daher können sie auch den komplementären Klon während der embryonalen Selektionsphase nicht eliminieren. Sobald die antikörperbildenden Zellen das antigentragende Gewebe angreifen, zerstören sie die Zellen und bewirken dadurch eine gesteigerte Freisetzung des Antigens. Das Antigen wiederum stimuliert die Vermehrung des verbotenen Klons. Damit setzt der Teufelskreis der Autoimmunerkrankung ein (Bild 9).

In einen mehr theoretischen Zweig der medizinischen Forschung gehört eine Frage, die zu den zentralen Problemen der Biologie zählt: Wie wird die genetische Information, die in den Chromosomen des Zellkerns niedergelegt ist, in die spezifische geometrische Konfiguration eines Proteins, etwa eines Enzyms, umgesetzt? Auch hier paßt jene Idee eines vorgegebenen, genetisch gesteuerten Musters, die der klonalen Selektionstheorie zugrundeliegt, besser zu den modernen Vorstellungen von der Proteinsynthese als das grob mechanische Konzept der orthodoxen Instruktionstheorie.

Wie Zellen Antikörper bilden

Experimente mit einzelnen, in Kulturen angezüchteten Zellen haben den Vorgang der Antikörperherstellung erhellt. Alles deutet darauf hin, daß dieser Prozeß durch Gene gesteuert wird.

Von G. J. V. Nossal

Der menschliche Körper vermag Tausende, wenn nicht gar Millionen verschiedener Antikörper herzustellen, die alle so konstruiert sind, daß sie jeweils mit einem ganz bestimmten Antigen reagieren. Bei Bedarf kann jeder beliebige davon produziert werden. Wie bewältigt unser Körper diese schwierige Aufgabe? Stellen die Zellen Antikörper auf dieselbe Weise her wie andere Proteine, nämlich unter der Kontrolle spezifischer Gene? Wenn ja, dann müssen die Zellen überaus viele Antikörpergene besitzen. Außerdem bedarf es eines ausgeklügelten Verfahrens, um jeweils das richtige Gen anzuschalten, wenn ein bestimmtes Antigen – ein Bakterium, ein Virus oder irgendein anderes fremdes Protein – in den Körper eindringt.

Wir haben diese Fragen am Walter and Eliza Hall Institute of Medical Research in Melbourne mit speziellen Zellkulturen untersucht. Die Antikörperbildung läßt sich mit einem Industriebetrieb vergleichen, der in vielen verschiedenen Fertigungsstätten eine große Palette von Produkten herstellt. Zur Analyse eines solchen Systems bieten sich drei Ansatzpunkte an: zum einen die Fabriken selbst, also die Zellen, die die Antikörper produzieren, des weiteren die Erzeugnisse, also die Antikörpermoleküle, und schließlich die „Kunden“ mit ihren ganz speziellen Ansprüchen, die Antigene. Wir werden sie alle detailliert besprechen und dabei

Das Original dieses Artikels ist im Dezember 1964 unter dem Titel *How Cells Make Antibodies* im *Scientific American* erschienen.

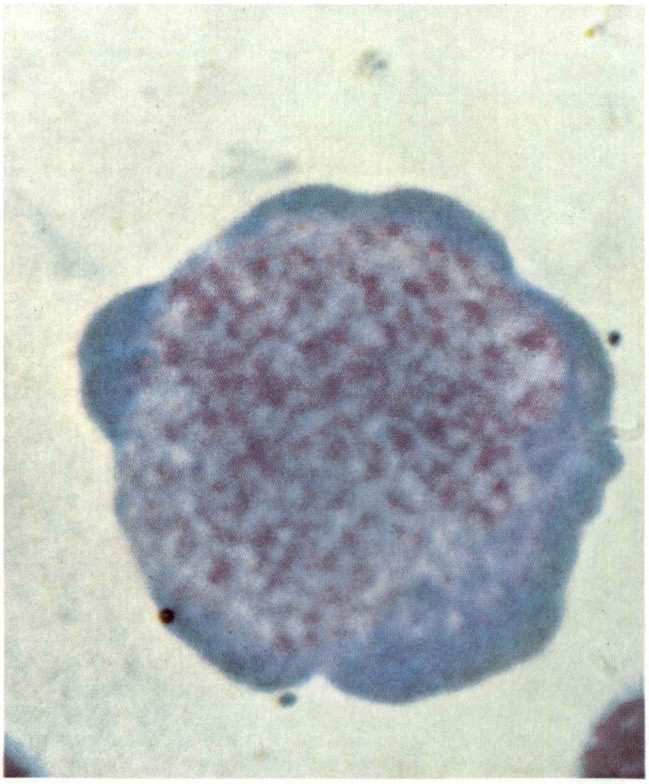

Bild 1: Plasmablasten sind der erste Zelltyp, der durch das Eindringen eines Antigens induziert wird (hier eine solche Zelle in Zellkultur). Die rötlich gefärbten Zellen, die man auf den mikroskopischen Aufnahmen dieser Seite erkennen kann, sind an der Antikörperbildung nicht beteiligt.

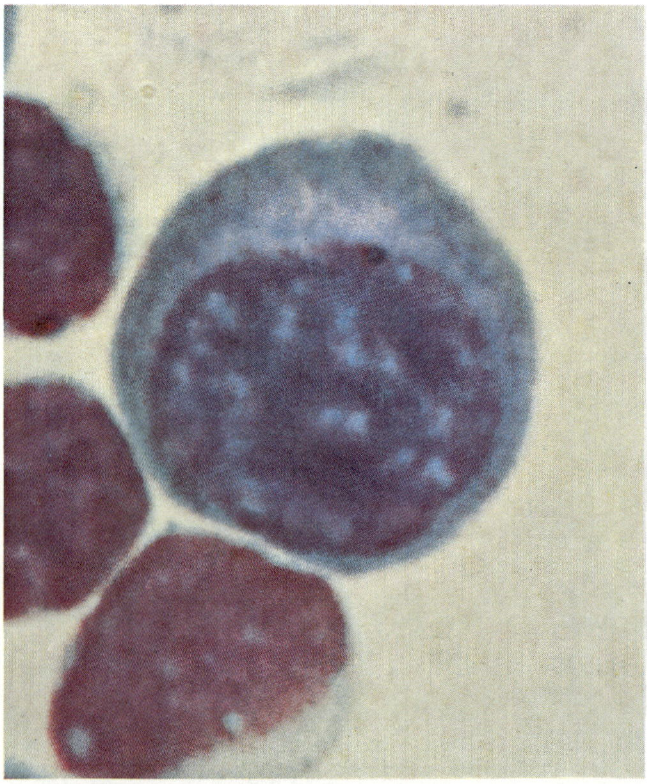

Bild 2: Aus dem Plasmablasten entsteht im ersten Differenzierungsschritt eine unreife Plasmazelle. Das Zytoplasma (der blaue Randbereich der Zelle) ist größer geworden; dafür sind der Kern (violett gefärbt) und die Zelle insgesamt unverkennbar zusammengeschrumpft.

zu zeigen versuchen, warum das System als Ganzes mit so beeindruckender Effizienz funktioniert.

Bis vor einigen Jahrzehnten glaubte man allgemein, daß Antikörper von den großen „antigenverschlingenden“ Zellen des Körpers, den Makrophagen oder Freßzellen, gebildet werden. In einer klassischen Untersuchung entdeckte dann die Schwedin Astrid Fagraeus Anzeichen dafür, daß die Antikörper in Wirklichkeit von einer Gruppe spezialisierter Zellen abstammen, die sich bei Beginn einer Entzündung in beträchtlichen Mengen am Infektionsherd ansammeln, den sogenannten Plasmazellen. Fagraeus hatte einen Impfstoff in das Gefäßsystem eines Versuchstieres injiziert, und zwei Tage später begannen in der Milz (einer der wichtigsten Quellen für weiße Blutkörperchen) „Plasmablasten“ zu erscheinen. Diese jungen Plasmazellen teilen sich sehr schnell, und nach wenigen Tagen spezialisieren sich ihre Nachkommen: Der Zellkern schrumpft zusammen, und das umgebende Zytoplasma dehnt sich aus (Bilder 1 bis 3). Da dieses Zellplasma sehr viel Ribonucleinsäure (international abgekürzt: RNA) enthält, die die Proteinsynthese steuert, hat man damals gefolgert, daß die Plasmazelle aktiv Protein – also Antikörper – herstellt. Albert H. Coons und seine Mitarbeiter an der Harvard-Universität nährten diese Vermutung, als sie in den Plasmazellen tatsächlich Antikörper nachwiesen.

Die Untersuchung isolierter Plasmazellen

Arbeiten in unserem Labor haben nun endgültig bestätigt, daß diese Zellen Antikörper herstellen. Uns gelang es, in kleinen Flüssigkeitströpfchen einzelne Plasmazellen zu kultivieren; damit konnten wir die Antikörperproduktion in lebenden Zellen messen und die Qualität, die Reinheit und die chemischen Eigenschaften der jeweils gebildeten Antikörper untersuchen.

Für unsere ersten Experimente wählten wir als Antigen ein Protein der Geißel oder Flagelle von Bakterien der Gattung *Salmonella* (zu denen auch die Typhusbakterien des Menschen gehören). Die Bakterien setzen ihre Flagellen zur Fortbewegung ein. Ein Antiserum gegen dieses Material – also ein Serum, das Antikörper gegen das Flagellenprotein enthält – wird die Geißel lähmen und damit das Bakterium rasch unbeweglich machen. Diese Reaktion ermöglicht einen einfachen Nachweis des Antikörpers.

Bei unseren Versuchen gehen wir wie folgt vor (Bild 7). Zunächst spritzen wir einer Ratte das Flagellenprotein ein. Nach einer gewissen Zeit, in der das Tier auf das Fremdprotein reagiert, entfernen wir die Lymphknoten, die das Gebiet um die Injektionsstelle versorgen, zupfen das Gewebe auseinander und legen jede einzelne Zelle in ein Mikrotröpfchen eines Gewebekulturmediums. Die Tröpfchen hängen wir an die Unterseite eines mikroskopischen Deckgläschens und überziehen sie mit einem dünnen Film aus Paraffinöl, um sie vor Austrocknung zu schützen. All diese Arbeiten führen wir mit einer Mikropipette und einem Mikromanipulator unter einem Phasenkontrastmikroskop aus. Anschließend wird die Zelle bei 37 Grad Celsius (der Körpertemperatur des Menschen) inkubiert. Nachdem wir ihr genügend Zeit zur Bildung von Antikörpern gegeben haben, fügen wir dem Mikrotröpfchen schließlich zwischen drei und zehn bewegliche Salmonellen zu.

Wenn die Bakterien aus dem richtigen Stamm kommen – also demjenigen, aus dem zuvor das als Antigen benutzte Flagellenprotein extrahiert wurde –, stellen sie prompt (oft innerhalb weniger Sekunden) ihre Bewegungen ein. Bakterien eines anderen Stammes dagegen schwimmen vollkommen ungehindert durch das Medium. Die Reaktion ist so spezifisch, daß ein Anti-

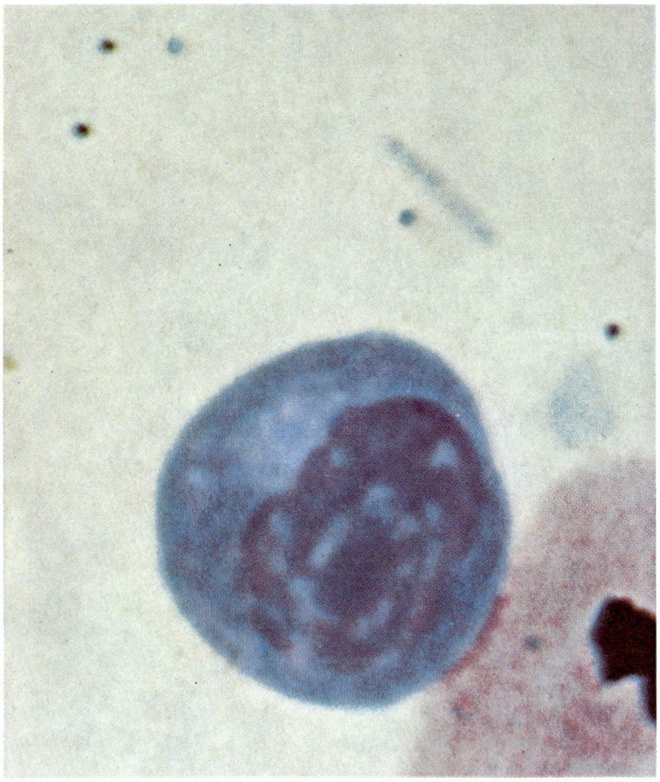

Bild 3: Die reife Plasmazelle besitzt ein noch weiter ausgedehntes Zytoplasma. Die darin enthaltene Ribonucleinsäure (RNA) steuert die Synthese der Antikörper, also jener Proteine, die Antigene zu neutralisieren vermögen. Solche Zellen weisen viele Ribosomen auf (Bild 5).

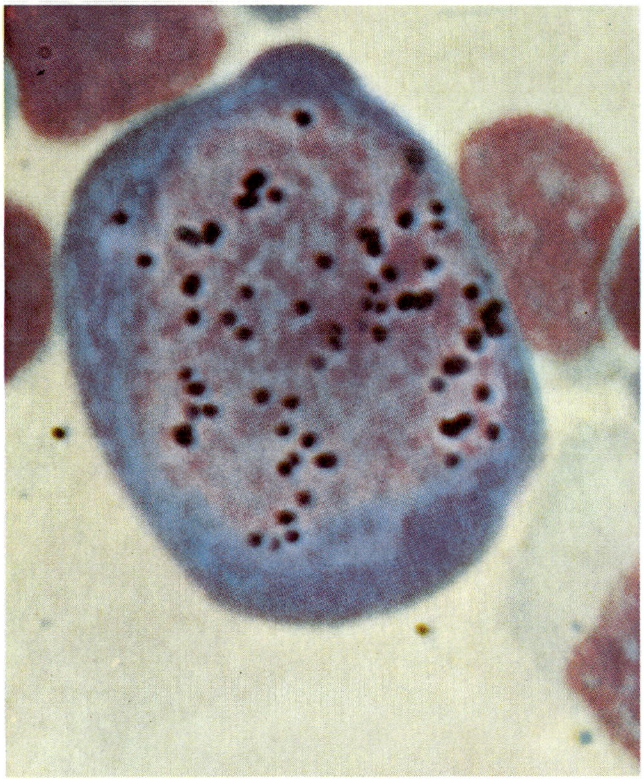

Bild 4: Diese Autoradiographie eines Plasmablasten zeigt die Stellen, wo Desoxyribonucleinsäure (DNA) synthetisiert wird. Vorstufen der DNA waren radioaktiv markiert worden. Beim Zerfall der instabilen Atome wurde eine lichtempfindliche Schicht durch die Strahlung geschwärzt.

körper, der *Salmonella typhi* sehr rasch immobilisiert, selbst in hohen Konzentrationen überhaupt keine Wirkung auf die nah verwandte Art *Salmonella paratyphi a* hat (Bild 8).

Die Lymphknotenzellen zeigen eine ähnliche Spezialisierung. Bei gewöhnlichen Lymphozyten und Freßzellen läßt sich nicht nachweisen, daß sie Antikörper gebildet haben: Sie können nicht einmal das „richtige" Bakterium immobilisieren. Plasmazellen dagegen zeigen oft diese Wirkung. Als junge Zellen (Plasmablasten) produzieren sie relativ wenig Antikörper, aber wenn sie ausgereift sind, füllen sie das umgebende Flüssigkeitströpfchen mit derart vielen Antikörpern, daß die Lösung noch in tausendfacher Verdünnung die Bakterienbewegungen einschränkt. Da es von der Antikörperkonzentration abhängt,

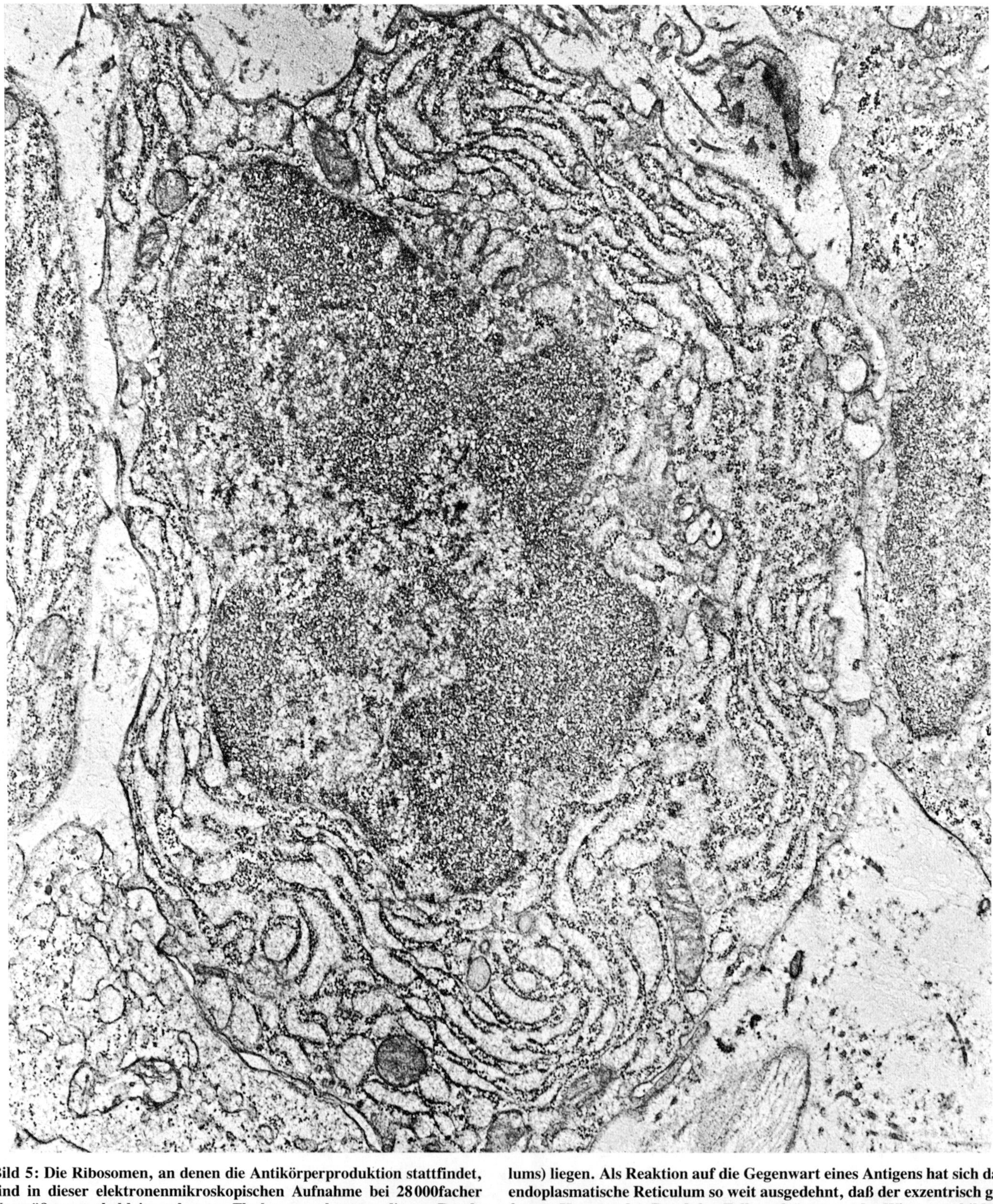

Bild 5: Die Ribosomen, an denen die Antikörperproduktion stattfindet, sind in dieser elektronenmikroskopischen Aufnahme bei 28000facher Vergrößerung als kleine schwarze Flecken zu erkennen, die am Rande eines weit verzweigten Kanalsystems (des endoplasmatischen Reticulums) liegen. Als Reaktion auf die Gegenwart eines Antigens hat sich das endoplasmatische Reticulum so weit ausgedehnt, daß der exzentrisch geformte Kern an den Rand der Zelle gedrängt wurde. Wie neu gebildete Antikörper aus der Plasmazelle freigesetzt werden, ist nicht bekannt.

wie schnell die Bewegung gehemmt wird, liefert dieser Test ein Maß für die von der Zelle produzierte Antikörpermenge. Ein paar tausend Moleküle reichen aus, um Bakterien in kurzer Zeit bewegungsunfähig zu machen.

Die Entwicklung der Plasmazellen erinnert wieder an das Entstehen eines großen Industriebetriebes. Die jungen, noch gänzlich undifferenzierten Plasmazellen, die zwei bis drei Tage nach der Injektion des Antigens auftreten, repräsentieren das Stadium, in dem die Fabrik mit Maschinen und Werkzeugen ausgerüstet wird. Ein solcher Plasmablast zeigt eine hektische Aktivität; der Aufbau geht zügig voran. Auch wenn bereits ein paar Erzeugnisse ausgeliefert werden, geht doch die meiste Energie in den Zusammenbau des Maschinenparks und der Produktionsketten. Die reife Plasmazelle entspricht dagegen der fertigen Fabrik – und zwar etwa im zehnten Betriebsjahr: Dies ist die Zeit der hohen Produktionsziffern, der regelmäßigen Ausschüttung von Dividenden und einer höchstens geringfügigen Expansion. Fast die gesamte Energie der Zelle wird in ihre einzige Spezialaufgabe gesteckt: den Ausstoß einer größtmöglichen Zahl von Antikörpern für Vertrieb und Export.

Eine Zelle – ein Antikörper

Wie weit reicht die Spezialisierung? Kann eine bestimmte Plasmazelle nur einen einzigen Antikörpertyp herstellen oder mehrere verschiedene? Wir versuchten dieser Frage experimentell auf den Grund zu gehen, und obwohl theoretische Überlegungen bereits eine recht starke Spezialisierung nahegelegt hatten, waren wir über ihr tatsächliches Ausmaß doch überrascht. Mit wenigen Ausnahmen stellte jede Zelle nur einen einzigen Antikörpertyp her, auch wenn andere Plasmazellen in den Lymphknoten zur gleichen Zeit ebenso eifrig andere Antikörper produzierten. Offenbar gab es eine konsequente Arbeitsteilung nach dem Grundsatz: eine Zelle – ein Antikörper. Nur bei ungefähr einer von 50 Zellen fanden wir Spuren eines zweiten Antikörpers, aber möglicherweise beruhte das auf einem Zufall: So war es möglich, daß ein winziger, nicht nachweisbarer Zytoplasmarest einer anderen Zelle noch an jener Zelle haftete, die wir gerade untersuchten.

Wie so oft in der modernen naturwissenschaftlichen Forschung hatte auch in unserem Fall eine zweite Arbeitsgruppe unabhängig von uns dieselben Fragen aufgegriffen: Diese Wissenschaftler untersuchten ebenfalls die Antikörperproduktion durch einzelne Zellen in Mikrotröpfchen. Die Gruppe, die von Melvin Cohn und Edwin S. Lennox geleitet wurde und gegenwärtig am Salk Institute in La Jolla in Kalifornien arbeitet, wandte fast dieselbe Technik an wie wir; allerdings setzte sie Virusproteine als Antigene ein und wies die Antikörperbildung durch die Neutralisierung der Virusinfektiosität nach. Zu unserem Verdruß kam sie aber in einigen wichtigen Punkten zu anderen Ergebnissen. So folgerten die Wissenschaftler aus ihren Versuchen, daß viele Plasma-

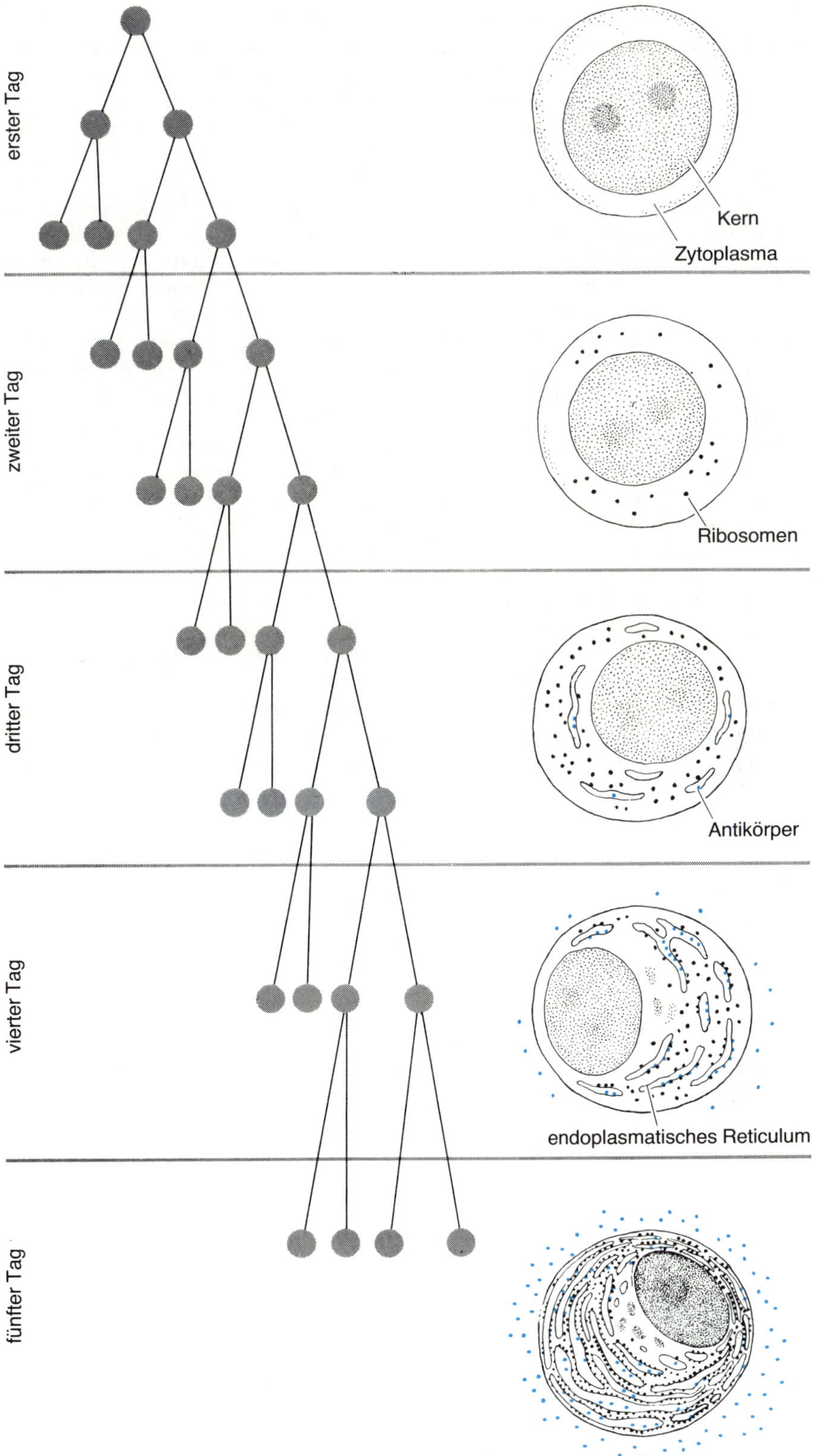

Bild 6: Diese Darstellung soll die klonale Entwicklung von Plasmazellen verdeutlichen; dabei sind fünf Reifestadien sowie die dazugehörigen Generationen gezeigt. Etwa zehn Stunden nach dem Kontakt mit einem Antigen teilt sich der Plasmablast erstmals. Danach wird die Zeit zwischen den Zellteilungen allmählich länger. So dauert es fünf Tage, bis schließlich reife Plasmazellen (neunte Generation) zahlreiche Antikörper (blau) bilden. Die Reifung ist von einem Zusammenschrumpfen des Kerns und einer Ausdehnung des Zytoplasmas begleitet. Die Kernstruktur wird zunehmend dichter, und die beiden Nucleoli (die dunklen Flekken in der obersten Zelle) werden unsichtbar.

zellen gleichzeitig zwei verschiedene Antikörper herstellen und daß allgemein nicht nur Plasmazellen, sondern auch kleine Lymphozyten Antikörper produzieren. Bislang haben wir uns vergeblich bemüht, irgendeine vernünftige Erklärung für die auseinanderklaffenden Resultate zu finden. Mitglieder unserer Arbeitsgruppe haben in Hunderten von Experimenten in verschiedenen Laboratorien auf drei Kontinenten immer wieder nur das eine Ergebnis erarbeitet: eine Zelle – ein Antikörper. (*Anmerkung der Herausgeber*: Heute bietet sich folgende Erklärung für die abweichenden Befunde von Cohn und Lennox an. Deren Phagentest – Phagen sind Viren, welche sich in Bakterien vermehren – war sensitiver als der Bakterientest von Nossal, so daß auch geringste Antikörpermengen aus kleinen Lymphozyten zur Neutralisation ausreichten. Die Doppelimmunisierung von Kaninchen mit zwei Phagentypen führte zur vermehrten Ausbildung von kreuzreagierenden Antikörpern. Eine Plasmazelle stellt zwar auch in diesem Fall nur einen Antikörper her, der aber bindet sich an beide Phagen.)

Auf alle Fälle zeichnen sich allmählich die Umrisse des Produktionsprozesses ab. Nach dem Eingang der Antikörperbestellung (also nachdem ein Antigen in den Körper eingedrungen ist) beginnen die Konstruktionszentren für weiße Blutkörperchen (die Lymphknoten, die Milz oder das Knochenmark) jene Miniaturfabriken auszustoßen, die den gewünschten Antikörper herstellen werden. Diese Einheiten beginnen ihr Dasein als unreife Plasmablasten; sie benötigen ein bißchen Zeit – in der Regel wenige Tage –, bis sie für die maximale Produktionsrate reifer Plasmazellen gerüstet sind. Das führt uns zu einer anderen interessanten Frage: Wodurch kommt es zu jener enormen Beschleunigung der Antikörperproduktion bei Personen, die früher schon einmal einer Invasion durch dasselbe Antigen ausgesetzt waren?

Erinnerungen des Immunsystems

Das sogenannte „immunologische Gedächtnis“ ist gewiß die bemerkenswerteste Eigenschaft des Immunsystems. Ein Mensch, der geimpft worden ist oder sich von einer Infektion erholt hat, reagiert auf eine neuerliche Attacke desselben Antigens mit einem derart raschen und massiven Ausstoß des geeigneten Antikörpers, daß die Infektion bereits in ihren Anfängen aufgehalten wird. Wie wird eine solche Produktionssteigerung erreicht? Bilden die einzelnen Plasmazellen jetzt mehr Antikörper als beim ersten Mal oder entstehen bei der neuerlichen Attacke einfach mehr von diesen Zellen?

Unsere Experimente zu dieser Frage zeigten, daß beide Möglichkeiten genutzt werden: Bei einer Zweitinfektion gab es mehr Plasmazellen, und jede dieser Zellen bildete auch mehr Antikörper. Die Vermehrung der Zellzahl war jedoch wesentlich ausgeprägter als die Produktionssteigerung in den einzelnen Zellen. Es schien, als blieben nach dem ersten Antigenkontakt in dem betroffenen Tier Vorstufen von Plasmazellen zurück, die nur darauf warteten, sich beim erneuten Auftauchen des Eindringlings sofort in die richtigen Plasmazelltypen zu verwandeln. Wir haben sie „Gedächtniszellen“ genannt.

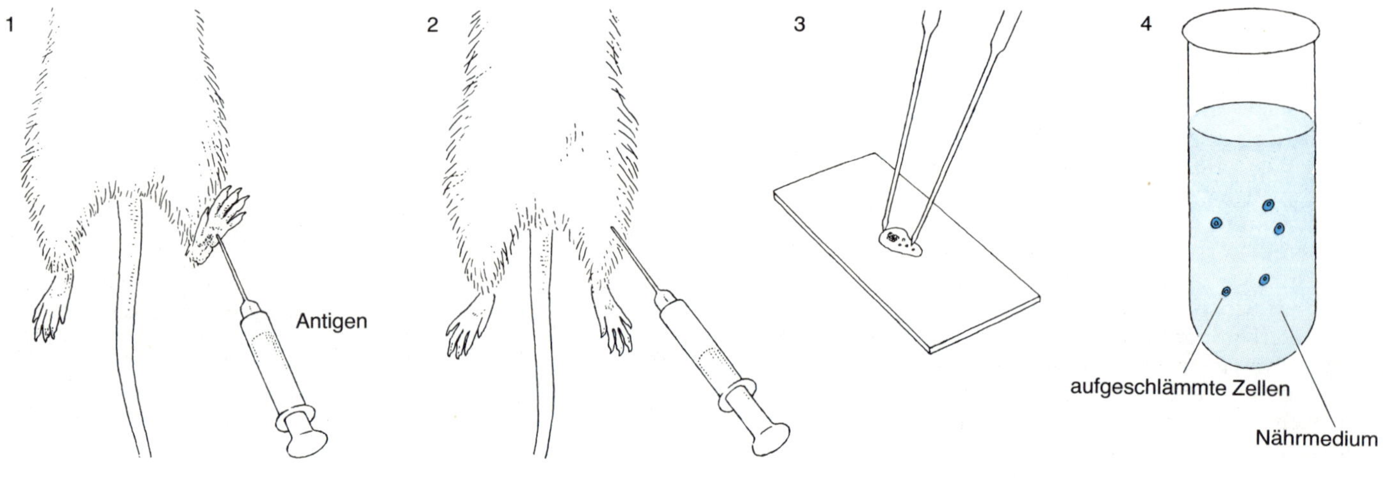

Bild 7: Diese Serie von Zeichnungen verdeutlicht, wie im Labor des Autors einzelne Plasmazellen isoliert wurden. Zunächst injizierte man ein Antigen in die Fußsohle einer Ratte (Schritt 1). Fünf Tage später entnahm man dann dem Bein des Tieres den regionalen Lymphknoten (Schritt 2). Mit Nadeln wurden die Zellen aus dem weichen Gewebe herausgezupft (Schritt 3) und in einem Nährmedium suspendiert (Schritt 4). Ganz rechts ist in Auf- und Seitenansicht der fünfte Schritt dargestellt: Mit einer Mikropipette wird eine Zelle aus der Suspension an die Unterseite eines Deckgläschens gehängt, das eine Vertiefung in einem mikroskopischen Objektträger überdeckt. Schließlich bettet man das Tröpfchen Nährme-

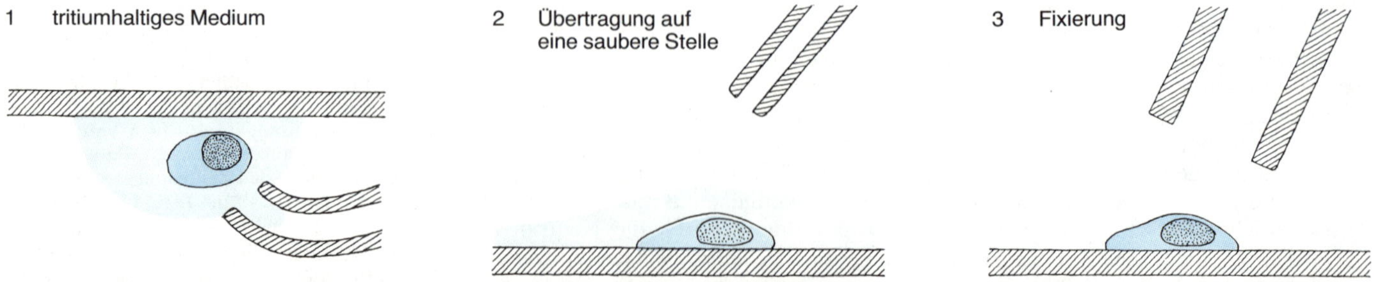

Bild 9: Das Stoffwechselschicksal eines Moleküls läßt sich durch radioaktive Markierung verfolgen. Zunächst setzt man dem Medium, in dem der Plasmablast – unter dem Deckglas eines mikroskopischen Objektträgers hängend – suspendiert ist, das radioaktive Wasserstoffisotop Tritium zu (1). Das markierte Atom wird in Thymidin eingebaut und erscheint schließlich in einem Baustein der zellulären DNA: dem Thymin. Die Zelle wird dann auf einen trockenen, sauberen Objektträger überführt (2) und mit Methanol fixiert (3). Als nächstes überschichtet man

Als nächstes wandten wir uns einem weiteren interessanten Aspekt der Immunantwort zu. Es ist bereits seit längerem bekannt, daß sich während einer immunologischen Reaktion die von einem Säugetier gebildeten Antikörper irgendwie verändern. Im Frühstadium liegt das Molekulargewicht der Antikörpermoleküle bei nahezu einer Million; später schaltet das Tier auf eine leichtere Version desselben Antikörpers um, die nur noch ein Molekulargewicht von 160000 hat. Den schweren und den leichten Typ bezeichnet man als 19S- beziehungsweise als 7S-Antikörper, wobei das „S“ für Svedberg-Einheiten steht, ein Maß für die Sedimentationsgeschwindigkeit von Molekülen unter dem Einfluß einer Zentrifugalkraft. Als wir mit der oben beschriebenen Technik die Antikörperbildung in einzelnen Zellen analysierten, stellten wir fest, daß jede antikörperproduzierende Zelle diese Umstellung vornimmt. Zunächst bildet sie lediglich den 19S-Antikörper, danach für eine kurze Zeit sowohl den 19S- als auch den 7S-Typ und schließlich nur noch den 7S-Typ. (Mehr über das als Immunglobulin-Klassensprung bezeichnete Phänomen ist in den Artikeln von P. Leder und S. Tonegawa zu finden.)

Um mehr über die Arbeitsweise dieser Antikörperfabriken zu erfahren, mußten wir uns die chemischen Vorgänge in ihrem Inneren näher ansehen. Wenn man herausfinden will, was in einer einzelnen Zelle geschieht, braucht man natürlich ein äußerst empfindliches Verfahren. Glücklicherweise gibt es eine solche Technik: die Autoradiographie. Dabei wird der Zelle eine radioaktiv markierte Substanz angeboten; wenn die Zelle sie aufnimmt und verstoffwechselt, kann das Schicksal dieser Verbindung über die radioaktive Strahlung verfolgt werden, die in einer lichtempfindlichen Emulsion in unmittelbarer Nähe der Zelle ihre Spuren hinterläßt (Bild 9).

Wir haben dieses Verfahren benutzt, um die Geschwindigkeit zu messen, mit der unsere Zellen Ribonucleinsäure (kurz RNA), Desoxyribonucleinsäure (DNA) und Proteine synthetisieren. Zur radioaktiven Markierung setzt man gewöhnlich Tritium (also ^{3}H) ein, das etwa für die Untersuchung der DNA-Synthese in Thymidin eingebaut wird. Thymidin ist eine Vorstufe des Thymins, das zu den Bausteinen der DNA gehört. Für entsprechende Versuche mit Proteinen baut man das radioaktive Tritium in eine Aminosäure ein. Die markierte Substanz wird schließlich dem Mikrotröpfchen mit der Zelle zugesetzt. Nach einer bestimmten Zeit spült man die Zelle ab, trocknet sie auf einem Objektträger, fixiert sie, bedeckt sie mit einer Schicht der lichtempfindlichen Emulsion und verwahrt sie an einem dunklen Ort. Alle Handgriffe werden natürlich mit einem Mikromanipulator vorgenommen. Tage oder auch erst Wochen später holt man den Objektträger wieder hervor, um die Photoemulsion in der üblichen Weise zu entwickeln und zu fixieren. So wird die Schwärzung sichtbar, die auf die radioaktive Strahlung aus der Zelle zurückgeht. Das Ausmaß der Schwärzung zeigt an, wieviel radioaktives Material die Zelle bis zum Zeitpunkt ihrer Fixierung aus dem Kulturmedium aufgenommen hat. Auf diese Weise läßt sich die Synthesegeschwindigkeit für irgendein Produkt der Zelle (RNA, DNA oder

5

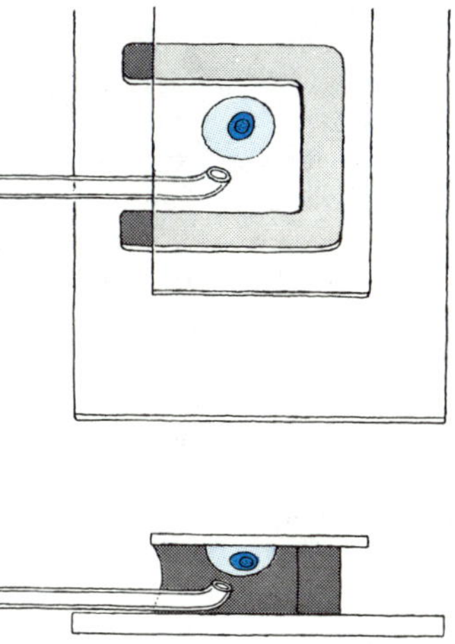

dium, in dem die Zelle schwimmt, bei Körpertemperatur in Paraffinöl ein. Mit einer solchen isolierten Plasmazelle lassen sich wichtige Experimente zum Prozeß der Antikörperherstellung durchführen (vergleiche die Bilder 8 und 9).

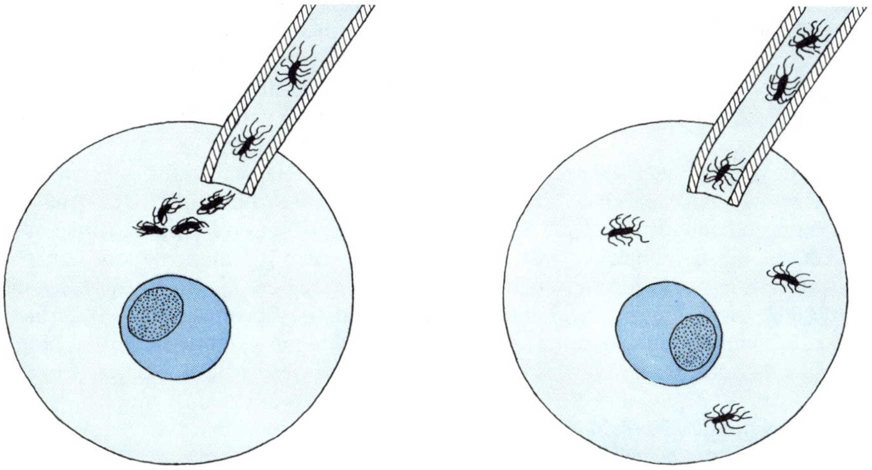

Bild 8: Die Antikörperspezifität wurde in einem Versuch bewiesen, in dem man einer Ratte ein Protein der Flagelle von Typhusbakterien (*Salmonella typhi*) injizierte und dann die antikörperbildenden Zellen isolierte. Brachte man *S. typhi* mit diesen Zellen in Kontakt (links), hefteten sich die Antikörper sofort an die Flagellen, so daß sich die Mikroorganismen nicht mehr bewegen konnten. *S. paratyphi* dagegen, ein verwandter Stamm, blieb ungestört (rechts).

4 lichtempfindliche Emulsion

5 Schwärzung und Entwicklung

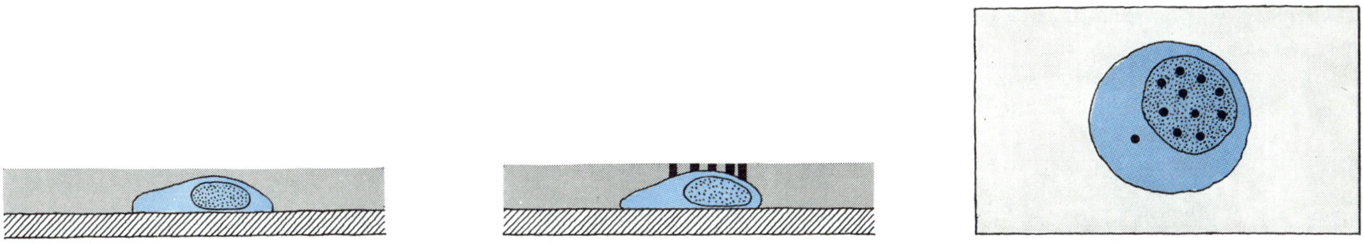

das Mikrotröpfchen, in dem die fixierte Zelle schwimmt, mit einer lichtempfindlichen Emulsion (4). Der Objektträger wird anschließend einige Zeit an einem dunklen Ort aufbewahrt; während dieser Phase schwärzt die beim radioaktiven Zerfall des Tritiums frei werdende Strahlung die photographische Emulsion (5). Die Aufsicht ganz rechts zeigt die Stellen, an denen in der Zelle radioaktiv markierte Substanzen verwendet wurden. Solche Autoradiographien genannte Bilder lassen die Orte der DNA-Synthese erkennen (ein Beispiel zeigt Bild 4).

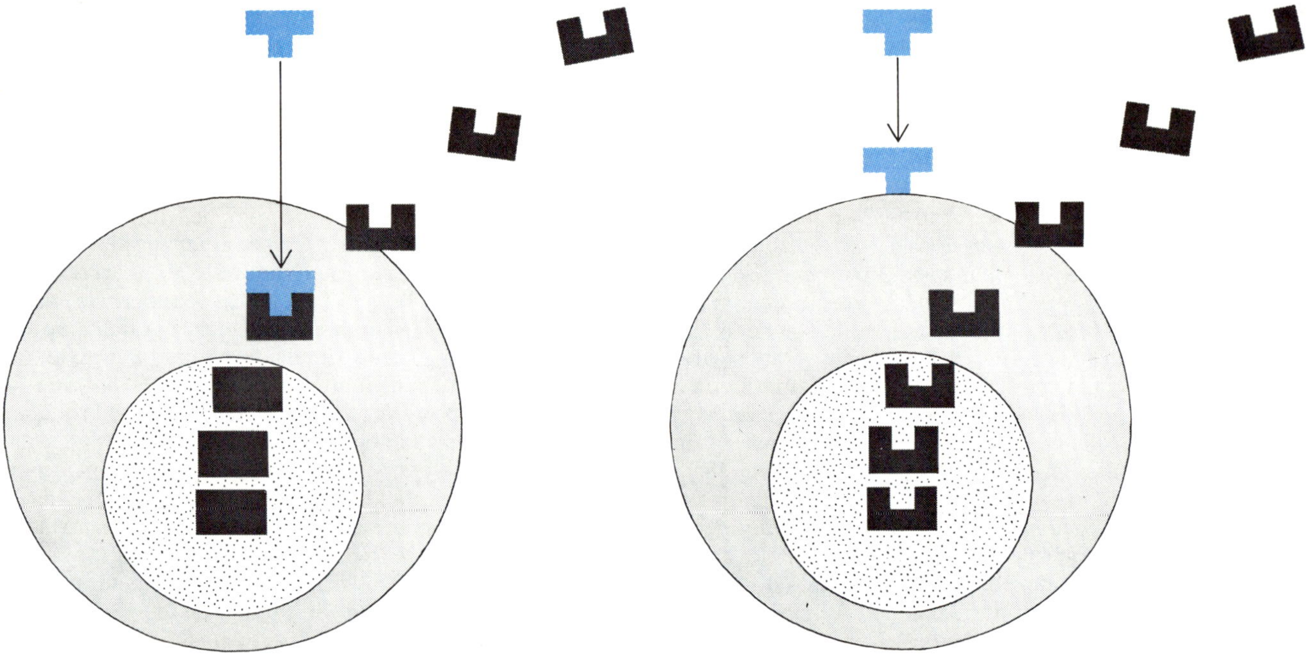

Bild 10: Schematische Darstellung zweier Theorien der Immunität. Nach der klassischen „Instruktionshypothese" (links) dringt das Antigen in eine Plasmazelle ein und dient dort als Matrize, an der ein komplementärer Antikörper hergestellt wird. Diese Hypothese hat sich als nicht haltbar erwiesen. Demgegenüber geht die Theorie der klonalen Selektion (rechts) davon aus, daß der bloße Kontakt zwischen einem Antigen und einer Plasmazelle genügt, um der DNA im Zellkern zu signalisieren, mit der Steuerung der Antikörperproduktion zu beginnen.

Protein) durch einfaches Abzählen der geschwärzten Körner in der Photoschicht bestimmen.

Ergebnisse der Autoradiographie

Aus der DNA-Synthese kann man ableiten, wie schnell sich eine Zelle teilt; denn unmittelbar vor jeder Teilung verdoppelt sie ihr Erbmaterial. Mit Hilfe der Autoradiographie haben wir festgestellt, daß sich junge Plasmablasten etwa alle zehn Stunden einmal teilen; schneller können sich Säugetierzellen kaum vermehren. Sobald die Tochterzellen das volle Reifestadium einer Plasmazelle erreicht haben, teilen sie sich jedoch offensichtlich nicht weiter. Augenscheinlich gibt es – ausgehend von einem einzelnen Plasmablasten – neun aufeinanderfolgende Teilungsschritte, die einen „Klon", eine Kolonie von Zellen mit gleichem Ursprung, entstehen lassen (Bild 6). Danach hören die Teilungen auf. Der Klon besteht nicht nur aus reifen Plasmazellen, sondern umfaßt auch etliche nicht weiter entwickelte Gedächtniszellen, die darauf vorbereitet sind, bei jedem neuerlichen Eindringen desselben Antigens sofort und mit aller Kraft dagegen vorzugehen. Sehr wahrscheinlich können sich diese Zellen zu einer Art „Keimzentrum" zusammenschließen.

Als Plasmablasten erzeugen die Zellen viel RNA und Protein – überwiegend Strukturproteine und Enzyme. Reife Plasmazellen stellen die Produktion um: 90 bis 95 Prozent der von ihnen synthetisierten Proteine sind Antikörper. Seltsamerweise bilden die reifen Plasmazellen von Ratten, die wir für unsere Experimente benutzten, ausgesprochen wenig RNA – obwohl RNA normalerweise für die Synthese von Proteinen benötigt wird. Anscheinend fallen Ratten in dieser Hinsicht etwas aus dem Rahmen; neuere Untersuchungen haben nämlich ergeben, daß menschliche Plasmazellen beträchtliche RNA-Mengen synthetisieren. Möglicherweise lesen Rattenzellen bei der Antikörperproduktion immer wieder dieselbe RNA-Matrize ab.

Die Entwicklung von Plasmazellen ist nicht nur autoradiographisch, sondern auch elektronenmikroskopisch untersucht worden. Wir selbst haben nur wenige derartige Analysen durchgeführt, aber von vielen anderen Arbeitsgruppen liegen ausführliche mikroskopische Studien der Zellanatomie vor. Das Elektronenmikroskop erlaubt es, eine Zelle 100000fach zu vergrößern, und kann dabei Einzelheiten in ihrem Inneren sichtbar machen, die einen Durchmesser von nur zwei Millionstel eines Millimeters aufweisen.

Bei dieser Vergrößerung sieht eine reife Plasmazelle wie die typische Zelle einer sekretorischen Drüse aus (Bild 5). Das Zytoplasma enthält ein Doppelmembransystem (das endoplasmatische Reticulum), das ein ausgedehntes Netzwerk bildet und mit kleinen schwarzen Flecken übersät ist. Diese Flecken sind die Ribosomen – jene kleinen Werkstätten, in denen Proteine synthetisiert werden. In vielen anderen Zelltypen sind Ribosomen wie die Perlen einer Halskette zu Reihen zusammengefaßt, die man Polysomen nennt. Vermutlich besteht der Faden, der sie verbindet, aus „Boten-RNA" oder mRNA (vom englischen *messenger RNA*), die die verschlüsselte Information für den Bau von Proteinen enthält. Die Ribosomen lesen die Anweisungen auf diesem Faden, so wie der Lesekopf einer Büromaschine einen Lochstreifen verarbeitet. Manche elektronenmikroskopischen Aufnahmen von Plasmazellen deuten darauf hin, daß auch in diesen Zellen die Ribosomen zu Polysomen organisiert sind. Das ist aber zur Zeit noch nicht endgültig bewiesen.

Ein junger Plasmablast enthält viele frei umherdriftende Ribosomen, ihm fehlt jedoch das ausgedehnte Membrannetzwerk. Ein sich anheftendes Antigen löst eine komplexe Folge von Veränderungen aus: Die zukünftige Plasmazelle, die zunächst noch relativ unspezialisiert ist, entwickelt sich zu einem hochspezialisierten und ausgeklügelten System, das spezifische Proteine herstellt und ausschüttet. Der Plasmablast beginnt, mit hoher Geschwindigkeit RNA zu produzieren, aus der Botenmoleküle und Ribosomen hervorgehen. Wenn die Fabrik für die volle Produktion ausgerüstet ist, bildet die reife Plasmazelle nicht nur große Mengen von Antikör-

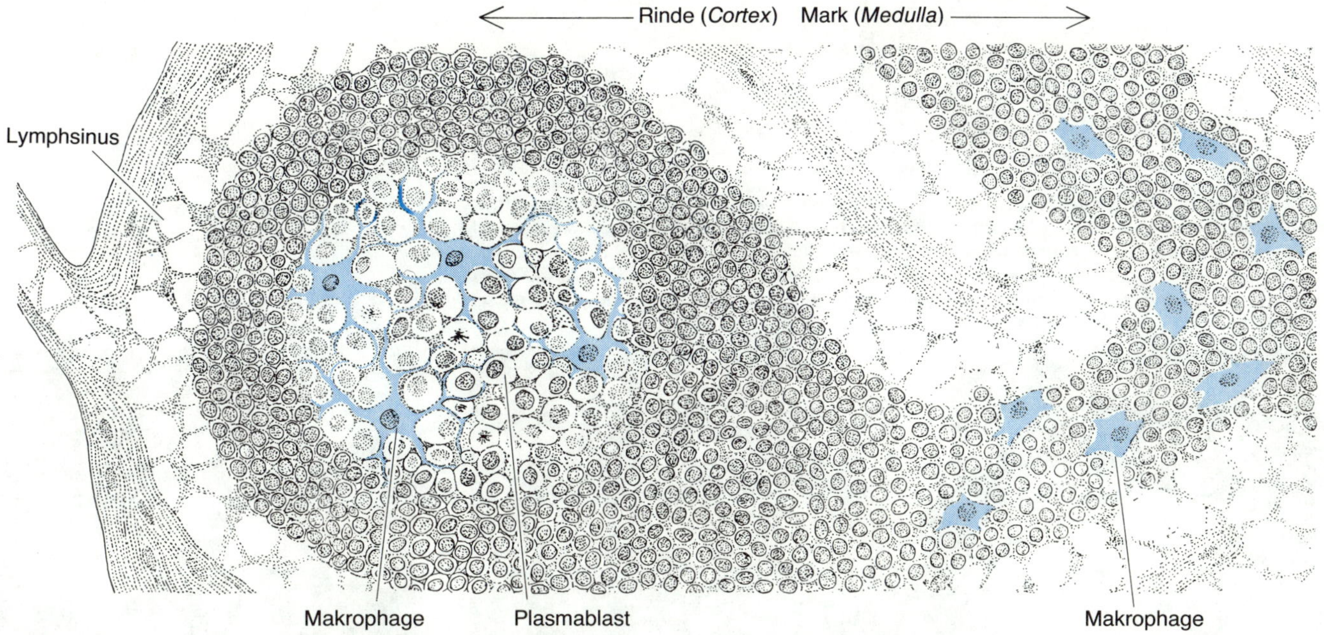

Bild 11: Diese Zeichnung läßt die Reaktion auf ein Antigen in einem Lymphknoten erkennen. Die farbigen Gebilde sind Makrophagen: frei umherschwimmende Freßzellen. Die Makrophagen innerhalb eines Lymphfollikels – einer Erhebung des Lymphknotens – strecken dendritische Zytoplasmafortsätze aus, die eindringende Antigene einfangen und gleichzeitig Plasmablasten anziehen. Die sich teilenden Plasmablasten bilden einen Zellhaufen, der als „Keimzentrum" bezeichnet wird. Die Makrophagen im Mark, also im Inneren des Knotens, können in ihrer Umgebung ebenfalls die Vermehrung von Plasmazellen anregen, nachdem sie das Antigen in sich aufgenommen (nicht nur eingefangen) haben.

pern, sondern lagert sie gelegentlich auch ein. Manchmal sieht man solche Proteinspeicher sogar als Kristalle im Zellinneren. Wie die Antikörper aus der Zelle freigesetzt werden und was die Ausschüttungsrate bestimmt, ist noch unbekannt.

Die Grundstruktur der Antikörper

Jetzt aber wird es Zeit, daß wir uns mit den Erzeugnissen dieser Fabriken beschäftigen: den Antikörpermolekülen. Leider ist das gar nicht so einfach. Die Produkte der Plasmazellen sind noch vielseitiger als die riesige Modellpalette, die General Motors jedes Jahr auf den Automobilmarkt bringt. Nichtsdestotrotz können wir einige nützliche Dinge lernen, wenn wir unsere Aufmerksamkeit auf den häufigsten Typ konzentrieren – sozusagen den Chevrolet unter den Antikörpern. Es handelt sich dabei um das 7S-Molekül, das ich bereits erwähnt habe; sein voller Name lautet 7S-Gammaglobulin.

Dieses erst kürzlich entdeckte Molekül kann in vier Teile zerlegt werden – vier Ketten, die im intakten Antikörper durch kovalente Schwefelbindungen und durch Wasserstoffbrücken zusammengehalten werden. Die Teile sind jeweils paarweise vorhanden: Es gibt ein Paar schwerer Ketten mit einem Molekulargewicht von 50000 bis 60000 und ein Paar leichter Ketten mit einem Molekulargewicht von 20000. In einem 7S-Antikörper sind jeweils die beiden schweren Ketten (die *A*-Ketten) und die beiden leichten Ketten (die *B*-Ketten) identisch.

Wie wir wissen, neutralisieren Antikörper ein Antigen dadurch, daß sie sich irgendwie an dieses Antigen anheften (Bild 13). Wo aber ist in dem vierteiligen Molekül die aktive Bindungsstelle zu finden, die sich dem Antigen anlagert? Hier sind zwei Möglichkeiten vorgeschlagen worden. Von Rodney R. Porter vom Wright-Fleming Institute in London stammen Hinweise, daß die Bindungsstelle in der *A*-Kette liegt. Dagegen glaubt Gerald M. Edelman vom Rockefeller Institute auf Grund seiner Untersuchungen, daß die Bindungsstelle von beiden Ketten gebildet wird (wie in Bild 12 gezeigt).

Wenn Edelmans Modell richtig ist, braucht die Form der Bindungsstelle nicht für jeden einzelnen Antikörpertyp durch ein eigenes Gen festgelegt zu sein, wie es Porters Schema verlangen würde. Falls dieses Merkmal tatsächlich genetisch kontrolliert ist, würde schon eine verhältnismäßig geringe Zahl von Genen ausreichen, die jeweils eine bestimmte Variante der *A*- oder der *B*-Kette festlegen. Mit nur 1000 *A*-Ketten-Versionen und 1000 verschiedenen *B*-Ketten ließe sich bereits eine Million unterschiedlicher Konfigurationen zusammenstellen, die entsprechend eine Million verschiedener Antigene abfangen könnten.

Die Auslöser der Immunantwort

Zum Schluß wollen wir die Antigene selbst betrachten. Sie sind gewissermaßen die Manager der Antikörperfabriken, denn sie bestimmen, welche Sorte von Antikörpern denn überhaupt produziert werden soll. Ein neu auftretendes Antigen löst eine ganze Reihe spezifischer Aktivitäten aus: die Vermehrung von Plasmablasten, die Synthese von RNA und Membrannetzwerken in diesen Zellen, ihre schrittweise Differenzierung zu reifen Plasmazellen, die Synthese und den Zusammenbau von *A*- und *B*-Ketten zu Antikörpermolekülen, die Bildung von Gedächtniszellen und so weiter.

Neugierig, wie das Antigen alle diese Vorgänge auslöst, haben Gordon L. Ada, ich und andere Mitarbeiter unseres Instituts unlängst eine Serie von Versuchen mit radioaktiv markierten Antigenen durchgeführt. Jedes Antigenmolekül trug genau ein Atom von ^{125}Jod, das jeweils an eine Tyrosineinheit gebunden war. (Tyrosin ist eine Aminosäure.) Nach Injektion des Antigens in eine Ratte fertigten wir zu verschiedenen Zeiten Schnitte von Organen des Tieres an und untersuchten diese autoradiographisch, um herauszufinden, wohin das Antigen gewandert war. Mit diesem Verfahren konnten wir sogar einzelne Antigenmoleküle auf dem Weg zu ihrem Bestimmungsort im Körper verfolgen.

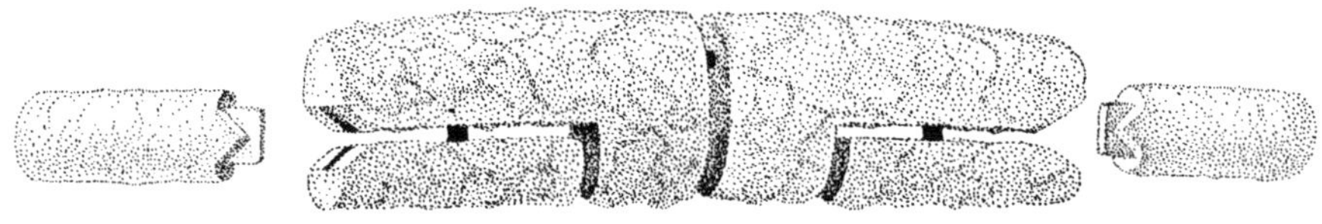

Bild 12: So bindet – schematisch dargestellt – ein 7S-Globulin-Antikörpermolekül ein Antigen. Der Antikörper besteht aus zwei schweren und zwei leichten Ketten, die in flexible Pakete gepackt und über Schwefelatome verbunden sind (schwarze Balken). Die Wechselwirkung zwischen schwerer und leichter Kette an jedem der beiden Molekülenden ermöglicht es den Antikörpern, sich so zu „öffnen", daß ihre Antigenbindungsstellen zu den verschiedensten Antigenen passen.

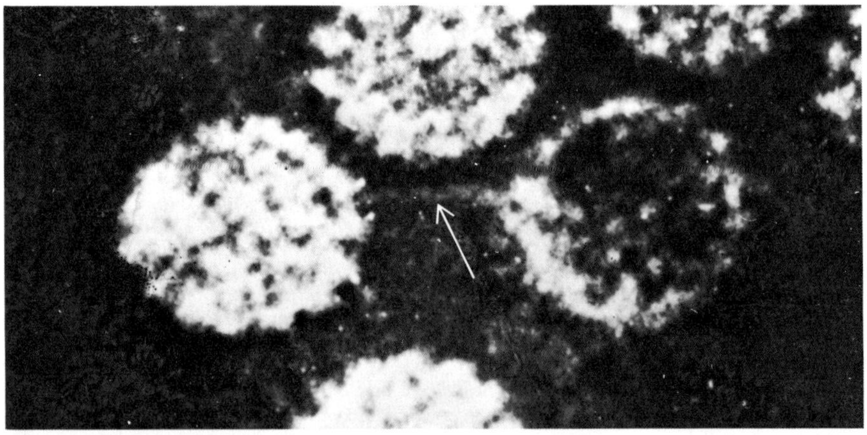

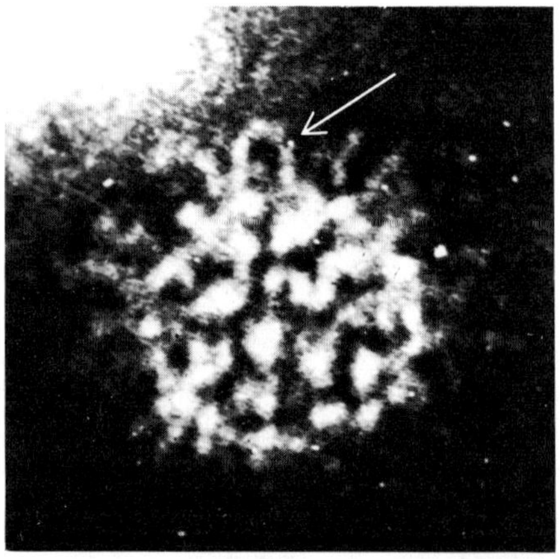

Bild 13: Auf diesen beiden elektronenmikroskopischen Aufnahmen sieht man Antikörper und Antigene. Im linken Bild erstreckt sich ein Antikörpermolekül (Pfeil) zwischen zwei *Polyoma*-Viruspartikeln. Im rechten Bild sitzt ein (wiederum mit einem Pfeil gekennzeichneter) Antikörper mit beiden Enden auf dem Antigen, einem Warzenvirus. Die Strukturen sind 750000fach (links) beziehungsweise 600000fach (rechts) vergrößert. Beide Aufnahmen sind von June Almeida, Bernhard Cinader und Allan Howatson von der Universität Toronto angefertigt worden.

Als erstes entdeckten wir, daß das Antigen sehr schnell von den großen Freßzellen oder Makrophagen verschlungen wird. Die Makrophagen tief im Inneren der Lymphknoten waren erwartungsgemäß voll von Antigenmolekülen. Wir fanden das Antigen aber auch noch in einem anderen System, das bisher nicht beachtet worden war. Im äußeren Teil des Lymphknotens breitete sich ein regelrechtes Netz feiner Zytoplasmastränge aus, die von Makrophagen stammten. Dieses Netz betätigte sich zunächst sehr aktiv am Einfangen der Antigene. Bald darauf lockte es primitive „Blasten", darunter auch Plasmablasten, an. Diese begannen sich zu vermehren und bildeten runde Zellhaufen, die wir Keimzentren nennen (Bild 11). Die genaue Aufgabe dieser Zellverbände ist nicht klar, aber wir glauben, daß sie sowohl jene Lymphozyten abgeben, die als Gedächtniszellen dienen, als auch die, die aktiv Antikörper produzieren.

Zu unserer großen Überraschung stellten wir fest, daß wenig oder sogar überhaupt kein Antigen in die antikörperbildenden Zellen selbst gelangte; zumindest ließen unsere Autoradiographien nur diesen Schluß zu. Die Plasmablasten schienen gelegentlich ein paar Antigenmoleküle zu enthalten, aber in den reifen Plasmazellen gab es davon extrem wenig; selbst wenn Enzyme das Antigen in winzige Fragmente zerlegt hätten, wären nicht genügend Bruchstücke vorhanden gewesen, um jedes Ribosom oder Polysom in der Zelle damit zu versorgen. All diese Befunde sprachen gegen die Hypothese, daß Antikörper durch direkten Kontakt mit einer Matrize – dem Antigenmolekül oder einem Teil davon – geformt werden.

Klonale Selektion

Was nun versetzt das System der Plasmazellen in Aktivität und bestimmt das Aussehen des Antikörpers? Die einzige Theorie, die sich gegenwärtig mit allen bekannten Befunden deckt, ist die der „klonalen Selektion" von Sir Macfarlane Burnet (Bild 10; siehe auch dessen Beitrag *Die Mechanismen der Immunität* in diesem Band). Im Kern besagt diese Theorie, daß die antikörperbildende Zelle keine weiteren Informationen über das Antigen benötigt als die Nachricht von seiner Gegenwart! Der Körper ist mit einer breiten Palette von Klonen ausgerüstet, deren Zellen ganz unterschiedliche Fähigkeiten haben. Jede Zellgruppe besitzt die Voraussetzungen, um auf *ein* bestimmtes Antigen zu reagieren. Wenn ein Antigen in den Körper eindringt, veranlaßt es lediglich die schon darauf vorbereiteten Zellen, den entsprechenden Antikörper zu bilden. Wie wir gesehen haben, kommen die Plasmablasten, die sich um das antigenbeladene Makrophagennetzwerk eines Lymphknotens scharen, in engen Kontakt mit dem Antigen. Möglicherweise genügt die bloße oberflächliche Berührung mit dem Antigen, um diese Zellen zu aktivieren.

Ob die Theorie der klonalen Selektion stimmt oder vielleicht auch nur teilweise zutrifft, ist noch ziemlich umstritten. Antikörper scheinen jedenfalls nicht an einer Antigenmatrize geformt zu werden; alle Anzeichen deuten gegenwärtig darauf hin, daß ihre Konstruktionspläne in den Genen festgeschrieben sind. Man kann sich vorstellen, daß natürliche Mutationsprozesse an besonders anfälligen Stellen – sogenannten *hot spots* – in den Antikörpergenen (also vielleicht den zwei Genen, die die Konfiguration der *A*- und der *B*-Ketten bestimmen) zu zahlreichen Veränderungen geführt haben. Durch solche Mutationen entstand eine bunte Palette von Antikörpergenen, die im Körper erhalten bleiben, da sie für die Abwehr vielfältiger Infektionen sehr wertvoll sind.

Um unsere Analogie mit der Industrie aufzugreifen, könnte man sagen, daß die Evolution ein System zur Antikörperproduktion geschaffen hat, das jeden Konzernmanager vor Neid erblassen lassen würde. Alles, was ein Manager (in unserem Fall das Antigen) zu tun hat, ist, zum richtigen Gebäude (zur richtigen Zelle) zu marschieren und dort an die Tür zu klopfen – schon setzt im Inneren eine fieberhafte Aktivität ein: In Windeseile werden komplizierte Maschinen aufgebaut, und die Zahl der Werkstätten wird vervielfacht. Ohne daß der Manager jemals die Türschwelle überschritten hätte, rollt bald eine schier endlose Kette verbrauchergerechter Fahrzeuge vom Band, die exakt auf ihn zugeschnitten sind. Nicht einmal der Entwurf des Wagens stammt von ihm. Vielmehr hat innerhalb des ursprünglich leeren Fabrikgebäudes ein überaus komplexes Computersystem (die DNA der Zelle) sein Kommen registriert und – nach Berücksichtigung aller früher im Umgang mit seinen Wünschen gemachten Fehler und erhaltenen Belehrungen – blitzschnell dafür gesorgt, daß ihm die richtige Antwort präsentiert wird.

Der Aufbau von Antikörpern

Diese wichtige Klasse von Molekülen dient dazu, Antigene – also körperfremde Substanzen – zu binden und unschädlich zu machen. Antikörper bestehen grundsätzlich aus vier miteinander gekoppelten Ketten. Der Grundaufbau wird so abgewandelt, daß die Moleküle auf verschiedene Antigene passen.

Von Rodney R. Porter

Schon seit Jahrtausenden ist bekannt, daß jemand, der eine Krankheit wie Pest oder Pocken überlebt, meist gegen eine zweite Infektion durch denselben Erreger gefeit ist. In der Tat waren solche immunen Menschen oft die einzigen, die während schwerer Epidemien die Kranken pflegen konnten. Ein tieferes Verständnis der Immunität war aber erst möglich, nachdem man entdeckt hatte, daß infektiöse Krankheiten von Mikroorganismen verursacht werden. Danach ging es schnell voran. Ein entscheidender Durchbruch gelang im Jahre 1890 den Bakteriologen Emil von Behring und Shibasaburo Kitasato, die im Institut von Robert Koch in Berlin arbeiteten. Sie zeigten, daß man ein Tier gegen Tetanus immunisieren kann, indem man ihm das Blutserum eines anderen Tieres injiziert, das die Krankheit überlebt hat und immun gegen sie geworden ist. Als Serum bezeichnet man jene klare Flüssigkeit, die nach der Gerinnung von Blut übrigbleibt; es enthält die Mehrzahl der Blutproteine. Die Immunität gegen Tetanus ist also von einer oder mehreren Substanzen im Blut abhängig. Man hat sie Antikörper genannt.

Alle Wirbeltiere bilden solche Antikörper, um bestimmte, als Antigene bezeichnete Fremdstoffe abzuwehren, die in den Körper eindringen. Die wirksamsten Antigene sind große Moleküle wie etwa Proteine oder Polysaccharide (und natürlich die Mikroorganismen, die diese Moleküle tragen). Besonders dramatisch ist der Nachweis, daß Antikörper im Blut auftreten, wenn man als Antigen ein letales Toxin (ein tödliches Gift) oder einen pathogenen Mikroorganismus wählt: Immune Tiere überleben und nichtimmune sterben, wenn man ihnen das Antigen injiziert. Unschädliche Substanzen – wie Proteine aus Eiklar oder die Polysaccharidhülle von Bakterien – sind als Antigene allerdings genauso wirksam. Die Antikörper, die dagegen gebildet werden, lassen sich aufgrund ihrer Fähigkeit zur Antigenbindung nachweisen. Dazu gibt es viele Möglichkeiten. Den wahrscheinlich einfachsten Nachweis liefert jener Niederschlag (Präzipitat), der in einem Reagenzglas entsteht, wenn sich ein lösliches Antigen mit Antikörpern verbindet, die in einer Serumprobe enthalten sind. Der bemerkenswerteste Aspekt dieses Phänomens ist die hohe Spezifität des jeweils gebildeten Antikörpers: Er bindet nur das injizierte Antigen oder strukturell eng damit verwandte Substanzen.

Ein Organismus kann sehr viele unterschiedliche Antikörper bilden. Obwohl ein einzelnes Tier manchmal nur eine schwache oder gar keine Immunantwort auf ein bestimmtes Antigen zeigt, ist für die Anzahl spezifischer Antikörper, die eine Art – etwa das Kaninchen – insgesamt synthetisieren kann, keine obere Grenze bekannt. Es ist natürlich ein großer Unterschied, ob eine Spezies eine sehr große, aber begrenzte Anzahl von Antikörpern zu bilden vermag oder ob sie eine grundsätzlich unbegrenzte Anzahl produzieren kann. Experimentell läßt sich diese Frage zur Zeit noch nicht entscheiden.

Die Reinigung spezifischer Antikörper

Alle Antikörper gehören zu einer Gruppe verwandter Serumproteine, die man Immunglobuline nennt. Die große Herausforderung für den Proteinchemiker liegt darin, daß Antikörpermoleküle einander überraschend ähnlich sind, obwohl sie eine enorme Breite spezifischer Bindungsmöglichkeiten aufweisen. Zweifellos muß es deutliche Unterschiede zwischen Antikörpern geben, doch hat man bisher keine chemische oder physikalische Eigenschaft gefunden, die uns erlaubt, zwei Antikörpermoleküle voneinander zu unterscheiden: beispielsweise einen, der sich spezifisch an eine aromatische Verbindung wie ein Benzolderivat heften kann, und einen, der sich an einen Zucker bindet – und das, obwohl Benzolverbindung und Zucker in ihrer Struktur keinerlei Gemeinsamkeiten aufweisen. Antikörper mit ganz verschiedenen Spezifitäten erweisen sich innerhalb der Grenzen gegenwärtiger Techniken als praktisch

Das Original dieses Artikels ist im Oktober 1967 unter dem Titel *The Structure of Antibodies* im *Scientific American* erschienen.

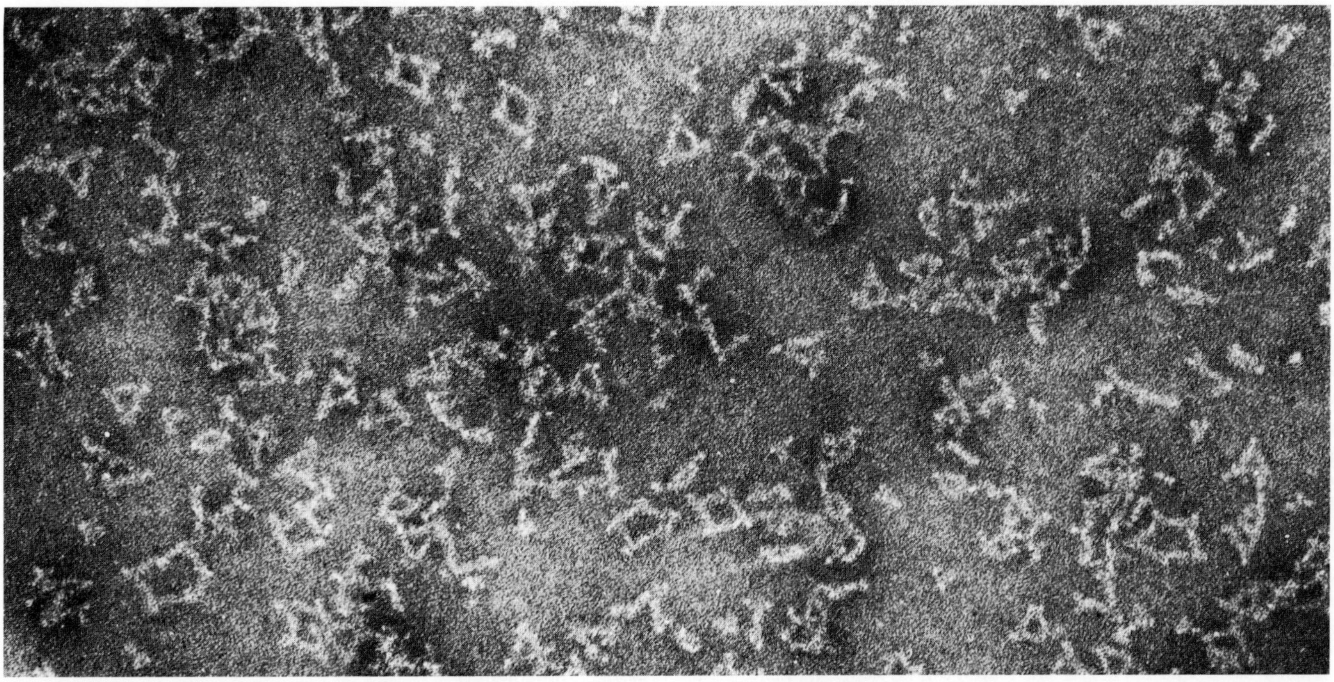

Bild 1: In dieser elektronenmikroskopischen Aufnahme von Michael Green und Robin Valentine vom National Institute for Medical Research in London sind Antikörper dargestellt, die Antigen gebunden haben. Das Antigen selbst ist nicht sichtbar, wirkt aber offensichtlich als Brücke, die die Antikörpermoleküle zusammenhält und so die verschiedenen mehrseitigen Strukturen hervorbringt (275000fache Vergrößerung).

identisch – mit Ausnahme ihrer spezifischen Antigenbindungsfähigkeit.

Ein Antikörper läßt sich folglich nur dadurch aus dem Serum eines immunisierten Tieres isolieren, daß man ihn mit dem Antigen reagieren läßt, danach den Komplex von den anderen Serumkomponenten befreit und schließlich Antikörper und Antigen voneinander trennt. Dazu wäscht man das anfangs entstehende Präzipitat gründlich mit Salzlösung und löst es dann in einer schwachen Säure. Unter diesen Bedingungen zerfällt der Antigen-Antikörper-Komplex, und die beiden Bestandteile können voneinander getrennt werden; so erhält man schließlich den gereinigten Antikörper. Wie wir sehen werden, enthält dieses gereinigte Material allerdings normalerweise immer noch mehrere Sorten von Antikörpermolekülen, die sich in ihrem molekularen Aufbau leicht voneinander unterscheiden (Bild 3).

Auch ein nicht gezielt immunisiertes Tier weist in seinem Blut eine recht hohe Konzentration von Immunglobulinen auf, normalerweise ungefähr ein Gewichtsprozent. Die Immunglobulinfraktion besteht vermutlich aus vielen tausend verschiedenen Antikörpern gegen all jene Mikroorganismen, mit denen das Tier während seines Lebens in Berührung gekommen ist, oder gegen antigene Substanzen, die irgendwann einmal in seinen Körper eingedrungen sind. Daß dies zutrifft, wird durch Versuche bestätigt, in denen junge Tiere nach der Geburt in einer vollständig keimfreien Umgebung aufgezogen wurden. Der Immunglobulingehalt des Blutes ist unter diesen Bedingungen viel niedriger und liegt bei nur etwa zehn Prozent der Immunglobulinkonzentration im Blut normaler Tiere; das legt die Vermutung nahe, daß leichte Infektionen die wichtigste Antigenquelle sind.

Immunglobuline können mit den üblichen Methoden der Proteintrennung aus dem Serum isoliert werden. Dem Proteinchemiker stehen also für seine Studien im allgemeinen zwei Arten von Immunglobulinfraktionen zur Verfügung: eine komplexe Mischung vieler Antikörper sowie weitgehend gereinigte Antikörper, die aufgrund ihrer spezifischen Affinität für das Antigen isoliert worden sind. Angesichts der großen Fortschritte, die in den letzten Jahren auf dem Gebiet der Proteinchemie gemacht wurden, erschien es naheliegend und vielversprechend, derartiges Material detailliert zu analysieren und die Unterschiede herauszuarbeiten. Denn offensichtlich müssen zwischen den Antikörpern Unterschiede bestehen, die für ihr spezifisches Bindungsvermögen verantwortlich sind, und diese sollten dann sichtbar werden.

Man stieß jedoch auf Schwierigkeiten: Die Immunglobuline erwiesen sich als eine sehr komplexe Mischung von Molekülen, deren Vielfältigkeit nicht unbedingt auf dem Vorhandensein zahlreicher unterschiedlicher Antikörperformen beruht. So gibt es – um ein Problem zu nennen – drei Hauptklassen von Immunglobulinen, die sich chemisch voneinander in Größe, Kohlenhydratanteil und Aminosäurezusammensetzung unterscheiden. In jeder der drei Klassen können Antikörper jeder Spezifität gefunden werden; es besteht also keine Korrelation zwischen Klasse und Spezifität. Die im Blut häufigste und am leichtesten isolierbare Klasse heißt Gamma-Immunglobulin (oder Immunglobulin Gamma), kurz IgG. Da vorwiegend mit dieser Antikörperklasse gearbeitet wurde, werde ich mich in der folgenden Diskussion auf sie beschränken.

Die Grundstruktur der Immunglobuline

Immunglobulin Gamma hat ein Molekulargewicht von ungefähr 150000 – das entspricht etwa 23000 Atomen –, wobei der Kohlenhydratanteil nicht mehr als zwei oder drei Prozent ausmacht. Chemische Studien haben gezeigt, daß Gamma-Immunglobulin aus vier Polypeptidketten besteht; diese bauen sich wie in allen Proteinen aus Strängen von Aminosäuren auf, die durch Peptidbindungen verknüpft sind. Die vier Ketten sind so miteinander gepaart, daß das Molekül zwei identische Hälften umfaßt, die jeweils aus einer langen (schweren) Kette und einer kurzen (leichten) Kette bestehen. Die vier

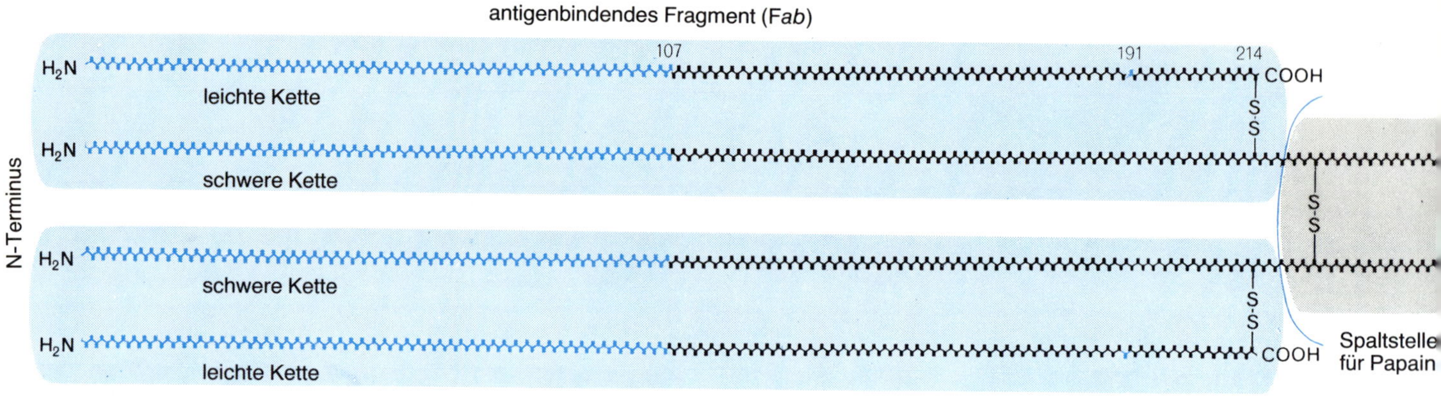

Bild 2: Immunglobulin Gamma, kurz IgG genannt, ist die häufigste Klasse von Antikörpern. Jedes dieser Proteinmoleküle besteht aus vier Polypeptidketten, die durch Disulfidbrükken (S–S) zusammengehalten werden. Die zwei leichten Ketten sind identisch, ebenso die beiden schweren Ketten. Je nach Herkunft enthalten die leichten Ketten 210 bis 230 Aminosäureeinheiten, die schweren Ketten zwischen 420 und 440. Die Längen, die Abstände zwischen den Disulfidbrücken sowie die Positionen der enzymatischen Spaltstellen, wie sie hier gezeigt werden, sind also Näherungen. Das Enzym Papain spaltet das Molekül in drei Fragmente (oben): ein Fragment, das leicht Kristalle bildet (Fc, vom englischen *crystalline*), und zwei Fragmente, die nicht kristallisieren, aber die Antigenbindungsstellen enthalten (Fab). Ungefähr die Hälfte jedes *Fab*-Fragments besitzt eine variable Aminosäurezusammensetzung (dunkelblau). Die Position 191 ist genetisch variabel. Wenn man Gamma-Immunglobulin mit Pepsin spaltet (rechts), bleiben die *Fab*-Fragmente – als (*Fab'*)$_2$ – miteinander verbunden, weil die Spaltung auf der anderen Seite der zentralen Disulfidbrücke erfolgt.

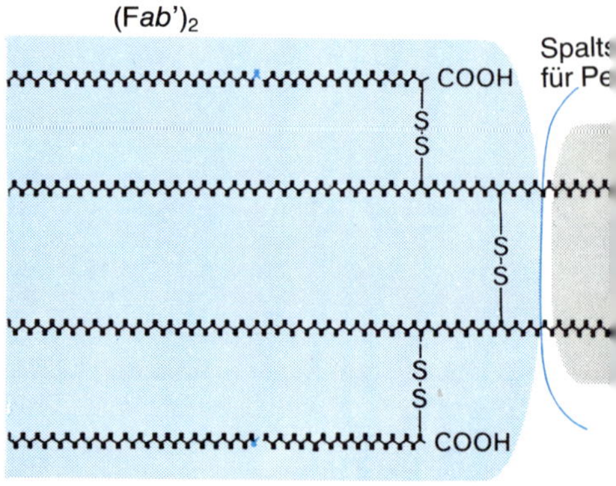

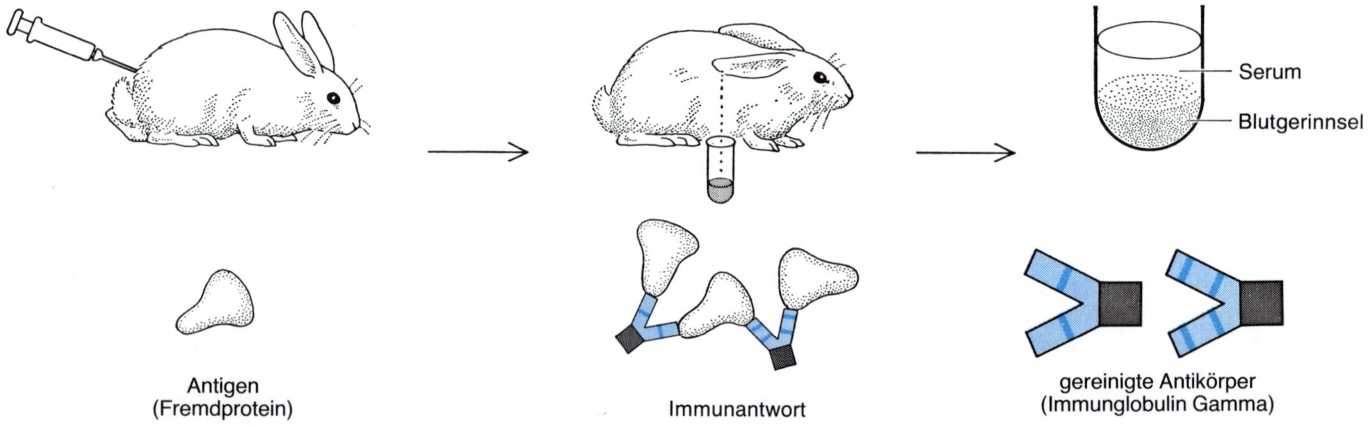

Bild 3: Eine Mischung einander ähnlicher Antikörper kann man gewinnen, indem man einem Kaninchen oder einem anderen Tier ein gereinigtes Antigen, gewöhnlich ein großes Fremdprotein, injiziert (links). Als Antwort produziert das Tier Antikörper, hauptsächlich Gamma-Immunglobuline (IgG), die das Antigen spezifisch binden können, wie es in der Mitte unten dargestellt ist. Offensichtlich trägt ein Antigen in der Mehrzahl der Fälle viele verschiedene Bindungsstellen und ruft deshalb die Bildung etlicher unterschiedlicher Antikörpermoleküle hervor. Wenn man dem Tier Blut entnimmt und es gerinnen läßt, können die Antikörper aus der Serumfraktion isoliert werden (rechts). So gewonnene IgG-Moleküle unterscheiden sich geringfügig voneinander, auch wenn man sie durch erneutes Zusammenbringen mit dem ursprünglichen Antigen reinigt.

Ketten werden durch Disulfidbrücken zwischen Cysteineinheiten zusammengehalten (Bild 2). Wenn man die Disulfidbrücken spaltet, bleiben schwere und leichte Kette zunächst noch miteinander verbunden. Sobald man sie jedoch in ein saures Medium oder in eine Lösung, die eine Substanz wie Harnstoff enthält, überführt, dissoziieren (trennen sich) diese Ketten und können aufgrund ihrer unterschiedlichen Größe aufgetrennt werden.

IgG-Moleküle lassen sich auch durch proteolytische Enzyme spalten, etwa durch Papain, welches das Molekül in drei ungefähr gleich große Bruchstücke zerschneidet. Zwei davon, die sogenannten *Fab*-Teile (*a*ntigen*b*indendes Fragment), scheinen identisch zu sein. Das dritte, als F*c* (kristallines Fragment) bezeichnete Bruchstück sieht vollkommen anders aus. Der Name F*ab* rührt daher, daß diese Fragmente immer noch das Antigen binden können – allerdings ohne mit ihm einen Niederschlag zu bilden. Jedes *Fab*-Fragment trägt eine Bindungsstelle; so sind die zwei Fragmente zusammen für die zwei Bindungsstellen verantwortlich, die bekanntermaßen jedes Antikörpermolekül aufweist. Das F*c*-Fragment, das man aus dem Gamma-Immunglobulin des Kaninchens gewinnt, kristallisiert leicht, während weder das F*ab*-Fragment noch das gesamte Molekül jemals kristallin gewonnen werden konnten. Da sich Kristalle nur dann schnell bilden, wenn identische Moleküle vorliegen, hat man vermutet, daß die Hälften jeder schweren Kette, die das F*c*-Fragment ausmachen, wahrscheinlich in allen Antikörpermolekülen gleich ausse-

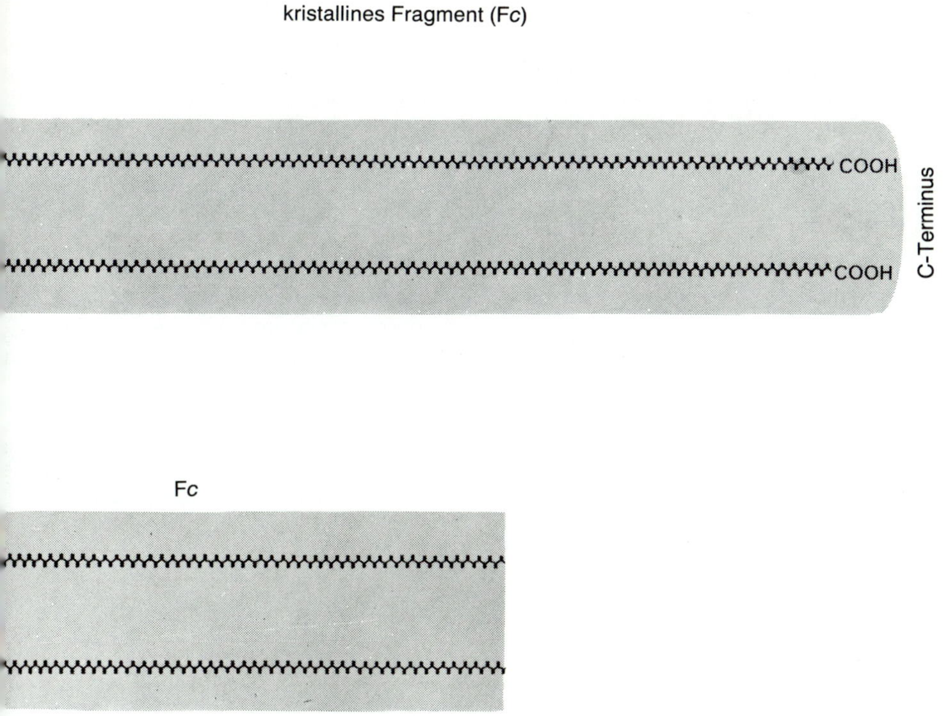

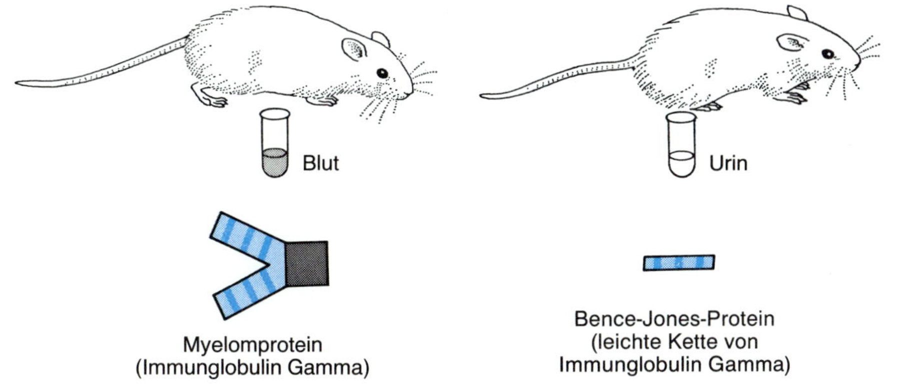

Bild 4: Mäuse und Menschen, die an Myelomatose (auch Myelom oder Plasmazytom genannt), einem Krebs der immunglobulinsynthetisierenden Zellen, leiden, produzieren große Mengen von identischen antikörperähnlichen Molekülen. Diese anomalen Immunglobuline, die alle gleich aussehen, können aus dem Blut des Tieres isoliert werden (links). Oft tritt auch im Urin ein anomales Protein auf (rechts). Es wird als Bence-Jones-Protein bezeichnet und scheint mit der leichten Kette des anomalen Immunglobulins identisch zu sein.

hen und daß die beobachtete Vielfalt auf die F*ab*-Fragmente zurückgeht, auf denen die Antigenbindungsstellen liegen. Das Enzym Papain, das das Immunglobulin in drei Bruchstücke spaltet, kann grundsätzlich viele verschiedene Peptidbindungen hydrolysieren, und doch werden nur einige in der Mitte der schweren Kette gespalten; die F*ab*- und F*c*-Fragmente scheinen so eng aufgeknäuelt zu sein, daß das Enzym keinen anderen Zugang findet. Dies legt eine Molekülstruktur nahe, in der drei kompakte Teile durch kurze, bewegliche Abschnitte nahe der Mitte der schweren Kette miteinander verbunden sind.

Der Beitrag der Elektronenmikroskopie

Die Gesamtstruktur eines Proteinmoleküls einschließlich der räumlichen Anordnung der Peptidketten und der Stellung der Aminosäuren entlang dieser Kette läßt sich zur Zeit nur durch Röntgenstrukturanalyse ermitteln. Für das F*c*-Fragment wurde dies an der Johns-Hopkins-Universität in Angriff genommen. Doch auch die Elektronenmikroskopie kann viele Informationen über die Gestalt von Proteinmolekülen liefern, und an Antikörpern von Ratten sind kürzlich erfolgreiche elektronenmikroskopische Studien durchgeführt worden. Mit freien Antikörpern erhält man keine eindeutigen Bilder, was vermuten läßt, daß die Moleküle eine flexible Struktur ohne genau festgelegte Gestalt besitzen. Wenn sie jedoch Antigen gebunden haben, gelingen oft gute Aufnahmen (Bild 1). Michael Green und Robin Valentine vom National Institute for Medical Research in London isolierten dazu aus Kaninchen Antikörper, die ein als Dinitrophenylgruppe bekanntes Benzolderivat binden. Sie wandten dabei eine Technik an, die Karl Landsteiner vor vielen Jahren entwickelt hat: Man injiziert dem Kaninchen ein Protein, an das die Dinitrophenylgruppe angehängt worden ist. Es bildet daraufhin Antikörper, von denen sich einige ganz spezifisch mit dem Dinitrophenylrest verbinden, auch wenn dieser an andere Proteine oder sonstige kleine Moleküle gekoppelt ist.

Green und Valentine suchten die kleinste Verbindung mit zwei Dinitrophenylgruppen, die noch in der Lage war, zwei oder mehr Antikörpermoleküle miteinander zu verbinden. Wie sich herausstellte, war dies eine Kette von acht Kohlenstoffatomen, die an jedem Ende eine Dinitrophenylgruppe trug (Bild 5). Diese Substanz bildet zwar kein Präzipitat mit dem Antikörper, doch mit dem Elektronenmikroskop kann man ringförmige Strukturen erkennen, die offensichtlich drei bis fünf Antikörpermoleküle enthalten (Bilder 1 und 6). Das kleine Antigenmolekül bleibt dabei unsichtbar. Die dreieckige Struktur besteht vermutlich aus drei Antikörpermolekülen, die über drei nicht erkennbare Antigenmoleküle verbunden sind. Die Ausbuchtungen an den Ecken entsprächen dann den F*c*-Fragmenten. Diese Interpretation wird bestätigt, wenn man das proteolytische Enzym Pepsin benutzt, um das F*c*-Fragment abzuspalten; dabei bleiben die zwei F*ab*-Fragmente weiterhin durch eine Disulfidbrücke miteinander verbunden (Bild 2). Wenn man solche als (F*ab'*)$_2$ bezeichneten Fragmente mit dem Antigen zusammenbringt, entstehen – wie vorher auch – Ringe; es fehlen jedoch die Ausbuchtungen an den Ecken, so daß man zu Recht annehmen kann, daß es sich dabei um die F*c*-Teile der Antikörpermoleküle handelt.

Da sich das Interesse vorrangig auf die Antigenbindungsstelle des Antikörpers konzentriert, gilt es als nächstes, die Frage zu lösen, ob sich diese Stelle in der leichten Kette befindet, die vollständig im *Fab*-Fragment eingeschlossen ist, oder in der ebenfalls darin enthaltenen Hälfte der schweren Kette – oder ob die Bindungsstelle von beiden Ketten gemeinsam gebildet wird. Eine eindeutige Antwort auf diese Frage war bisher nicht möglich, weil die Ketten nur in Säure- oder Harnstofflösungen voneinander getrennt werden können, wobei die Affinität für das Antigen teilweise verlorengeht, auch wenn man die Säure oder den Harnstoff später wieder entfernt. Vieles spricht zur Zeit dafür, daß die schwere Kette die wichtigere ist, daß aber auch die leichte Kette eine Rolle spielt: Entweder macht sie selbst einen Teil der Bindungsstelle aus, oder sie trägt zur Stabilisierung der Gestalt der schweren Kette bei und erfüllt dann eine zweitrangige, nur teilweise spezifische Aufgabe.

Auf jeden Fall ist jetzt die Zeit reif für vergleichende Untersuchungen der chemischen Struktur sowohl der leichten Kette als auch jener Hälfte der schweren Kette, die im *Fab*-Teil des Moleküls enthalten ist. Die Gestalt und somit die Spezifität der Bindungsstelle müssen von der Konfiguration der Peptidketten des *Fab*-Fragments abhängen, und diese wiederum wird wohl allein von der Aufeinanderfolge der verschiedenen Aminosäuren in der Kette bestimmt. Man kann daher erwarten, daß man – sobald die Aminosäuresequenz der *Fab*-Hälfte der schweren Kette und vielleicht auch die der leichten Kette ermittelt sind – in einigen Abschnitten Sequenzen finden wird, die die räumliche Struktur der Bindungsstelle festlegen und somit für jede Antikörperspezifität charakteristisch sind. Solche Sequenzstudien durchzuführen, erschien allerdings zunächst wenig vielversprechend, da es eindeutige Hinweise dafür gab, daß alle Präparationen von Gamma-Immunglobulin – sogar Proben, die durch Fällung mit einem spezifischen Antigen gereinigt wurden – in Wirklichkeit Mischungen vieler, leicht unterschiedlicher Moleküle sind, die vermutlich verschiedene Aminosäuresequenzen aufweisen.

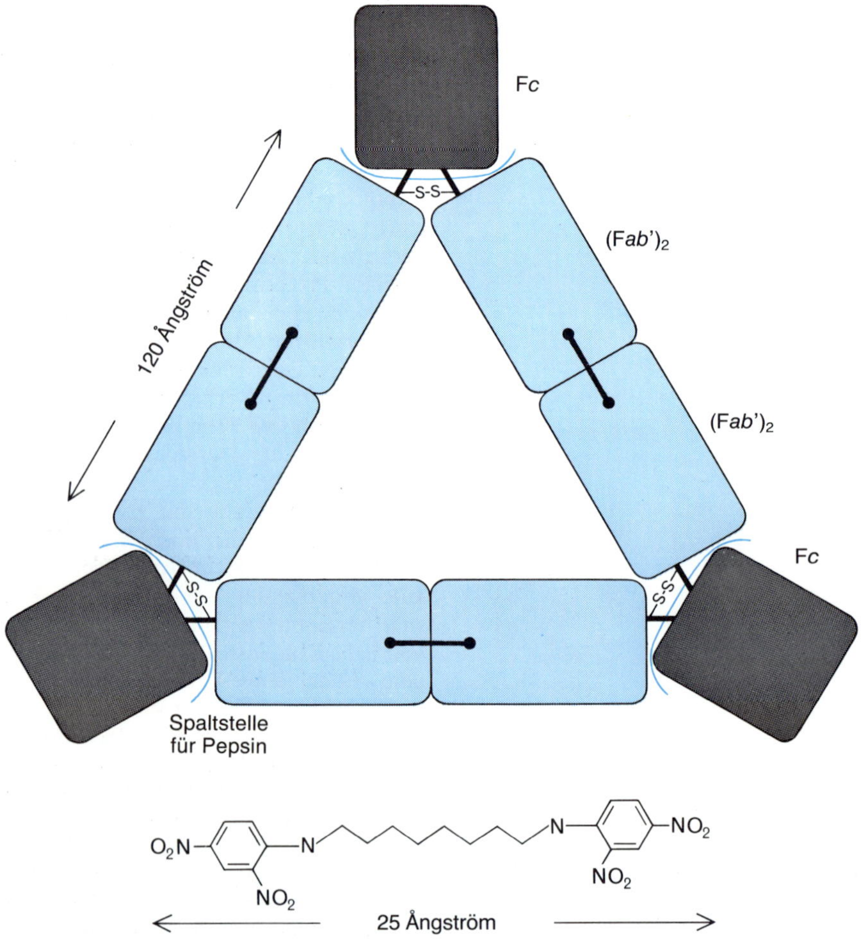

Bild 5: Antigen-Antikörper-Komplexe, wie sie in elektronenmikroskopischen Aufnahmen (wie denen von Bild 1 und Bild 6) zu sehen sind, haben vermutlich diese Dreieckstruktur. Unter dem Komplex ist stark vergrößert das synthetische Antigen dargestellt: eine Kette aus acht Kohlenstoffmolekülen mit einer Dinitrophenylgruppe an jedem Ende. Drei solche Antigenmoleküle können drei Gamma-Immunglobulinmoleküle miteinander koppeln.

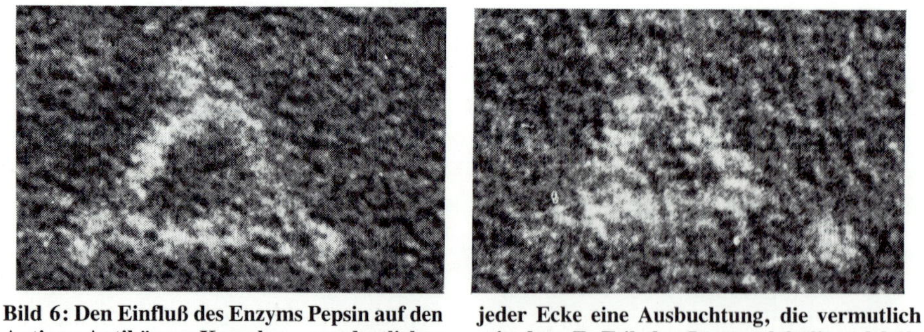

Bild 6: Den Einfluß des Enzyms Pepsin auf den Antigen-Antikörper-Komplex verdeutlichen diese elektronenmikroskopischen Aufnahmen von Michael Green und Robin Valentine. In dem normalen Komplex aus Gamma-Immunglobulin und der Dinitrophenylverbindung (links) enthält die typische Dreieckstruktur an jeder Ecke eine Ausbuchtung, die vermutlich mit dem *Fc*-Teil des Immunglobulinmoleküls identisch ist. Wenn der Antikörper zuvor mit Pepsin behandelt wird, das den *Fc*-Teil abspaltet, reagiert das verbleibende $(Fab')_2$-Molekül immer noch mit dem Antigen, aber die Ausbuchtungen an den Ecken fehlen (rechts).

Typen, Klassen, Unterklassen

Obwohl die Komplexität des Gamma-Immunglobulins (und der anderen Klassen von Immunglobulinen) die Forscher zunächst vor ein überaus schwieriges Rätsel stellte, ist man doch bei dessen Lösung inzwischen einen beträchtlichen Schritt vorangekommen (Bild 7). So wissen wir heute erstens, daß es zwei Arten von leichten Ketten gibt, die man mit Kappa und Lambda bezeichnet; in jedem Antikörpermolekül sind die beiden leichten Ketten stets vom selben Typ. Die Moleküle, die Kappa-Ketten enthalten, werden K-Typ, die mit Lambda-Ketten L-Typ genannt. Zweitens umfaßt bei einigen Spezies (vermutlich bei allen) die Klasse der Gamma-Immunglobuline mehrere Unterklassen; beim menschlichen IgG sind vier nachgewiesen. Die Unterklassen unterscheiden sich in ihren schweren Ketten, die folglich nicht nur die klassentypischen Merkmale tragen, sondern auch kleinere Unterschiede aufweisen, die die Unterklassen voneinander abgrenzen. In jedem Individuum finden sich Moleküle des K- wie des L-Typs, die sich auf alle Unterklassen verteilen. Darüber hinaus treten bei jeder der Kettenarten Unterschiede auf, die nach den Mendelschen Regeln vererbt werden – sogenannte allele Formen. In einem diesbezüglich homozygoten Individuum gibt es nur eine Form etwa der Kappa-Kette, während ein heterozygotes Individuum zwei Formen aufweist. Es braucht wohl kaum betont zu werden, daß all diese Phänomene dazu führen, daß das Serum jedes Individuums eine sehr komplexe Mischung von IgG-Molekülen enthält. Und doch gibt es noch eine weitere Art von Vielfalt: die idiotypische. Unter bestimmten Umständen kann ein Tier Antikörpermoleküle synthetisieren, die nur es selbst besitzt und die sich nicht nur von anderen Antikörpermolekülen gleicher Spezifität in anderen Individuen derselben Art unterscheiden, sondern auch von allen übrigen Immunglobulinen in seinem eigenen Blut.

Der vielleicht bemerkenswerteste Aspekt dabei ist, daß diese Komplexität offenbar überhaupt nicht mit der Struktur der Bindungsstelle des Antikörpers zusammenhängt (wohl aber die Idiotypen – siehe den Beitrag *Das Immunsystem* von Niels K. Jerne in diesem Band; *Anmerkung der Herausgeber*). Soweit wir wissen, kann jede Antikörperspezifität auf jeder dieser vielen unterschiedlichen Arten von Molekülen vorkommen.

Alle derartigen Variationen beruhen wahrscheinlich auf Unterschieden in der Aminosäuresequenz. Einige davon – nämlich solche, die mit den Unterklassen und den allelen Formen im Zusammenhang stehen – hat man bereits identifiziert. Die Unterschiede im Aufbau sind jedoch so gering, daß es mit den derzeitigen Methoden der Proteinfraktionierung nicht möglich ist, einzelne Arten von Molekülen aufzutrennen. Daher war es ein großer Schritt nach vorne, als man entdeckte, daß bei bestimmten Krebsformen offensichtlich ausschließlich Immunglobulinmoleküle einer Art im Blut auftreten. Solche Immunglobuline weisen nur einen Typ von leichter Kette und eine Unterklasse schwerer Ketten auf, und jede Kette läßt sich der einen oder anderen allelen Form zuordnen. Soweit wir wissen, hat jede Kette außerdem nur eine Aminosäuresequenz und gehört deshalb nur zu einer idiotypischen Form.

Myelomproteine

Die Krankheit, die für diese einzigartige Produktion von Antikörpern verantwortlich ist, heißt Myelomatose (Myelom oder Plasmazytom). Sie tritt sowohl bei der Maus als auch beim Menschen auf und ist eine Krebserkrankung jener Zellen, die Immunglobulin synthetisieren (oft sind es die Zellen im Knochenmark). Offensichtlich beginnt eine der zahlreichen immunglobulinbildenden Zellen, sich sehr schnell zu teilen; dadurch kommt es zu einer übermäßigen Produktion einer einzigen Art von Immunglobulinen. Dieser Befund stützt übrigens die Annahme, daß die Vielfalt der Immunglobulinmoleküle auf die Syntheseaktivität vieler verschiedener Arten von Zellen zurückzuführen ist. Die anomalen Immunglobuline nennt man Myelomproteine. Da sie im Blut oft in Konzentrationen vorkommen, die die Konzentration aller anderen Immunglobuline um ein Vielfaches übersteigen, können sie relativ leicht isoliert werden (Bild 4).

Darüber hinaus tritt bei etwa der Hälfte der Myelompatienten ein anomales Protein in großen Mengen im Urin auf. Diese Substanz wurde im Jahre 1847 von Henry Bence-Jones am Guy's Hospital in London entdeckt und ist seither als Bence-Jones-Protein bekannt. Seine Natur wurde jedoch erst vor fünf Jahren aufgeklärt, als Gerald M. Edelman und J. A. Gally von der Rockefeller-Universität und unabhängig davon Frank W. Putnam von der Universität von Florida zeigten, daß das Bence-Jones-Protein wahrscheinlich mit den leichten Ketten des Myelomproteins aus dem Serum des Patienten übereinstimmt. Da sich Bence-Jones-Proteine leicht und ohne Unannehmlichkeiten für den Patienten gewinnen lassen, waren sie die ersten Substanzen, die man für Aminosäuresequenzstudien benutzte.

Obwohl man erst zwei Bence-Jones-Proteine der Maus und erst drei des Menschen vollständig sequenziert hat, sind doch etwa 20 weitere teilweise analysiert worden. Dabei trat eine bemerkenswerte Tatsache zutage. Alle Bence-Jones-Proteine desselben Typs scheinen genau dieselbe Aminosäuresequenz in jener Hälfte des Moleküls aufzuweisen, die mit der Carboxyl- oder COOH-Gruppe endet (der sogenannten C-terminalen Hälfte), zeigen aber deut-

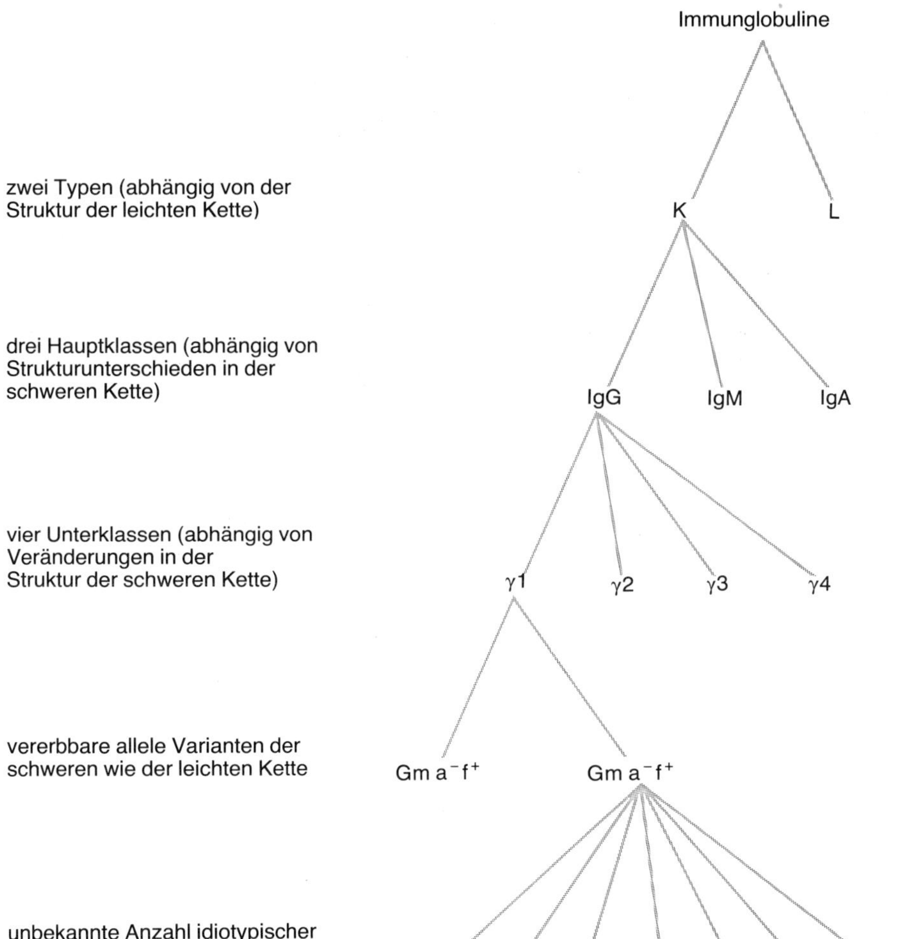

Bild 7: Die vielstufige Unterteilung menschlichen Immunglobulins erwies sich für die Forscher als schwer zu lösendes Problem. Hier ist der Einfachheit halber die Aufgliederung nur für einen Zweig auf jeder Ebene gezeigt. Die Abkürzung IgG steht für Immunglobulin Gamma, den weitaus häufigsten und am einfachsten isolierbaren Antikörper. Idiotypische Formen scheinen für einzelne Tiere einzigartig zu sein und entstehen aller Wahrscheinlichkeit nach durch Veränderungen sowohl in den leichten als auch in den schweren Ketten.

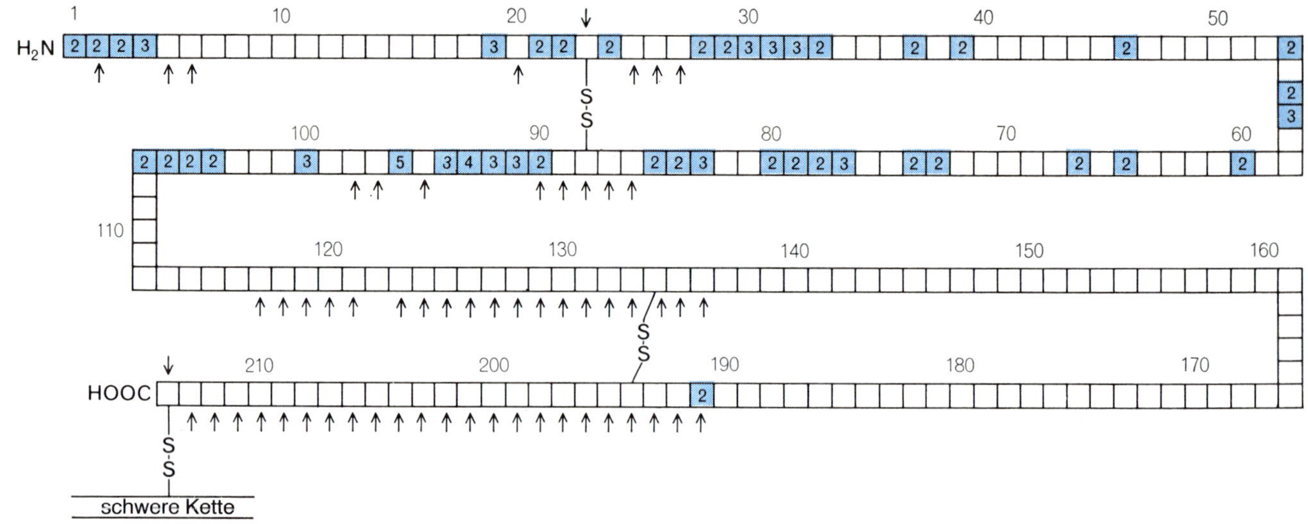

Bild 8: Die leichte Kette des Immunglobulins, wie sie sich nach der Analyse menschlicher Bence-Jones-Proteine vom K-Typ darstellt, hat 214 Aminosäureeinheiten. Farbige Quadrate zeigen, wo man bei verschiedenen Proteinen unterschiedliche Aminosäuren nachgewiesen hat; offene Quadrate markieren die Positionen, an denen noch keine Abweichungen entdeckt worden sind. Die Zahlen in den Quadraten geben die Zahl der Aminosäuren an, die man bisher an den betreffenden Stellen gefunden hat. Pfeile kennzeichnen Positionen, an denen in mindestens fünf verschiedenen Proteinen dieselbe Aminosäure gefunden wurde. Für drei menschliche Bence-Jones-Proteine sind inzwischen die Aminosäuresequenzen vollständig bekannt, für etwa 20 weitere teilweise. Alle Abweichungen treten in der ersten Hälfte der Kette auf, mit Ausnahme der Variation in Position 191. Diese hängt mit den allelen oder vererbten Merkmalen der leichten K-Ketten zusammen, unterscheidet sich also von den Veränderungen in der variablen Hälfte der Kette. Die vorliegende Graphik beruht auf einer Abbildung, die kürzlich von S. Cohen von der Guy's Hospital Medical School in London und C. Milstein vom Molekularbiologischen Laboratorium in Cambridge veröffentlicht wurde.

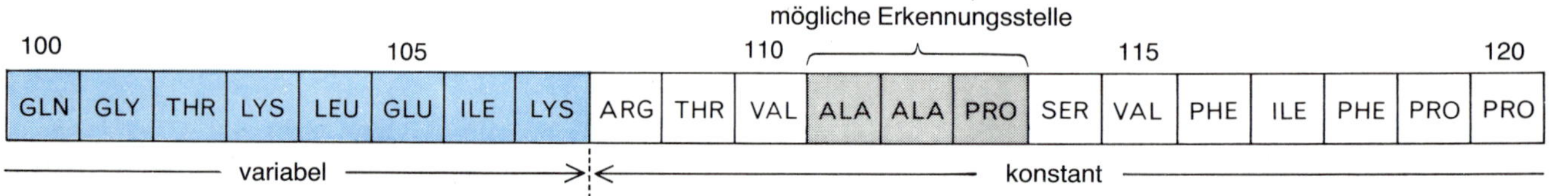

ALA	Alanin	LYS	Lysin
ARG	Arginin	PHE	Phenylalanin
GLN	Glutamin	PRO	Prolin
GLU	Glutaminsäure	SER	Serin
GLY	Glycin	THR	Threonin
ILE	Isoleucin	VAL	Valin
LEU	Leucin		

Bild 9: Der mittlere Teil der leichten Kette eines sequenzierten menschlichen Bence-Jones-Proteins vom K-Typ enthält an den Positionen 111, 112 und 113 Aminosäuren, die gleichermaßen im K- und L-Typ menschlicher Bence-Jones-Proteine und im K-Typ von Bence-Jones-Proteinen der Maus vorkommen. Es ist durchaus denkbar, daß der Abschnitt des Gens, der für diese Sequenz codiert, eine spezielle „Erkennungsstelle" für das Zusammenfügen zweier getrennter Gene liefert, die für den variablen und den konstanten Abschnitt der leichten Kette codieren; möglicherweise dient diese Stelle auch dazu, einen Mechanismus ins Spiel zu bringen, der die Aminosäuresequenz im variablen Abschnitt ändert (vergleiche Bild 12*c*).

liche Unterschiede in der Hälfte, die mit der NH_2-Gruppe endet (der N-terminalen Hälfte). Von den 107 Aminosäurepositionen dieser Hälfte haben sich mindestens 40 als variabel erwiesen. Man hat noch keine zwei Bence-Jones-Proteine gefunden, die in der N-terminalen Hälfte identisch sind; die mögliche molekulare Vielfalt ist also sehr groß. Wenn man davon ausgeht, daß an 40 Positionen Unterschiede möglich sind, daß aber lediglich zwei verschiedene Aminosäuren diese Position einnehmen können, so ließen sich immerhin 2^{40} oder mehr als zehn Billionen unterschiedliche Sequenzen konstruieren. Tatsächlich jedoch kommen sogar bis zu fünf verschiedene Aminosäuren auf den variablen Positionen vor (Bild 8).

Die Aminosäuresequenzierung der schweren Ketten ist weniger weit vorangeschritten als die der Bence-Jones-Proteine, weil diese Ketten schwieriger zu gewinnen und mehr als doppelt so lang sind. An den schweren Ketten zweier menschlicher Myelomproteine hat man jedoch gezeigt, daß sie in den 100 N-terminalen Aminosäuren viele Sequenzunterschiede aufweisen, während der restliche Teil der Kette in beiden Fällen identisch zu sein scheint. Ganz offensichtlich weist also die schwere Kette dasselbe Phänomen auf wie die leichte Kette; möglicherweise ist der variable Teil in beiden Fällen ähnlich lang.

Weil beide variablen Abschnitte im *Fab*-Fragment des Moleküls liegen, scheinen sie offenbar daran beteiligt zu sein, die vielen verschiedenen Antikörperbindungsstellen zu schaffen. Alle hier diskutierten Arbeiten sind an Myelomproteinen durchgeführt worden, und da jedes davon eine einzigartige Aminosäuresequenz sowohl in der schweren als auch in der leichten Kette aufweist, müßte man folgern, daß jedes Myelomprotein einen spezifischen Antikörper gegen eine von unzähligen antigenen Stellen darstellt. Deshalb erschienen die Chancen gering, ein Myelomprotein zu finden, dessen Antikörperspezifität sich gegen eine bekannte, wohldefinierte antigene Stelle richtet. Trotzdem hat man bei einigen Myelomproteinen kürzlich eine antikörperähnliche Aktivität gegen bekannte Antigene nachgewiesen. Ein Vergleich der Sequenzen ihrer schweren und leichten Ketten wird uns vielleicht Hinweise darauf liefern, wo die Bindungsstelle liegt.

Man hat mit gutem Grund angenommen, daß Myelomproteine typisch für normale IgG-Moleküle sind – jedes ein homogenes Beispiel aus der Vielzahl der insgesamt vorhandenen Formen. Daher erschien jeder Versuch, die Aminosäuresequenz des Gamma-Immunglobulins eines normalen Tieres zu bestimmen, zum Scheitern verurteilt, vor allem in der besonders interessanten variablen Region. Man würde erwarten, daß die IgG-Fraktion eine Mischung Tausender verschiedener Moleküle ist, die alle in der variablen Region eine unterschiedliche Sequenz aufweisen.

Die Technik der Aminosäuresequenzierung

Die Aminosäureabfolge in Polypeptidketten bestimmt man, indem man zunächst mit Enzymen die Ketten in Bruchstücke von 10 bis 20 Aminosäuren spaltet. Für jedes dieser Bruchstükke läßt sich dann die Sequenz erarbeiten. Wenn man verschiedene Enzyme benutzt, kann man die ursprüngliche Kette an unterschiedlichen Stellen spalten, so daß überlappende Fragmente entstehen. Dieses Verfahren liefert genügend Anhaltspunkte, um wie bei einem eindimensionalen Puzzle die gesamte Sequenz zusammenzusetzen (Bild 10). Bei einem rein vorliegenden Protein ist nur eine Aminosäurereihenfolge möglich, und die Sequenzen aller Einzelfragmente müssen sich darin einfügen.

Es ist leicht einzusehen, daß sich wahrscheinlich ein hoffnungslos verwirrendes Bild ergäbe, wenn man diese Methode auf eine Proteinfraktion anwenden würde, die in Wirklichkeit eine Mischung von vielen, in ihrer Sequenz leicht unterschiedlichen Proteinen darstellt. Aus den Untersuchungen an Myelomproteinen hatte man jedoch geschlossen, daß es sowohl einen konstanten als auch einen variablen Molekülteil gibt, und es schien der Mühe wert, zumindest die Bestimmung des konstanten Teils zu versuchen. Arbeiten an der Duke-Universität zeigten, daß der gesamte Fc-Teil des normalen Kaninchen-IgG eine einheitliche Sequenz besitzt und daher – wie erwartet – zum konstanten Molekülbereich gehört. Aus neueren Untersuchungen in unserem Labor wissen wir nun, daß sich diese Einheitlichkeit bis weit in die andere Hälfte der schweren Kette fortsetzt. Obwohl die Arbeiten noch längst nicht abgeschlossen sind, wird möglicherweise bald für die ganze Länge der schweren Kette die Sequenz bestimmt werden. In mehreren Positionen hat man Abweichungen festgestellt – und zweifellos werden noch viele weitere hinzukommen –, aber die Ergebnisse sind keineswegs so verwirrend, wie man erwartet hätte, wenn normales Gamma-Immunglobulin eine Mischung vieler Tausender Myelomproteine wäre, die sich alle im variablen Teil der Kette deutlich voneinander unterscheiden. Die Widersprüche zwischen den Arbeiten an Myelomproteinen und den jüngsten Ergebnissen an normalem Kaninchenimmunglobulin sind möglicherweise nur scheinbarer Natur.

Was bedeutet all dies für die Struktur von Antikörpern und ihre Fähigkeit, spezifisch Antigene zu binden? Das Auftreten eines variablen und eines konstanten Abschnitts sowohl in den schweren als auch in den leichten Ketten ist außergewöhnlich und einzigartig für Immunglobuline. Der variable Abschnitt befindet sich in jenem Teil des Moleküls, von dem man weiß, daß er die Bindungsstelle enthält. Sicherlich ist das die Grundlage für die spezifische Konfiguration der Bindungsstelle.

Sind Myelomproteine besonders variabel?

Man sollte betonen, daß all diese Arbeiten noch sehr unvollständig sind. In ein oder zwei Jahren werden wir zweifellos viel leichter erkennen können, wie stark sich ein Myelomprotein von einem anderen in der schweren wie auch in der leichten Kette unterscheidet. Möglicherweise sind die durchschnittlichen Unterschiede zwischen je zwei Molekülen gering, so daß in einer Mischung vieler Moleküle die jeweilige Aminosäure für eine beliebige Position auch in 80 oder 90 Prozent der anderen Moleküle nachzuweisen sein wird. Das könnte erklären, warum man in normalem Immunglobulin übereinstimmende Aminosäuresequenzen finden kann (Bild 11).

Möglicherweise sind jedoch Myelomproteine gar nicht typisch für normale Antikörper. Weil sie auf einer Krankheit beruhen, ist bei ihnen vielleicht ein normales Phänomen übersteigert. Obwohl sie zweifellos unsere Aufmerksamkeit auf einen grundlegenden Mechanismus gelenkt haben – und darin liegt ihr unschätzbarer Wert –, führen sie uns vielleicht in die Irre, weil sie eine größere Variabilität zeigen als normales Gamma-Immunglobulin.

Wie auch immer die Antwort aussehen mag, das Vorhandensein eines konstanten und eines variablen Abschnitts, das für Bence-Jones-Proteine so eindeutig nachgewiesen worden ist und auch für die schweren Ketten gilt, stellt ein bemerkenswertes Phänomen dar. Die Frage, durch welchen biologischen Mechanismus es erzeugt wird, hat großes Interesse hervorgerufen. Viele Hypothesen wurden vorgeschlagen, von denen die drei vermutlich wichtigsten in Bild 12 dargestellt sind.

Ein recht einfacher Mechanismus bestünde darin, daß genau ein Gen für jeden stabilen Abschnitt des Antikörpermoleküls codiert und so viele wie nötig (Zehntausende oder Hunderttausende) für die variablen Abschnitte. Die Zelle müßte dann nur über die Mittel verfügen, um die Produkte zweier Gensorten zusammenzufügen und so das vollständige Immunglobulinmolekül aufzubauen. (In diesem wie auch in anderen Modellen würde die Gegenwart eines Antigens irgendwie die Produktion des entsprechenden Antikörpers auslösen.)

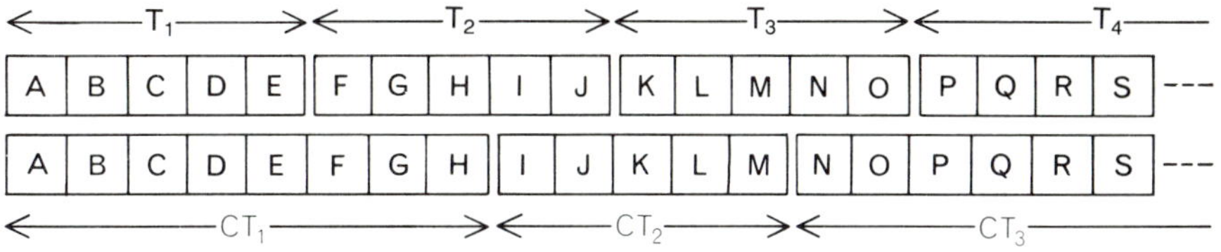

Bild 10: Um die Aminosäuresequenz einer langen Polypeptidkette zu ermitteln, setzt man Enzyme ein, die die Kette – in der Nähe bestimmter Aminosäuren – in kleine Bruchstücke spalten; deren Sequenz kann dann bestimmt werden. Trypsin etwa könnte eine Kette in die Fragmente T_1, T_2, T_3 und T_4 spalten, ein anderes Enzym, Chymotrypsin, in die Fragmente CT_1, CT_2 und CT_3. Da diese Bruchstücke überlappen müssen, kann man ihre Reihenfolge und damit die vollständige Aminosäuresequenz der ganzen Kette eindeutig bestimmen.

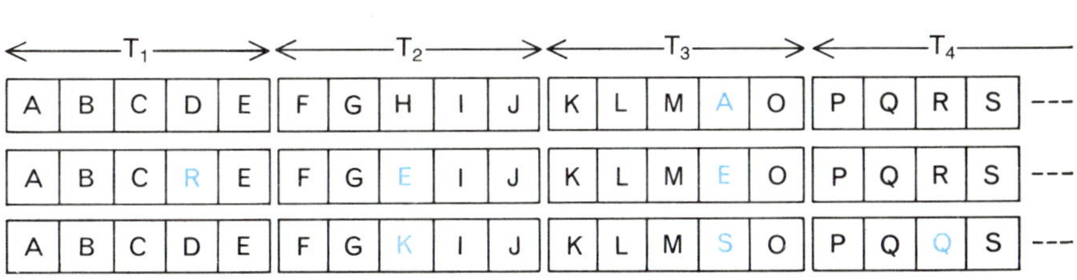

Bild 11: Immunglobulinsequenzen sollten sich auch dann analysieren lassen, wenn eine Antikörperfraktion leicht unterschiedliche Moleküle enthält. Geringe Abweichungen in bestimmten Positionen (farbig) werden die Ordnung ähnlicher Fragmente nicht unmöglich machen.

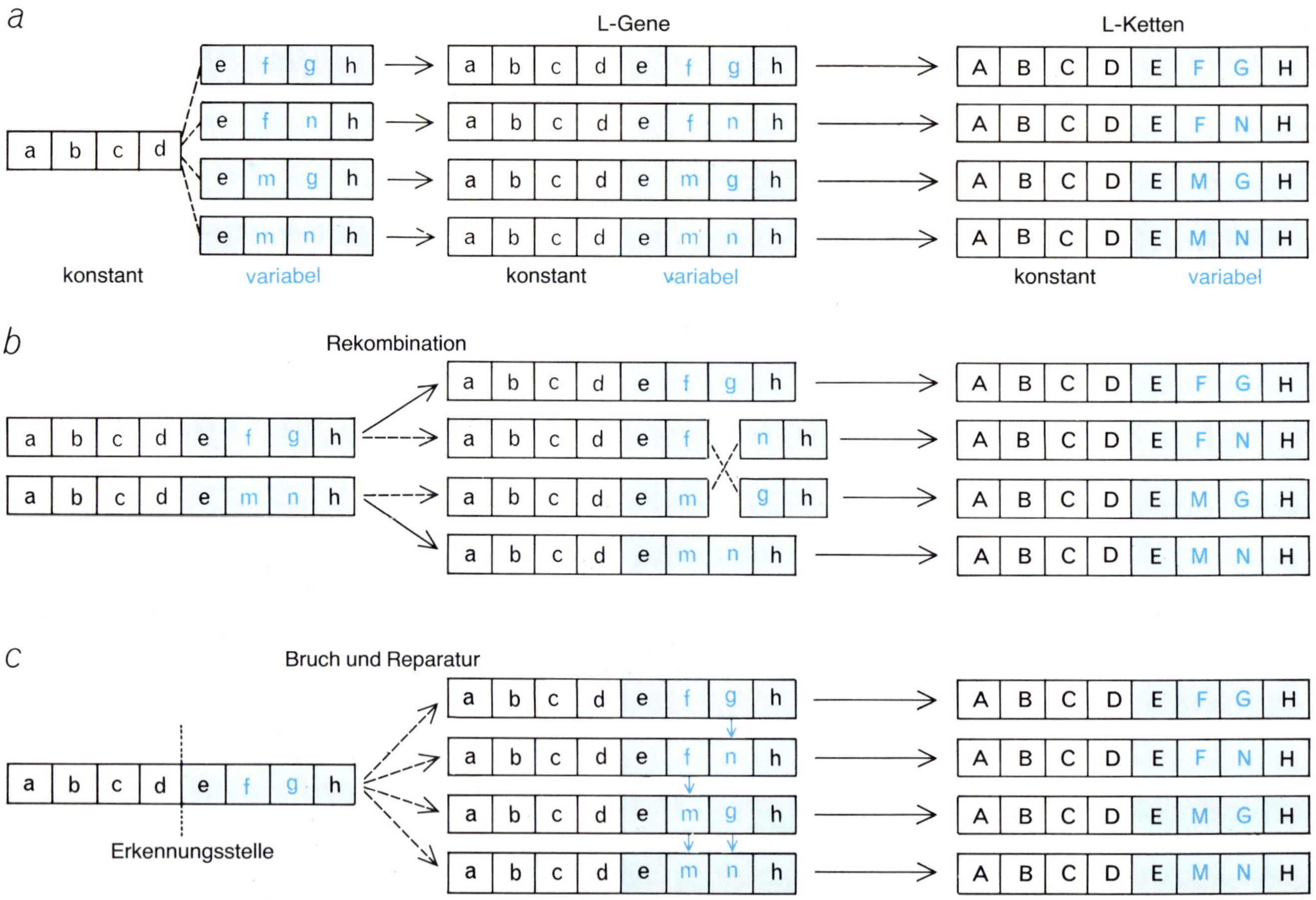

Bild 12: Drei Hypothesen, die die Vielfalt der Immunglobulinmoleküle erklären könnten. Die einfachste (*a*) geht davon aus, daß genau ein Gen für den konstanten Abschnitt jeder Kette codiert und eine große Zahl von Genen, vielleicht Hunderttausende, für den variablen Abschnitt. Ein zweites Modell (*b*) setzt mehrere, jeweils in einen konstanten und einen variablen Abschnitt aufgeteilte Gene voraus, deren variable Teile während der Zellteilung Stücke austauschen. Ein dritter Vorschlag (*c*) besagt, daß in dem Gen eine Erkennungsstelle existiert (siehe Bild 9) und daß ein spezielles Enzym das Gen nur auf der variablen Seite – also hinter dieser Stelle – ganz oder teilweise spaltet. Wird der Bruch durch andere Enzyme repariert (Pfeile), kommt es zu Fehlern, die viele verschiedene Aminosäurefolgen in den Antikörpermolekülen entstehen lassen.

Ein zweiter Vorschlag greift das Konzept der genetischen Rekombination auf, das den Austausch von Genabschnitten beinhaltet. Man kann sich vorstellen, daß es mehrere Gene gibt, die jeweils in einen konstanten und einen variablen Abschnitt aufgeteilt sind. Während der Zellteilung, wenn Gene (beziehungsweise Chromosomen) sich verdoppeln und dann gepaart vorliegen, würden in den variablen Abschnitten Genstücke ausgetauscht und dadurch viele unterschiedliche Gene entstehen, welche für die variablen Regionen der einzelnen Antikörpermoleküle codieren können.

Das dritte Modell baut darauf auf, daß das Gen für beispielsweise die leichte Kette in der Mitte eine „Erkennungsstelle" enthält (Bild 9). Genau dort könnte sich ein spezielles Enzym anheften, das die Nucleinsäure des Gens nur auf derjenigen Seite spalten kann, die für den variablen Abschnitt codiert. Wenn der geschädigte Teil dann durch andere Enzyme repariert wird, kommt es zu Fehlern, die zahlreiche verschiedene Nucleotidsequenzen entstehen lassen. (Nucleotide sind die Nucleinsäurebausteine, die die genetische Botschaft tragen.) Diese Genunterschiede werden dann in verschiedene Aminosäuresequenzen im variablen Abschnitt des Antikörpermoleküls übersetzt.

Noch ist unklar, ob einer dieser Mechanismen – und wenn ja, welcher – tatsächlich wirksam ist, aber eine Fortsetzung der Strukturstudien wird uns ein klareres Bild liefern. Wenn wir soweit sind, sollten wir auch Vorstellungen entwickeln können, wie sich Immunreaktionen entsprechend der medizinischen Erfordernisse verändern, stimulieren oder unterdrücken lassen. Ein praktischer Nutzen verbände sich so mit der Lösung eines der fesselndsten Probleme der Biologie.

Struktur und Funktion von Antikörpern

Erstmals ist jetzt die vollständige Aminosäuresequenz eines Immunglobulinmoleküls ermittelt worden. Die Reihenfolge dieser Bausteine legt die Struktur der Antikörper fest und liefert uns Informationen über ihren Ursprung, ihre Differenzierung und ihre Funktionsweise.

Von Gerald M. Edelman

Im Alltag benutzen wir das Wort Immunität gewöhnlich, um das umfangreiche Repertoire von Reaktionen zu beschreiben, mit denen der Körper eindringende Mikroorganismen abwehrt oder fremde Gewebe abstößt. Doch Immunität umfaßt weit mehr als diese klinischen Aspekte. Was wir über das Immunsystem und seine Schlüsselmoleküle, die Antikörper, gelernt haben, zeigt uns, daß die Immunologie einige fundamentale biologische Probleme berührt: so die Natur der Mechanismen, mit denen Moleküle einander erkennen, die Art und Weise, wie in höheren Organismen Gene in Proteine übersetzt (exprimiert) werden, und die Ursache zahlreicher Krankheiten, unter anderem von Krebs. Auf die eine oder andere Art setzt die Lösung dieser tiefgreifenden Probleme voraus, daß wir die Struktur der Antikörpermoleküle verstehen.

Seit den klassischen Studien Emil von Behrings gegen Ende des 19. Jahrhunderts weiß man, daß es Antikörpermoleküle gibt. Doch erst seit kurzem beginnen wir zu verstehen, wie Wirbeltiere die manchmal unscheinbaren chemischen Unterschiede zwischen körpereigenen und körperfremden Molekülen, sogenannten Antigenen, erkennen. Unsere heutigen Kenntnisse beruhen auf drei aufeinanderfolgenden Entwicklungen. Zunächst wies Karl Landsteiner im Jahre 1917 nach, daß Tiere gegen bestimmte kleine, organische Substanzen bekannter Struktur Antikörper produzieren können. Durch gezielte Veränderung dieser „Haptene" (vom griechischen *haptein* für anheften; siehe Bild 1) zeigten Landsteiner und andere, daß Antikörper zwischen verschiedenen Antigenen differenzieren, indem sie Unterschiede in deren Form erkennen. Frühere Studien hatten zudem deutlich gemacht, daß jedes einzelne Tier überaus viele verschiedene Antikörper herstellen kann. Wenn nun ein Tier Antikörper zu synthetisieren vermag, welche spezifisch ein synthetisches Hapten binden, mit dem weder es selbst noch seine Vorfahren jemals in Berührung gekommen sind, dann ist anzunehmen, daß das Tier gegen beinahe jedes fremde Antigen Antikörper bilden kann. Weitere Arbeiten haben diese Schlußfolgerung bestätigt: Die meisten Wirbeltiere sind tatsächlich in der Lage, viele tausend verschiedene Antikörper herzustellen.

Die zweite grundlegende Entwicklung war das kühne Konzept der selektiven Immunität, das in den späten fünfziger Jahren von Niels K. Jerne und Sir Macfarlane Burnet vorgeschlagen wurde. Sie nahmen an, daß der Körper die Informationen zur Herstellung jeglicher Antikörper bereits besitzt, *bevor* er überhaupt mit einem Antigen in Berührung kommt. Drittens ist schließlich die Analyse der Antikörperstruktur zu nennen, die in den sechziger Jahren entscheidend vorankam. Vor der detaillierten Erörterung dieser jüngsten Entwicklung ist es nützlich, zunächst die Grundidee der selektiven Immunität und einige der Fortschritte in der zellulären Immunologie zu umreißen.

Die Selektionstheorie

Wie oben angedeutet, besteht der zentrale Gedanke der Theorie von Burnet und Jerne darin, daß die Zellen des antikörperbildenden Systems sämtliche Informationen zur Antikörperherstellung besitzen, ohne je zuvor mit irgendeinem Antigen in Kontakt gekommen zu sein. Das Antigenmolekül weist also diese Zellen nicht an, zu ihm passende Antikörpermoleküle zu formen („Instruktionstheorie"). Stattdessen wählt es Zellen aus, die schon zufällig die passenden Antikörper produzieren, und stimuliert diese Zellen dann, große Mengen davon herzustellen.

Man könnte Antikörper mit Konfektionsanzügen vergleichen. Das Antigen ist ein Kunde, der sich entscheidet, eine Reihe mehr oder weniger gut passender Anzüge mitzunehmen, anstatt sich von einem Schneider einen Maßanzug anfertigen zu lassen. Um wirklich zufriedengestellt zu werden, muß der Käufer

---

Das Original dieses Artikels ist im August 1970 unter dem Titel *The Structure and Function of Antibodies* im *Scientific American* erschienen.

ein Geschäft mit einem riesigen Anzuglager und einer außerordentlichen Vielfalt an Größen und Stilen aufsuchen. Das Immunsystem gleicht einem Laden mit einem nahezu unbegrenzten Anzugvorrat, in dem jeder mögliche Kunde ein passendes Stück findet. Die Analogie versagt allerdings hinsichtlich eines wichtigen Aspektes: Der Hersteller der Anzüge müßte nämlich von jedem Konfektionsanzug, den der Käufer auswählt und der sich von allen anderen stets ein wenig unterscheidet, umgehend Tausende von exakten Kopien anfertigen und ausliefern.

In einer vereinfachten Darstellung der zellulären Mechanismen, die diesem selektiven Kauf- und Produktionsverhalten entsprechen, erzeugt jede Zelle nur eine Art von Antikörper – mit einer antigenbindenden Stelle von ganz bestimmter Gestalt (Bild 2). Dieser Antikörper ist wahrscheinlich zunächst auf der Zelloberfläche lokalisiert. Ein in den Körper injiziertes Antigen „probiert" verschiedene Formen aus; wenn ein bestimmter Antikörper mehr oder weniger gut „paßt", kommt es zur Teilung und Reifung der Zelle, die ihn produziert. Ihre Nachkommen bilden anschließend viele weitere Kopien dieser Antikörperart. Die Antikörper werden ins Blut abgegeben, wo sie bei der Abwehr körperfremder Stoffe und bei der Gewebeabstoßung mitwirken. Man beachte, daß wir es hier mit einer Art molekularer Identifikationsmaschine zu tun haben; die Spezifität der Erkennung beruht sowohl auf der Darbietung zahlreicher verschiedener Antikörper als auch auf der Fähigkeit der Zellen, das Ergebnis des Erkennungsprozesses zu „vervielfältigen". Wie wird dies alles auf molekularer Ebene erreicht? Für eine befriedigende

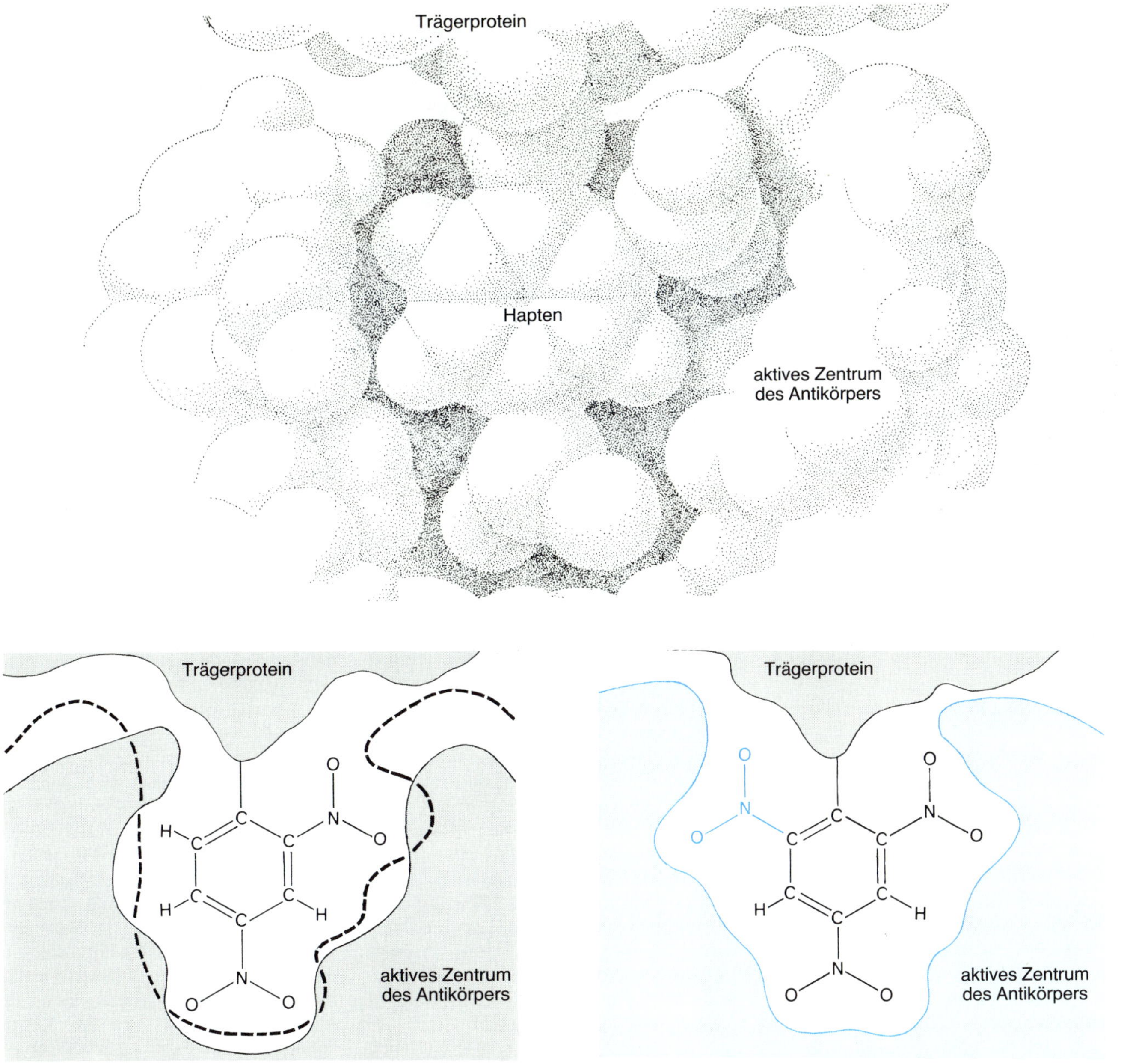

Bild 1: Ein Antikörper erkennt ein spezifisches Antigen aufgrund seiner „Paßform". Die obere Zeichnung veranschaulicht, wie die Bindungsstelle auf dem Antikörper und das „Hapten"-Antigen – hier eine Dinitrophenylgruppe – ineinanderpassen (ein Hapten muß an ein Trägerprotein gekoppelt sein, um als Antigen wirksam zu werden). Die Illustrationen unten zeigen, daß zwei verschiedene Antikörperkonturen (graue Schattierung und scharze Linie) die Dinitrophenylgruppe – mit unterschiedlicher Paßgenauigkeit – umschließen können (links). Wenn sich noch eine dritte Nitrogruppe (farbig) auf dem Hapten befände, würden diese beiden Antikörper nicht passen; ein dritter Antikörper mit einer anderen Antigenbindungsstelle (farbige Schattierung) hätte die richtige Paßform für ein solches Picrylantigen (rechts). Wegen der ähnlichen Struktur von Picryl- und Dinitrophenylgruppe würde der dritte Antikörper auch das Originalhapten binden, allerdings weniger gut.

Antwort müssen wir einiges über die Struktur des Antikörpermoleküls selbst wissen.

Gegen Ende der fünfziger Jahre erhellten einige experimentelle Beobachtungen erstmals Einzelheiten der Antikörperstruktur. Der Fortschritt kam, als es gelang, die Ergebnisse moderner Proteinchemie und genetischer Analysen mit einer klassischen Beobachtung über die Produkte einer bestimmten Krebsart zusammenzubringen. 1959 wies ich am Rockefeller Institute nach, daß Antikörpermoleküle aus mehreren Arten von Polypeptidketten oder Proteinuntereinheiten bestehen und daß man die Ketten chemisch voneinander trennen und dann in allen Einzelheiten untersuchen kann. Wegen ihrer unterschiedlichen Größen beziehungsweise Molekulargewichte wurden sie leichte und schwere Ketten genannt. Zur gleichen Zeit zeigte Rodney R. Porter, der heute an der Universität Oxford lehrt, daß man Antikörpermoleküle mit speziellen polypeptidspaltenden Enzymen in drei verschiedene Untereinheiten zerlegen kann. Zwei davon, die „*a*ntigen*b*indenden Fragmente" (kurz F*ab*), waren identisch und noch in der Lage, Antigen zu binden. Das dritte, das „kristalline Fragment" (F*c*, vom englischen *crystalline*), besaß völlig andere Eigenschaften: Es vermochte nicht mehr mit dem Antigen zu reagieren, konnte aber leicht in kristalline Form überführt werden (siehe den Beitrag *Der Aufbau von Antikörpern* von Rodney R. Porter in diesem Band). Diese ersten Beobachtungen über die beiden Polypeptidketten und die zwei Fragmente bildeten in vielen Labors den Ausgangspunkt für detailliertere Untersuchungen der Antikörperstruktur.

Die Heterogenität von Antikörpern

Wie man damals bereits wußte, gehören Antikörper zu einer Proteinfamilie mit mehreren gemeinsamen Merkmalen, die in der sogenannten Gammaglobulinfraktion des Blutes zu finden ist. Anders als alle sonstigen Proteine, deren Struktur man kannte, hatten sich Antikörper als sehr „heterogen" erwiesen: Es ließ sich keine einzelne Sequenz von Aminosäuren – den Bausteinen der Proteine – finden, die den Polypeptidketten sämtlicher Antikörper entsprach, wie das etwa bei „homogenen" Proteinen wie Insulin oder Hämoglobin der Fall ist. Dies und die beachtliche Größe der Antikörper machten es praktisch unmöglich, genaue chemische Analysen solcher Moleküle durchzuführen oder zu analysieren, wie sich Antikörper, die verschiedene Antigene binden, im Detail voneinander unterscheiden. Glücklicherweise wiesen die Strukturuntersuchungen an den Polypeptidketten einen Weg, auf dem man das Problem der antikörpertypischen Heterogenität umgehen konnte. Der Schlüssel lag in der Natur gewisser homogener Proteine, die von Tumoren der Plasmazellen stammten – das sind jene Zellen, die normalerweise die meisten Antikörper produzieren.

Die Kenntnis von diesen Tumoren geht auf das Jahr 1847 zurück, als Henry Bence-Jones, Arzt am St. George's Hospital in London, einen Artikel mit dem Titel *Über eine neue Substanz im Urin eines Mollities-ossium-Patienten* veröffentlichte. Er begann wie folgt: „Am ersten November 1845 erhielt ich von Dr. Watson ein Reagenzglas mit einer dicken gelben, halbfesten Substanz und dazu die folgende Mitteilung: ‚Das Röhrchen enthält Urin mit einem sehr hohen spezifischen Gewicht. Beim Kochen wird er sehr trüb; nach Zugabe von Salpetersäure schäumt er auf, nimmt eine leicht rötliche Farbe an und wird ziemlich klar. Doch sobald er abkühlt, geht er wieder in den Zustand und die Erscheinungsform über, die Sie jetzt vor sich sehen: Hitze verflüssigt ihn. Was ist das?'"

Bence-Jones bestätigte im Versuch die besonderen wärmeabhängigen Lösungseigenschaften des Proteins, unterzog es einer sorgfältigen chemischen Elementaranalyse und identifizierte die Substanz schließlich als „hydriertes Deutoxid des Albumins".

In den Jahren darauf wurden viele Versuche unternommen, Watsons Frage endgültig zu beantworten. Doch obwohl zu dem Thema im nachfolgenden Jahrhundert etwa 700 Veröffentlichungen erschienen, blieben Bence-Jones-Proteine eine Art biologisches und medizinisches Kuriosum – abgesehen von ihrer Bedeutung für die praktische Diagnostik: Der Nachweis des Proteins im Urin war gleichbedeutend mit der Diagnose eines multiplen Myeloms, jener bösartigen Erkrankung der Plasmazellen, die man früher *Mollities ossium* genannt hatte. Zu diesem Krankheitsbild gehören normalerweise bösartige Wucherungen von Plasmazellen, eine übermäßige Produktion von Serum-Gammaglobulinen (sogenannten Myelomproteinen), ferner Knochenschädigungen, Störungen des Calciumstoffwechsels und der Nierenfunktion sowie natürlich häufig die Ausscheidung der charakteristischen Bence-Jones-Proteine.

Diese Proteine hatten offensichtlich irgendetwas mit Immunglobulinen zu tun, aber der genaue Zusammenhang blieb lange ungeklärt. Die 1959 gemachte Entdeckung, daß Immunglobuline aus mehreren Polypeptidketten bestehen (Bild 3), ließ vermuten, daß es sich bei den Bence-Jones-Proteinen um homogene leichte Ketten des vom Tumor produzierten Myelomproteins handelte, die nicht in vollständige Antikörpermoleküle eingebaut worden waren. Diese Hypothese wurde 1962 von meinem Studenten Joseph A. Gally und mir bestätigt. Da verschiedene Bence-Jones-Proteine unterschiedliche Aminosäurezusammensetzungen aufwiesen, verglichen wir ihre Eigenschaften mit denen der leichten Antikörperketten. Diese Vergleiche führten geradewegs zu der Annahme, daß Antikörper mit verschiedenen Antigenspezifitäten sich in ihren Aminosäuresequenzen unterscheiden. Da überdies die von den Myelomen synthetisierten leichten Ketten in reiner Form vorlagen, in großen Mengen verfügbar und außerdem kleiner als die vollständigen Immunglobulinmoleküle waren, ließ sich ihre chemische Zusammensetzung detailliert untersuchen.

Erste Sequenzierungen

Nachdem klar geworden war, daß Bence-Jones-Proteine einen Schlüssel zur Natur der Antikörpervielfalt liefern konnten, machten sich Wissenschaftler in zahlreichen Labors daran, die genauen Aminosäuresequenzen dieser Polypeptide zu bestimmen. Da keine zwei Individuen dieselben Bence-Jones-Proteine produzieren, entschlüsselte jedes Labor eine andere Sequenz. Doch schon die erste Teilsequenzierung, über die 1965 Norbert D. Hilschmann und Lyman C. Craig von der Rockefeller-Universität berichteten, ließ erkennen, daß all diese Proteine eine ganz charakteristische Struktur besitzen. Jedes Molekül besteht aus 214 zu einer Polypeptidkette verknüpften Aminosäuren. (Die Aminosäuren werden vom zuerst synthetisierten Ende, dem Aminoende oder N-Terminus, aus durchnumeriert.) Von Position 109 an waren die Sequenzen bei verschiedenen Bence-Jones-Proteinen im großen und ganzen identisch, so daß man diesen Teil des Moleküls als konstante Region bezeichnete. In krassem Gegensatz dazu unterschieden sich die ersten 108 Aminosäuren deutlich von einem Bence-Jones-Protein zum nächsten; diesen Kettenabschnitt nannte man daher variable Region. Ähnliche Untersuchungen in anderen Laboratorien ließen den Schluß zu, daß auch die schweren Ketten von Myelomproteinen variable und konstante Teile besaßen. Dank der Homogenität der konstanten Region gelang es Robert L. Hill und seinen Kollegen an der Duke-Universität, die Aminosäuresequenz des Fc-Fragmentes von Kaninchenimmunglobulin zu bestimmen.

Vor diesem Hintergrund beschlossen meine Mitarbeiter und ich, zu versuchen, die vollständige Aminosäuresequenz eines kompletten Immunglobulinmoleküls zu entschlüsseln. Die vorangegangenen Strukturuntersuchungen hatten ein grobes Bild vermittelt, das wir bestätigen und verfeinern wollten, um Ursprung und Funktion von Antikörpern analysieren zu können. Wir verschafften uns zunächst eine große Menge Plasma von einem Patienten mit multiplem Myelom, da es unerläßlich war, daß wir wenigstens von einem Myelomprotein genügend Material zur

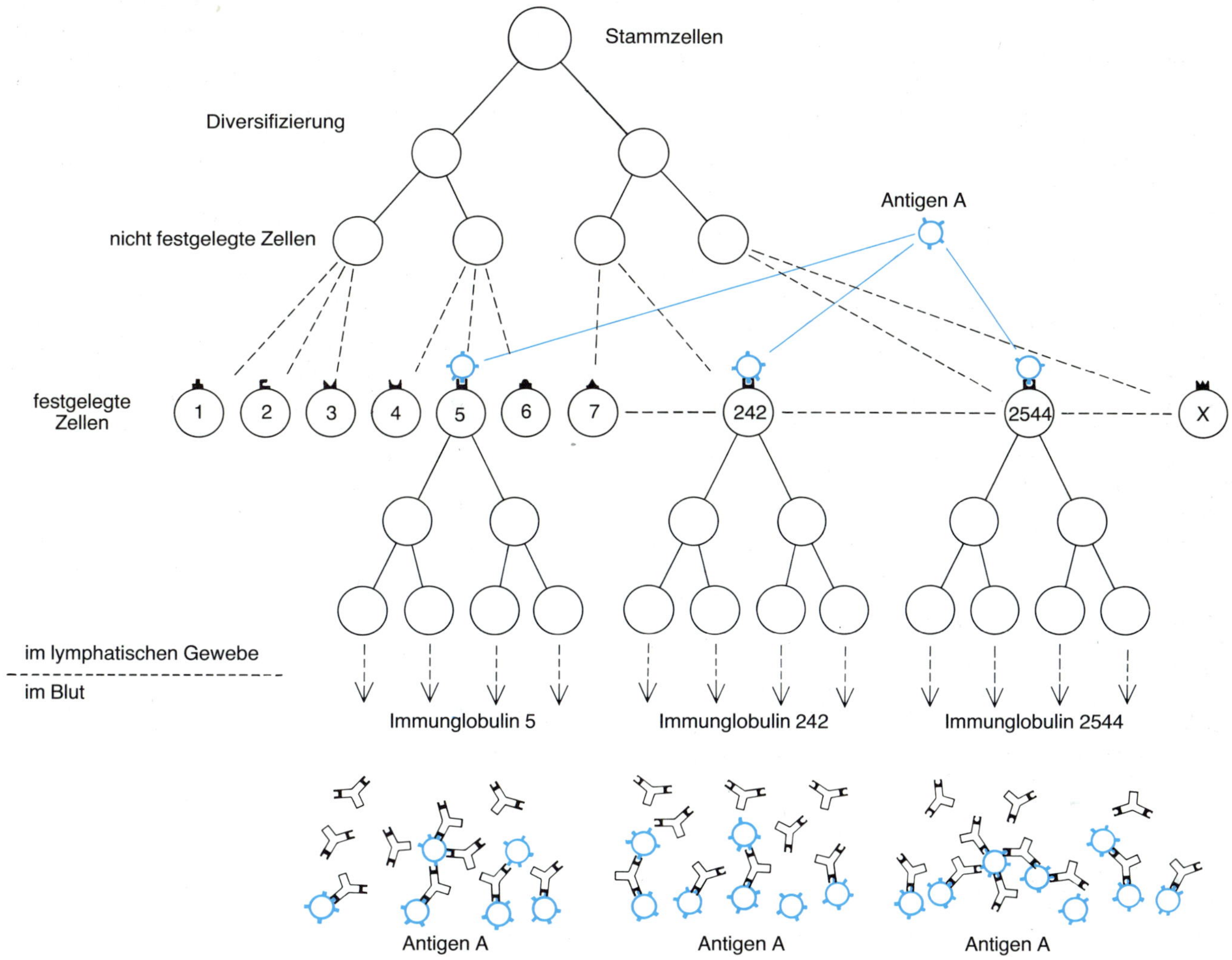

Bild 2: Die Theorie der selektiven Immunität besagt, daß Stammzellen (die Vorläufer der antikörperproduzierenden Zellen) bereits die Information für die Herstellung aller möglichen Antikörper besitzen; zu einem bestimmten Zeitpunkt in der Embryonalentwicklung wird jede einzelne von ihnen festgelegt, nur eine Art von Immunglobulin zu produzieren. Diese zunächst als Oberflächenrezeptoren dienenden Antikörper können mit verschiedenen Antigenen in Wechselwirkung treten. Ein bestimmtes Antigen (farbig) wird möglicherweise von mehr als einer immunglobulinproduzierenden Zelle erkannt. Die Zell-Antigen-Wechselwirkung löst die Vermehrung der Zelle und die Synthese freier Antikörper aus.

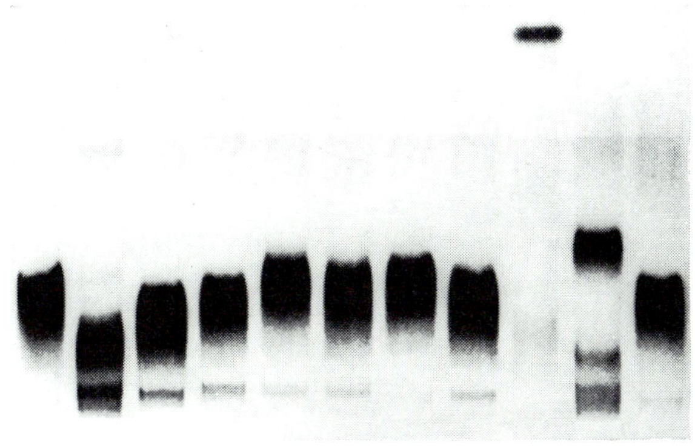

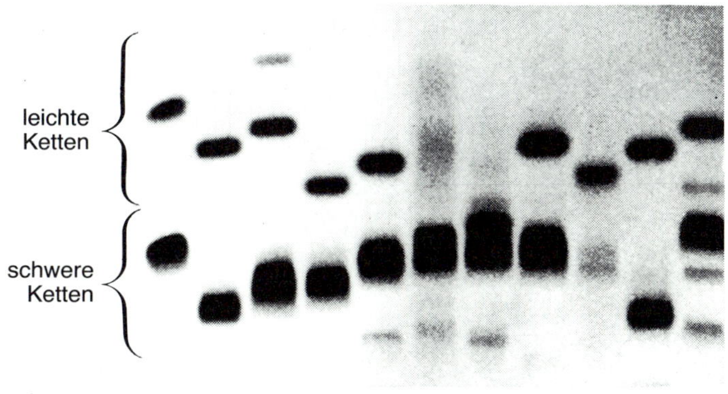

Bild 3: Durch Elektrophorese lassen sich Myelomproteine von verschiedenen Patienten mit einer normalen menschlichen Immunglobulinfraktion vergleichen. In intaktem Zustand wandern alle Immunglobuline ungefähr gleich weit (links). Nach der Spaltung in leichte und schwere Ketten (rechts) zeigen die Myelomproteine scharfe Banden im Bereich der leichten Ketten; normales γG dagegen bildet hier eine diffuse Zone, weil es ein heterogenes Gemisch von Immunglobulinen darstellt. Das Protein in der Spur 8 ist ein Bence-Jones-Protein, besitzt also keine schwere Kette.

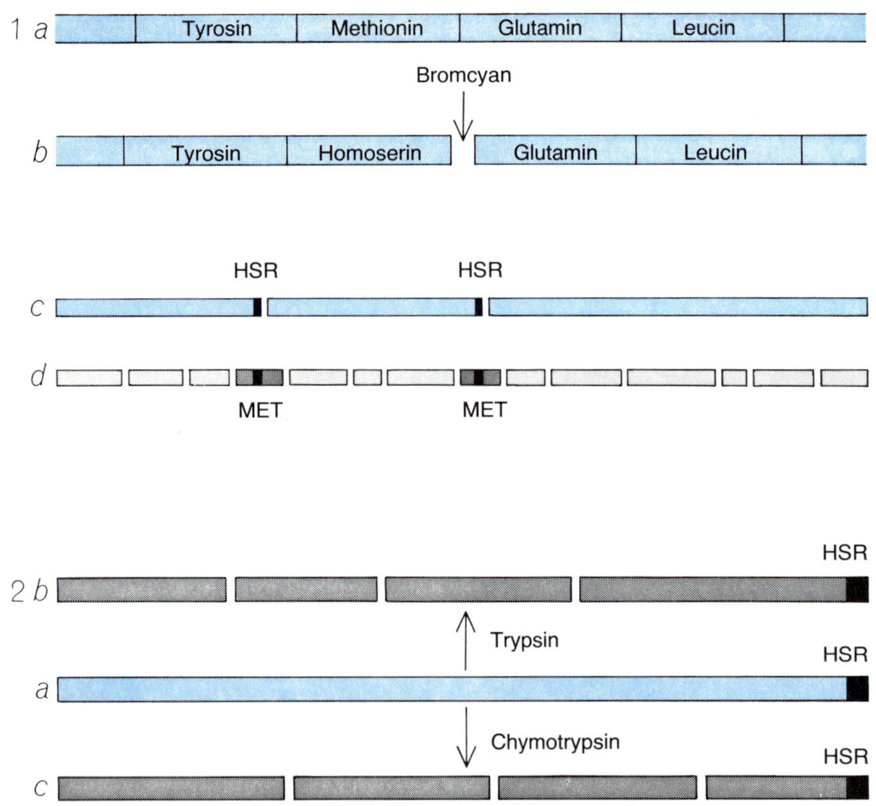

Bild 4: Die Bestimmung der Aminosäuresequenz einer langen Antikörperkette. Die Kette wird zunächst mit Bromcyan (CNBr) gespalten; dann ordnet man die so entstehenden Fragmente (1). Bromcyan bricht die Kette (*a*) an den Methionylresten auf, die jeweils in Homoserin (*b*) umgewandelt werden. Um die CNBr-Fragmente (*c*) zu ordnen, spaltet man die Originalkette auch mit dem Enzym Trypsin; die Methionin enthaltenden Trypsinfragmente werden isoliert (*d*) und ihre Sequenzen mit denen an den Enden der CNBr-Fragmente verglichen. Anschließend bestimmt man die komplette Aminosäuresequenz jedes CNBr-Bruchstücks (2). Dazu spaltet man das CNBr-Fragment (*a*) mit Trypsin und ermittelt die Sequenz jedes so erhaltenen Peptids (*b*) durch ein chemisches Verfahren. Die durch Trypsinbehandlung gewonnenen Peptide werden geordnet, indem man sie mit Aufbau und Teilsequenzen von Peptiden vergleicht, die man durch Chymotrypsinspaltung erhalten hat (*c*).

Verfügung hatten. Tatsächlich isolierten wir für Vergleichszwecke sogar zwei unterschiedliche Proteine von verschiedenen Patienten. Die Schwierigkeiten unseres Projektes beruhten auf der enormen Größe des Moleküls, das 19996 Atome enthält und – gemessen an der Zahl sich nicht wiederholender Aminosäuresequenzen – größer als jedes andere bis dahin näher untersuchte Protein war. Unser Ansatz baute auf den bahnbrechenden, von Frederick Sanger für die Analyse des Insulinmoleküls entwickelten Methoden auf, und die große – schließlich erfolgreich bestandene – Herausforderung war, ob diese Methoden für unsere Zwecke ausreichen würden.

Ein Immunglobulinmolekül ist etwa 25mal so groß wie ein Insulinmolekül. Falls es uns gelingen würde, das Immunglobulin, also seine Ketten und Fragmente, in kleine Stücke von der Größe des Insulinmoleküls zu zerlegen, sollten wir die Aminosäuresequenz mit Standardmethoden bestimmen können. Ein nützliches Hilfsmittel für eine derartige Proteinchirurgie war von Erhard Gross und Bernhard Witkop von den National Institutes of Health entwickelt worden: Es beruhte auf der Wirkung von Bromcyan, einem Reagens, das Polypeptidketten selektiv an Stellen spaltet, wo die schwefelhaltige Aminosäure Methionin sitzt. Weil relativ wenig Methionineinheiten im Molekül vorkommen, konnten wir mit einer annehmbar kleinen Zahl von Fragmenten rechnen. Mit Bromcyan gelang es uns, die schwere Kette des Immunglobulins in sieben und die leichte Kette in drei Teile zu spalten (Bild 4). Die Fragmente trennten wir anschließend chromatographisch auf; dabei vertrauten wir auf ein wichtiges Verfahren, das vor allem von Jerker O. Porath an der Universität Uppsala entwickelt worden war: die Gelfiltration – eine Art „molekulares Sieben“ – auf Sephadexsäulen (Sephadex ist ein gelbildendes Dextranderivat). Diese Technik beschleunigte die Tausende von Trennungen, die nötig waren, um die Struktur des Immunglobulins zu bestimmen.

Nach der Fraktionierung der Bruchstücke mußte ihre Reihenfolge im Molekül ermittelt werden. Dazu spalteten wir die ursprünglichen Ketten nicht mit Bromcyan, sondern mit Enzymen, die Polypeptide an anderen spezifischen Stellen angreifen. Die entstehenden Peptide, die Methionin enthielten und daher die Bromcyanfragmente überlappten, wurden isoliert, und durch den Vergleich der zwei Fragmentarten konnten wir erkennen, welche Enden der Bromcyanfragmente jeweils zusammengehörten.

Jedes CNBr-Bruchstück ließ sich nun unabhängig von den anderen untersuchen, als wäre es ein eigenständiges Protein oder Polypeptid. Wir zerlegten es also mit Enzymen in kleinere Fragmente, die anschließend voneinander getrennt wurden. Sobald uns kleine, reine Peptide vorlagen, ermittelten wir deren Aminosäuresequenz durch eine direkte chemische Methode. Die Reihenfolge dieser Peptide bestimmten wir wieder, indem wir das vollständige Bromcyanfragment mit einem zweiten, an anderen Stellen schneidenden Enzym aufbrachen und damit einen zweiten Satz von Polypeptiden erhielten, der den ersten überlappte.

Die Sequenzbestimmung war also ein „zweiphasiger“ Prozeß. In der ersten Phase stellten wir Bromcyanfragmente her und ordneten sie. In der zweiten behandelten wir jedes Fragment als eigenständiges Protein, brachen es in Peptide auf, brachten diese in die richtige Reihenfolge und bestimmten ihre Aminosäuresequenzen. Als wir damit fertig waren, blieb nur noch die Position der Bindungen zwischen den Schwefelatomen der Aminosäure Cystein festzustellen, die dazu beitragen, die Ketten und Abschnitte der Ketten miteinander zu verbinden.

Die Besonderheiten der Immunglobulinstruktur

Die schließlich so ermittelte Antikörperstruktur zeigte, daß sich diese Moleküle von zuvor analysierten Proteinen nicht nur durch ihre Größe, sondern auch durch einige ungewöhnlichere Eigenschaften unterschieden. Das von uns untersuchte Molekül gehörte zu der am häufigsten vorkommenden Art von Immunglobulinen, die man als γG-(Gamma-G-)Immunglobuline klassifiziert. Wie frühere Studien bereits angedeutet hatten, besteht ein solches Molekül aus zwei identischen leichten und zwei identischen schweren Ketten (Bild 5). Die Struktur ist symmetrisch; jede Hälfte setzt sich aus einer leichten und einer schweren Kette zusammen. Ob-

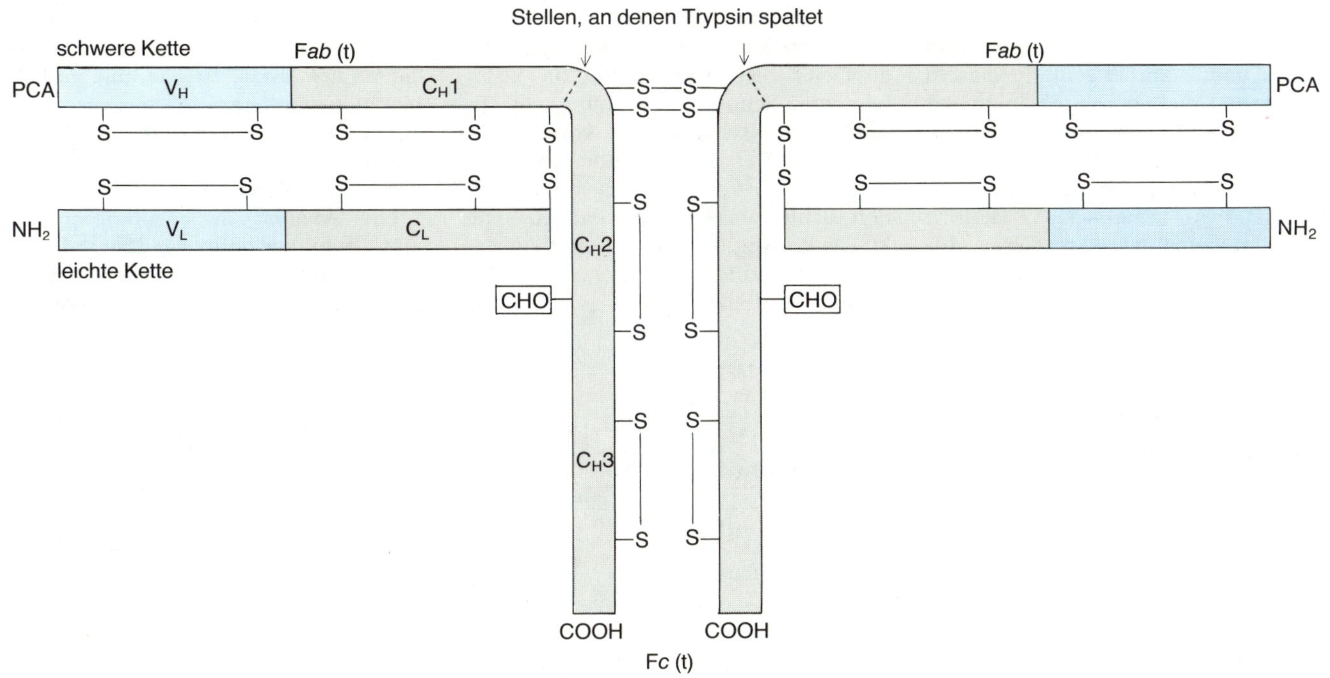

Bild 5: Die vom Autor und seinen Kollegen ermittelte Immunglobulinstruktur. Jedes Antikörpermolekül besteht aus jeweils zwei Arten von Ketten und Regionen. Das Protein läßt sich mit Trypsin in zwei antikörperbindende Fragmente, *Fab*(t), und ein „kristallisierbares" oder „kristallines" Fragment, *Fc*(t), zerlegen. Disulfidbrücken sind mit —S—S—, Kohlenhydrate mit CHO gekennzeichnet. Leichte Ketten haben variable und konstante Regionen (V_L und C_L). Schwere Ketten besitzen eine variable Region (V_H) und eine in drei Homologieeinheiten (C_H1, C_H2 und C_H3) einteilbare konstante Region. Die Ketten haben Amino-, (NH_2), Carboxyl- (COOH) und Pyrollidoncarboxylsäureenden (PCA, vom englischen *pyrollidone carboxylic acid*). Die Regionen V_H und V_L sind ebenso homolog wie die konstanten Antikörperbereiche C_L, C_H1, C_H2 und C_H3.

wohl man die tatsächliche Form, also die dreidimensionale Gestalt der Ketten, nicht kennt, ist sicher, daß sie durch schwache Kräfte sowie durch Disulfidbrücken zwischen den Ketten – genauer: zwischen gegenüberliegenden Cysteineinheiten – zusammengehalten werden; ähnliche Brücken findet man in etwa gleichen Abständen auch innerhalb der Ketten. Das auffallendste Strukturmerkmal ist die Aufteilung in zwei Arten von Regionen, nämlich variable und konstante Abschnitte, deren Anordnung mit diesen Abständen in Zusammenhang steht. Die Länge der variablen Regionen wurde ermittelt, indem man die Aminosäuresequenzen von leichten und schweren Ketten mit denen von Bence-Jones-Proteinen und einer anderen, zur gleichen Zeit analysierten schweren Kette verglich. Die Regionen tragen ihre Namen, weil – wie bei den Bence-Jones-Proteinen – die variablen Regionen verschiedener Antikörper sich in der Sequenz ihrer Aminosäuren voneinander unterscheiden, die konstanten Regionen hingegen für jede der größeren Antikörperklassen dieselbe Sequenz aufweisen (mit Ausnahme der variablen Aminosäure in Position 191). Es gilt heute als sicher, daß die Vielfalt der Sequenzen in den variablen Regionen für die vielen unterschiedlichen Formen der antigenbindenden Stellen verantwortlich ist. Die Mannigfaltigkeit der Formen gewährleistet eine große Bandbreite spezifischer Wechselwirkungen mit zahlreichen unterschiedlichen Antigenen – kleinen Molekülen, anderen Proteinen, Kohlenhydraten und sogar DNA.

Es gibt ein weiteres beachtenswertes Strukturmerkmal. Eine genaue Analyse der konstanten Region erbrachte Belege für eine innere Periodizität, auf die bereits die Verteilung der Disulfidbrücken hingedeutet hatte. So besitzen Teile der konstanten Region der schweren Kette homologe Aminosäuresequenzen, das heißt, Sequenzen, die einander ähnlicher sind, als dies rein zufällig möglich wäre. Diese Bereiche (Domänen), die man als C_H1, C_H2 und C_H3 (vom englischen *constant*) bezeichnet, sind außerdem homolog zur konstanten Region der leichten Kette, C_L. Die konstanten Regionen erfüllen im Molekül andere Funktionen als die der Antigenbindung. C_H2 beispielsweise wird vermutlich von Mitgliedern einer komplexen, als Komplement bekannten Familie von Serumproteinen gebunden; die Bindung setzt eine Kette von Reaktionen in Gang, die Zellen abzutöten vermögen. Auch dies ist ein ganz wichtiger Aspekt der Immunantwort.

Die Homologie der konstanten Regionen und die etwas schwächere Homologie der variablen Regionen untereinander offenbart sich im direkten Vergleich ihrer Aminosäuresequenzen (Bild 6). Die ungewöhnlichen Übereinstimmungen bedeuten, daß die Regionen miteinander verwandt sein und einen ähnlichen evolutionären Ursprung haben müssen.

Die Evolution der Antikörperregionen

Wahrscheinlich sind die heutigen Antikörper über einen als Genduplikation (Genverdoppelung) bekannten Vorgang entstanden. Ein primitives Gen von einer Größe, die ausreicht, um für einen Homologiebereich zu codieren, muß sich verdoppelt und verdreifacht und so ein größeres Gen gebildet haben, dessen Untereinheiten sich dann – wie in den heutigen Sequenzen widergespiegelt – allmählich auseinanderentwikkelten. Durch einen ähnlichen Prozeß scheinen die beiden Arten von Ketten, leichte und schwere, aus einem gemeinsamen Vorfahren entstanden zu sein. Diese zuerst von Robert L. Hill sowie von S. Jonathan Singer von der Universität von Kalifornien in San Diego vorgebrachte Hypothese wird insbesondere von der Struktur des gesamten Moleküls gestützt.

Ein Vergleich der variablen Regionen mit den vier konstanten Homologiebereichen zeigt, daß trotz etwa gleicher Länge hier nur wenige gemeinsame Sequenzen auftreten. Stammen variable und konstante Abschnitte auch vom selben Originalgen ab? Dies ist wahrscheinlich, wenn man in der Evolution nur weit genug zurückgeht. In diesem Fall müssen sich aber die variablen und konstanten Regionen rasch auseinanderentwickelt haben, als sie im Antikörpermolekül unterschiedliche Funktionen auszuüben begannen. Tatsächlich deuten Untersuchungen von César Milstein vom Medical Research Council in England und von Lee Hood von den National Institutes of Health darauf hin, daß es in jedem Individuum mehr als ein Gen für jede variable Region (V) geben muß. Schon vorher hatten wegweisende genetische Studien von Jacques Oudin vom Pasteur-Institut sowie von Rune Grubb von der Universität Lund den Schluß nahegelegt, daß für jede konstante Region (C) nur ein Gen existiert. Da die Polypeptidketten der Antikörper offenbar genau wie andere Proteine in einem Stück hergestellt werden, scheint die Information von zwei Genen notwendig zu sein, um ein Polypeptid zusammenzubauen. Dies ist eine einzigartige Situation, denn bei allen anderen bisher untersuchten Proteinen genügt dafür ein einziges Gen.

Die Analyse der Antikörper wirft also zwei spezielle Fragen auf: Wie können die V-Gene variieren, damit in jedem Individuum viele verschiedene

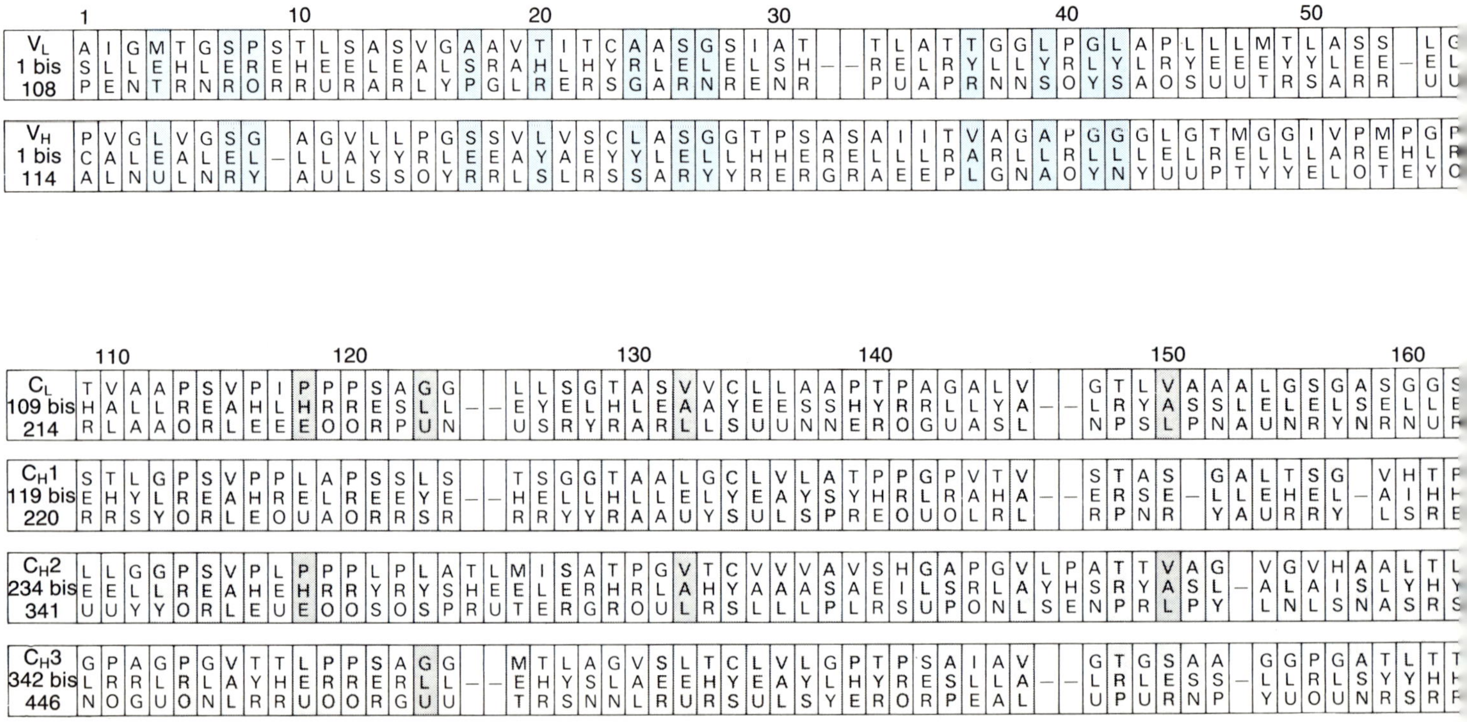

Bild 6: Die Aminosäuresequenzen der variablen Regionen (obere zwei Reihen) und der konstanten Homologiebereiche (C_L, C_H1, C_H2, C_H3) sind inzwischen für etliche verschiedene Antikörpermoleküle vollständig aufgeklärt. Das Ausmaß der Homologie zwischen den beiden variablen Regionen und innerhalb der vier konstanten Bereiche ist durch die farbige Markierung oder Schattierung von jeweils identischen Resten angezeigt;

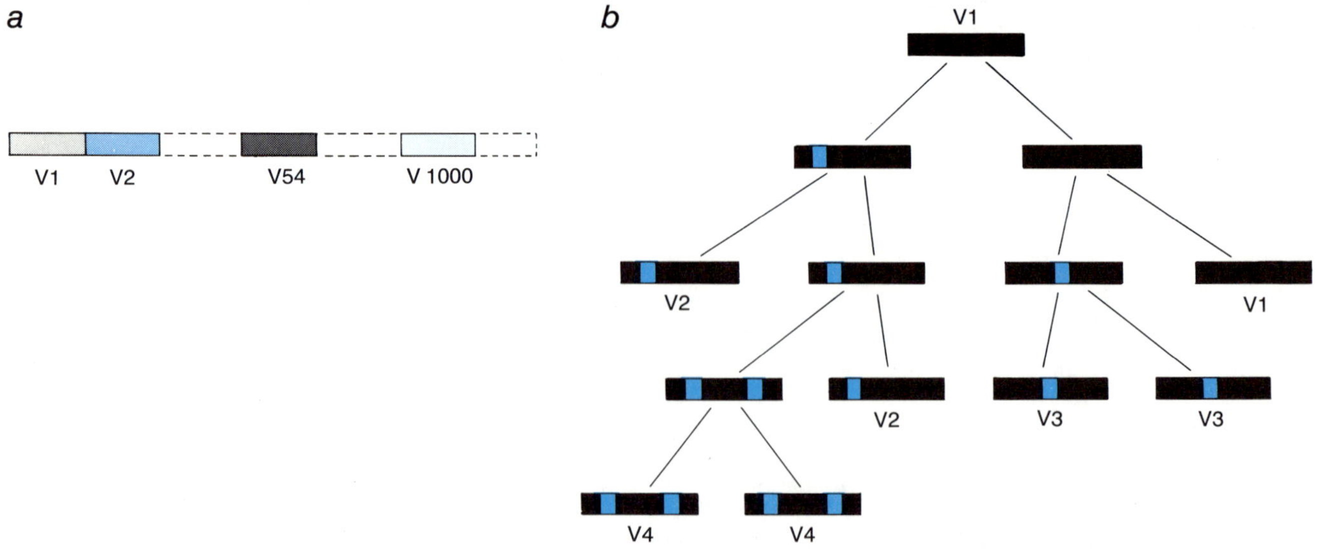

Bild 7: Die Vielfalt der variablen Regionen läßt sich mit drei Theorien erklären. Beispielsweise könnten im Laufe der Evolution sehr viele V-Gene – eines für jede variable Region – entstanden sein (*a*). Dann müßten überaus viele V-Gene in den Keimzellen vorliegen. Andererseits wäre es möglich, daß es nur ein V-Gen gibt, das während der Entwicklung eines Tieres in dessen Körperzellen (also somatisch) mutiert und so die erforderliche Vielfalt produziert (*b*). Schließlich könnten sich – und dies ist die vom Autor bevorzugte Theorie – durch Mu-

V-Regionen entstehen? Und wie kann ein solches V-Gen, dessen Entwicklung in der Evolution zur Vielfalt der Antigenbindungsstellen im Antikörpersystem beigetragen hat, dann mit einem C-Gen verknüpft werden, das sich herausbildete, um für die konstanten Abschnitte der Ketten zu codieren und somit Effektorfunktionen auszuüben?

Bevor wir versuchen, vorläufige Antworten auf diese Fragen zu geben, wol-

ALA	Alanin	LEU	Leucin
ARG	Arginin	LYS	Lysin
ASN	Asparagin	MET	Methionin
ASP	Asparaginsäure	PCA	Pyrollidoncarboxylsäure
CYS	Cystein	PHE	Phenylalanin
GLN	Glutamin	PRO	Prolin
GLU	Glutaminsäure	SER	Serin
GLY	Glycin	THR	Threonin
HIS	Histidin	TRP	Tryptophan
ILE	Isoleucin	TYR	Tyrosin
		VAL	Valin

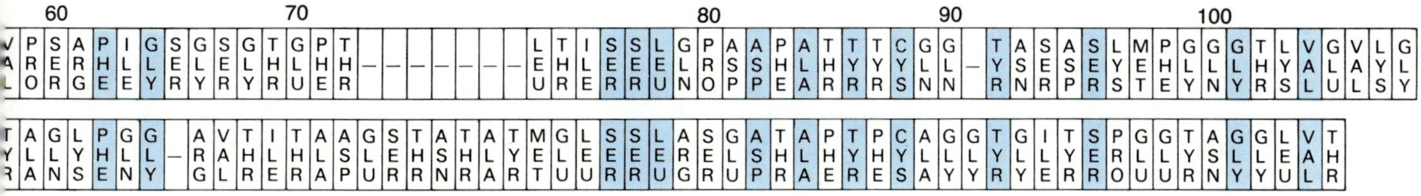

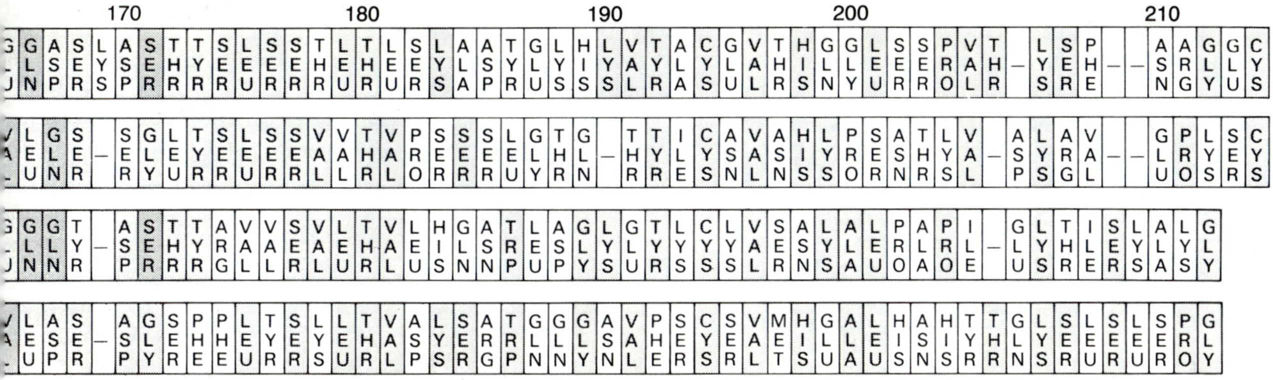

dunkle und helle Schattierungen übereinander bedeuten, daß in einer bestimmten Position gleiche Aminosäuren paarweise auftreten. Lücken wurden eingefügt, um die größtmögliche Homologie zu erhalten. Die Numerierung über den Sequenzen entspricht den Aminosäurepositionen in den leichten Ketten. Alles spricht dafür, daß sich die verschiedenen Einheiten der Antikörpermoleküle aus einem Ur-Gen entwickelt haben.

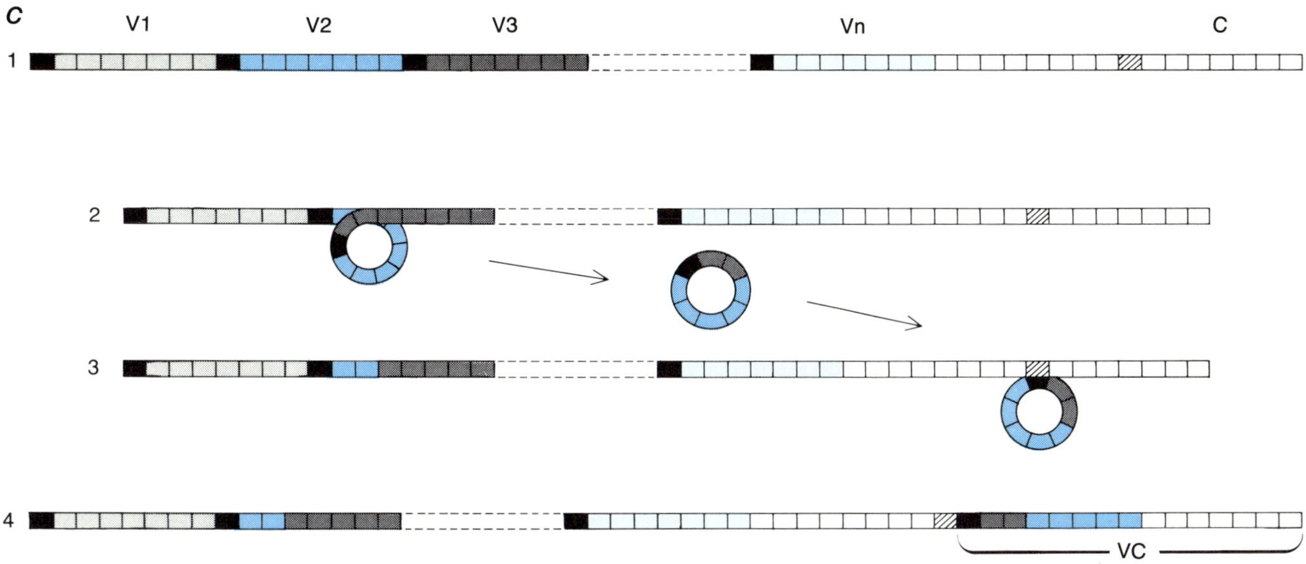

tation und Selektion während der Evolution mehrere V-Gene entwickelt haben, die dann auf unterschiedliche Weise im Tier rekombiniert werden (*c*). In diesem Prozeß könnten die Gene (1) ein ringförmiges V-Gen-Episom bilden (2), eine Genvariante, die aus Sequenzen benachbarter V-Gene besteht und sich vom Chromosom zu lösen vermag. Das Episom würde übertragen (transloziert), beim Gen für die konstante Region integriert (3) und mit diesem zusammen ein komplettes VC-Gen bilden, das dann in Protein umgesetzt (exprimiert) wird (4).

len wir die tatsächliche Variation in den V-Genen betrachten (Bild 8). Sie weist einige wichtige Merkmale auf. Zunächst einmal enthüllt das Wörterbuch des genetischen Codes (in dem jede Aminosäure durch ein oder mehrere Tripletts aus drei DNA-Nucleotiden verschlüsselt ist), daß die Variation in den variablen Positionen auf Austausche einer Base in den dortigen Aminosäurecodewörtern zurückgeht. Zweitens ist nicht jede Position in der V-Region variabel. So hat noch niemand beobachtet, daß eines der Cysteine, die an den Disulfidbrücken beteiligt sind, durch eine andere Aminosäure ersetzt ist oder ganz fehlt. Drittens scheint es in bestimmten Positionen mehr Variationen als in anderen zu geben, obwohl noch zuwenig Beispiele vorliegen, um sich dessen völlig sicher zu sein. Die beiden letzten Beobachtungen bedeuten, daß die Variation kein Zufallsprodukt, sondern das Ergebnis eines Selektionsprozesses ist. Wir können folglich davon ausgehen, daß – wie bei anderen Proteinen auch – Mutation und Selektion für die Antikörpervielfalt verantwortlich sind.

Die Frage nach dem Ursprung der Vielfalt läßt sich in zwei genauer formulierte Fragen auflösen. Erstens: Wo und wann finden die oben erwähnten Prozesse statt? Und zweitens: Wie viele V-Gene werden benötigt? Eine Hypothese sieht Variation und Selektion als Phänomene an, die sich während der Evolution ereignen und die dafür gesorgt haben, daß in einem Tier zu jeder verschiedenen V-Region ein entsprechendes V-Gen existiert. Dies würde überaus viele V-Gene in den Keimzellen erfordern (Bild 7). Eine andere Theorie besagt, daß es nur ein einziges V-Gen gibt, das nicht während der Evolution, sondern somatisch – also in den Körperzellen des jeweiligen Tieres – mutiert; die mutierten Zellen sollen dann auf irgendeine Weise selektiert werden. Eine dritte Hypothese, der ich den Vorzug gebe, geht davon aus, daß es einige V-Gene gibt, bei denen Mutation und Selektion zwar in der Evolution stattgefunden haben, die jedoch dann in den Zellen des Tieres rekombinieren und damit für das breite Variationsmuster sorgen. Für diese letzte Theorie spricht, daß dieselben Prozesse, welche die V-Gene neu kombinieren, auch den für die Herstellung einer einzelnen Antikörperkette notwendigen Zusammenschluß von V- und C-Genen bewerkstelligen könnten. So lassen sich beide Fragen – „Wie wird Antikörpervielfalt erzeugt?" und „Wie werden V- und C-Gene miteinander verknüpft?" – über einen Mechanismus erklären.

Die molekulare Grundlage der Antikörpervielfalt

Dieser Mechanismus ähnelt möglicherweise denen, die für die Infektion des Bakteriums *Escherichia coli* durch das Bakterienvirus Lambda beschrieben worden sind. Ein Stück DNA (ein V-Gen) könnte aus einer Reihe von V-Genen (von denen sich in der Evolution jedes ein wenig von den anderen auseinanderentwickelt hat) entfernt und dann neben ein C-Gen gesetzt (Translokation) und mit ihm verknüpft werden. Falls die DNA als Ring entfernt wird, würde der Vorgang die Sequenz wirksam verändern und so Variationen herbeiführen (Bild 7*c*). Wie oben erwähnt, beinhaltet die alternative somatische Theorie, daß ein einziges V-Gen mutiert und dann transloziert wird; anschließend kommt es im Körper zur Selektion für oder gegen die Zelle, die ein bestimmtes VC-Produkt synthetisiert.

						5					10					15					20			
I		ASP	ILE	GLN	MET	THR	GLN	SER	PRO	SER	SER	LEU	SER	ALA	SER	VAL	GLY	ASP	ARG	VAL	THR	ILE	THR	CYS
		ASP	ILE	GLN	MET	THR	GLN	SER	PRO	SER	SER	LEU	SER	ALA	SER	VAL	GLY	ASP	ARG	VAL	THR	ILE	THR	CYS
		ASP	ILE	GLX	MET	THR	GLX	SER	PRO	SER	THR	LEU	SER	ALA	SER	VAL	GLY	ASP	ARG	VAL	THR	ILE	THR	CYS
		ASP	ILE	GLX	MET	THR	GLN	SER	PRO	SER	SER	LEU	SER	ALA	SER	VAL	GLY	ASP	ARG	ILE	THR	ILE	THR	CYS
		ASP	VAL	GLX	MET	THR	GLN	SER	PRO	SER	SER	LEU	SER	ALA	SER	VAL	GLY	ASP	ARG	VAL	THR	ILE	THR	CYS
		ASP	ILE	GLN	MET	THR	GLN	SER	PRO	SER	SER	LEU	SER	ALA	SER	LEU	ARG	ASP	ARG	VAL	THR	ILE	THR	
		ASP	ILE	GLN	MET	THR	GLN	SER	PRO	SER	SER	LEU	SER	VAL	SER	VAL	GLY	ASP	ARG	VAL	THR	ILE	ALA	
		ASP	ILE	GLN	LEU	THR	GLN	SER	PRO	SER	PHE	LEU	SER	ALA	SER	VAL	GLY	ASP	ARG	VAL	THR	ILE	THR	
		ASP	ILE	GLN	MET	THR	GLN	SER	PRO	SER	THR	LEU	SER	ALA	SER	VAL	GLY	ASP	ARG	VAL	THR	ILE	THR	
		ASP	ILE	GLN	MET	THR	GLN	SER	PRO	SER	SER	LEU	SER	ALA	SER	VAL	GLY	ASP	ARG	VAL	THR	ILE	THR	
		ASP	ILE	GLN	MET	THR	GLN	SER	PRO	SER	SER	LEU	SER	ALA	SER	VAL	GLY	ASP	ARG	VAL	THR	ILE	THR	
II		GLU	ILE	VAL	LEU	THR	GLN	SER	PRO	GLY	THR	LEU	SER	LEU	SER	PRO	GLY	ASP	ARG	ALA	THR	LEU	SER	CYS
		GLU	ILE	VAL	LEU	THR	GLN	SER	PRO	GLY	THR	LEU	SER	LEU	SER	PRO	GLY	GLU	ARG	ALA	THR	LEU	SER	CYS
		LYS	ILE	VAL	LEU	THR	GLN	SER	PRO	GLY	THR	LEU	SER	LEU	SER	PRO	GLY	GLU	ARG	ALA	THR	LEU	SER	
		ASP	ILE	VAL	LEU	THR	GLN	SER	PRO	ALA	THR	LEU	SER	LEU	SER	PRO	GLY	GLU	ARG	ALA	THR	LEU	SER	
		GLU	MET	VAL	MET	THR	GLN	SER	PRO	ALA	THR	LEU	SER	MET	SER	PRO	GLY	GLU	ARG	ALA	THR	LEU	SER	
		GLU	ILE	VAL	LEU	THR	GLN	SER	PRO	GLY	THR	LEU	SER	LEU	SER	PRO	GLY	ASP	ARG	ALA	THR	LEU	SER	
		GLU	ILE	VAL	LEU	THR	GLN	SER	PRO	ALA	THR	LEU	SER	LEU	SER	PRO	GLY	GLU	ARG	ALA	THR	LEU	SER	
III		ASP	ILE	VAL	LEU	THR	GLN	SER	PRO	LEU	SER	LEU	PRO	VAL	THR	PRO	GLY	GLU	PRO	ALA	SER	ILE	THR	CYS
	GLU	ASP	ILE	VAL	MET	THR	GLN	THR	PRO	LEU	SER	LEU	PRO	VAL	THR	PRO	GLY	GLU	PRO	ALA	SER	ILE	SER	CYS
		ASP									SER	LEU	PRO	VAL	THR	PRO	GLY	GLU	PRO	ALA	SER	THR	SER	CYS

Bild 8: Das Variationsmuster von drei verschiedenen Untergruppen einer Klasse von variablen Regionen der leichten Kette liefert Hinweise auf ihren genetischen Ursprung. Jede der insgesamt 21 Reihen stellt eine Teilsequenz (die ersten 23 Aminosäuren) dar, die in den Laboratorien von H. D. Niall und P. Edman, César Milstein, Norbert G. D. Hilschmann, Frank W. Putnam oder Lee Hood bestimmt wurde. Jede Untergruppe (römische Ziffern) besitzt charakteristische Sequenzbestandteile, die durch eine Farbe oder eine Grauschattierung hervorgehoben sind. Innerhalb jeder Untergruppe existieren Variationen (schwarze Kästchen), die auf Mutationen zurückgehen. (GLX bedeutet, daß bei der betreffenden Position noch nicht ganz geklärt ist, ob es sich um einen Glutamin- oder einen Glutaminsäurerest handelt.)

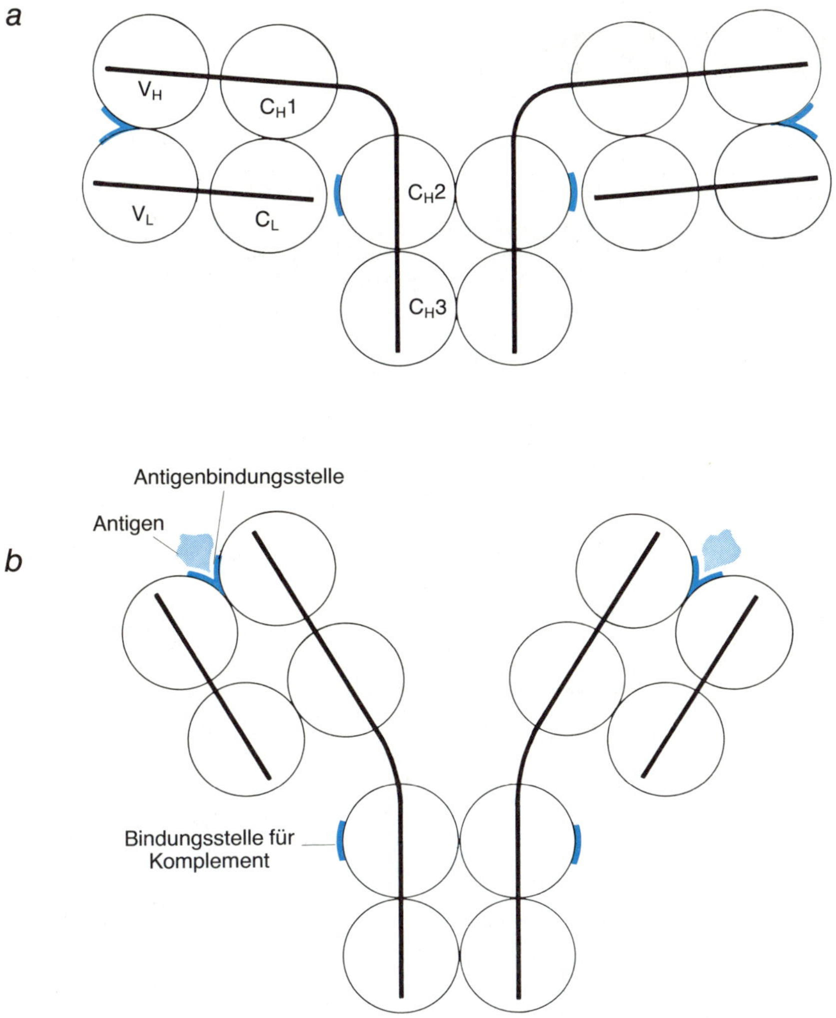

Bild 9: Die Bindung des Antigens stabilisiert möglicherweise eine bestimmte Formveränderung des Antikörpermoleküls, die eine Kette von immunologischen Reaktionen auslöst. Der Antikörper ist hier als flexible Struktur aus kompakten Domänen gezeigt; die dicken schwarzen Linien sollen die vier Ketten darstellen (*a*). Das Antigen wird von den variablen Regionen gebunden; die Bindung erleichtert eventuell eine Drehbewegung des Moleküls, die Effektorstellen in der C-Region, etwa die Bindungsstellen für Komplement, freilegt (*b*).

Welche dieser zwei Theorien richtig ist, bleibt noch zu klären, aber beide erfordern die Montage eines VC-Gens aus getrennten V- und C-Genen. Das läßt darauf schließen, daß die Zelle ihr Ziel, nur eine Art von Antikörper herzustellen, durch die Translokation von Genen erreicht. Eine derartige molekulare Differenzierung ist bisher nur für das Immunsystem bekannt. Es könnte sich jedoch herausstellen, daß sie auch in anderen Differenzierungssystemen höherer Organismen eine wichtige Rolle spielt.

Obwohl die molekularen Einzelheiten des Translokations- und Rekombinationsmechanismus bis jetzt noch hypothetisch sind, gibt es neueres Beweismaterial dafür, daß wir mit unserer Schlußfolgerung, die Antikörpervielfalt sei somatischen Ursprungs, auf der richtigen Spur sind. Die Belege stammen aus Untersuchungen über die Genetik von Mausimmunglobulinen, die ich zusammen mit meinem Studenten Paul D. Gottlieb durchgeführt habe. Diese Experimente befinden sich allerdings noch im Anfangsstadium, und der tatsächliche Mechanismus der Variation ist bislang nicht endgültig geklärt.

Offenbar spiegeln sich der Ursprung der erforderlichen Vielfalt wie auch ihre Beschränkung auf eine Antikörperart pro Zelle also in der Struktur der Antikörpermoleküle wider. Was sagt diese Struktur nun darüber aus, wie die Moleküle ihre Funktionen ausüben? Es ist klar, daß Antikörper zwei Arten von Aufgaben erfüllen: Erstens erkennen sie das jeweilige Antigen, und zweitens tun sie irgendetwas mit ihm oder lösen eine Kette zellulärer Reaktionen aus. Die Antigenbindung ist den V-Regionen übertragen. Dagegen scheinen die dynamischeren Aufgaben, zelluläre Reaktionen zu beeinflussen, Komplement zu binden und antigenverändernde Prozesse einzuleiten, Sache der C-Regionen zu sein.

Mögliche Konformationsänderungen

In gewissem Sinne muß sich das Antikörpermolekül wie ein Schalter verhalten: Die Bindung des Antigens verändert seinen Zustand so, daß die Effektorfunktionen des Antikörpers „angeschaltet" werden. Man weiß, daß Proteinmoleküle durch eine Formveränderung wie Schalter wirken können, und einiges spricht dafür, daß dies auch auf Antikörpermoleküle zutrifft. Wenn man Antikörper nach ihrer Bindung an Antigene unter dem Elektronenmikroskop anschaut, scheinen sie in ihren Dimensionen kleiner zu sein als ungebundene, gelöste Immunglobuline, deren Größe man mit Röntgenstrahlbeugungsverfahren bestimmt hat. Möglicherweise bewirkt die Antigenbindung eine Umordnung innerhalb des Antikörpermoleküls, das nachweislich ein wenig flexibel ist. Die Formveränderung könnte beispielsweise in einer Drehbewegung bestehen, die einen Teil der konstanten Region der schweren Kette einbezieht (Bild 9). Durch diese Drehung werden eventuell die Komplementbindungsstellen sowie andere Stellen für verschiedene Effektorfunktionen exponiert. Ähnliche Mechanismen könnten daran mitwirken, daß die antikörperproduzierende Zelle mit der Teilung und Reifung beginnt.

Wie diese Hypothesen erkennen lassen, bleibt auf dem Gebiet der Antikörperstrukturanalyse noch viel zu tun. Was wir bisher gelernt haben, zeigt aber, daß das Antikörpersystem eine ganz ungewöhnliche Einrichtung ist und daß es im Laufe der Evolution das Problem der Molekülerkennung auf einzigartige Weise zu lösen vermocht hat. Allerdings steht die faszinierende Möglichkeit im Raum, daß die speziellen genetischen Mechanismen, auf die die Differenzierung antikörperproduzierender Zellen hinweist, auch in anderen Systemen zellulärer Differenzierung zu finden sein wird; mit Sicherheit gibt es zumindest im Prinzip Ähnlichkeiten zu einigen weiteren Mustererkennungssystemen, wie jenen des zentralen Nervensystems. Ob sich das Immunsystem nun letztlich als einzigartig oder als Vertreter einer allgemeineren Art von evolutionärer Entwicklung erweist – in jedem Fall dürfen wir aus einer fortschreitenden Analyse der Antikörperstruktur bedeutsame Konsequenzen für Forschungsgebiete wie Immuntoleranz, Organtransplantation und Autoimmunkrankheiten erwarten.

Das Immunsystem

Dieses nicht klar abgegrenzte Schutzsystem hat die Aufgabe, über die Identität des Körpers zu wachen. Seine Hauptkomponenten sind Lymphozyten und Antikörpermoleküle, die beide sowohl fremde Moleküle als auch sich selbst erkennen können.

Von Niels Kaj Jerne

In der Vielfalt seiner Funktionen läßt sich das Immunsystem mit dem Nervensystem vergleichen. Beide Systeme sind nicht klar abgegrenzt und durchdringen die meisten Gewebe des Körpers. Beim Menschen wiegen alle Bestandteile des Immunsystems zusammen knapp ein Kilogramm. Dazu gehören ungefähr eine Billion (10^{12}) Zellen, sogenannte Lymphozyten, sowie rund 100 Trillionen (10^{20}) spezielle Moleküle, die man als Antikörper bezeichnet und die von den Lymphozyten produziert und sezerniert (ausgeschüttet) werden. Das Immunsystem zeichnet sich insbesondere dadurch aus, daß es Muster zu erkennen vermag; es fungiert als Wächter im Körper und wahrt dessen Identität.

Die Zellen und Moleküle des Immunsystems erreichen die meisten Gewebe über den Blutstrom; dabei durchdringen sie die Gefäßwände der Kapillaren und wandern dann in die Gewebe ein. Sie verlassen sie später wieder über eigene rückführende (efferente) Gefäße, die man als lymphatisches System zusammenfaßt (Bild 2). Das verästelte Netzwerk der Lymphgefäße nimmt neben den Lymphozyten und Antikörpern auch andere Zellen und Moleküle sowie die interstitielle Flüssigkeit auf, die alle Gewebe des Körpers durchtränkt, und entleert seinen Inhalt über die große Vene hinter dem Schlüsselbein (*Vena subclavia*) wieder in den Blutstrom. Lymphozyten sind in hohen Konzentrationen in den Lymphknoten – Zwischenstationen entlang der lymphatischen Gefäße – und an jenen Orten zu finden, wo sie entstehen und sich differenzieren: in Knochenmark, Thymus und Milz.

Das Immunsystem unterliegt einem ständigen Auf- und Abbau. Während der wenigen Augenblicke, die Sie benötigt haben, um bis hierher zu lesen, hat Ihr Körper zehn Millionen neue Lymphozyten und eine Billiarde neue Antikörpermoleküle hergestellt. Das wäre noch nicht einmal so erstaunlich, wenn alle diese Antikörpermoleküle identisch wären – aber sie sind es nicht! Millionen verschiedener Moleküle werden benötigt, um der Aufgabe der Strukturerkennung gerecht zu werden, gerade so wie es Millionen verschiedener Schlüssel bedarf, um Millionen unterschiedliche Schlösser zu schließen.

Die spezifischen Strukturen, die von den Antikörpern erkannt werden, nennt man Epitope: bestimmte Oberflächenmuster auf großen Molekülen wie Proteinen, Kohlenhydraten und Nucleinsäuren. Moleküle, die Epitope aufweisen, heißen Antigene. Es gibt kaum ein großes Molekül, das nicht zugleich auch als Antigen wirkt. Wir wollen uns hier auf die Proteine beschränken, zu denen Enzyme, Hormone und Transportmoleküle wie das Hämoglobin ebenso gehören wie die große Vielfalt von Molekülen, die in Zellmembranen eingebaut sind oder die äußere Hülle von Viren und Bakterien bilden.

Antigene und Antikörper

Jedes der unzähligen Proteinmoleküle besteht aus einer oder aus mehreren Polypeptidketten – linearen Strängen von wenigen hundert Aminosäuren, die aus einem Satz von 20 verschiedenen Bausteinen dieser Art zusammengestellt sind. Die Anzahl der Aminosäuren in einem großen Proteinmolekül entspricht in etwa der Anzahl der Buchstaben in der Textspalte, die Sie gerade lesen. Dieser Text wiederum ist eine lineare Abfolge von Buchstaben aus einem Alphabet mit insgesamt 26 Bausteinen. Verschiedene Proteinmoleküle haben unterschiedliche Aminosäuresequenzen – so wie verschiedene Texte unterschiedliche Buchstabensequenzen aufweisen. Die Folge von Buchstaben in dieser Spalte ist säuberlich in aufeinanderfolgende Zeilen „gefaltet" worden. Auch die Polypeptidketten eines Proteins sind gefaltet, allerdings nicht so regelmäßig. Ihre Struktur entspricht eher einem Knäuel, wie man es erhält, wenn man einige Meter Seil in den Händen „zusammenknüllt". Doch nicht der Zufall bestimmt die Struktur einer bestimmten Polypeptidkette, sondern die Aminosäuresequenz: Sie legt präzise das Faltungsmuster und damit auch die endgültige Konformation des Proteins fest.

Das Original dieses Artikels ist im Juli 1973 unter dem Titel *The Immune System* im *Scientific American* erschienen.

Jene Teile der gefalteten Ketten, die an die Außenflächen des Proteins zu liegen kommen, bilden sein Oberflächenrelief. Ein Epitop – auch „antigene Determinante" genannt – ist ein sehr kleiner Flecken auf dieser Oberfläche: Ungefähr zehn Aminosäuren reichen wohl, um die Struktur eines Epitops zu bestimmen. Wie Emanuel Margoliash von den Abbott-Laboratorien und Alfred Nisonoff vom University of Illinois College of Medicine für verschiedene Moleküle von Cytochrom *c* gezeigt haben, kann in einer Polypeptidkette eines Proteins schon durch den Austausch einer einzigen Aminosäure ein anderes Epitop entstehen. Das Immunsystem erkennt diesen feinen Unterschied und kann also mutierte Zellen herausfinden, die bei der Proteinsynthese Fehler machen. Das Immunsystem eines Organismus vermag nicht nur Epitope auf allen möglichen Proteinen und sonstigen Antigenen zu erkennen, die von irgendeiner der Millionen Arten von Tieren, Pflanzen und Mikroorganismen produziert werden, sondern kann auch „fremde" Epitope von solchen unterscheiden, die zu den Molekülen des eigenen Körpers gehören. Diese Unterscheidung ist sehr bedeutsam, da Antikörper sich an diejenigen Epitope, die sie erkennen, binden und dadurch die Antigene (beziehungsweise die Zellen, auf denen sie sich befinden) so markieren, daß sie von anderen Zerstörungsmechanismen des Organismus abgetötet oder entfernt werden können.

Epitope werden von den Bindungsstellen der Antikörper erkannt. Auch ein Antikörper ist ein Proteinmolekül. Er besteht aus mehr als 20000 Atomen und baut sich aus vier Polypeptidketten auf: zwei identischen leichten und zwei identischen schweren Ketten (Bilder 3 und 4). Eine leichte Kette setzt sich aus 214 Aminosäuren zusammen, eine schwere Kette aus etwa doppelt so vielen. Antikörpermoleküle gleichen sich mit Ausnahme von rund 50 „variablen" Positionen unter den ersten 110 Aminosäuren, die die sogenannte variable Region sowohl der leichten als auch der schweren Ketten bilden. An der Spitze jedes variablen Abschnitts befindet sich eine konkav geformte Bindungsstelle, deren dreidimensionale Struktur es ermöglicht, ein komplementäres (räumlich passendes) Epitop zu erkennen und den gesamten Antikörper fest an das Molekül zu binden, das dieses Epitop darbietet (Bilder 5 und 7). Ob eine Bindungsstelle dieses oder jenes Epitop erkennt, hängt davon ab, welche Aminosäuren an den variablen Positionen sitzen. Wenn für jede der 50 variablen Stellen auf beiden Ketten die Wahl zwischen nur zwei Aminosäuren bestände, wären schon 2^{100} (oder 10^{30}) unterschiedliche Moleküle möglich. Doch so einfach ist die Sache nicht. Die Ketten verteilen sich auf mehrere Untergruppen, innerhalb derer es weit weniger als 50 variable Positionen gibt. Andererseits besteht für einige der variablen Positionen, denen im Gen sogenannte *hot spots* (Genorte mit erhöhter Mutationsrate) entsprechen, in Wirklichkeit eine

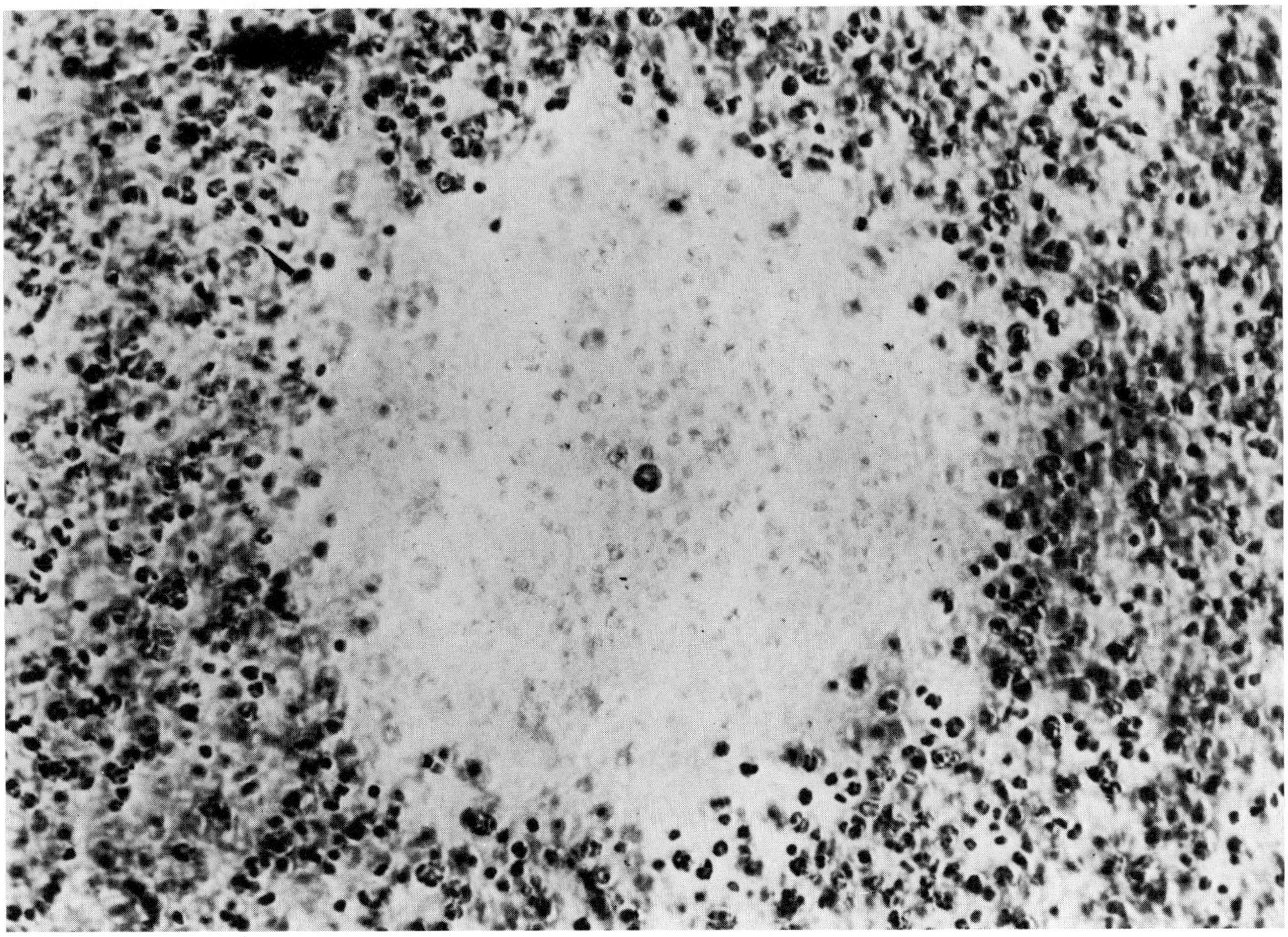

Bild 1: Diese Mikrophotographie von Albert Nordin und dem Autor zeigt eindringlich die Wirkung von Antikörpern auf ein Antigen. Die Zelle in der Mitte ist eine Plasmazelle, eine der Antikörper sezernierenden Lymphozyten des Immunsystems. Sie war mit Millionen von Schaferythrozyten (roten Blutkörperchen) in eine Schicht von Kulturmedium eingebettet worden. Diese spezielle Plasmazelle produziert Antikörper gegen bestimmte Epitope (kleine Oberflächenstrukturen) auf Molekülen der äußeren Erythrozytenmembran. Die von der Plasmazelle abgegebenen Antikörper haben in einem weiten Diffusionsbereich alle roten Blutzellen zerstört; der Radius dieses sogenannten „Plaques" beträgt etwa ein fünftel Millimeter. Die hier gezeigte Technik ist zu einer Standardmethode geworden, um die Immunantwort gegen ein Antigen zu messen.

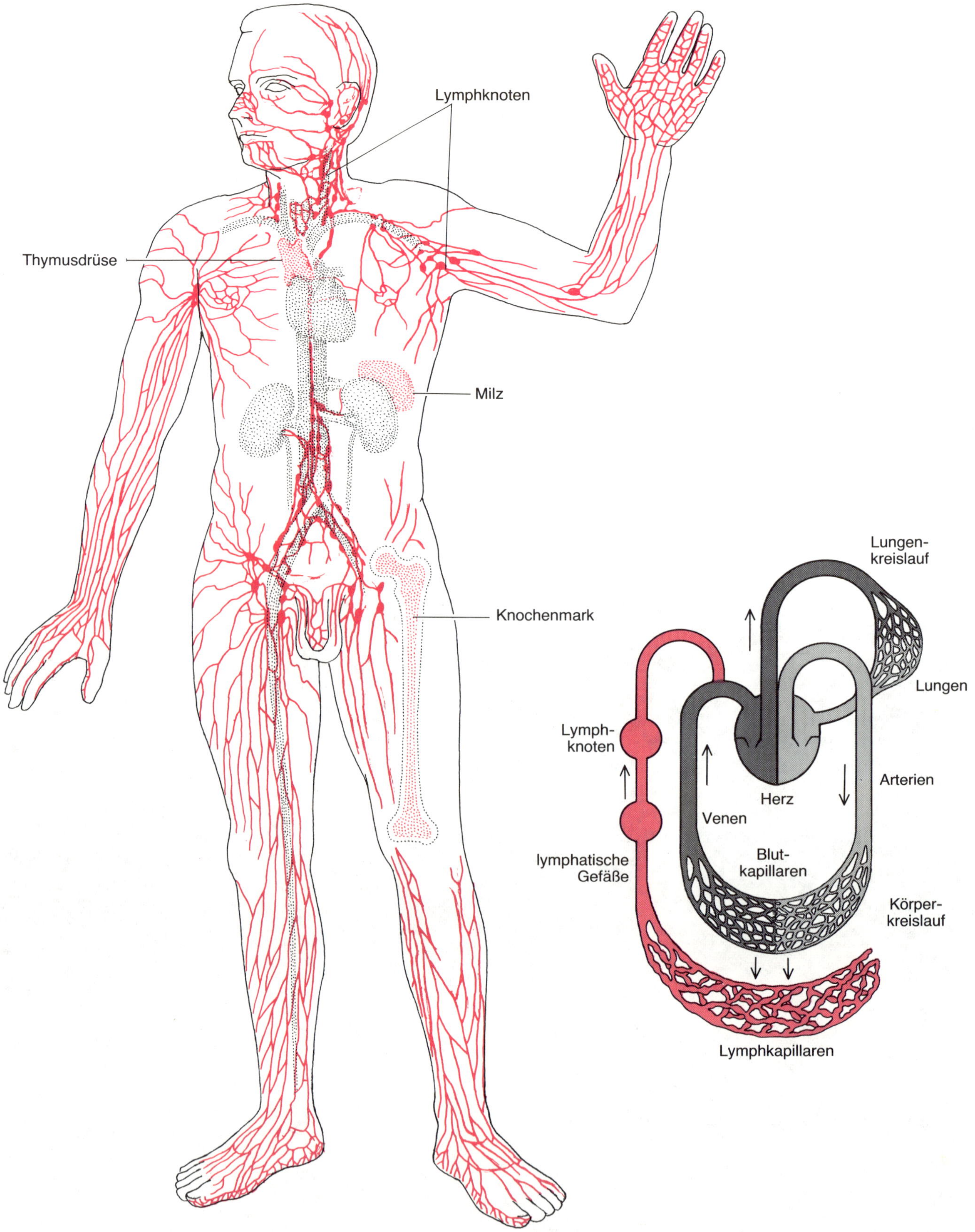

Bild 2: Das Immunsystem besteht aus Lymphozyten und den von ihnen freigesetzten Antikörpern. Sie sind in fast allen Geweben des menschlichen Körpers zu finden – sie erreichen diese über den Blutstrom –, aber besonders häufig treten sie in den farbig gekennzeichneten Organen und Geweben auf: im Netzwerk der lymphatischen Gefäße und der in ihm verteilten Lymphknoten, im Knochenmark (der langen Röhrenknochen, von denen in dieser Abbildung nur einer dargestellt ist), im Thymus und in der Milz. Die Lymphgefäße sammeln gewissermaßen Zellen und Antikörper aus Geweben ein und geben sie über die Vene hinter dem Schlüsselbein (die sogenannte *Vena subclavia*) in den Blutstrom zurück. Im Knochenmark werden die Lymphozyten hergestellt, und sie teilen und vermehren sich im Thymus, in der Milz und in den Lymphknoten. Das Verhältnis von Blut- zu Lymphgefäßen ist in der rechten Darstellung – allerdings sehr schematisch – wiedergegeben.

Wahlmöglichkeit zwischen mehr als zwei alternativen Aminosäuren. Man ist sich heute allgemein einig darüber, daß die Unterschiede in der Aminosäuresequenz der Antikörper auf Mutationen in den Genen beruhen, die die Antikörperstruktur bestimmen.

Das Erkennungsproblem

Pocken sind eine schlimme Krankheit. Deshalb könnte man erwarten, daß die Natur Antikörpermoleküle geschaffen hat, deren Bindungsstellen spezifisch die Epitope auf dem Pockenvirus erkennen. Doch die Natur wählt andere Wege als die Technologie, um ein Problem zu lösen: Über mögliche Verschwendung denkt sie nicht nach. (So produziert sie beispielsweise eher Millionen von Spermatozoen als für das einzelne Spermium die Chance zu erhöhen, mit der Eizelle zusammenzutreffen.) Statt Antikörpermoleküle zu entwerfen, die genau zum Pockenvirus und zu anderen schädlichen Stoffen passen, ist es einfacher, Millionen verschiedener Antikörper zu produzieren, von denen dann einige passen. Stellen Sie sich jemanden vor, der Handschuhe in tausend verschiedenen Größen und Formen herstellt: Er hätte wohl für beinahe jede Hand einen hinreichend gut passenden Handschuh. Nehmen wir nun einmal an, Hände seien weitaus variabler, als sie es tatsächlich sind; die Finger einer Hand könnten beispielsweise unabhängig voneinander zwischen zwei und 18 Zentimeter lang sein. Wenn der Hersteller jetzt zehn Millionen Handschuhe mit unterschiedlichen Formen produzieren würde, könnte er trotzdem praktisch jede Hand versorgen – allerdings auf Kosten der Effizienz, denn die meisten Handschuhe würden wohl nie einen Käufer finden. Seien Sie nun noch verschwenderischer: Rüsten Sie die Fabrik mit Maschinen aus, die eine Milliarde verschiedener Handschuhe auf den Markt werfen können, aber stellen Sie 99 Prozent der Apparate ab, so daß Ihr Betrieb von den Milliarden möglichen Handschuhen nur eine zufällige Kollektion von zehn Millionen produziert. Sie würden immer noch gut dabei fahren, genau wie Ihr Kollege, der eine ähnliche Fabrik betreibt; obwohl die beiden Handschuhsortimente, die er und Sie produzieren, sich nur in einem Prozent überschneiden, würde jedes Sortiment den Ansprüchen der Kunden weitgehend gerecht.

So etwa – glauben viele Wissenschaftler – löst auch das Immunsystem sein Erkennungsproblem. Durch mehr oder weniger zufällige Aminosäureaus-

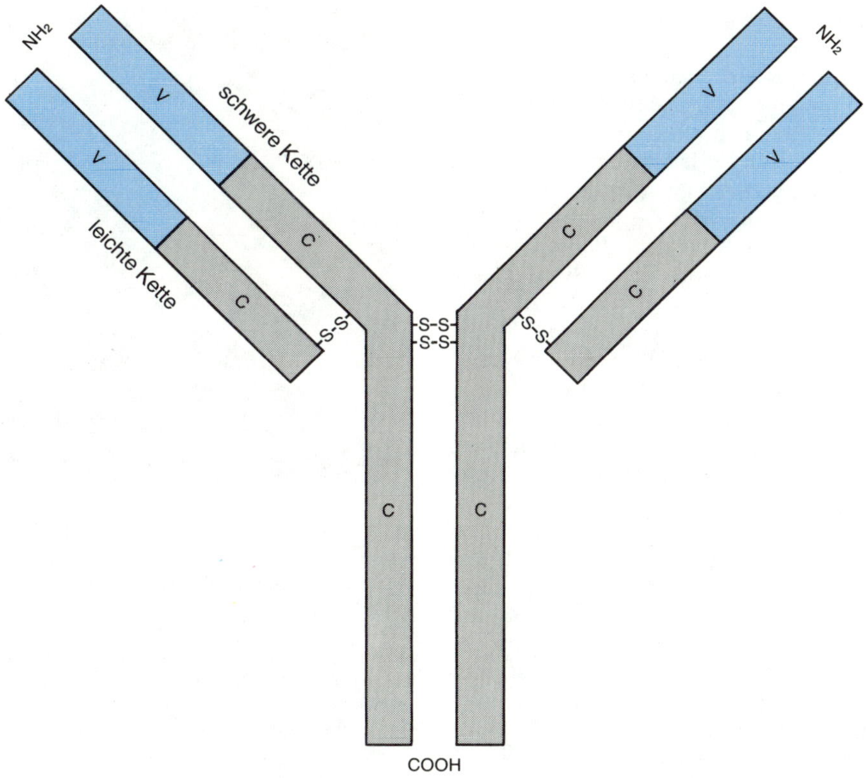

Bild 3: Schematische Darstellung des linearen Aufbaus eines Antikörpermoleküls. Die je zwei leichten und schweren Ketten sind über Disulfidbrücken (—S—S—) verbunden. Jede Kette besitzt ein Aminoende, das man auch als N-Terminus bezeichnet (NH_2), und einen C-Terminus mit einer Carboxylgruppe (COOH). Schwere wie leichte Ketten sind in variable Abschnitte (V, farbig gekennzeichnet), in denen sich die Aminosäuresequenzen verschiedener Antikörper unterscheiden, und konstante Abschnitte (C, vom englischen *constant*) unterteilt.

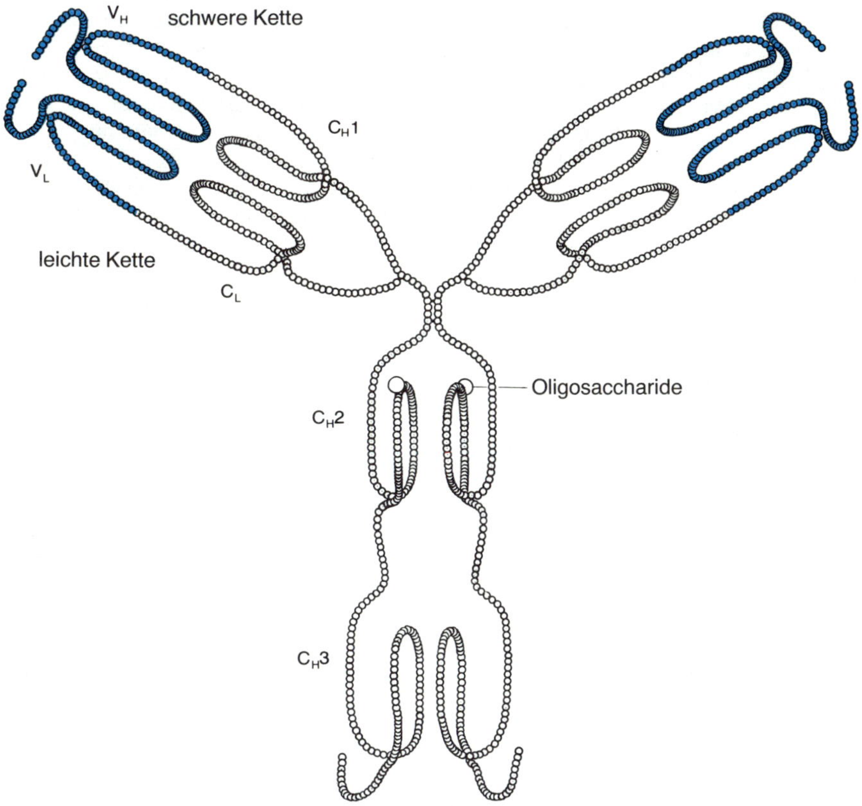

Bild 4: Diese Zeichnung eines Antikörpers basiert auf einem „Kugelmodell" von G. Edelman und seinen Kollegen und zeigt die mögliche Faltung der vier Ketten des Antikörpers. Jede der kleinen Kugeln steht für eine der mehr als 1200 Aminosäuren. Die variablen Abschnitte sind farbig dargestellt. In der C_H2-Region findet man kurze Kohlenhydratketten angelagert.

tausche in den *hot spot*-Positionen der variablen Abschnitte der Antikörperpolypeptidketten entsteht ein Satz von Millionen verschiedener Antikörper mit unterschiedlichen Bindungsstellen, die praktisch zu jedem möglichen Epitop ausreichend gut passen. Wie von Jacques Oudin vom Pasteur-Institut und von Andrew Kelus und Philipp G. H. Gell von der Universität Birmingham für Kaninchen sowie von Brigitte A. Askonas, Allan Williamson, Brian Wright und Wolfgang Kreth vom National Institute for Medical Research in London für Mäuse gezeigt worden ist, verwenden verschiedene Tiere gänzlich unterschiedliche Antikörpersätze, um ein gegebenes Epitop zu erkennen.

Die ganze Sache hat allerdings einen Haken, wie ich schon oben angedeutet habe: Das Immunsystem scheint Epitope, die zu Molekülen und Zellen des eigenen Körpers gehören, nicht zu erkennen. Diese Eigenschaft, die Burnet als Unterscheidung zwischen „Selbst" und „Nicht-Selbst" charakterisiert hat, wird oft als Selbsttoleranz bezeichnet. Sie könnten jetzt vermuten, diese Selbsttoleranz beruhe darauf, daß die Natur klugerweise die Gene für Ihre Antikörper so entworfen hat, daß keine Bindungsstellen entstehen, die zu Epitopen in Ihrem eigenen Körper passen. Es ist jedoch leicht zu zeigen, daß das nicht stimmt. Beispielsweise können manche der Antikörper Ihres Vaters Epitope erkennen, die im Körper Ihrer Mutter vorkommen; einige der vom Vater an Sie vererbten Antikörpergene sollten also für Antikörper codieren, die sich an jene Epitope binden, welche Sie von Ihrer Mutter geerbt haben.

Selbsttoleranz ist folglich nicht angeboren, sondern etwas, das das Immunsystem während der Embryonalentwicklung erst „lernt", indem es alle Lymphozyten, die Antikörper gegen körpereigene Antigene (Autoantikörper) produzieren würden, entweder eliminiert oder „lähmt" (das heißt, mit einem Signal versieht, das die Antikörperproduktion blockiert). Dieses ursprünglich von Ray D. Owen vom California Institute of Technology beobachtete Phänomen wurde von Burnet in eine allgemeine Theorie eingebaut, die P. B. Medawar dann in den fünfziger Jahren experimentell bestätigte. Burnet und Medawar erhielten dafür 1960 den Nobelpreis für Medizin.

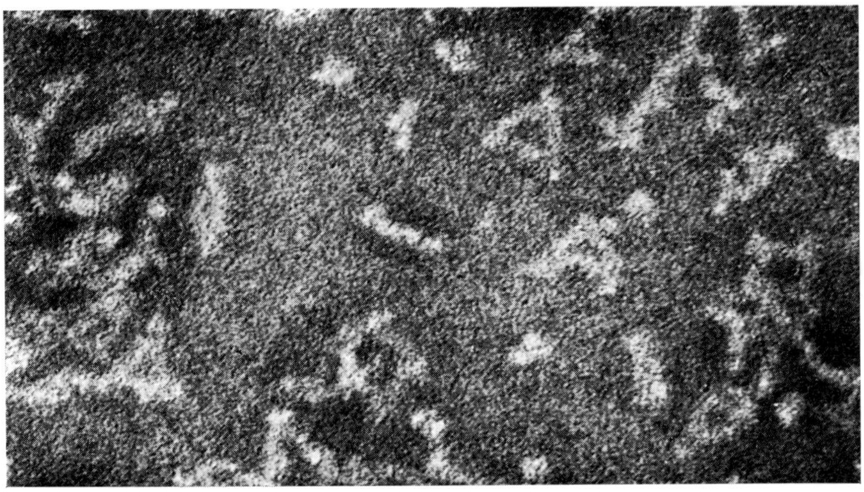

Bild 5: Antikörper lassen sich im Elektronenmikroskop erkennen, wenn sie mit Antigen oder in Antigen-Antikörper-Komplexen mit sich selbst verbunden sind. Diese Mikrophotographie, die von N. Michael Green und dem verstorbenen Robin Valentine vom National Institute for Medical Research in London angefertigt wurde, zeigt 500000fach vergrößerte Kaninchenantikörper. Das Antigen ist eine kurze Polypeptidkette mit einer Dinitrophenylgruppe (DNP) an beiden Enden (eine Darstellung seiner Struktur findet sich in Bild 7); die Antikörper stammen von einem Kaninchen, das zuvor gegen DNP-Epitope immunisiert worden war. Die Antigene (deren Größe unterhalb der Auflösungsgrenze liegt) verbinden die Antikörper zu polygonalen Komplexen, deren Geometrie sich von der Antikörperstruktur ableitet.

Die Lymphozyten

Antikörper sind bereits 1890 in Deutschland durch Emil von Behring und Shibasaburo Kitasato entdeckt worden, doch erst in den sechziger Jahren dieses Jahrhunderts hat man ihre Struktur aufgeklärt; die grundlegenden Arbeiten dazu stammen von Rodney R. Porter von der Universität Oxford und Gerald M. Edelman von der Rockefeller-Universität, denen 1972 gemeinsam der Nobelpreis verliehen wurde (siehe die Beiträge der beiden Wissenschaftler in diesem Band). Antikörper sind aber schon lange vor der Strukturaufklärung eingehend untersucht worden. Trotzdem blieb zunächst unbekannt, daß Antikörper von aktivierten Lymphozyten hergestellt werden. Bis in die fünfziger Jahre glaubte man noch, Lymphozyten hätten nichts mit dem Immunsystem zu tun. Das kommt uns heute sehr erstaunlich vor, da die Lymphozyten sich inzwischen als die Grundpfeiler dieses Systems erwiesen haben. Den funktionellen Zusammenhang wiesen James L. Gowans und Douglas McGregor von der Universität Oxford in den frühen sechziger Jahren nach.

Die meisten Lymphozyten (etwa 98 Prozent) geben keine Antikörper ab. Diese sogenannten „kleinen" Lymphozyten sind rundliche Zellen mit einem Durchmesser von ungefähr einem hundertstel Millimeter, die sich offenbar in einem Ruhezustand befinden. Um Antikörper zu sezernieren, müssen die kleinen Lymphozyten erst wachsen. Dann können sie nicht nur Antikörper produzieren, sondern sich auch teilen – zunächst in zwei Zellen, dann in vier Zellen und so fort. Die Nachkommen jedes einzelnen kleinen Lymphozyten bilden eine einheitliche Zellinie, einen Klon.

Es war Burnet, der im Jahre 1957 die Hypothese aufstellte, daß alle Antikörper, die von einem Lymphozyten oder von den Zellen des daraus hervorgegangenen Klons produziert werden, identische Bindungsstellen aufweisen (siehe seinen Beitrag *Die Mechanismen der Immunität* in diesem Band). G. J. V. Nossal, der Burnet als Direktor am Walter and Eliza Hall Institute in Melbourne ablöste, hat zusammen mit seinen Mitarbeitern eine Fülle von experimentellem Beweismaterial zusammengetragen, das die These von der Festlegung der Lymphozyten auf eine Spezifität (*single commitment*) nachdrücklich unterstützt (siehe Nossals Beitrag *Wie Zellen Antikörper bilden* in diesem Band). Die Zellen eines Lymphozytenklons sind auf die Expression genau zweier Gene festgelegt, die für bestimmte Varianten der variablen Abschnitte der leichten und schweren Kette codieren. Ein kleiner Lymphozyt im Ruhezustand, der noch keine Antikörper sezerniert, produziert trotzdem schon einige wenige Antikörpermoleküle, die auf der Oberfläche seiner äußeren Membran verankert werden. Diese Antikörpermoleküle fungieren als „Rezeptoren" der Zelle. Ein kleiner Lymphozyt trägt rund 100000 Rezeptoren mit identischen Bindungsstellen, die gewissermaßen nur darauf warten, daß sie mit dem passenden Epitop zusammentreffen (Bilder 8 und 9).

Wenn es zu einem solchen Epitopkontakt kommt, wird der Lymphozyt entweder stimuliert oder „gelähmt", was bedeutet, daß er nicht stimuliert werden kann. Untersuchungen von David S. Rowe von der Weltgesundheitsorganisation (er arbeitet in Lausanne) sowie von Benvenuto Pernis aus unserem Basler Institut für Immunologie legen die Vermutung nahe, daß die Unterscheidung zwischen aktivierendem und hemmendem Signal auf Unterschiede in den konstanten Abschnitten jener Antikörpermoleküle zurückzuführen ist, die die Rezeptoren der Lymphozyten bilden. Ob ein Lymphozyt positiv oder negativ reagiert, hängt von mehreren Bedingungen ab: von der Konzentration der jeweils erkannten Epitope, von der Affinität zwischen Epitop und Bindungsstelle auf dem Rezeptor, von der Art und Weise, wie die Epitope präsentiert werden (ob auf Molekülen oder Zelloberflächen), und von der An- oder Abwesenheit anderer Lymphozyten, die eine Immunantwort unterstützen oder unterdrücken können („Helferzellen“ und „Suppressorzellen“). Gegenwärtig laufen zahlreiche Experimente, die Licht in diese komplexen Zusammenhänge bringen sollen.

Stimulierte Lymphozyten sehen sich zwei Aufgaben gegenübergestellt: Zum einen müssen sie Antikörper produzieren und sezernieren, zum anderen müssen sie sich teilen und zu einem Klon von Nachkommen mit einer festgelegten Antikörperspezifität heranwachsen. Nachkommen, die sich ganz der Produktion und Sekretion von Antikörpern widmen, nennt man Plasmazellen. Jede einzelne von ihnen schreibt die Information ihrer Antikörpergene in 20000 Boten-RNA-(mRNA-)Moleküle um, die wiederum 200000 Ribosomen bedienen, und kann so 2000 identische Antikörper pro Sekunde herstellen und ausschütten. Andere Zellen des Klons entwickeln sich nicht so weit, sondern gehen in einen Ruhezustand zurück. Sie stellen fortan das „Gedächtnis“ des Immunsystems und sind jederzeit reaktionsbereit, wenn das entsprechende Epitop wieder einmal auftauchen sollte. Das immunologische Gedächtnis an die „ursprüngliche Antigensünde“, wie es Stephen Fazekas de St. Groth von der Universität Sidney (der jetzt in unserem Labor in Basel arbeitet) genannt hat, hält erstaunlich lange an. So zirkulieren im Blut von Leuten, die jetzt 90 Jahre alt sind und die vor 70 Jahren Grippe hatten, immer noch Antikörper, die gegen die Epitope der damals vorherrschenden Grippeviren gerichtet sind.

Wenn ein Lymphozyt, der ein Epitop erkennt, nicht stimuliert wird, kann er gelähmt werden – beispielsweise dann, wenn er sehr hohen Epitopkonzentrationen ausgesetzt ist: Man spricht dann von „Hochdosen-Toleranz“ (*high-zone*

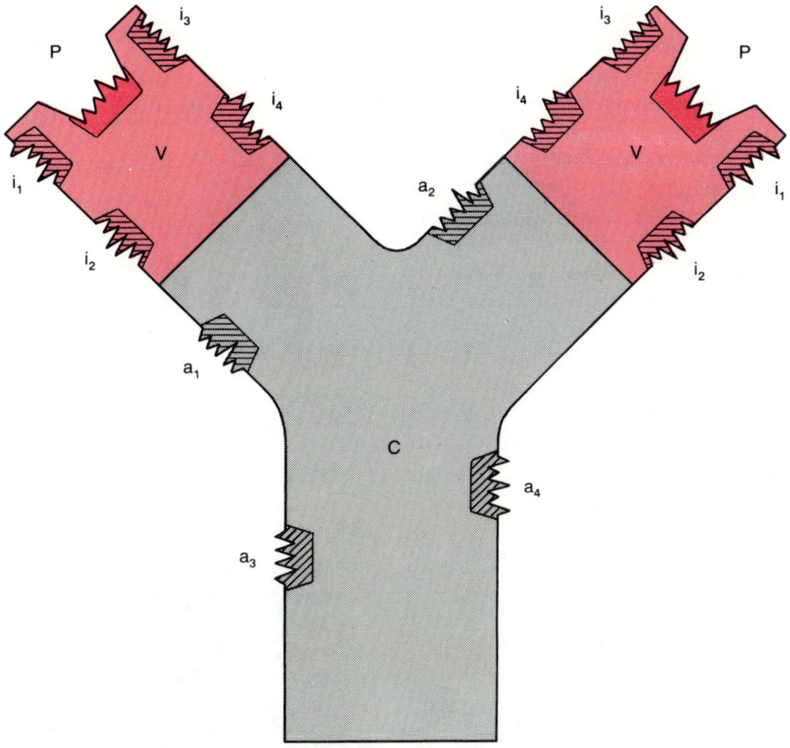

Bild 6: Diese Zeichnung zeigt die funktionelle Topographie eines Antikörpers. Das Y-förmige Molekül besitzt am Ende jedes Armes eine Bindungsstelle (P), die Epitope auf Antigenmolekülen erkennt. Der Antikörper selbst besitzt ebenfalls Epitope, die von Bindungsstellen anderer Antikörper erkannt werden können. Dazu zählen die sogenannten Allotope (a) in den konstanten Abschnitten und die sogenannten Idiotope (i) in den variablen Abschnitten.

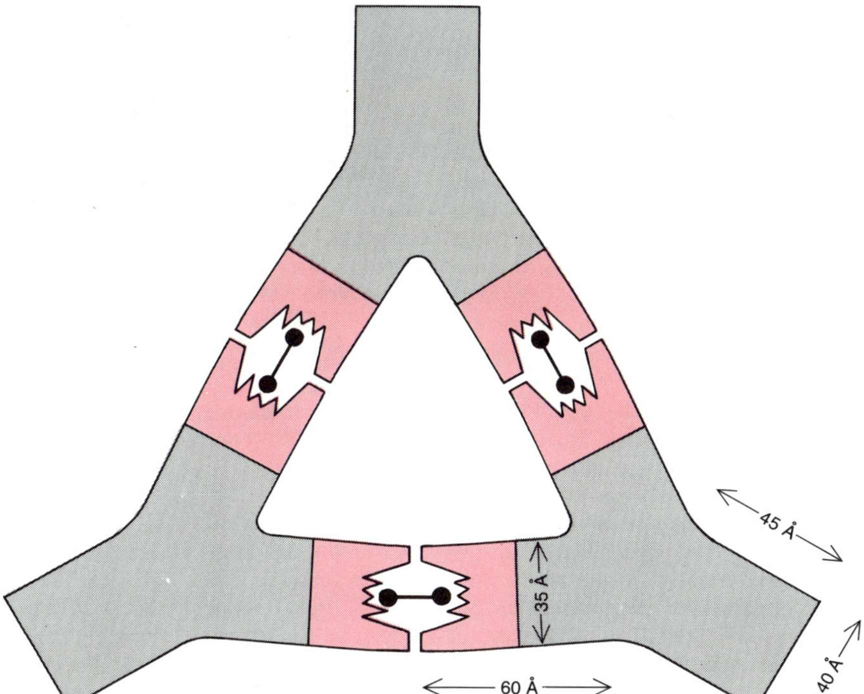

Bild 7: Die dreieckigen Strukturen in Bild 5 sind Trimere: Komplexe aus drei Antikörpermolekülen, die über drei Antigene mit je zwei Dinitrophenylgruppen verbunden sind. Die angegebenen Dimensionen sind von Green und Valentine aus elektronenmikroskopischen Aufnahmen ermittelt worden. Zehn Ångström sind ein tausendstel Mikrometer (10^{-9} Meter).

tolerance*). David W. Dresser und N. Avrion Mitchison haben am National Institute for Medical Research gezeigt, daß eine Lähmung auch durch die ständige Gegenwart außerordentlich geringer Epitopkonzentrationen zustandekommen kann, die unterhalb der Schwelle für eine Stimulation liegen: Das nennt man „Niedrigdosen-Toleranz" (*low-zone tolerance*). Wir müssen jedoch mehr über die Mechanismen wissen, die zur Lähmung führen – nicht nur, um zu verstehen, wie das Immunsystem lernt, körpereigene Epitope zu tolerieren, sondern auch, um dieses System veranlassen zu können, Organtransplantate zu akzeptieren.

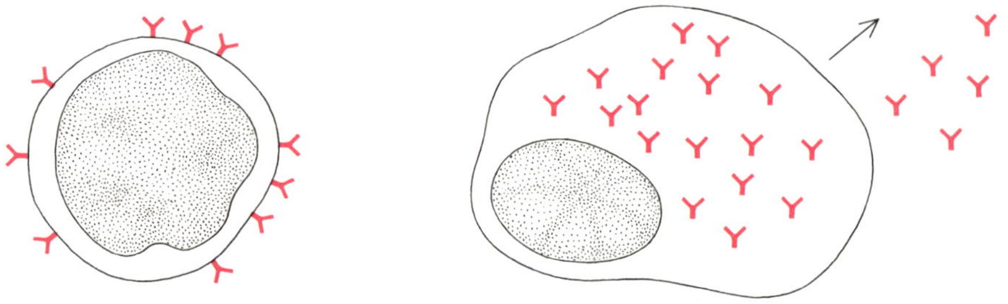

Bild 8: Lymphozyten produzieren Antikörper. Jede Zelle ist von vornherein geprägt, Antikörper einer bestimmten Spezifität herzustellen. Im Ruhezustand – als sogenannter kleiner Lymphozyt (links) – trägt eine solche Zelle diese Antikörpermoleküle (farbig) als „Rezeptoren" auf ihrer Oberfläche (wie in Bild 9 zu erkennen ist). Ein Antigen mit einem Epitop, das zu der Bindungsstelle jener speziellen Antikörper paßt, kann den Lymphozyten zum Wachstum, zur Änderung seiner inneren Struktur und zur Teilung anregen; häufig entstehen schließlich zahlreiche Plasmazellen, Lymphozyten also, die sich auf die rasche Synthese der zellinienspezifischen Antikörper spezialisiert haben und diese nach außen abgeben (rechts).

Keimbahn- und Somatheorien

Die enorme Vielfalt der Antikörper wirft die Frage nach dem Ursprung jener Gene auf, die für die variablen Abschnitte der Antikörpermoleküle codieren. Im wesentlichen sind hierzu zwei Antworten vorgeschlagen worden: die Keimbahn- und die Somatheorie (als Soma bezeichnet man die Gesamtheit der Körperzellen mit Ausnahme der Keimzellen). Die Grundidee der Keimbahntheorie ist einfach: Alle Zellen des Körpers einschließlich der Lymphozyten besitzen dasselbe Sortiment an Genen, nämlich das des befruchteten Eies, aus dem sich der Organismus entwikkelt hat. Deshalb müssen die Gene für jeden möglichen Antikörper, den ein einzelner Organismus produzieren kann, bereits in der befruchteten Eizelle vorhanden sein. An die nachfolgende Generation werden sie wiederum über die Zellen der Keimbahn, nämlich das Ei, die Spermatozoen und deren Vorstufen, weitergegeben.

Die somatische Theorie akzeptiert diesen Ansatz nicht. Immerhin benötigt das Immunsystem zur Epitoperkennung Millionen verschiedener Antikörper. Und einzelne Mäuse eines Inzuchtstammes, die alle dieselben Gene in der Keimbahn haben, verwenden nachweislich völlig verschiedene Sätze von Antikörpermolekülen. Gemäß der Keimbahntheorie müßte die Gesamtheit all dieser Sätze in den Genen jeder einzelnen Maus des jeweiligen Stammes repräsentiert sein. Dann jedoch würden zahlreiche Gene überhaupt keinen Überlebenswert für die Maus haben; im Rahmen der Darwinschen Evolution dürften sie folglich nicht erhalten werden beziehungsweise gar nicht erst entstanden sein. Also müssen sich in einem Organismus die meisten Antikörpergene erst während der somatischen Entwicklung bilden – durch Modifikation relativ weniger Keimbahngene. Das ist der Ausgangspunkt für verschiedene Varianten der Somatheorie.

Ich nehme an, daß ein vererbter Satz von Keimbahngenen für Antikörper codiert, die gegen bestimmte Selbst-Epitope gerichtet sind. Die Zellklone, die diese Gene exprimieren, werden unterdrückt – mit Ausnahme mutierter Zellen, bei denen ein Aminosäureaustausch zu neuen Bindungsstellen auf den Rezeptorantikörpern geführt hat. Diese Mutanten stellen das enorme Repertoire an Antikörpern, die fremde Epitope erkennen. Ein Organ, das solche mutierten Zellen erzeugen könnte, ist die Thymusdrüse. (*Anmerkung der Herausgeber*: Für das Antikörperrepertoire trifft das nicht zu, aber für die Entstehung der Vielfalt der *T*-Zell-Rezeptoren wäre es eine Möglichkeit. *T*-Zellen lernen im Thymus Fremdantigene von Selbstantigenen zu unterscheiden. Ob dabei allerdings somatische Mutationen der *T*-Zell-Rezeptor-Gene eine Rolle spielen, ist bis heute unklar; siehe den Artikel *Der* T*-Zell-Rezeptor* von Marrack und Kappler in diesem Band.) Im Thymus entstehen täglich mehr als 10^{10} neue Lymphozyten (*T*-Zellen), von denen die meisten allerdings noch in dieser Drüse oder kurz nach dem Verlassen abgetötet werden.

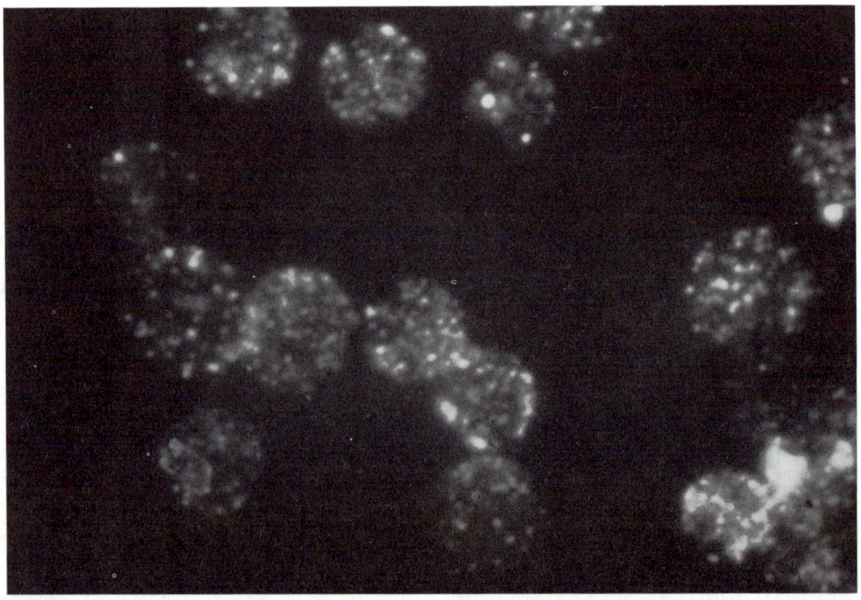

Bild 9: In dieser fluoreszenzmikroskopischen Aufnahme von Benvenuto Pernis sind als Rezeptoren dienende Antikörper dargestellt. Bei den Zellen handelt es sich um kleine Lymphozyten eines Patienten mit lymphatischer Leukämie, einer Krankheit, bei der sich eine Lymphozytenlinie unkontrolliert vermehrt. Die Rezeptorantikörper auf den Zelloberflächen besitzen in ihren konstanten Abschnitten Epitope (Allotope), die für menschliche Antikörper allgemein charakteristisch sind. Antikörper gegen diese Allotope lassen sich gewinnen, indem man menschliches Serum in ein Kaninchen injiziert. Bevor man – wie für diese Aufnahme geschehen – solche Antikörper zu der Lymphozytensuspension gibt, werden sie mit dem Fluoreszenzfarbstoff Rhodamin gekoppelt. Die hellen Flecken auf den hier gezeigten Zellen sind fluoreszierende Antikörper, die Rezeptormoleküle erkannt und sich an sie gebunden haben.

Es ist an dieser Stelle nicht möglich, die Einzelheiten der aufgestellten Theorien zu diskutieren. Dazu müßte eine breite Palette experimenteller Daten berücksichtigt werden, darunter auch die Untersuchungen über die genetischen Grundlagen der „immunologischen Reaktionsbereitschaft" (*immune responsiveness*), die Baruj Benacerraf von der Harvard Medical School, Hugh O. McDevitt vom Stanford University Medical Center und Michael Sela vom Weizmann Institute of Science in Israel durchgeführt haben. (*Anmerkung der Herausgeber*: Der Begriff *immune responsiveness* beschreibt das Phänomen, daß manche Antigene in bestimmten Stämmen eine Immunantwort hervorrufen und in anderen nicht. Nach der Stärke der Immunantwort unterscheidet man *low responder* und *high responder*. Die für die immunologische Reaktionsbereitschaft verantwortlichen Gene (Ir-Gene) liegen im wesentlichen im sogenannten Haupthistokompatibilitäts- oder MHC-Locus.)

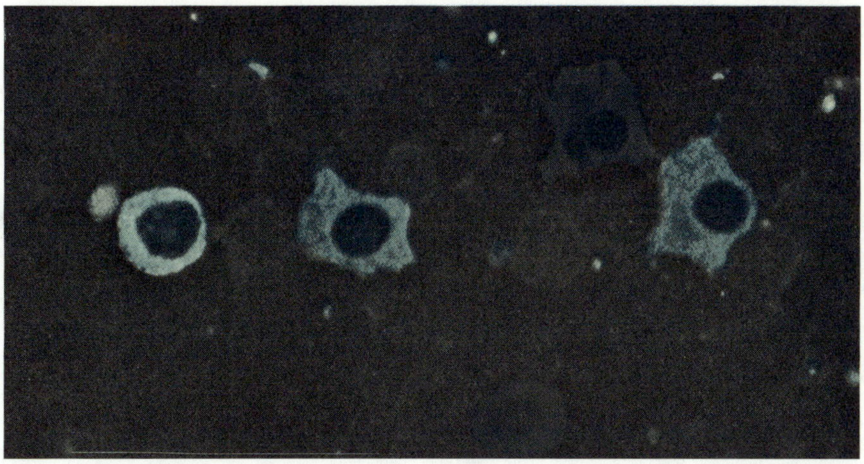

Bild 10: Antikörpermoleküle, die im Inneren von Plasmazellen für die spätere Sekretion produziert wurden, sind in dieser Mikrophotographie und in Bild 11 (beide von Benvenuto Pernis) angefärbt worden. Die Plasmazellen stammen von einem Kaninchen, das für jenes Strukturgen heterozygot ist, welches für die konstanten Abschnitte des Antikörpers und damit für dessen Allotyp (die Gesamtheit der Allotope) codiert; das bedeutet, daß das Kaninchen väterliche und mütterliche Chromosomen geerbt hat, die zwei verschiedene derartige Strukturgene besitzen. Die Plasmazellen sind mit zwei verschiedenen Präparationen fluoreszenzmarkierter Antikörper gefärbt worden: Der eine Antikörper richtet sich gegen den väterlichen Allotyp (nennen wir ihn Allotyp *A*) und wurde mit einem grün fluoreszierenden Farbstoff gekoppelt, der andere, rot fluoreszierende ist gegen den mütterlichen Allotyp (*B*) gerichtet. In einigen der Plasmazellen binden sich die Antikörper im Zellinneren an die grünfärbende Präparation, was darauf hinweist, daß sie den Allotyp *A* besitzen.

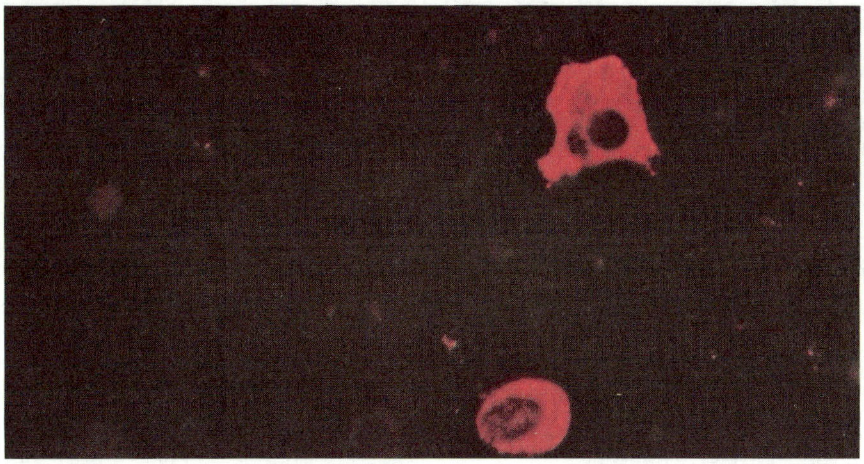

Bild 11: Im selben Bereich gibt es andere Antikörper in anderen Plasmazellen, die rot gefärbt werden. Es sind Moleküle mit dem Allotyp *B*. Obwohl alle Lymphozyten und Plasmazellen des Kaninchens sowohl väterliche als auch mütterliche Chromosomen besitzen, exprimiert jede Zelle nur eines der beiden für den konstanten Abschnitt codierenden Gene.

T-Zellen und *B*-Zellen

Alle in den Geweben zirkulierenden Lymphozyten stammen von Stammzellen im Knochenmark ab. Etwa die Hälfte dieser Lymphozyten, die *T*-Zellen, hat auf ihrem Weg in das Gewebe den Thymus passiert, die andere Hälfte, die *B*-Zellen, nicht. Diese Dichotomie ist von Henry N. Claman von der University of Colorado Medical School entdeckt und anschließend von Jacques F. A. P. Miller und Graham Mitchell näher charakterisiert worden. (Miller und Mitchell arbeiten jetzt bei uns in Basel.) In den vergangenen fünf Jahren haben sich Tausende von Untersuchungen mit dieser Dichotomie befaßt. *T*- und *B*-Zellen lassen sich nicht an ihrer Form unterscheiden. Allein *B*-Zellen und ihre Nachkommen sezernieren Antikörper. Das mag zunächst kaum Raum für *T*-Zell-Funktionen übriglassen. Doch genau das Gegenteil ist der Fall: *T*-Zellen sind absolut unersetzlich. Sie können ebenfalls Epitope erkennen und müssen folglich – beinahe nach Definition – Antikörpermoleküle als Rezeptoren besitzen, auch wenn es sich bei ihnen als weitaus schwieriger erwiesen hat als bei den *B*-Zellen, diese Rezeptoren experimentell nachzuweisen. (*Anmerkung der Herausgeber*: Die Spekulation, *T*-Zell-Rezeptoren seien Antikörpermoleküle, war falsch; siehe dazu die Einführung sowie die beiden Artikel von Tonegawa und von Marrack und Kappler.)

T-Zellen vermögen andere Zellen, etwa Krebszellen, abzutöten, und Gewebetransplantate abzustoßen, die fremde Epitope darbieten. *T*-Zellen können außerdem *B*-Zellen unterdrükken (supprimieren) oder andersherum den *B*-Zellen dabei helfen, sich von Epitopen stimulieren zu lassen. Diese „Helfer"-Funktion der *T*-Zellen ist in Tierversuchen und Zellkulturexperimenten wiederholt nachgewiesen worden. In den Zellkulturexperimenten, die auf eine von Richard W. Dutton und Robert I. Mishell (von der Universität von Kalifornien in San Diego) entwikkelte Technik zurückgreifen, läßt man in einer Plastikschale Milzlymphozyten eines unbehandelten Tieres zusammen mit Molekülen oder Zellen wachsen, die fremde Epitope tragen. Nach einer mehrtägigen Inkubationszeit kann man in der Kultur Lymphozyten nachweisen, die Antikörper gegen die fremden Epitope produzieren und sezernieren; dazu benutzt man den in Bild 1 veranschaulichten Test auf einzelne antikörperproduzierende Zellen. Die Antikörpermoleküle werden zwar von *B*-Zellen produziert, aber das Experiment funktioniert nicht, wenn einzig und allein *B*-Zellen vorhanden sind. Sobald man jedoch zusätzlich *T*-Zellen in die Kulturschalen gibt, reagieren die *B*-Zellen und beginnen, die jeweils passenden Antikörper herzustellen.

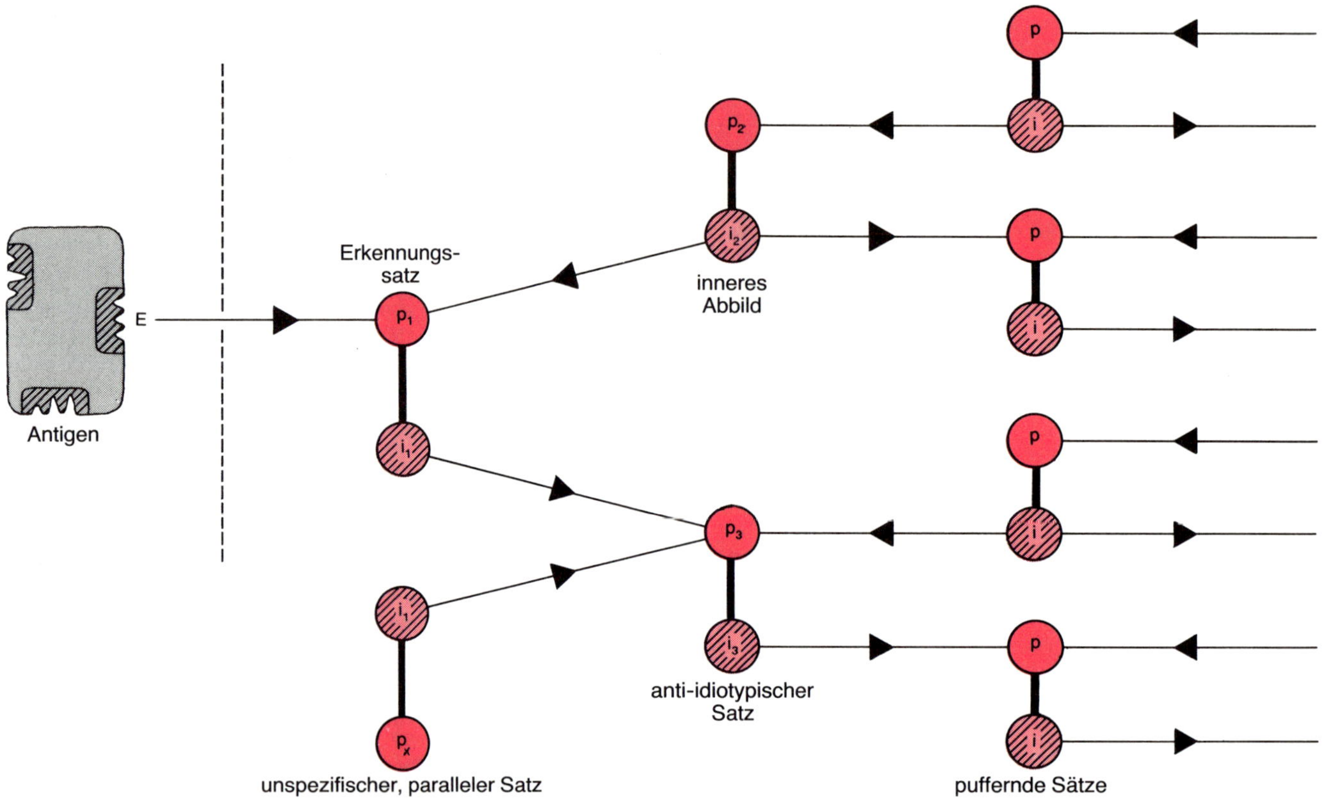

Bild 12: Dieses Schema des immunologischen Netzwerks soll verdeutlichen, wie sich sein Gleichgewichtszustand, sein „Eigenverhalten", aufbaut und wie das Netzwerk auf ein Antigen reagiert. Ein Epitop (E) auf einem Antigen wird durch einen Satz (p_1) von Bindungsstellen erkannt, die sowohl auf zirkulierenden als auch auf zellgebundenen (Rezeptorfunktionen erfüllenden) Antikörpern vorkommen. Zellen mit Rezeptoren des Erkennungssatzes p_1 haben grundsätzlich die Fähigkeit, auf den Antigenreiz durch Epitop E (Pfeil) zu antworten, es gibt jedoch Einschränkungen. Die Moleküle, die p_1-Bindungsstellen tragen, besitzen gleichzeitig einen Satz von Idiotypen (i_1); diese werden innerhalb des Systems wiederum durch einen Satz von Bindungsstellen (p_3) erkannt, den man anti-idiotypisch nennt, da er dazu neigt, die Zellen des Satzes i_1 zu supprimieren (umgedrehte Pfeilspitze; die Idiotypen i_1 findet man auch auf Molekülen mit Bindungsstellen, die nicht zum Erkennungssatz p_1 gehören, sondern in bezug auf Epitop E unspezifisch sind). Andererseits erkennt der Satz p_1 auch die inneren Epitope i_2, die folglich ein inneres Abbild des Fremdepitops E darstellen. Im Zustand des dynamischen Gleichgewichts (*steady state*) tendieren die Moleküle des inneren Abbildes dazu, Zellen des Satzes p_1 zu stimulieren und dadurch die unterdrückende Wirkung des anti-idiotypischen Satzes auszugleichen. Wenn das fremde Antigen in das System eindringt, erlaubt sein stimulierender Effekt auf den Erkennungssatz p_1 diesen Zellen, der Suppression zu entgehen. (Dasselbe geschieht mit den unspezifischen Zellen des Parallelsatzes p_x.) Die Immunantwort gegen das Antigen wird durch die puffernden Effekte vieler weiterer Sätze von Bindungsstellen und Idiotypen reguliert (rechts), die allesamt kontrollierend auf die Antwort einwirken.

Die Zweiteilung des Immunsystems in *T*- und *B*-Zellen fügt eine neue Dimension in das Gedankengebäude ein, das zum Verständnis des gesamten Systems nötig ist. Die Notwendigkeit, das Immunsystem besser zu verstehen, ergibt sich nicht nur aus intellektuellen Gründen, sondern besonders auch aus praktischen, denn wie man mittlerweile weiß, ist dieses System an überaus vielen Krankheiten – von mikrobiellen Infektionen und Allergien bis hin zu Krebs, Rheuma, Autoimmunerkrankungen und vielen anderen Abbauerscheinungen des Alters – in entscheidender Weise beteiligt.

Das immunologische Netzwerk

Ich habe zwei auffällige Dualismen innerhalb des Immunsystems erwähnt. Der eine ist die Aufteilung der Lymphozyten in *B*- und *T*-Zellen mit ihren teils synergistischen, teils antagonistischen Funktionen. Der zweite Dualismus liegt in den möglichen Antworten eines Lymphozyten, wenn seine Rezeptoren ein Epitop erkennen: Entweder er reagiert positiv (wird stimuliert) oder er reagiert negativ (wird gelähmt). Es ist wichtig, sich klarzumachen, daß das Immunsystem noch einen dritten Dualismus aufweist: Antikörper können erkennen und selbst erkannt werden. Sie haben nämlich nicht nur Bindungsstellen, die es ihnen ermöglichen, Epitope zu erkennen, sondern tragen selbst Epitope, die zu den Bindungsstellen anderer Antikörpermoleküle passen (Bild 6). Das trifft sowohl auf jene Antikörper zu, die auf den äußeren Membranen der Lymphozyten verankert sind und als Rezeptoren dienen, als auch auf die frei zirkulierenden Antikörper, die man als losgelöste Botschaften der Lymphozyten betrachten kann.

Epitope befinden sich nicht nur auf den variablen, sondern auch auf den konstanten Abschnitten eines Antikörpermoleküls (eine Antikörperreaktion gegen solche Epitope ist in den Bildern 10 und 11 dargestellt). Da die Epitopstrukturen der variablen Abschnitte durch die variablen Aminosäuresequenzen der Polypeptidketten bestimmt sind, gibt es Millionen verschiedener Epitope. Die Gesamtheit solcher Epitope auf *einem* Antikörpermolekül hat Oudin als Idiotyp bezeichnet. Wenn von einem Tier *A* produzierte Antikörper in das Tier *B* gespritzt werden, wird *B* Antikörper gegen die idiotypischen Epitope („Idiotope") der injizierten Antikörpermoleküle bilden. Das geschieht auch dann, wenn *A* und *B* zur selben Tierart gehören, ja selbst wenn sie vom selben Inzuchtstamm und damit genetisch identisch sind. Es zeichnet sich allmählich ab, daß innerhalb eines Tieres die Idiotope eines Antikörpermoleküls durch die Bindungsstellen eines Satzes anderer Antikörpermoleküle und die Idiotope auf den Rezeptormolekülen eines Lymphozyten durch die Bindungsstellen auf den Rezeptormolekülen eines Satzes anderer Lymphozyten erkannt werden. Wir haben es folglich mit einem Netzwerk von Lymphozyten und Antikörpermolekülen zu tun, die andere Lymphozyten und Antikörper erkennen, welche selbst wiederum noch andere erkennen.

Ich bin davon überzeugt, daß das Immunsystem nur als ein solches funktionelles Netzwerk von Lymphozyten und Antikörpern zu verstehen ist und daß dieses Netzwerk als Ganzes in einer Weise funktioniert, die charakteristisch für das innere Zusammenspiel der Elemente des Immunsystems selbst ist: Es zeigt etwas, das ich Eigenverhalten nennen möchte. (Dieser Begriff läßt sich als analog zu den physikalischen Konzepten des Eigenwertes oder der Eigenfrequenz bestimmter Systeme verstehen.) Für diese Sichtweise mehren sich inzwischen die Beweise.

Die Konzentration der Antikörper im Blut liegt normalerweise bei ungefähr 5×10^{16} Molekülen pro Milliliter. Die Gesamtkonzentration an Bindungsstellen und Idiotopen bewegt sich deshalb in der Größenordnung von 10^{17} pro Milliliter. Würde das Immunsystem von zehn Millionen verschiedenen Bindungsstellen und zehn Millionen verschiedenen Idiotopen Gebrauch machen, läge jede einzelne Variante dieser Elemente in einer Konzentration von durchschnittlich 10^{10} pro Milliliter vor. Mitchison vom National Institute for Medical Research sowie Nossal, Gordon L. Ada und ihre Mitarbeiter am Walter and Eliza Hall Institute und der Australian National University, haben bei Experimenten zur Niedrigdosen-Toleranz nachgewiesen, daß Epitopkonzentrationen, die je nach Antigen zwischen einer Million und 10^{12} Epitopen pro Milliliter liegen, ausreichen, um Lymphozyten, die diese Epitope erkennen können, entweder zu unterdrücken oder zu lähmen. Nisonoff und seine Mitarbeiter vom University of Illinois College of Medicine und Humberto Cosenza sowie Heinz Köhler von der Universität Chicago injizierten einem Tier Antikörper gegen einen bestimmten Idiotyp und stellten fest, daß dadurch jene Lymphozyten supprimiert wurden, die Rezeptoren mit von diesen Antikörpern erkannten Idiotypen aufwiesen. Leonard A. Herzenberg vom Stanford University Medical Center und Ethel Jacobson aus unserem Basler Labor haben herausgefunden, daß *T*-Lymphozyten, die Epitope auf den Rezeptoren von *B*-Zellen erkennen, eben diese *B*-Lymphozyten unterdrücken können.

All das zusammen bedeutet, daß Lymphozyten einer ständigen Suppression durch andere Lymphozyten und durch Antikörper mit passenden Idiotypen oder Bindungsstellen ausgesetzt sind. Einige Lymphozyten entkommen der Suppression und teilen sich; so entstehen neue Lymphozyten. Andere bleiben unterdrückt oder gehen zugrunde. Das Eigenverhalten ist der dynamische Gleichgewichtszustand des Systems während des Zusammenspiels seiner Teile. Wenn das System im Laufe der Entwicklung und des weiteren Lebens wächst, entstehen neue Idiotope und neue Bindungsstellen. Körpereigene Epitope auf Geweben, die nicht zum Immunsystem gehören, wirken auf das Netzwerk ein und lassen manche Elemente zahlreicher, andere seltener werden. Auf diese Weise entwickelt jeder Organismus ein unterschiedliches Immunsystem.

Eindringende Fremdantigene verändern das Netzwerk; die tiefsten Spuren hinterlassen dabei die frühen Eindrükke. Ein fremdes Epitop wird – mit unterschiedlicher Genauigkeit – von den Bindungsstellen eines Satzes von Antikörpermolekülen erkannt; dadurch werden jene Lymphozyten, die darauf festgelegt sind, Antikörper dieses Satzes herzustellen, stimuliert und vermehren sich. Das ist jedoch nicht die einzige Wirkung eines fremden Epitops. Der Satz von Bindungsstellen, die das Epitop erkannt haben, erkennt außerdem auch einen Satz von Idiotopen *innerhalb* des Systems – das „innere Abbild" des fremden Epitops. Die Lymphozyten, die dieses innere Abbild repräsentieren, werden deshalb indirekt ebenfalls beeinflußt, und so breiten sich aufeinanderfolgende Erkennungswellen durch das gesamte Netzwerk aus (Bild 12). Die strukturellen Eigenschaften des Immunsystems und sein Eigenverhalten liegen in diesen komplexen Verästelungen begründet.

Immunsystem und Nervensystem

Unter den Organen und funktionellen Einheiten des Körpers zeichnen sich das Immunsystem und das Nervensystem durch ihre einzigartige Fähigkeit aus, auf eine enorme Vielfalt von Signalen angemessen zu reagieren. Beide Systeme weisen deutliche Dichotomien auf: Ihre Zellen können sowohl Signale empfangen als auch weitergeben, und diese Signale sind entweder aktivierend oder hemmend. Beide Systeme durchdringen die meisten Gewebe im Körper, aber gegenseitig scheinen sie sich aus dem Weg zu gehen: Die Blut-Hirn-Schranke nämlich hindert Lymphozyten daran, in Kontakt mit Nervenzellen zu kommen.

Die Nervenzellen oder Neuronen haben festgelegte Positionen im Gehirn, im Rückenmark und in den Ganglien, und ihre langen Fortsätze, die Axone, verbinden sie zu einem Netzwerk. Die Fähigkeit eines Axons, genau mit dem richtigen Satz von Neuronen Synapsen zu bilden, setzt etwas Ähnliches wie die Epitoperkennung voraus. Lymphozyten sind hundertmal häufiger als Nervenzellen und können sich im Gegensatz zu diesen frei bewegen. Doch auch sie beeinflussen sich gegenseitig, entweder über direkte Kontakte oder über die Antikörpermoleküle, die sie freisetzen. Diese Elemente können erkennen und ihrerseits erkannt werden, und eben deshalb bilden sie ein Netzwerk. Wie im Nervensystem bedeutet auch hier die Regulierung des Netzwerks durch fremde Signale eine Anpassung an die Umwelt. Beide Systeme lernen also durch Erfahrung und bauen ein Gedächtnis auf, das immer wieder neu gestärkt wird, aber nicht an die nächste Generation weitergegeben werden kann. Möglicherweise rühren diese auffallenden Analogien in der Ausprägung beider Systeme von Ähnlichkeiten in den Genen her, die ihre Struktur bestimmen und ihre Entwicklung und Funktion kontrollieren.

Die Vielfalt der Antikörper

Mit einem Minimum an Genen ein Maximum an Antikörpern hervorzubringen, ist ein Kunststück, das unserem Organismus spielend gelingt. Sein Trick: ein genetisches Kartenspiel, das sich zu Millionen neuer Varianten mischen läßt und so eine schier unbegrenzte Vielfalt an Antikörpern produziert.

Von Philip Leder

Das Immunsystem eines Säugetieres kann mit seinen Antikörpern Millionen verschiedener körperfremder Stoffe erkennen und binden, was natürlich heißt, daß seine Zellen ebensoviele verschiedene Antikörpermoleküle herstellen müssen. Ein solches Molekül setzt sich aus mehreren Proteinketten zusammen. Wie nun eine einzelne Kette auszusehen hat, ist in einer der genetischen Informationseinheiten, einem Gen, niedergelegt, und so müßte eine Zelle allein viele Millionen Antikörpergene beherbergen. Doch die gesamte genetische Ausstattung einer Säugerzelle besteht vielleicht aus einer Million Genen, und nur ein kleiner Bruchteil davon ist für die Synthese der Antikörper zuständig. Wie es dem Organismus gelingt, das Unmögliche möglich zu machen und mit einer begrenzten Anzahl von Genen eine offensichtlich fast unbegrenzte Anzahl verschiedener Antikörper herzustellen, bereitete den Immunologen und Genetikern mehr als zwei Jahrzehnte lang erhebliches Kopfzerbrechen. Des Rätsels Lösung ist jetzt in Sicht – ein dramatischer Erfolg beider Disziplinen und zugleich einer der ersten Triumphe der neuen molekulargenetischen Techniken.

Die Lösung lautet, daß die Gene, die letztlich die Struktur eines jeden Antikörpers bestimmen, als solche weder in den Samen- und Eizellen noch anfangs in den Zellen eines Embryos vorhanden sind. Anstelle kompletter, aktiver Antikörpergene beherbergen diese Zellen nur ein Rüstzeug aus kleinen und kleinsten Stückchen davon. Während sich nun bestimmte Zellen des Immunsystems, die sogenannten B-Lymphozyten, entwickeln und heranreifen, werden in ihnen die einzelnen Stückchen gemischt und neu zusammengestellt. In jeder der Millionen von Zellinien kann eine andere Konstellation entstehen – eine Mannigfaltigkeit, die sich durch einzelne Mutationen sogar noch erweitert. So kommt es, daß die reifen Abkömmlinge jeder Zellinie ein einzigartiges zusammengesetztes Gen enthalten, das die Information für einen ebenso einzigartigen Antikörper liefert.

Proteine und Gene

Wie alle Proteine bestehen auch die Antikörper aus Aminosäuren. Es gibt zwanzig verschiedene solcher Bausteine, die – in allen nur denkbaren Kombinationen aneinandergereiht – dann eine Proteinkette ergeben. Die Reihenfolge und Zusammensetzung bestimmt, wie sich eine Kette räumlich auffaltet und gegebenenfalls mit anderen Ketten verbindet. Tauscht man eine Aminosäure gegen eine andere aus oder ändert man etwas an der Reihenfolge, so können sich die Eigenschaften eines Proteins schon deutlich verändern.

Die Bauvorschriften für eine Proteinkette sind in einem Gen niedergelegt, das selbst wieder Teil einer anderen Art von Kette ist – der Erbsubstanz Desoxyribonucleinsäure (international abgekürzt: DNA). Die DNA ist ein langes doppelsträngiges Molekül, bei dem sich die beiden Einzelstränge in Form einer Doppelschraube umeinander winden. Jeder der Stränge besteht aus einer Kette von Untereinheiten, die man Nucleotide nennt. Charakteristisch für ein solches Nucleotid ist, daß es eine der vier Basen Adenin (A), Guanin (G), Thymin (T) oder Cytosin (C) trägt. Ihre Reihenfolge bestimmt, welche Information die Gene tragen, und die wiederum läßt sich mit Hilfe des genetischen Codes entziffern. Dabei bildet ein Triplett aus drei aufeinanderfolgenden Basen – beispielsweise CTG oder AGC – ein Codewort (Codon). Im allgemeinen steht ein Codon für eine Aminosäure, und eine lange Reihe davon liefert dann die Anweisung für den Bau einer aus Hunderten von Aminosäuren bestehenden Proteinkette. Die Information der DNA wird jedoch nicht direkt in ein Protein übersetzt, sondern zunächst in ein der DNA ähnliches, aber einzelsträngiges Molekül umgeschrieben. Es ist die Ribonucleinsäure (international abgekürzt: RNA). Sie erst bringt die genetische Botschaft zur Übersetzungsmaschinerie der Zelle, was ihr den Namen Boten-RNA eintrug.

In höheren Organismen ist die genetische Anweisung für die meisten Proteine nicht in einem einzigen zusammenhängenden „Text" niedergeschrieben, sondern durch dazwischenliegende, nicht codierende Abschnitte unterbrochen. Die Zelle schreibt ein solches Mosaikgen

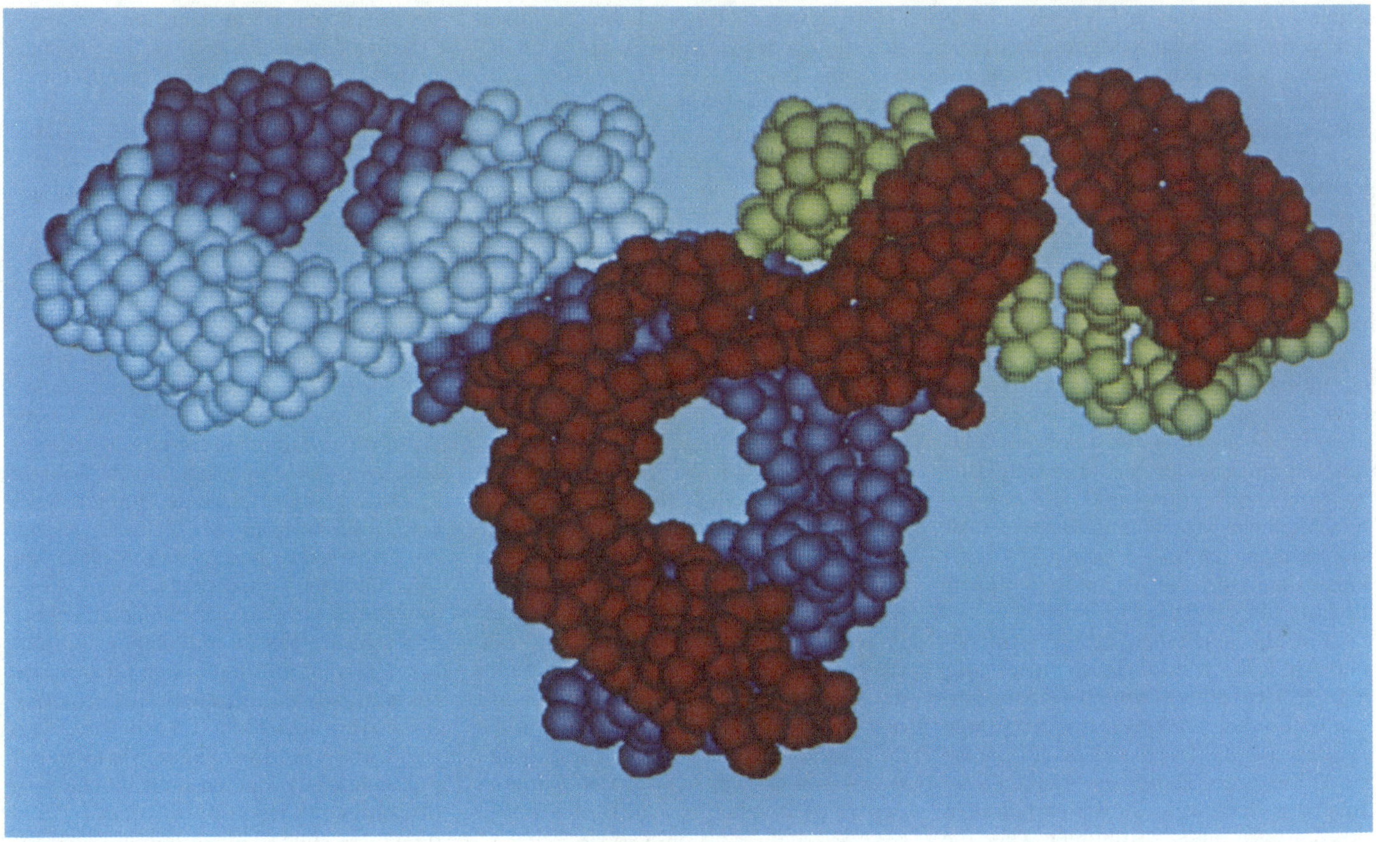

Bild 1: Die charakteristische Struktur eines Antikörpers ähnelt einem ausladenden Y, wie diese Computerzeichnung von Richard J. Feldmann verdeutlicht. Das Molekül besteht aus gefalteten, untereinander verbundenen Proteinketten: zwei identischen schweren (dunkelrot und dunkelblau) sowie zwei identischen leichten (gründgelb und hellblau). Die Kugeln stellen die Aminosäuren dar, aus denen sich die Proteine aufbauen.

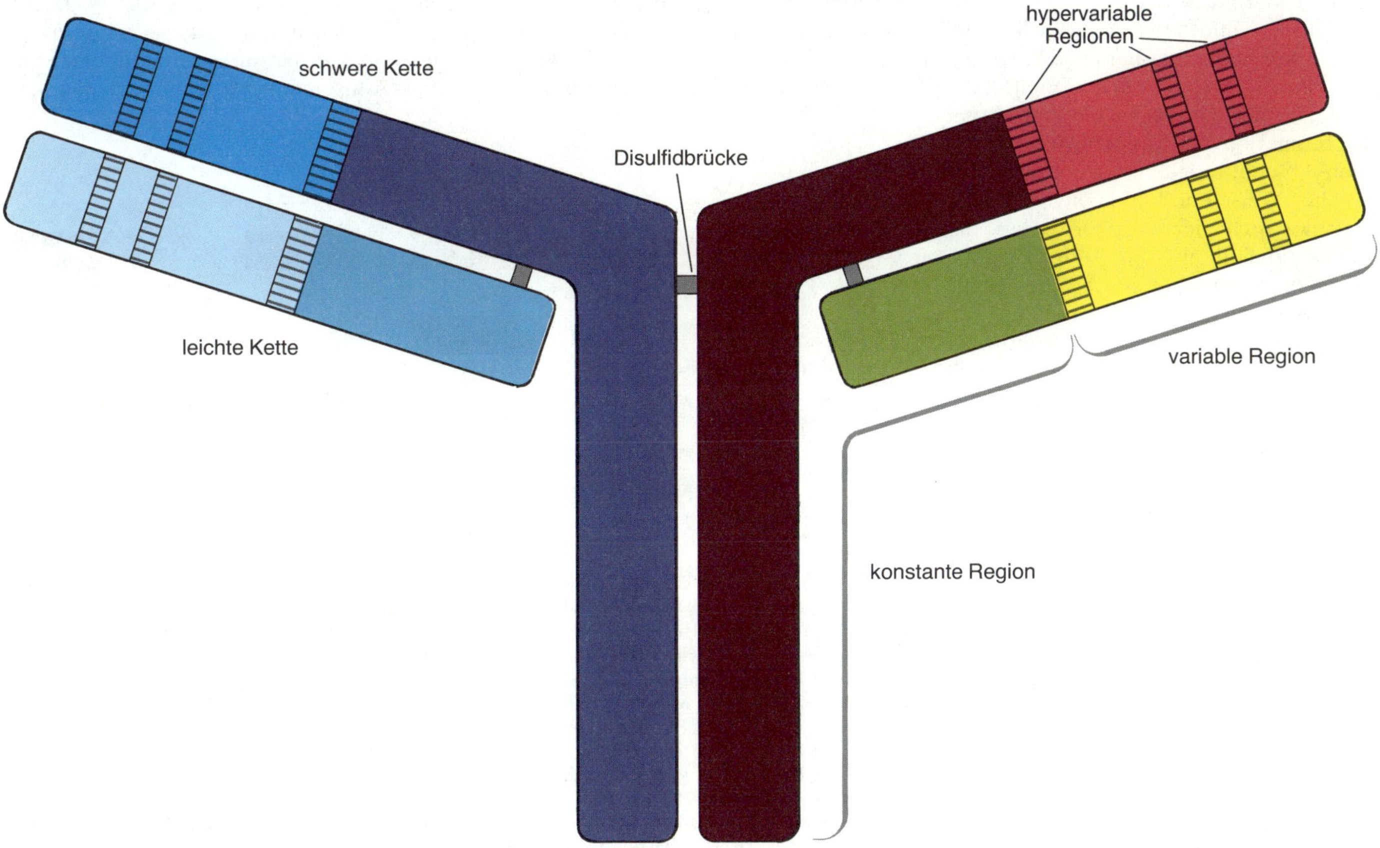

Bild 2: Antikörper sind bifunktionelle Moleküle – eine Tatsache, die sich im Aufbau ihrer Proteinketten widerspiegelt: Jede einzelne besitzt eine variable und eine konstante Region. Wie der Name bereits andeutet, unterscheiden sich die Antikörper in der Aminosäuresequenz ihrer variablen und besonders ihrer hypervariablen Regionen. Die Ketten sind so gefaltet, daß gerade diese stark variierenden Aminosäuresequenzen zusammenkommen und die äußerst spezifische Bindungsstelle für das Antigen bilden. Antikörper der gleichen Klasse haben in ihren schweren Ketten die gleiche konstante Region, und die bestimmt, welche spezielle immunologische Aufgabe dem Antikörper zukommt.

zunächst als Ganzes in RNA ab, schneidet dann die nicht codierenden Teile heraus und fügt die anderen richtig zusammen. Man bezeichnet dies als Spleißen der RNA. Das Resultat des Vorgangs ist eine ohne Unterbrechung ablesbare Boten-RNA.

Ein bifunktionelles Molekül

Die Funktion eines Antikörpers spiegelt sich in seiner Struktur wider. So besteht ein Immunglobulin – wie die Antikörper auch heißen – gewöhnlich aus je zwei identischen leichten und schweren Ketten, die miteinander verwandt sind (Bild 1). (Die Bezeichnung spielt auf das unterschiedliche Molekulargewicht an.) Als vor knapp zwanzig Jahren Norbert Hilschmann, der damals am Rockefeller-Institut für Medizinische Forschung arbeitete, die leichten Ketten verschiedener Antikörper verglich, stellte er fest, daß sie sich in den Aminosäuresequenzen unterscheiden. Das Besondere daran ist, daß sich die Unterschiede auf die erste Hälfte jeder Kette beschränken. Der Rest der Kette zeigt praktisch bei allen Antikörpern eines bestimmten Typs die gleiche Sequenz. Ähnliches beobachtet man bei den schweren Ketten, nur daß hier die variable Region etwa ein Viertel ausmacht (Bild 2).

Konstanz und Varianz zugleich – das war – wie sich später herausstellte – das Geheimnis der funktionellen Vielfalt des Moleküls. In der Tat ist ein Antikörper ein bifunktionelles Molekül. Seine variablen Abschnitte falten sich in charakteristischer Weise und bilden die Stelle aus, mit der sich der Antikörper an das Fremdmolekül, also das Antigen bindet, gegen das er gerichtet ist. Ändert sich die Aminosäuresequenz der variablen Region, so ändert sich auch die Struktur der Bindungsstelle. Der Antikörper paßt dann zu einem anderen Antigen, ähnlich wie ein Schlüssel, dessen Bart nur ein wenig umgefeilt werden muß, damit er in ein anderes Schloß paßt.

Die konstanten Regionen lassen sich in diesem Bild nun mit dem Griff vergleichen, der bei typen- und markengleichen Schlüsseln identisch ist und eine allen gemeinsame Funktion erfüllt. In der Tat haben die konstanten Regionen bei sämtlichen dem gleichen Typ angehörenden Antikörpermolekülen die gleiche Aufgabe. So gibt es bei den meisten Wirbeltieren zwei Typen leichter Ketten, die man mit den griechischen Buchstaben Kappa und Lambda kennzeichnet, und von denen jedes Antikörpermolekül einen enthält. Bei jeder Tierart stimmen nun die konstanten Regionen sämtlicher Kappa-Ketten überein. Das gleiche gilt für die Lambda-Ketten.

Die schweren Ketten hingegen lassen sich fünf Typen zuordnen und tragen danach die griechischen Buchstaben Mü, Delta, Gamma, Epsilon oder Alpha. Sie bestimmen mit ihrem Typ die Klasse des Immunglobulins: IgM, IgD, IgG, IgE oder IgA. Alle ins Blut abgegebenen Antikörper der Klasse IgM beispielsweise besitzen schwere Ketten mit der gleichen konstanten Mü-Region sowie leichte Ketten mit der gleichen konstanten Kappa- oder Lambda-Region. In ihren variablen Abschnitten hingegen weichen sie voneinander ab, und das macht ihre Spezifität aus.

Die konstante Region der schweren Ketten bestimmt die Effektorfunktion des Antikörpers, legt also fest, wie dieser seine immunologische Aufgabe im Körper ausführt. Betrachten wir dazu einen Antikörper, dessen variabler Abschnitt für ein Antigen spezifisch ist, das auf den Pollenkörnern der Birke sitzt. Zählt die schwere Kette zum Delta-Typ, so bleibt der damit ausgestattete Antikörper mit der Oberfläche der Zelle verbunden, die ihn produziert hat. Gehört sie dagegen zum Gamma-Typ, so wird der Antikörper wahrscheinlich frei im Blut zirkulieren. Mit dem Epsilon-Typ als schwere Kette kann sich der Antikörper an eine spezialisierte Zelle binden, die Histamin ausschüttet, wenn er mit dem Antigen der Birkenpollen reagiert. So kommt es zu Heuschnupfen oder Asthma.

Alle diese Antikörper reagieren trotz ihrer unterschiedlichen schweren Ketten spezifisch mit dem gleichen Antigen. Darüber hinaus findet man die gleichen Unterschiede in den Effektorfunktionen auch bei Antikörpern, die gegen andere Antigene spezifisch sind. Die variable Region hat also keinen Einfluß darauf, wie ein Antikörper seine immunologische Aufgabe ausführt.

Die Dreyer-Bennett-Hypothese

Gerade diese strukturellen Besonderheiten waren es, die erste Anhaltspunkte über die genetischen Hintergründe der Antikörpervielfalt lieferten. Mitte der sechziger Jahre überlegten sich William J. Dreyer und J. Claude Bennett vom California Institute of Technology, daß ein Organismus bereits eine Million unterschiedliche Antikörper gewinnt, wenn er jeweils tausend verschiedene leichte und schwere Ketten miteinander kombiniert. Daraufhin fragten sich Dreyer und Bennett, wie die genetische Information für diese Vielfalt der Proteine angelegt sein sollte – und vor allem, wie es zu der merkwürdig variablen und konstanten Struktur einer jeden Kette kommt. Denn da gab es einige Ungereimtheiten.

Betrachten wir dazu einmal einen leichten Kettentyp. Denkbar wäre, daß für die tausend Varianten davon auch tausend Gene existieren (Bild 3). Dann hätte aber im Laufe der Evolution irgendein Mechanismus stets die eine, für den konstanten Abschnitt zuständige

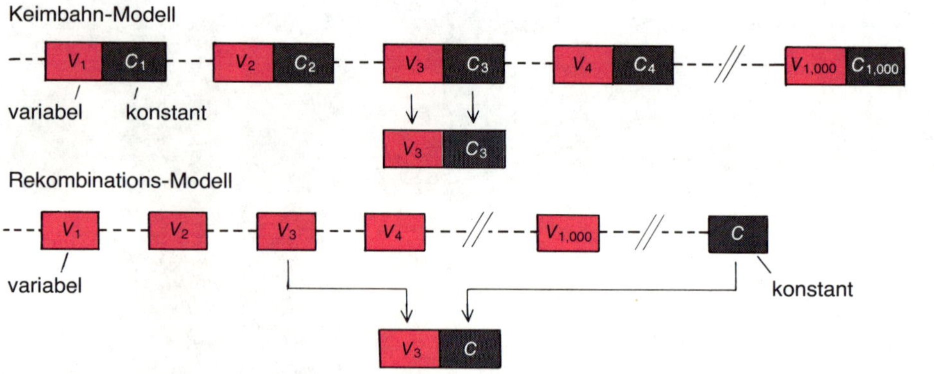

Bild 3: Wie die Vielfalt der Antikörper zustande kommt, läßt sich anhand der Neukombination (Rekombination) von Untergenen in den somatischen Zellen (Körperzellen) erklären. Ursprünglich nahm man an, daß es für die leichten und schweren Ketten jeweils tausend verschiedene Gene gibt, die als kompletter Satz in den Keimzellen (den Ei- und Samenzellen) und damit im Embryo vorhanden sind. Jedes dieser Gene sollte danach eine DNA-Sequenz für die variable (V) und eine für die konstante Region (C) seiner Kette besitzen. In einer Antikörper produzierenden Zelle wäre dann je ein „leichtes" und ein „schweres" Gen aktiv. Die Kombination der tausend schweren und tausend leichten Gene ergäbe eine Million verschiedener Antikörper. Nur läßt sich bei diesem Keimbahn-Modell kaum verstehen, wie die Sequenz der konstanten Genteile während der Evolution erhalten blieb, während sich die variablen Genteile beliebig verändern durften. Das Modell der somatischen Rekombination, zu dem 1965 William J. Dreyer und J. Claude Bennett den Anstoß gaben, trägt dem Rechnung. Danach existieren beispielsweise in den Keimzellen tausend verschiedene Untergene für die variable Region der leichten Kette, aber nur eines – und das erst in einem gewissen Abstand – für die konstante Region. In den Antikörper-produzierenden Zellen wird nun ein variables Gen mit dem konstanten Gen kombiniert und zu einem aktiven Gensystem verschweißt. So trägt jede Kette des gleichen Typs zwangsläufig die gleiche konstante Region.

Hälfte der Gene unverändert erhalten müssen, während die andere Hälfte der tausend Gene in hohem Maße mutieren durfte und so die hohe Variabilität entwickelte. Ein solcher Mechanismus erschien freilich unwahrscheinlich, da kein auf der Hand liegender biologischer Grund existiert, warum die Aminosäuresequenz einer gegebenen konstanten Region so geschützt werden sollte. Läßt sich doch aus dem Vergleich von Immunglobulinen verschiedener Individuen und Arten erkennen, daß es nur einen sehr geringen Evolutionsdruck gibt, die absolute Identität der konstanten Sequenzen zu erhalten; denn der Austausch einiger weniger Aminosäuren scheint sich dort nicht nachteilig auszuwirken.

Dreyer und Bennett machten daher einen radikal anderen Lösungsvorschlag. Sie verwarfen die gängige Vorstellung einer zusammenhängenden genetischen Bauanweisung und gingen nun davon aus, daß die genetische Information für die leichte Kette auf zwei nicht zusammenhängenden DNA-Abschnitten liegt, wobei einer für die variable und der andere für die konstante Region zuständig ist. Darüber hinaus postulierten sie, daß die DNA der Keimzellen (Ei- und Samenzellen) einige hundert oder einige tausend verschiedene Gene für den variablen Abschnitt, aber nur ein einziges Gen für den konstanten Abschnitt enthält.

Ein einziges konstantes Gen konnte gut erklären, warum bei einer beliebigen Säugerart alle Antikörper mit dem gleichen leichten Kettentyp praktisch die gleichen konstanten Sequenzen vorweisen. Denn wenn es dafür nur ein „konstantes“ Gen gibt, wird jede darin auftauchende Mutation sofort die Aminosäuresequenz sämtlicher leichten Ketten ändern. Im Vorschlag von Dreyer und Bennett war auch implizit enthalten, daß die auf zwei getrennten genetischen Einheiten liegende Information irgendwie zusammenkommen muß, um eine zusammenhängende genetische Botschaft und schließlich eine einzige Proteinkette zu ergeben. Anfänglich zogen sich beide damit harte Kritik zu; denn ihr Vorschlag forderte „gestückelte“ Gene und Mechanismen, die solche Stücke zusammenfügten – für beides aber kannte man noch keinen einzigen Präzedenzfall. Doch wie sich später herausstellte, war die Idee weitgehend richtig.

Die ersten Experimente

Im Jahre 1971 begann ich mit meinem Kollegen David C. Swan am National Institute of Child Health and Human Development, die Dreyer-Bennett-Hypo-

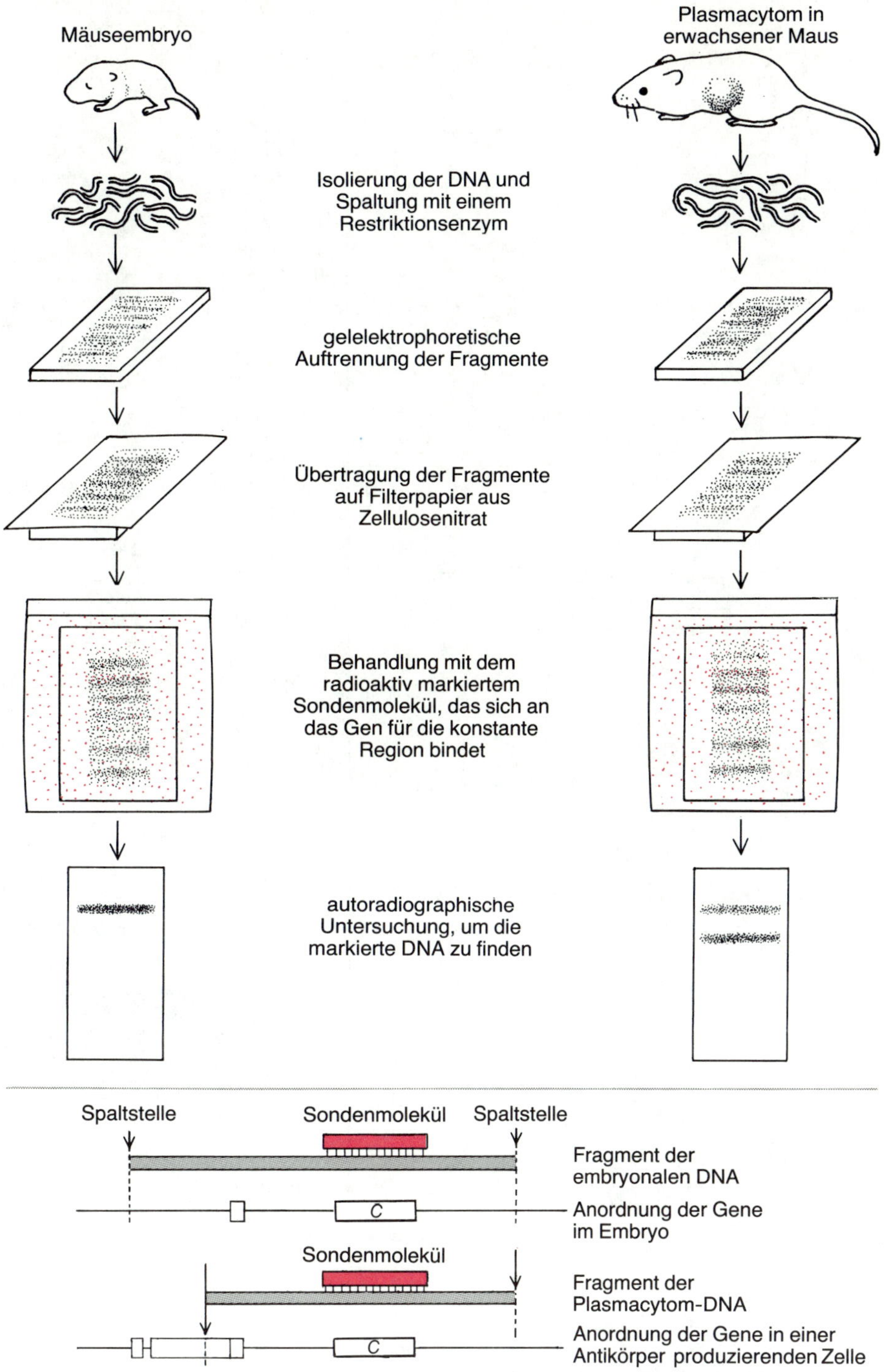

Bild 4: Wenn sich eine Zelle zu einem Lymphozyten, einer Antikörper produzierenden Zelle, entwickelt, werden die betreffenden Gene umgeordnet. Den Beweis lieferte ein Experiment, bei dem man DNA-Fragmente, die das Gen für die konstante Region trugen, aus einer embryonalen Maus sowie dem Plasmacytom einer erwachsenen Maus isolierte und miteinander verglich. (Ein Plasmacytom ist ein Tumor aus Lymphozyten, die nur einen bestimmten Antikörper produzieren.) Die DNA-Moleküle werden dazu mit einem Restriktionsenzym an ganz bestimmten Stellen gespalten, die entstandenen Fragmente der Größe nach durch Gelelektrophorese aufgetrennt und dann auf eine Art Löschpapier abgesaugt. Fragmente, die das C-Gen enthalten, lassen sich mit Hilfe radioaktiver Sondenmoleküle identifizieren. Als Sonde dienen dabei radioaktiv markierte DNA-Kopien der Boten-RNA, die ihrerseits eine Abschrift des Gens für die konstante Region der leichten Kette ist. Sie bilden mit jeder einzelsträngigen DNA des Embryos oder des Plasmacytoms, die eine größere komplementäre Nucleotidsequenz besitzt, ein doppelsträngiges Hybridmolekül. Die hybridisierte DNA schwärzt einen aufgelegten strahlenempfindlichen Film. In der embryonalen DNA findet sich nur eine radioaktive Bande, was einem einzigen Fragment mit dem C-Gen entspricht. Die Plasmacytom-DNA hingegen weist zwei Banden auf. Eine entspricht dem embryonalen Gen, das in seiner ursprünglichen Anordnung auf einem der beiden zuständigen Chromosomen erhalten blieb. Die andere Bande gehört zu einem Fragment, das auf dem Gel weitergewandert und daher kürzer ist. Sie entspricht dem anderen Allel (also dem Gen auf dem anderen Chromosom), das umgeordnet wurde und nun seinen Platz in einem aktiven Antikörper-Gensystem hat. Wie die untere Abbildung zeigt, wurde dadurch eine der ursprünglichen Spaltstellen eliminiert und eine neue eingeführt, die näher am C-Gen liegt.

these zu prüfen. Unsere Absicht war, das erste Produkt eines Antikörpergens, also seine Boten-RNA, zu finden und zu isolieren, um davon mit Hilfe des Enzyms reverse Transkriptase eine künstliche DNA-Kopie herzustellen. Diese einzelnen DNA-Stränge wollten wir dann in embryonalen Zellen als Sonde einsetzen, um die Antikörper-Gene aufzuspüren und zugleich abzuschätzen, wieviele solcher Gene überhaupt vorhanden sind. Diese Methode sollte es uns ermöglichen, die entscheidende Forderung der Dreyer-Bennett-Hypothese zu überprüfen, daß es nur ein Gen für die konstante Region gibt (oder höchstens wenige) und nicht viele, wie sie die anderen genetischen Modelle verlangten.

Unser Versuchsobjekt waren Mäuse, und bei dem Sondenmolekül handelte es sich um eine DNA, die der RNA für den konstanten Abschnitt der leichten Kette entstammte. Im nächsten Schritt setzten wir die Methode der Hybridisierungskinetik ein. Zwei einzelsträngige Nucleinsäuren mit einander komplementären Nucleotidsequenzen können sich zu einem Doppelstrang verbinden. Wird eine davon zuvor mit einem radioaktiven Isotop markiert, so lassen sich solche bastardisierten (hybridisierten) Doppelstränge anhand ihrer Radioaktivität erkennen. Die Kinetik der Hybridisierung, also die Geschwindigkeit, mit der eine radioaktive DNA-Probe irgendeinen komplementären Strang findet und mit ihm hybridisiert, ist ein indirektes, aber genaues Maß für die Menge an komplementären Strängen in einem Präparat. Wir maßen nun gemeinsam mit Tasuku Honjo, der von der Universität Kioto zu uns gestoßen war, wie schnell sich unsere Sonde mit der DNA eines Mäuseembryos verband. Unsere Ergebnisse zeigten eindeutig, daß das Gen für die konstante Region der leichten Ketten im Erbgut (Genom) einer jeden Zelle nur in wenigen, wahrscheinlich sogar höchstens zwei Exemplaren vorkommt. Ähnliche Ergebnisse meldeten bald auch andere Laboratorien, und damit stand fest, daß die Hypothese von Dreyer und Bennett ernst zu nehmen war.

Wenn es nur wenige Kopien des konstanten Gens gibt und viele, getrennt davon liegende Gene für die variable Region, muß die Zelle auf irgendeine Weise die für eine vollständige leichte Kette erforderliche Information zu einem glatt lesbaren Text zusammenstellen können. Die wirtschaftlichste Art wäre, dies auf der Ebene des Gens zu bewerkstelligen. Zwei DNA-Sequenzen, die in der embryonalen Zelle noch an getrennten Stellen liegen, sollten im Kern eines reifen, Antikörper produzierenden Lymphozyten (eines weißen Blutkörperchens) zu einer einzigen aktiven Sequenz verbun-

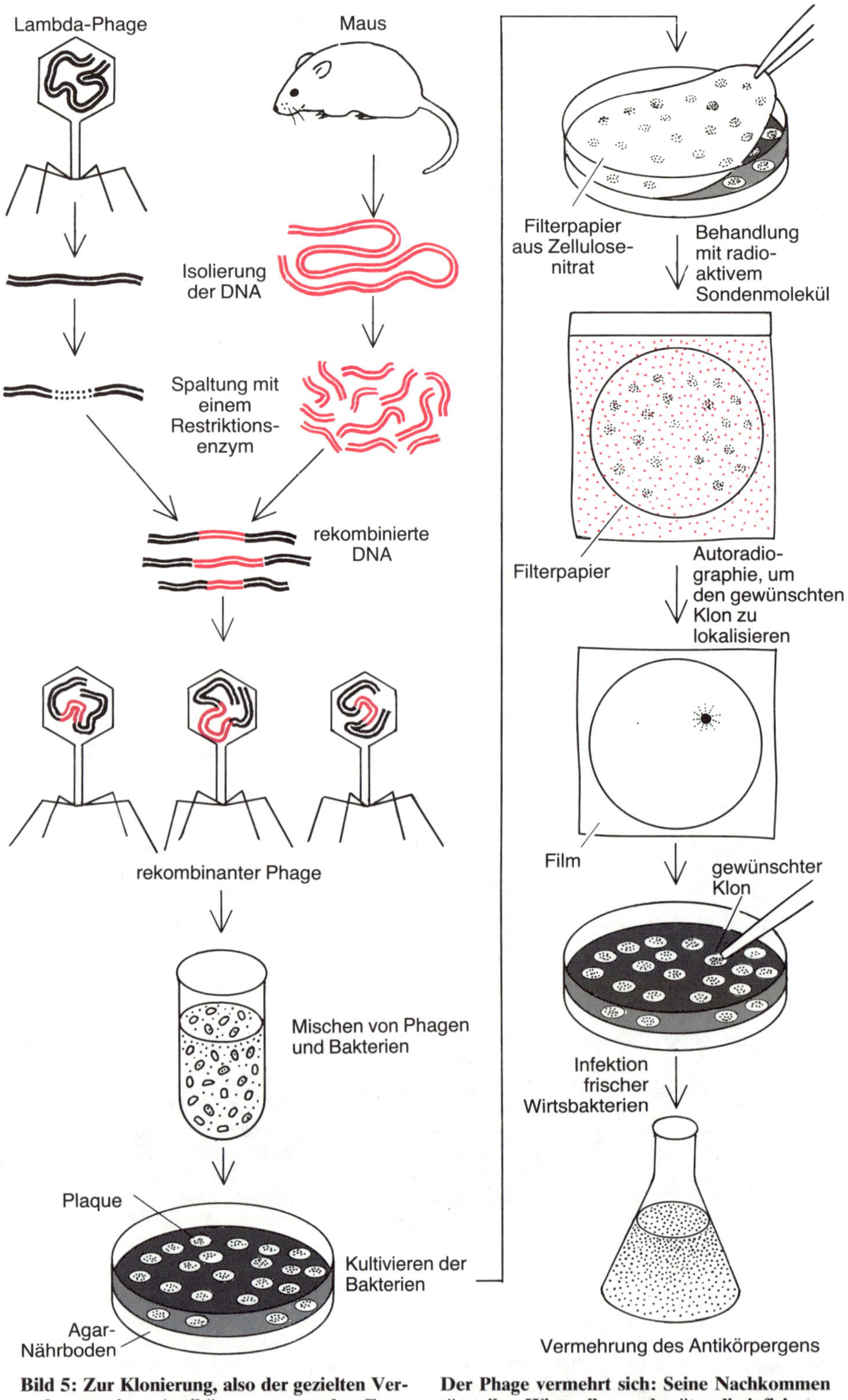

Bild 5: Zur Klonierung, also der gezielten Vermehrung, eines Antikörpergens werden Fragmente der Mäuse-DNA in ein Bakterienvirus, den Phagen Lambda, eingebaut. Zuerst spaltet man die Phagen-DNA mit einem Restriktionsenzym, das die DNA nicht glatt, sondern „über Eck" durchtrennt und so überlappende Enden erzeugt. Von den drei Fragmenten ist das mittlere für das Wachstum des Virus nicht nötig, so daß es sich durch ein Fragment der Mäuse-DNA ersetzen läßt, die zuvor mit dem gleichen Restriktionsenzym gespalten wurde. Wegen der zueinander passenden Enden verheilen die Stücke miteinander. In neue Phagenpartikel verpackt, gelangt die rekombinierte DNA in den Wirt des Phagen: das Bakterium *Escherichia coli*. Infizierte wie nicht infizierte Bakterien werden nun auf einem Nährboden kultiviert. Der Phage vermehrt sich: Seine Nachkommen töten ihre Wirtszellen und später die infizierten Nachbarzellen, so daß schließlich klare Felder, sogenannte Plaques, auf dem dichten Bakterienrasen entstehen. Jeder Plaque repräsentiert einen Phagen-Klon, also die Nachkommen eines einzigen Phagen. Das Plaquemuster wird auf ein Filterpapier übertragen, wo man die Proteine des Phagen herauslöst. Die rekombinierte DNA bleibt zurück. Jetzt fügt man eine radioaktive Sonde (farbig) zu: eine DNA-Kopie der Boten-RNA, die von dem gewünschten Gen stammt. Die Probe hybridisiert mit der passenden Mäuse-DNA und verrät so die Lage des Klons, der dieses DNA-Fragment enthält. Der Klon läßt sich herausnehmen und in frischen Bakterien vermehren, die dann das Antikörpergen in genügender Menge liefern.

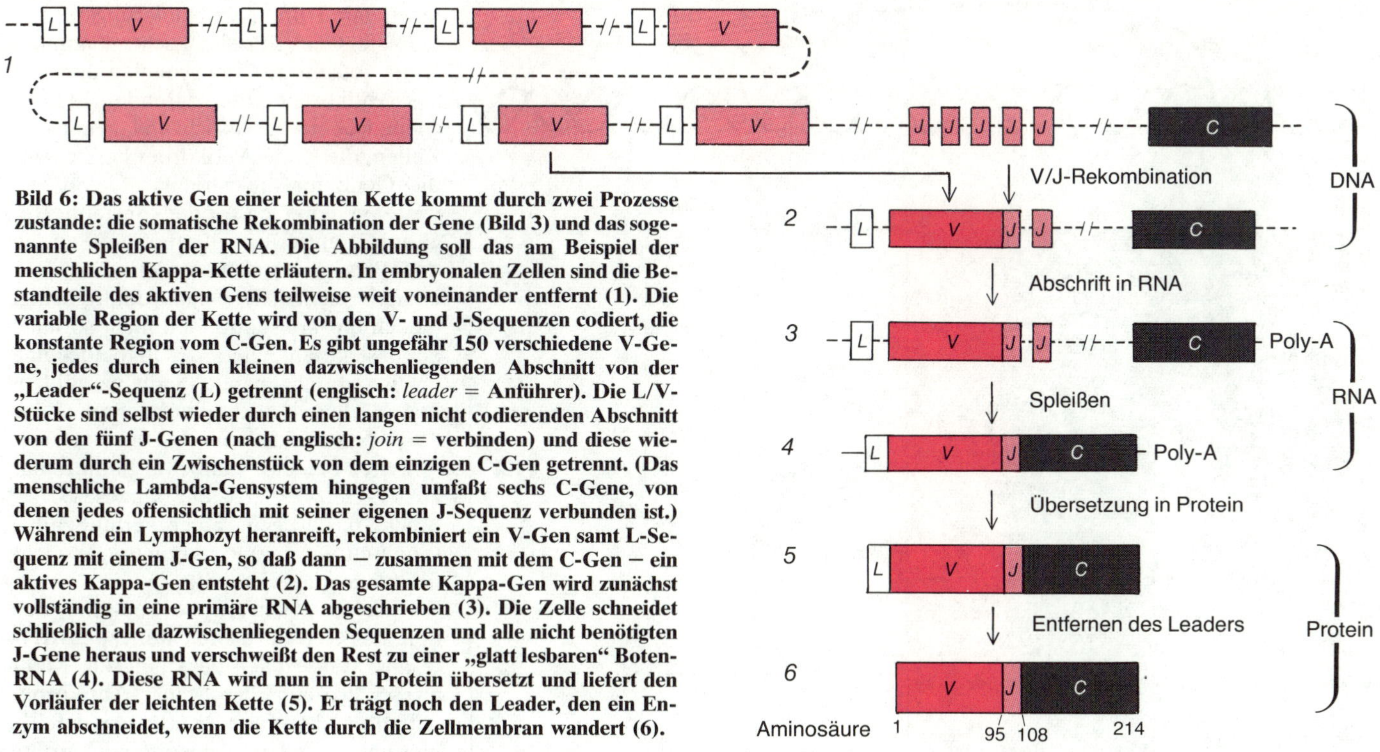

Bild 6: Das aktive Gen einer leichten Kette kommt durch zwei Prozesse zustande: die somatische Rekombination der Gene (Bild 3) und das sogenannte Spleißen der RNA. Die Abbildung soll das am Beispiel der menschlichen Kappa-Kette erläutern. In embryonalen Zellen sind die Bestandteile des aktiven Gens teilweise weit voneinander entfernt (1). Die variable Region der Kette wird von den V- und J-Sequenzen codiert, die konstante Region vom C-Gen. Es gibt ungefähr 150 verschiedene V-Gene, jedes durch einen kleinen dazwischenliegenden Abschnitt von der „Leader"-Sequenz (L) getrennt (englisch: *leader* = Anführer). Die L/V-Stücke sind selbst wieder durch einen langen nicht codierenden Abschnitt von den fünf J-Genen (nach englisch: *join* = verbinden) und diese wiederum durch ein Zwischenstück von dem einzigen C-Gen getrennt. (Das menschliche Lambda-Gensystem hingegen umfaßt sechs C-Gene, von denen jedes offensichtlich mit seiner eigenen J-Sequenz verbunden ist.) Während ein Lymphozyt heranreift, rekombiniert ein V-Gen samt L-Sequenz mit einem J-Gen, so daß dann – zusammen mit dem C-Gen – ein aktives Kappa-Gen entsteht (2). Das gesamte Kappa-Gen wird zunächst vollständig in eine primäre RNA abgeschrieben (3). Die Zelle schneidet schließlich alle dazwischenliegenden Sequenzen und alle nicht benötigten J-Gene heraus und verschweißt den Rest zu einer „glatt lesbaren" Boten-RNA (4). Diese RNA wird nun in ein Protein übersetzt und liefert den Vorläufer der leichten Kette (5). Er trägt noch den Leader, den ein Enzym abschneidet, wenn die Kette durch die Zellmembran wandert (6).

den sein (Bild 3). Eine solche Umorganisation der DNA im Laufe der Differenzierung und Entwicklung einer somatischen Zelle (Körperzelle) nennt man somatische Rekombination. Wie aber soll man sie nachweisen? Die Entdeckung der Restriktionsendonucleasen (der Enzyme, die DNA-Moleküle an ganz bestimmten Stellen spalten) ebnete schließlich den Weg für das entscheidende Experiment.

Susumu Tonegawa und Nobumichi Hozumi vom Baseler Institut für Immunologie verglichen die DNA eines Mäuseembryos mit der eines Plasmacytoms (Bild 4). Das ist ein Tumor aus Plasmazellen (reifen B-Lymphozyten), die nur einen Typ von Antikörpern gegen ein einziges Antigen produzieren. Zellen aus diesen Tumoren liefern einen bestimmten Antikörper samt zugehöriger DNA und RNA in großen Mengen und haben damit inzwischen vielen Zweigen der immunologischen Forschung unschätzbare Dienste geleistet.

Wenn das Antikörpergen der Tumorzellen durch somatische Rekombination zustandegekommen ist, müßte seine Nachbarschaft dort anders aussehen als in den embryonalen Zellen. Eine bestimmte Restriktionsendonuclease würde dann aus beiden DNAs unterschiedlich lange Stücke herausschneiden. Sitzt das konstante Gen in der embryonalen DNA beispielsweise zwischen zwei Spaltstellen, die 5000 Nucleotide voneinander entfernt sind, so findet man das Gen nach der Spaltung in einem 5000 Nucleotide langen DNA-Fragment wieder. Wenn eine dieser beiden Spaltstellen durch somatische Rekombination verloren geht oder an anderer Position eine Spaltstelle hinzukommt, so schneidet das gleiche Enzym das Gen nun mit einem DNA-Fragment heraus, das über oder unter 5000 Nucleotide lang ist. Tonegawa und Hozumi gelang es auf diese Weise zu zeigen, daß die für die leichten Ketten zuständigen Gene in den embryonalen Zellen anders angeordnet sind als in den Antikörper produzierenden Zellen. Die Aktivierung der Gene in einer sich entwickelnden Immunzelle geht also mit somatischen Rekombinationen einher, bei denen die Gene hin und her geschoben, also neu geordnet werden.

Die Klonierung von Antikörpergenen

Die mittsiebziger Jahre bescherten der Molekulargenetik rasante Fortschritte, die zu einigen Kontroversen und Mißverständnissen führten. Einer der großen Erfolge war im Jahre 1973 die erste gelungene Anwendung der neuen DNA-Rekombinationstechniken. Sie ermöglichten es, fremde DNA in ein Bakterium oder ein Bakterienvirus (einen Bakteriophagen) einzubauen und dort zu vermehren (klonieren), so daß man nun ein einzelnes Gen in großen Mengen herstellen konnte. Allen von uns, die sonst mit wesentlich aufwendigeren Methoden arbeiteten, war augenblicklich klar, daß uns die Genklonierung dazu verhelfen würde, Antikörpergene zu isolieren und deren Struktur direkt zu bestimmen. Damals herrschte jedoch Ungewißheit über die möglichen Gefahren dieser neuen Methode, und daher erließen die Nationalen Gesundheitsinstitute strenge Richtlinien für Versuche mit rekombinierter DNA. Die geforderten Sicherheitsvorkehrungen betrafen auch die Trägerorganismen, also die Bakterien oder Bakteriophagen, in denen fremde DNA kloniert wurde. Ein solcher Organismus mußte genetisch so verkrüppelt sein, daß seine Überlebenschancen außerhalb des Labors praktisch Null waren.

Meine Kollegen David C. Tiemeier, Lynn Enquist, Nathan Sternberg, Robert A. Weisberg und ich beschlossen, den Bakteriophagen Lambda für unsere Zwecke umzubauen. Eine von Ronald W. Davis an der medizinischen Fakultät der Stanford-Universität manipulierte Version des Phagen ließ sich mit einiger Bastelarbeit genetisch so verändern, daß sie nur wachsen konnte, wenn sie ein Stück fremde DNA aufgenommen hatte. Wir bauten gleich eine ganze Reihe verkrüppelnder Mutationen in den Phagen ein, führten die entsprechenden Tests auf seine Überlebensmöglichkeiten durch und erhielten schließlich die nötige Genehmigung. Schon bald konnten Shirley M. Tilghman, Tiemeier und ich die erste erfolgreiche Klonierung eines Säugergens in einem Bakteriophagen veröffentlichen: Wir hatten das Globingen der Maus kloniert, das für das Protein des roten Blutfarbstoffs codiert.

Auf Bitten Tonegawas schickten wir ihm eine Portion unserer verkrüppelten Phagen nach Basel, wo er und seine Kol-

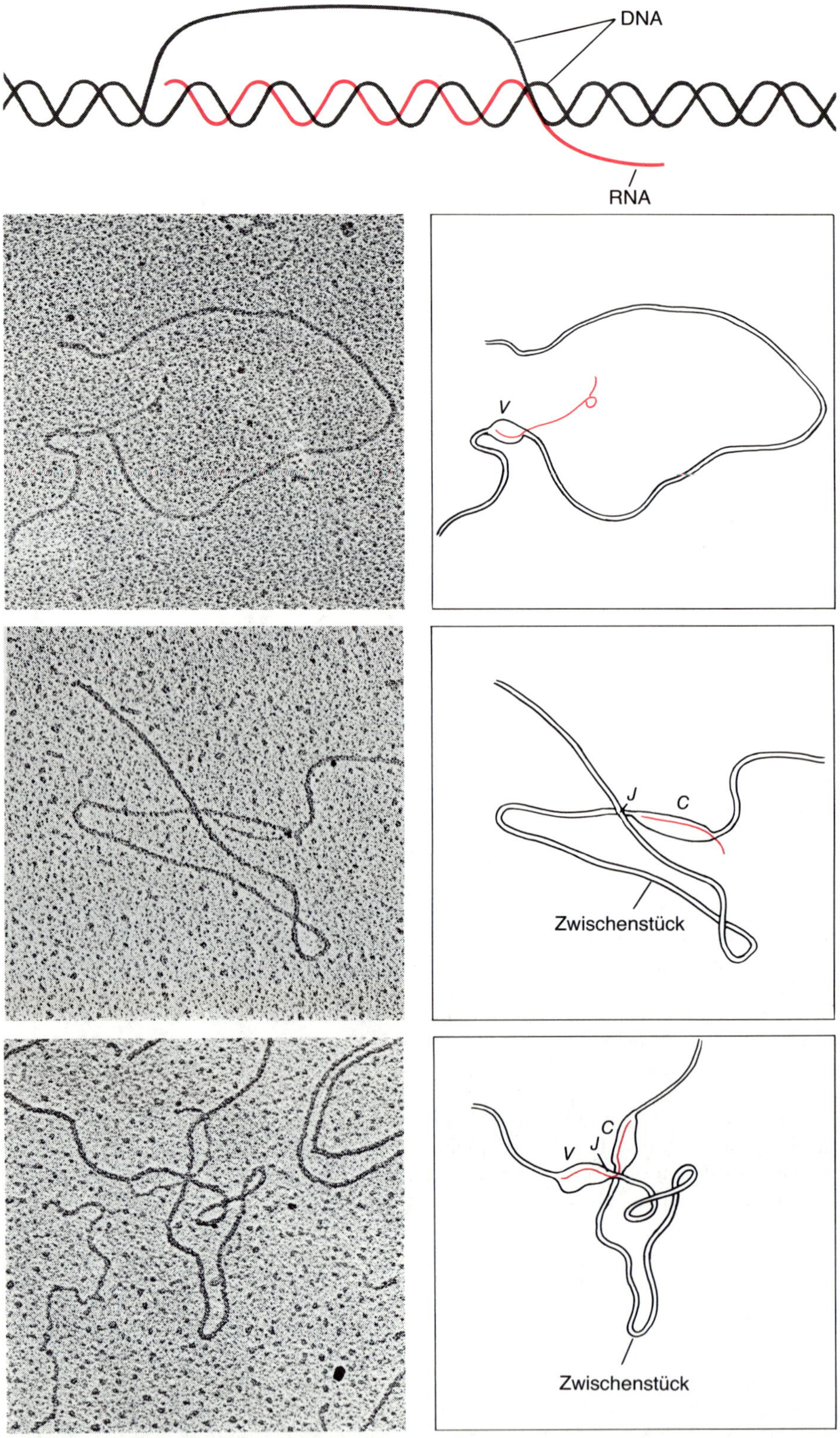

Bild 7: Die Komponenten der Antikörpergene von Mäusen lassen sich mit der Hybridisierungstechnik auf elektronenmikroskopischen Bildern sichtbar machen. Unter geeigneten Bedingungen hybridisiert eine komplementäre RNA-Sequenz mit „ihrem" DNA-Strang schneller als der eigentliche Partner: der andere Strang der DNA-Doppelhelix. Der partnerlose DNA-Strang bildet dann eine Schleife (obere Zeichnung). Für die elektronenmikroskopischen Bilder nahm man die Boten-RNA für die leichte Kette, also die zusammenhängende V/J/C-Sequenz. Mit der DNA embryonaler Zellen ergab sie die im ersten Bild gezeigte Konstellation: Die V-Sequenz der RNA „klebt" an der V-Sequenz des einen DNA-Stranges, der andere Strang bildet eine Schleife. Dagegen bleibt der längere Rest der RNA unhybridisiert. Eine ähnliche Schleife bildet sich auch am C-Gen (Mitte), dessen DNA von dem kurzen J-Gen durch ein langes, nicht hybridisiertes Zwischenstück getrennt ist. (Ein Strang des embryonalen J-Gens bindet sich gleichfalls an ein kleines Stückchen Boten-RNA, was sich aber hier nicht erkennen läßt.) Mischt man die Boten-RNA mit der DNA einer Antikörper produzierenden Zelle, wo die V- und J-Sequenzen zusammenhängen, so hybridisiert die Boten-RNA mit allen drei Genen (unten). Es entsteht eine V/J- und eine C-Schleife.

legen mit Hilfe der Klonierungstechniken die Gene für die leichte Lambda-Kette sowohl aus embryonalen als auch aus Antikörper produzierenden Mäusezellen isolierten. Tatsächlich lagen in den Zellen, die keine Antikörper herstellten, die Gene für die variable Region (V) weit von dem Gen für die konstante Region (C) entfernt, während die Gene in den Plasmacytomzellen viel näher beieinander saßen. Die Umordnung bringt jedoch das konstante Gen nicht so nahe an das variable heran, daß beide eine einzige durchgehende Sequenz bilden. Das V-Gen ist auch jetzt noch ungefähr 1500 Nucleotide vom C-Gen entfernt; zwischen beiden – und zwar unmittelbar am V-Gen – sitzt ein kurzes DNA-Stück, das wegen seiner verbindenden (englisch: *joining*) Funktion die Bezeichnung J-Sequenz erhielt.

Unsere Arbeitsgruppe bemühte sich nun, das Gen für die leichte Kappa-Kette aus Mäusezellen zu klonieren. Mehr als 95 Prozent aller Mäuse-Antikörper enthalten die Kappa-Kette, so daß sie hier unter den leichten Ketten die größte Vielfalt bietet. Meine Kollegen Jonathan G. Seidman und Edward E. Max klonierten sowohl die embryonale als auch die aktive Form der V- und C-Gene und bestimmten dann die Nucleotidsequenz (Bild 5). Das gelang dank der zeitsparenden DNA-Sequenzierungstechnik, die von Alan Maxam und Walter Gilbert an der Harvard-Universität entwickelt worden war.

Die Kappa-Kette

In der embryonalen DNA ließ sich eine große Anzahl von V-Genen identifizieren. Sie scheinen einzelnen Familien anzugehören, von denen jede Gene mit untereinander eng verwandten Nucleotidsequenzen umfaßt. Sowohl unsere eigenen Ergebnisse als auch die von Robert P. Perry am Krebsforschungsinstitut in Fox Chase zeigen, daß es in der DNA embryonaler Mäuse einige hundert Gene für die variable Region geben dürfte. Jedes der V-Gene (gleichgültig ob für Kappa- oder Lambda-Ketten zuständig) wartet mit gewissen strukturellen Eigenarten auf, die anscheinend von entscheidender Bedeutung sind. So ist jedes V-Gen in zwei codierende Abschnitte unterteilt, zwischen denen eine kurze nicht codierende Sequenz liegt (Bild 6). Der erste Abschnitt trägt die Information für den wasserabstoßenden (hydrophoben) „Anführer" (englisch: *leader*) – ein 17 bis 20 Aminosäuren langes Stück, das zunächst an der leichten Kette hängt, aber abgespalten wird, wenn der damit ausgestattete Antikörper die Zellmembran passiert. Der Leader dürfte also beim Transport durch die Membran eine wichtige Rolle spielen.

Der andere Abschnitt des V-Gens codiert für den größten Teil der variablen Region – und zwar für 95 der 108 Aminosäuren. Die Information für die restlichen 13 Aminosäuren ruht in einer DNA-Sequenz in der Nähe des einzigen C-Gens, das ein gutes Stück „flußabwärts" liegt. Diese kurze Sequenz sitzt genau an der Stelle, an die sich das V-Gen binden muß, um ein aktives Immunglobulingen zu erzeugen. Sie entspricht der von Tonegawa gefundenen Joining-Sequenz und wiederholt sich fünfmal in Abständen von ungefähr 300 Nucleotiden mit geringen, aber signifikanten Unterschieden. Im genetischen System der Mäuse-Lambda-Ketten ist die Anordnung allerdings etwas anders – wie weitere Untersuchungen von Tonegawa, David Baltimore am Massachusetts Institute of Technology und Ursula Storb an der Universität von Washington gezeigt haben. Dort gibt es vier C-Gene, jedes mit einem eigenen J-Gen. In menschlichen Zellen wiesen Philip A. Hieter und Gregory F. Hollis gemeinsam mit mir sogar sechs solcher C-Gene nach.

Nun wird auch deutlich, wie das Kappa-Gensystem seine Vielfalt hervorbringen kann. Wenn sich stets eines von – vorsichtig geschätzt – 150 V-Genen mit einem der 5 J-Gene verbindet, so ergibt das bereits 150 × 5, also 750 verschiedene aktive V/J-Gene für die variable Region der leichten Kette. Hinweise aus einer Reihe von Arbeitsgruppen zeigen, daß sich die Gene wirklich auf diese Art miteinander kombinieren lassen. Hat sich eines der V-Gene mit einem der J-Gene vereint, so werden die überflüssigen V- und J-Gene samt dem langen, nicht codierenden „Abstandshalter" entfernt (Bild 7). Das fertige aktive Kappa-Gen besteht aus drei getrennten codierenden Sequenzen: dem Leader-Gen, dem V/J-Gen und dem C-Gen. Diese Sequenzen werden beim Spleißen der RNA direkt miteinander verbunden, so daß eine glatt lesbare Boten-RNA mit der Information für die leichte Kette des Antikörpers entsteht (Bild 6).

Die in meiner Rechnung berücksichtigten 750 Möglichkeiten erweitern sich aber noch um einen weiteren Variationsfaktor. Ein sorgfältiger Vergleich der Aminosäuresequenzen zeigte, daß die leichten Ketten besonders stark in einer Region dicht am V/J-Treffpunkt variierten. Die Aminosäuren um die Position 96 bilden eine der drei Regionen, die Elvin A. Kabat von der Columbia-Universität schon früher als „hypervariabel" bezeichnet hatte. Die leichten Ketten falten sich in einer Weise, daß die hypervariablen Regionen an die Antigen-Bindungsstelle zu liegen kommen.

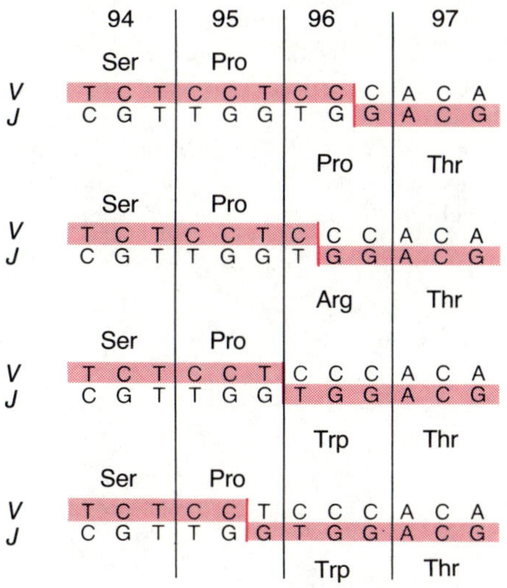

Bild 8: Die Vielfalt der Antikörper wird durch einen weiteren Faktor erhöht: Die Crossingover-Stelle – der Kreuzungspunkt, an dem die V- und J-Sequenzen rekombinieren – kann sich über eine Strecke von mehreren Nucleotiden verschieben, so daß dort im aktiven Kappa-Gen andere Codons zustande kommen. Ein solches Codon ist eine Dreiergruppe aus den vier Nucleotiden A, C, T oder G der DNA und codiert – wie sein Name sagt – für eine Aminosäure im Protein. Die flexible Crossingover-Stelle (farbiger Strich) führt nun in der Kappa-Kette dazu, daß das Codon für die Aminosäure 96 variiert. Die Zeichnung soll das verdeutlichen. Der obere Strang repräsentiert das V-Gen mit seinem Heptamer, der untere das J-Gen mit seinem Heptamer (Bild 9). Die Stränge sind hier der Einfachheit halber untereinander gezeichnet, um die Verschiebung der Crossingover-Stelle besser erkennen zu können. Je nachdem, wieviele der Heptamernucleotide anstelle der „echten" V- oder J-Nucleotide in die endgültige Sequenz (farbig) übernommen werden, ergeben sich die Codons CCG für die Aminosäure Prolin, CGG für Arginin oder TGG für Tryptophan. Die Aminosäure 96 liegt innerhalb der dritten hypervariablen Region, die an die Antigen-Bindungsstelle des Antikörpers zu liegen kommt. Die Variabilität kann sich hier also stark auswirken.

Die hohe Variabilität in diesem Bereich läßt sich jetzt wenigstens teilweise erklären: Die V/J-Rekombinationsstelle ist nicht genau festgelegt; denn ein V- und ein J-Gen können offensichtlich an verschiedenen Crossingover-Stellen miteinander verbunden werden (Bild 8). Dadurch vermag sich das Codon für die Aminosäure 96, also die nominelle V/J-Rekombinationsstelle, samt Nachbarcodons zu ändern. Das Ergebnis hängt davon ab, welcher Teil der Sequenz vom embryonalen V-Gen und dessen Nachbarregion und welcher vom embryonalen J-Gen beigesteuert wird. Wenn man annimmt, daß sich die Vielfalt durch die unterschiedlichen Verbindungsstellen um den Faktor 10 erhöht, dann vergrößert sich die Gesamtzahl möglicher Kombinationen auf 750 × 10, also insgesamt 7500.

Signalsequenzen

Ich habe bereits erwähnt, daß bestimmte Merkmale in den Gensequenzen der leichten Ketten unverändert bleiben und eine funktionelle Bedeutung zu haben scheinen. Signal-ähnliche Sequenzen waren insbesondere am sogenannten 3'-Ende des V-Gens und am 5'-Ende des J-Gens zu finden. Jede dieser Sequenzen besitzt einen Abschnitt aus ungefähr 9 Nucleotiden (ein Nonamer), die fast durchweg Adenine oder Thymine sind. Darauf folgt – in einem Abstand von etwa 11 beziehungsweise 22 Nucleotiden – eine Sequenz mit 7 Nucleotiden (ein Heptamer) und der Anordnung CACTGTG oder GTGACAC. Die beiden Nonamere und Heptamere können sich zu einer Art Stiel zusammenlagern, weil die Sequenzen nach den Regeln der Basenpaarung komplementär zueinander sind (A paart sich mit T, G mit C und umgekehrt); das V- und das J-Gen kommen so an der Basis des Stiels zusammen (Bild 9). Es ist dann leicht zu erkennen, wie die beiden Gene durch irgendeinen DNA-Rekombinationsmechanismus miteinander verbunden und die Signalsequenzen entfernt werden. Wahrscheinlich führt ein spezifisches (aber bis jetzt unentdecktes) System rekombinatorischer Enzyme diese Arbeit aus.

Die Flexibilität des Rekombinationssystems sorgt zwar in hervorragender Weise für Vielfalt, aber sie hat auch ihren Preis. V- und J-Gene werden manchmal versehentlich falsch verbunden, was zu einem inaktiven Gen führt. Diese Tatsache mag teilweise das Phänomen des sogenannten „allelen Ausschlusses" erklären. Jede somatische Zelle besitzt einen doppelten Chromosomensatz: Von ihren Chromosomenpaaren stammt der eine Partner von der Mutter und der andere vom Vater. Die einander entsprechenden Gene auf dem Chromosomenpaar heißen Allele. In einer Antikörper produzierenden Zelle werden normalerweise nur die Antikörpergene eines Chromosoms somatisch rekombiniert und schließlich in ein Protein übersetzt, während die Allele auf dem anderen Chromosom normalerweise vom Umordnungsprozeß ausgeschlossen sind und damit unübersetzt bleiben. Hin und wieder kommt es allerdings vor, daß eine solche Zelle in beiden Chromosomen geordnete Antikörpergene enthält. Meine Kollegen und ich vermuten, daß in solchen Fällen die Gene auf dem einen Chromosom falsch rekombiniert wurden, so daß ein inaktives Gen entstand; in einem zweiten Anlauf kam später ein aktives Gen auf dem „Reservechromosom" zustande.

Es ist auch möglich, daß die Gene für die leichten Lambda-Ketten eine Art

Katastrophenschutz für falsch verbundene Kappa-Gene darstellen. Nach Ergebnissen von Hieter, Hollis, Stanley J. Korsmeyer, Thomas A. Waldmann und mir gibt es eine klare Reihenfolge in den Ereignissen, die zu einem aktiven Gen für leichte Ketten führen. Als erstes werden die Kappa-Gene zusammengestellt. Wenn sie kein aktives Gen ergeben, beginnen sich die Lambda-Gene zu rekombinieren.

Baltimore und seine Mitarbeiter am Massachusetts Institute of Technology machten dazu einen faszinierenden Vorschlag: Das Erscheinen eines funktionsfähigen Antikörpers sollte zugleich ein Signal darstellen, das weitere V/J-Zusammenschlüsse verhindert; solange ein solches Signal ausbleibt, probiert die Zelle einfach weiter. Beim Menschen beispielsweise trägt das Chromosom mit

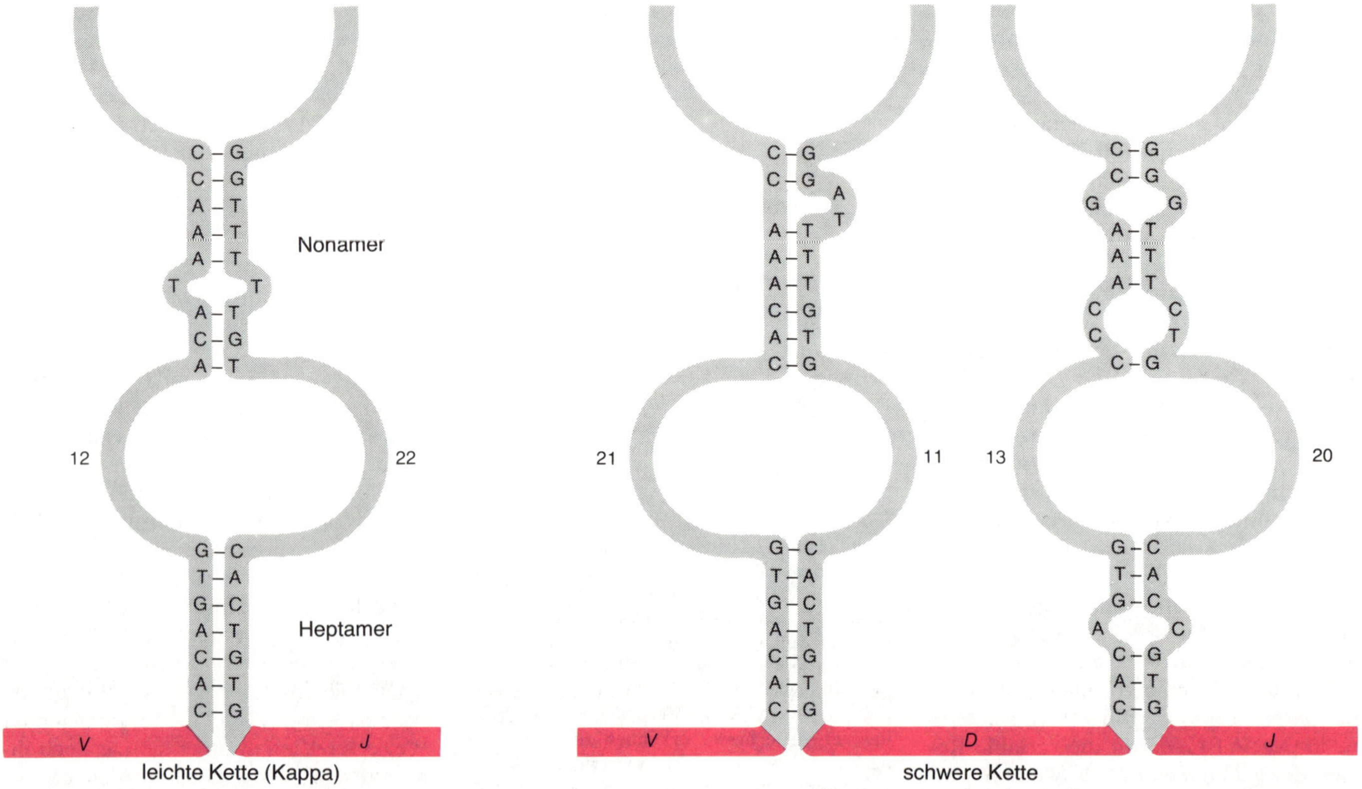

Bild 9: Besondere Rekombinationssignale der embryonalen DNA dienen offensichtlich dazu, die V- und J-Sequenzen für die leichten Ketten vor der eigentlichen Rekombination zusammenzubringen. Bei der schweren Kette funktioniert die Verkupplung in ähnlicher Weise, nur daß hier auch Signale beiderseits der zusätzlichen D-Sequenz beteiligt sind. Jede Signalregion besteht aus zwei Teilen: einem sieben Nucleotide langen, der fast immer ein A oder T in der Mitte trägt, und einem etwa neun Nucleotide langen mit vielen As oder Ts. Das Heptamer und das Nonamer haben einen Abstand von rund 11 oder 22 Nucleotiden. Die Signalregionen der V-, J- und D-Sequenzen sind weitgehend komplementär zueinander, so daß sie sich gemäß den Basenpaarungsregeln (A paart sich mit T, G mit C und umgekehrt) aneinanderlegen. Sie können so einen „Stiel" bilden, der die codierenden Sequenzen zusammenbringt. Offensichtlich findet die Rekombination nur statt, wenn eines der beiden komplementären Signale ein kurzes Abstandsstück (etwa 11 Nucleotide) und das andere Signal ein langes Abstandsstück (etwa 22 Nucleotide) enthält.

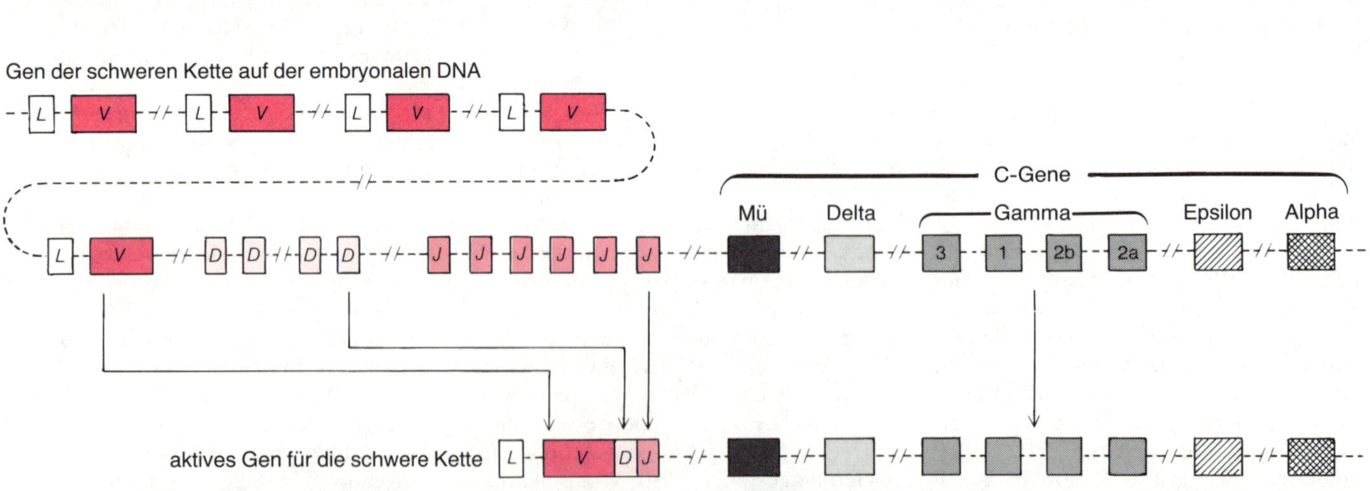

Bild 10: Das aktive Gen der schweren Kette setzt sich aus vier in den embryonalen Zellen vorhandenen Untergenen zusammen: L/V, D, J und C (oben). Durch die somatische Rekombination werden jeweils eine der L/V-Sequenzen, eine D- und eine J-Sequenz zu einem Genbruchstück zusammengefügt, das dann die variable Region der Kette codiert. Wie bei der leichten Kette liegt die DNA für die konstante Region (C) flußabwärts hinter einer nicht codierenden Sequenz. Anders aber als bei der leichten Kette gibt es hier acht getrennte C-Gene, von denen jedes die Information für einen anderen konstanten Teil trägt. (Jedes C-Gen ist in drei bis fünf codierende Sequenzen [Exons] mit dazwischenliegenden nichtcodierenden Abschnitten [Introns] unterteilt, was hier aus Gründen der Übersichtlichkeit nicht berücksichtigt wurde.) Die endgültige Aneinanderlagerung der beiden Genhälften für die konstante und variable Region findet während des Spleißens statt (Bild 12).

der Nummer 22 sechs Lambda-J/C-Sequenzen, so daß eine Zelle unter zwölf Lambda-Genen wählen kann. Zusammen mit den beiden Kappa-Genen (eines auf jedem Chromosom mit der Nummer 2) hat sie also 14 Möglichkeiten, ein aktives Gen für eine leichte Kette zu bilden.

Die schwere Kette

Die variable Region der schweren Kette bildet sich nach den gleichen Spielregeln wie die der leichten Kette – nur ist hier die Vielfalt sogar noch größer, weil ein extra Stück genetischer Information die Kombinationsmöglichkeiten vervielfacht. Als Leroy E. Hood und seine Mitarbeiter am California Institute of Technology die Struktur einer aktiven DNA bestimmten, die für die variable Region der schweren Kette zuständig ist, stießen sie direkt an der V/J-Bindungsstelle auf eine Sequenz von mindestens 13 Nucleotiden, die sich weder dem embryonalen V- noch dem embryonalen J-Gen zuordnen ließ. Diese Sequenz stammte von einem anderen Abschnitt embryonaler DNA, der den Namen D-Gen erhielt (D für englisch: *diversity* = Vielfalt). Im aktiven Gen der schweren Kette saß es an einer Stelle, die dem Hauptteil der dritten hypervariablen Region entspricht.

Darüber hinaus fanden Philip W. Early und Hood in der embryonalen DNA der schweren Kette die Nonamer-Heptamer-Sequenzen, die in der DNA einer leichten Kette anscheinend als Signal für die V/J-Verbindung fungieren (Bild 9). Aus der Anordnung dieser Signalsequenzen in der DNA der leichten Kette ließ sich erkennen, daß der Abstand zwischen dem Nonamer und dem Heptamer auf der V-Seite des „Stiels" kürzer sein mußte als auf der J-Seite, damit die Rekombination überhaupt stattfinden kann. Wie bereits erwähnt, sitzen an der V-Seite dort ungefähr 11 und an der J-Seite ungefähr 22 Nucleotide. In der DNA der schweren Kette hingegen ist das Zwischenstück auf beiden Seiten ungefähr 22 Nucleotide lang. So konnten Early und Hood voraussagen, daß die D-Gene in der embryonalen DNA von Rekombinationssignalen mit jeweils einem Zwischenstück aus 11 Nucleotiden flankiert sind. Auf diese Weise würde – wenn sich V an D und D an J bindet – die 11/22-Konstellation wieder eingehalten.

Die embryonalen D-Gene ließen sich jedoch nicht so einfach aufspüren, weil das D-Gen einer Antikörper produzierenden Zelle viel zu kurz ist um eine Hybridisierungssonde abzugeben. Meine Kollegen Ulrich Siebenlist und Jeffrey V. Ravetch lösten das Problem, indem sie ein falsches Zwischenprodukt der V/D/

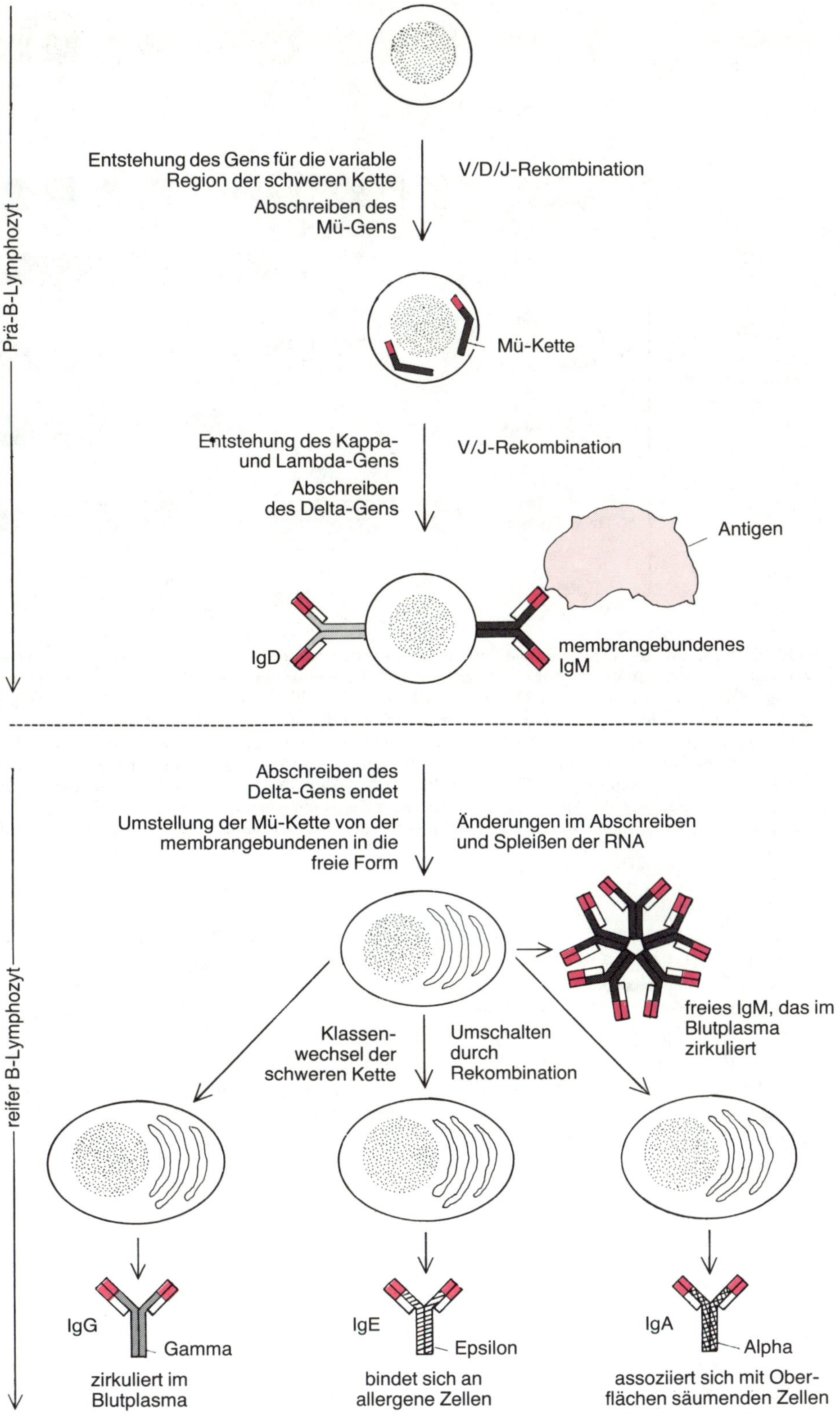

Bild 11: Die Differenzierung einer Antikörper produzierenden Zelle beginnt mit einem Prä-B-Lymphozyten. Die genetischen Vorgänge, die die Differenzierung begleiten, sind jeweils links der Pfeile, die dazugehörigen Umordnungsmechanismen rechts aufgelistet. Zuerst wird die schwere Mü-Kette, dann die leichte Kette (Kappa oder Lambda) sowie die schwere D-Kette hergestellt. Die fertigen Immunglobuline der Klasse M und D (IgM und IgD) erscheinen gleichzeitig an der Oberfläche der Zelle. Wenn ein bestimmtes Antigen erkannt und von einem solchen Oberflächenantikörper gebunden wird, entwickelt sich die Zelle weiter: Sie vermehrt sich und bildet einen Klon reifer B-Lymphozyten, die darauf spezialisiert sind, große Mengen IgM zu synthetisieren und in das umgebende Medium abzugeben. Die reifen Lymphozyten können nun von der Produktion einer Klasse von Antikörpern auf die nächste umschalten. Das Resultat: Zellen, die Antikörper mit unterschiedlichen Funktionen herstellen. Denn meist bleibt die variable Region und damit die Antigenspezifität gleich, während sich die Zielfunktion mit der Klasse der schweren Kette ändert. Punktmutationen können allerdings dazu führen, daß sich die variablen Regionen im Laufe der Zellreifung ändern.

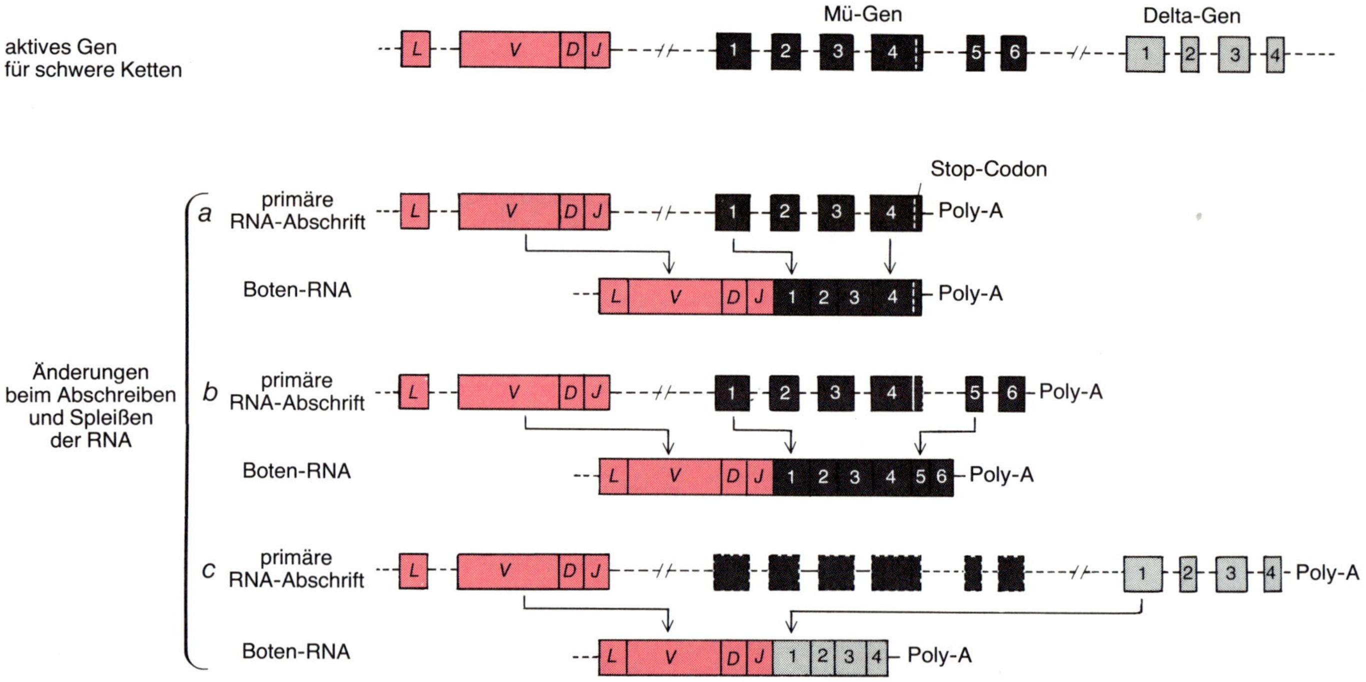

Bild 12: Beim Abschreiben und Spleißen der RNA treten Veränderungen auf, die dafür sorgen, daß in einem reifenden B-Lymphozyten Immunglobuline der Klasse M und D (IgM und IgD) gleichzeitig an der Zelloberfläche erscheinen (Bild 11) und daß zunächst membrangebundenes und dann freies IgM entsteht. Die obere Reihe zeigt, wie sich die Gene für die variable Region sowie die konstante Mü- und Delta-Region in einer Antikörper produzierenden Zelle anordnen. Wenn die RNA-Abschrift am vierten Exon des Mü-Gens endet (a), führt das Spleißen zu einer Boten-RNA und damit zu einer schweren Kette, die sich – weil ihr die kurze Aminosäuresequenz fehlt – nicht in der Zellmembran verankern kann. Die daraus hergestellten IgM-Moleküle verlassen also die Zelle. Umfaßt aber die primäre RNA-Abschrift auch die Exons 5 und 6 des Mü-Gens (b), so wird beim Spleißen das „Stop"-Codon am Ende von Exon 4 entfernt und stattdessen die Anker-Sequenz angehängt. Das resultierende IgM-Molekül bleibt dann an der Außenseite der Membran haften. Wenn die primäre Abschrift das Delta-Gen (c) enthält, bringt das Spleißen die Delta-Exons direkt mit der J-Sequenz zusammen, während das Mü-Gen entfällt. So entsteht die Boten-RNA für das IgD-Molekül.

J-Rekombination benutzten. Dabei handelte es sich um ein menschliches D-Gen, das die Rekombinationsenzyme nur an einem Ende, dem zum J-Gen hin, richtig bearbeitet hatten, so daß an seinem gegenüberliegenden Ende ein langes Stück embryonaler DNA hing. Dieses falsche Produkt gab eine hervorragende Sonde ab, mit deren Hilfe es schließlich gelang, embryonale D-Gene zu klonieren.

Als Siebenlist und Ravetch die Struktur der klonierten DNA bestimmten, fanden sie beiderseits der D-Gene – genau wie es Early und Hood vorausgesagt hatten – Rekombinationssignale mit je einem Zwischenstück aus 11 Nucleotiden. Danach suchten Siebenlist und Ravetch das menschliche Genom nach Sequenzen ab, die mit dem klonierten D-Gen hybridisieren konnten. So entdeckten sie eine große Familie von D-Genen, die mindestens fünf nahe verwandte Sequenzen umfaßt. Einigen Anzeichen nach ist dies sogar nur eine von mehreren D-Gen-Familien.

Die Kombinationsmöglichkeiten für die variable Region der schweren Kette sind außerordentlich groß. So schätzen T. H. Rabbitts und seine Kollegen vom Medical Research Council Laboratory of Molecular Biology in Cambridge (England), daß es beim Menschen ungefähr 80 embryonale V-Gene für die schwere Kette gibt. Sechs J-Gene fand Ravetch nicht weiter als 8000 Nucleotide vom menschlichen Mü-C-Gen entfernt. Und was die Zahl der menschlichen D-Gene anbelangt, so läßt sie sich zwar noch nicht genau bestimmen, aber ich würde bei allen Familien zusammen auf etwa 50 Mitglieder tippen. Die somatische Rekombination in diesem Gensystem könnte danach 80 × 6 × 50, also 24 000 genetische Kombinationen schaffen. Berücksichtigt man nun noch die Flexibilität der Rekombination an den Crossing-over-Punkten von V/D und D/J mit dem Faktor 100 (einem sehr groben Schätzwert), so erhält man insgesamt etwa 2,4 Millionen mögliche schwere Ketten.

18 Milliarden Antikörper

Rechnen wir aber weiter: 2,4 Millionen Kombinationsmöglichkeiten für die schwere Kette ergeben zusammen mit den 7500 Möglichkeiten der leichten Kappa-Kette beim Menschen 18 Milliarden (2 400 000 × 7500) mögliche Antikörper! Und das alles aus vielleicht 300 getrennten genetischen Elementen in der embryonalen DNA.

Die enorme Vielfalt, die bereits durch die Rekombination entsteht, vergrößert sich noch durch einen anderen Prozeß – die somatische Mutation. Während sich die Antikörperzelle differenziert, können sich Punktmutationen ereignen, die innerhalb der V-Gene einzelne Nucleotide verändern. Die Immunglobulin-Gene einer solchen Zelle sind – verglichen mit anderen – genetisch höchst instabil. Als Matthew D. Scharff und seine Kollegen vom Albert Einstein College of Medicine reife Lymphozyten als Klone züchteten und nachfolgende Generationen auf neue Antigen-Bindungsspezifitäten überprüften, entdeckten sie in jeder zehntausendsten Zelle einer Generation eine Mutation – eine bemerkenswert hohe Zahl. In anderen Experimenten stieß man auf aktive Gene, die in ihrem V-Teil in ein bis zwei Nucleotiden von der entsprechenden embryonalen DNA abwichen.

Diese Ergebnisse stützen die fünfzehn Jahre alte Vermutung von Melvin Cohn und Martin Weigert vom Salk-Institut für biologische Studien, daß die Vielfalt der Antikörper zu einem gewissen Teil von Punktmutationen herrührt, die sich während der Entwicklung der Lymphozyten ereignen. Wie es zu solchen Mutationen kommt, ist noch ungeklärt.

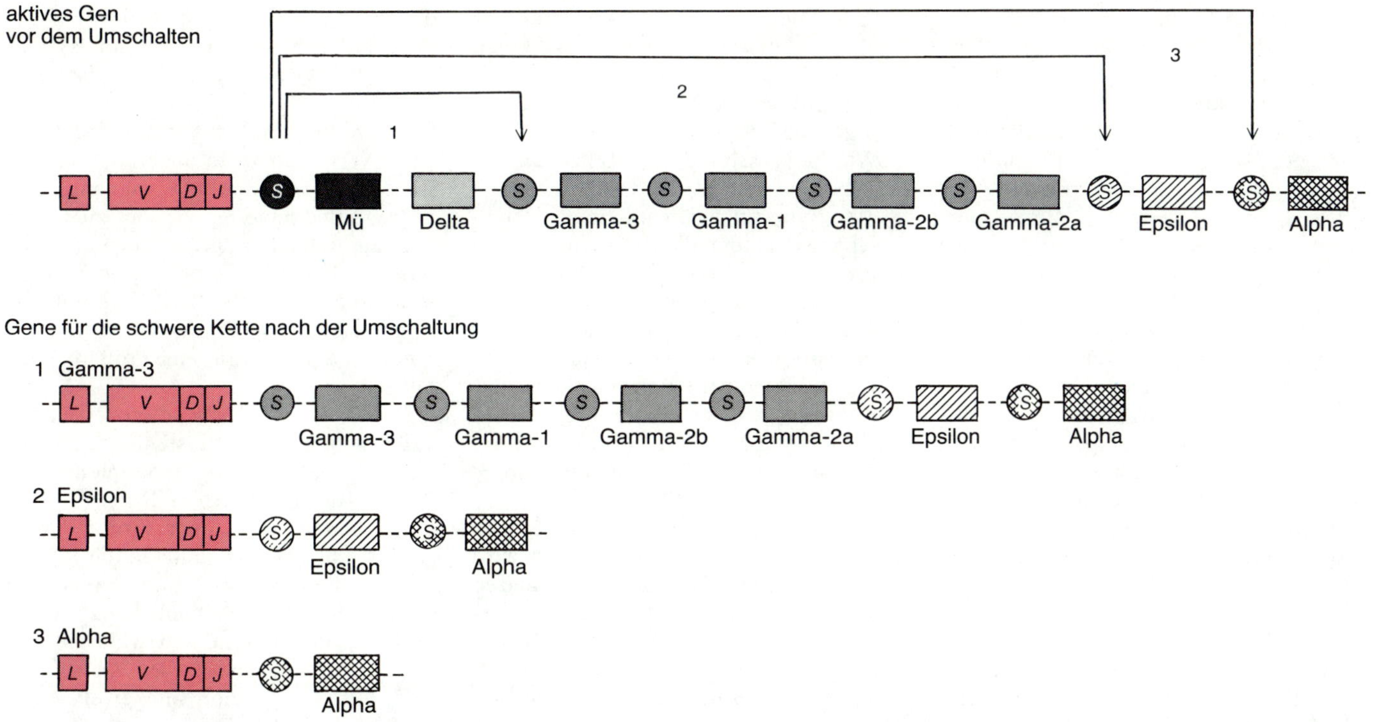

Bild 13: Antikörper produzierende Zellen können von einer auf eine andere schwere Kette umschalten, was einen Klassenwechsel der Immunglobuline mit sich bringt. Ermöglicht wird das durch Rekombination der DNA. Solange ein Lymphozyt Mü- oder Delta-Ketten synthetisiert, ist das Gen für die schwere Kette so aufgebaut, wie es die obere Zeile zeigt. (Die einzelnen Gene für die konstanten Regionen sind in Wirklichkeit Mosaikgene, das heißt in Exons und lange Introns unterteilt.) Vor jedem Gamma-, Epsilon- und Alpha-Gen sitzt ein Schalt-Signal, das zu einem ähnlichen Signal vor dem Mü-Gen bis zu einem gewissen Grad komplementär ist. Diese Signale sorgen offensichtlich dafür, daß eine Rekombination stattfinden kann, durch die sich die V/D/J-Sequenz mit einem der weiter flußabwärts gelegenen Gene für die konstante Region verbindet. Drei solcher Möglichkeiten sind hier dargestellt. Die neugeordnete DNA wird in RNA umgeschrieben, und aus dieser entsteht schließlich durch Spleißen – wie in Bild 12 beschrieben – eine Boten-RNA für die Gamma-3-, die Epsilon- oder die Alpha-Kette.

Die Kombination von konstanter und variabler Region

Das aktive Gen der schweren Kette bietet neben der einen variablen Konstellation (V/D/J) wahlweise eine Reihe von C-Genen an (Mü, Delta, Gamma, Epsilon und Alpha). In der Zelle erscheinen dann nacheinander schwere Ketten mit der gleichen Variablen, aber einer anderen konstanten Region (Bilder 10 und 11). Der Vorläufer der Antikörper produzierenden Zelle, der prä-B-Lymphozyt, stellt als erster schwere Mü-Ketten her: eine bestimmte V-Region (das Produkt der V/D/J-Rekombination) verbunden mit der Mü-Region. Danach synthetisiert er die leichten Ketten sowie die schwere Delta-Kette. Die Moleküle aus diesem Vorrat vereinigen sich zu kompletten IgM- und IgD-Antikörpern. Beide tragen die gleiche variable Region und richten sich daher gegen dasselbe Antigen.

Sowohl IgM als auch IgD tauchen dann gleichzeitig an der Außenseite der Zelle auf. Die darauffolgenden Reifungsschritte eines Lymphozyten werden offensichtlich durch die Reaktion mit dem passenden Antigen ausgelöst. Unter den Millionen oder Milliarden von verschiedenen Oberflächenantikörpern gibt es einen, dessen Bindungsstelle am besten zu einem bestimmten Antigen paßt. Er ist damit der Rezeptor, an den sich das Antigen bindet. Die Zelle, die den gewählten Antikörper trägt, wird nun angeregt, sich zu vermehren. Ihre Nachkommen bilden einen Klon aus Antikörper produzierenden B-Lymphozyten. Man bezeichnet daher den gesamten Vorgang als klonale Selektion.

Während die B-Zellen reifen, verschwinden sowohl IgD als auch IgM von der Oberfläche. Stattdessen sondert die Zelle IgM-, IgG-, IgE- oder IgA-Moleküle ins umgebende Medium ab. Die Moleküle unterscheiden sich zwar in der konstanten Region ihrer schweren Ketten und damit in der Klassenzugehörigkeit, aber in ihren variablen Regionen sind sie alle identisch. Sie besitzen die gleiche variable Region, die in der Vorläuferzelle gebildet und vom Antigen als am besten passende Bindungsstelle gewählt worden war. Da sich mit der Art der schweren Kette die Effektorfunktion des Antikörpers verändert, kann die gleiche variable Region an verschiedenen Immunreaktionen teilnehmen. Daß der Lymphozyt in der Lage ist, bei der Antikörpersynthese von einer Klasse auf die nächste umzuschalten, beruht auf zwei Mechanismen – einem modifizierten Transkriptions- und Spleißvorgang der RNA und einer Art Rekombination der DNA.

Die Gene für die schweren Ketten der Maus sind in der embryonalen DNA über eine Strecke von mehr als hunderttausend Nucleotiden verteilt. Wie sie dort angeordnet sind und wie sie aussehen, wurde erst in den vergangenen drei Jahren von mehreren Arbeitsgruppen entschlüsselt. Die Gruppe von Hood und Tonegawa trug hauptsächlich zur Aufklärung der Mü-, Gamma- und Alpha-Gene bei, die Gruppe von Frederick R. Blattner an der Universität von Wisconsin in Madison bestimmte die Position des Delta-Gens, und der Gruppe von Tasuku Honjo an der Universität Osaka gelang es, die Gamma-Gene (von denen es vier verschiedene für vier IgG-Unterklassen gibt) zu klonieren und ihre Anordnung auf der DNA festzustellen. Die Reihenfolge sämtlicher C-Gene lautet in Fließrichtung – also vom 5′-Ende zum 3′-Ende gelesen – Mü, Delta, Gamma 3, Gamma 1, Gamma 2b, Gamma 2a, Epsilon und Alpha (Bild 10).

Die beiden IgM-Formen

Wie kommt es eigentlich, daß IgM nacheinander in zwei verschiedenen Formen auftreten kann: zunächst an die Lymphozytenmembran gebunden und dann frei im Blut zirkulierend? Jonathan W. Uhr an der Universität von Texas in Dallas entdeckte als erster einen strukturellen Unterschied zwischen der membrangebundenen und der sezernierten Mü-Kette. Eine genauere Untersuchung zeigte, daß die membrangebundene Form am Ende eine kurze Sequenz hydrophober Aminosäuren besitzt, die offensichtlich der Verankerung in der Zellmembran dienen – und zwar speziell an den hydrophoben Lipiden der Membran. In der Mü-Kette eines sezernierten Antikörpers fehlt diese Sequenz. Randall Wall an der Universität von Kalifornien in Los Angeles konnte mit Hood und Baltimore zeigen, daß vom Mü-Gen zwei Arten von Boten-RNA hergestellt werden – eine mit und eine ohne das Segment, das für das kurze hydrophobe Stück codiert.

Wie alle Gene für die konstante Region der schweren Ketten ist auch das Mü-Gen gestückelt, das heißt, informative Sequenzen (Exons) wechseln mit nicht-informativen (Introns) ab. Die primäre RNA-Abschrift sieht praktisch genauso aus, und erst das Spleißen bringt die Exons direkt zusammen. Manchmal enthält nun diese primäre Form die codierende Sequenz für den hydrophoben Anker. Dann wird sie von den Enzymen, die das Spleißen bewerkstelligen, an das Ende der Hauptinformation gehängt – und zwar anstelle eines „Stop"-Codons, das sonst die Übersetzung hier beendet. Fehlt die Ankersequenz, so entsteht eine Mü-Kette, die sezerniert werden kann (Bild 12). Die Hinweise mehren sich, daß viele, vielleicht sogar sämtliche schweren Ketten ähnlich konstruiert sind. So kann sie die Zelle entweder in der Membran verankern oder an die Umgebung abgeben.

Ein ähnliches wahlweises Spleißen dürfte für das gleichzeitige Erscheinen der IgM- und IgD-Moleküle an der Oberfläche der Prä-Lymphozyten verantwortlich sein. Das Umschreiben der DNA in RNA beginnt am V-Gen und läuft über die verschiedenen Abschnitte weiter bis zum Ende des Mü-Gens. Wird der Vorgang hier unterbrochen, so entstehen – wie eben beschrieben – schwere Mü-Ketten. Teilweise läuft die Transkription noch einige tausend Nucleotide weiter und damit bis zum Ende des Delta-Gens (Bild 12). Unter den vielen Möglichkeiten, eine solche primäre RNA-Abschrift zu spleißen, ist auch eine, bei der die V/D/J-RNA direkt an den Anfang der Delta-RNA gehängt wird. So entstehen gleichzeitig zwei Boten-RNAs: eine für die Mü-Kette und eine für die Delta-Kette, aber beide mit der Information für dieselbe variable Region. Beide Boten-RNAs werden in Proteine übersetzt, und damit erscheinen an der Zelloberfläche sowohl IgD- als auch IgM-Moleküle mit der gleichen Antigenspezifität.

Wie bewerkstelligt die Zelle nun das Umschalten auf die anderen schweren Ketten? Sie stützt sich auf einen zweiten Mechanismus, der die DNA-Sequenzen umordnet, also rekombiniert. Im Gegensatz zu der recht genauen V/J- und V/J/D-Zusammenlagerung hat hier die Rekombination jedoch weit mehr Freiheiten. Betrachten wir einmal das Umschalten von der Mü- zur Alpha-Kette (Bild 13). In dem aktiven Gen für die schwere Kette sitzt die V-Sequenz ein ganzes Stück – ungefähr 8000 Nucleotide – von der ersten C-Sequenz (derjenigen für Mü) entfernt. Normalerweise wird dieses Zwischenstück aus der primären RNA-Abschrift für die Mü-Kette herausgeschnitten. Obwohl ihm keinerlei codierende Funktion zuzuordnen ist, trägt es – wie die Arbeitsgruppe von Hood und Tonegawa herausfand – einen ungefähr 2000 Nucleotide langen Abschnitt mit einer Reihe sich wiederholender Sequenzen unterschiedlicher Länge.

Revetch und Ilan R. Kirsch konnten dann zeigen, daß weiter flußabwärts – genau neben dem Alpha-Gen – ein ähnlicher Abschnitt vorkommt. Wenn die Zelle von IgM auf IgA umschaltet, muß dies irgendwie durch Rekombination dieser weit voneinander entfernten DNA-Abschnitte geschehen. Beide dienen offensichtlich als Schaltsignale, durch welche die V/D/J-Sequenz mit dem Alpha-Gen verbunden und die anderen C-Gene – wie die für Mü, Delta, Gamma und Epsilon – beseitigt werden. Da die Schaltregionen keine codierende Funktion ausüben, kann sich das Crossingover darin offenbar an recht beliebiger Stelle ereignen. Analoge Schaltregionen fanden Tonegawa und Honjo auch neben den Gamma-Genen. Sie vermuten darin ein Signal, das der Zelle erlaubt, von der Mü-Kette zur Gamma-Kette umzuschalten.

Ausblick

Es ist noch gar nicht so lange her, da galten den Genetikern und Molekularbiologen drei Prinzipien als unumstößlich. Erstens: Für eine jede Proteinkette existiert ein bestimmtes in den Keimzellen vorhandenes Gen. Zweitens: Das gesamte Genom embryonaler Zellen bleibt während der Differenzierung zu somatischen Zellen unverändert. Drittens: Die verschiedenen Formen und Funktionen differenzierter Zellen kommen durch die unterschiedliche Aktivität der einzelnen Gene zustande. Doch die jüngsten Entdeckungen haben diese Prinzipien ins Wanken gebracht. Das Immunsystem kann tatsächlich Proteine hervorbringen, indem es nur einige hundert embryonaler Gene wie Spielkarten mischt. Möglicherweise benötigen auch andere Proteine mehr Information als ihnen ein lineares unverändertes Genom zu geben vermag, und dann dürften auch in anderen Zellen als den Lymphozyten Prozesse wie die somatische DNA-Rekombination, die selektive Transkription und das Spleißen der RNA für eine größere Vielfalt sorgen.

Ein Hinweis, daß solche Prozesse auch außerhalb des Immunsystems angewandt werden, lieferte ein Experiment, das Kirsch, Ravetch, Max und Robert L. Ney kürzlich in meinem Laboratorium durchgeführt haben. Sie benutzten die Signalregion, die vom Mü- zum Alpha-Gen schaltet, um vielleicht ähnliche DNA-Sequenzen im Genom von Mäusen und Menschen aufzuspüren. Tatsächlich hybridisierte die Region mit jeweils zehn bis fünfzehn DNA-Fragmenten. Das waren weit mehr, als Gene zum Umschalten auf die verschiedenen schweren Ketten benötigt werden. Also ließ man die Schaltregion mit einer DNA aus Lymphozyten hybridisieren, in der das ganze Stück zwischen den V-Genen und dem letzten C-Gen fehlte. Und wieder kam man auf eine Zahl von zehn bis fünfzehn Fragmenten. Diese „Extra"-Signale mußten außerhalb der Gensequenzen für die konstante Region liegen – also irgendwo anders im genetischen Apparat.

Bei welchen anderen Proteinen sorgen sie aber für eine somatische Rekombination der Gene? Ein Kandidat wären die Proteine, die auf der Zelloberfläche embryonaler Zellen erscheinen. Sie sind gewissermaßen die Adresse, durch die embryonale Zellen an den richtigen Bestimmungsort in einem sich entwickelnden komplexen Organismus geführt werden. Ein anderer Kandidat wären die verschiedenen Populationen von Antigen-Rezeptoren auf der Oberfläche der T-Zellen – einer Klasse von Lymphozyten, die regulatorische Funktionen ausüben – doch das bleibt noch zu erforschen. Eines steht jedenfalls fest: Das Immunsystem hat uns eindeutig bewiesen, daß im Umordnen der Gene ein enormes Potential ruht, mit dem sich die genetische Information fast unendlich erweitern läßt. Die Annahme liegt nahe, daß diesem Mechanismus auch in anderen, Vielfalt verlangenden Gensystemen eine zentrale Rolle zukommt.

Die Moleküle des Immunsystems

Die Proteine, die fremde Eindringlinge erkennen oder ein Individuum auszeichnen, zählen zu den vielfältigsten Proteinen überhaupt. Codiert werden sie von Hunderten getrennter Genteile, die sich in millionenfacher Weise miteinander kombinieren und zudem noch abwandeln können.

Von Susumu Tonegawa

Ein funktionierendes Immunsystem ist überlebensnotwendig: Versagt es, bedeutet dies fast unausweichlich den Tod durch Infektion. Von seiner lebenswichtigen Rolle einmal abgesehen, ist es ein faszinierendes Beispiel für die Genialität der Natur.

Unablässig patrouillieren die Zellen und Moleküle dieses Abwehrsystems auf der Suche nach Krankheitserregern durch den Körper. Sie können eine praktisch unbegrenzte Vielfalt fremder Zellen und Substanzen erkennen und von körpereigenen unterscheiden. Dringt ein Krankheitserreger in den Körper ein, so spüren sie ihn auf und machen regelrecht mobil, um ihn außer Gefecht zu setzen. Sie „erinnern" sich zudem an jede Infektion, so daß sie bei neuerlichem Zusammentreffen mit dem gleichen Organismus wirkungsvoller fertigwerden. Das alles bewerkstelligen sie überdies mit einem ziemlich kleinen Verteidigungsbudget, beanspruchen sie doch nur einen bescheidenen Anteil des Genoms und der körperlichen Ressourcen.

Entscheidend für das Auslösen einer Immunantwort ist, die chemischen Marker zu erkennen, in denen sich „Selbst" von „Nichtselbst" unterscheidet. Mit dieser Aufgabe sind Proteine betraut, deren faszinierendste Eigenschaft ihre strukturelle Variabilität ist.

Im allgemeinen sind alle Moleküle eines bestimmten Proteins in einem Individuum absolut identisch: Sie haben dieselbe Aminosäuresequenz. Höchstens sind zwei Versionen anzutreffen, die eine vom mütterlichen, die andere vom väterlichen Gen codiert. Die Erkennungsproteine des Immunsystems treten dagegen in Millionen, vielleicht auch Milliarden abgewandelten Formen auf. Dank dieser Unterschiede kann jedes Molekül ein spezifisches Ziel erkennen.

Die bekanntesten Erkennungsproteine sind die Antikörper, die Immunglobuline. Man hat inzwischen wesentliche Einblicke in ihre Struktur und in den genetischen Mechanismus gewonnen, der für ihre Vielfalt verantwortlich ist. Und zwar gehen die unzähligen verschiedenen Antikörper aus einem Repertoire relativ weniger Genteile hervor, die sich in allen möglichen Kombinationen zu funktionsfähigen Antikörper-Genen zusammenstellen lassen. Damit liefern die Antikörper-Gene den schlagenden Beweis, daß die DNA eines Individuums kein fest sortiertes Archiv ist, sondern sich im Laufe des Lebens verändern kann. Das Ausschneiden und Zusammenfügen von Gensequenzen für die Antikörper-Synthese ist keine zufällige Eigenart des genetischen Prozesses, sondern die wesentliche Voraussetzung für das Funktionieren des Immunsystems.

Eine weitere Klasse von Erkennungsmolekülen umfaßt die *T*-Zell-Rezeptoren, antennenartige Proteine auf der Oberfläche bestimmter Immunzellen. Da sie sich schwieriger isolieren lassen, sind ihre Eigenschaften noch nicht so gut erforscht wie die der Antikörper.

Strukturell und der Abstammung nach sind sie eindeutig mit den Antikörpern verwandt. Auch ihre Vielfalt geht auf einen entsprechenden genetischen Mechanismus zurück, aber ihre Arbeitsweise ist etwas anders. Ein *T*-Zell-Rezeptor erkennt nur solche Zellen, die sowohl körpereigene als auch körperfremde Marker tragen (Bild 3). Aufgrund dieser Eigentümlichkeit können die *T*-Zellen direkt gegen Virusinfektionen vorgehen und zudem andere Komponenten des Immunsystems regulieren.

Die *B*-Zellen

Die wichtigsten Zellen des Immunsystems sind die Lymphocyten, eine Gruppe weißer Blutkörperchen. Wie andere Blutzellen gehen auch sie aus Stammzellen im Knochenmark hervor. Die eine Klasse von Lymphocyten, die *B*-Zellen, vollenden bei Säugern ihre Reifung im Knochenmark. Eine zweite Klasse, die *T*-Zellen, differenzieren sich in der Thymusdrüse weiter. Die Zellen beider Klassen ähneln sich in Größe und Ausse-

Bild 1: Antikörper erkennen körperfremde Stoffe; entscheidend dabei ist die Bindung zwischen Antigen und Antikörper. Das Computerbild zeigt als gebundene Substanz allerdings kein vollständiges Antigen, sondern ein Hapten, einen niedermolekularen Stoff mit einer Affinität zu einem bestimmten Antikörper (Haptene wirken nur in Verbindung mit einem makromolekularen Träger immunogen). Bei dem dargestellten Hapten handelt es sich um Phosphocholin. Elektrostatische Wechselwirkungen lenken es an die Antigen-Bindungsstelle des Antikörpers, wo es genau in eine Tasche der Oberfläche paßt. Wie es sich während der Annäherung an die Bindungsstelle ausrichtet (Mitte oben), läßt sich aus Berechnungen von Elizabeth D. Getzoff, John A. Tainer und Arthur J. Olson vom Forschungsinstitut der Scripps-Klinik schließen. Ihre Kalkulation basiert auf der atomaren Struktur des Antikörper-Hapten-Komplexes, die von Eduardo A. Padlan, Gerson H. Cohen und David R. Davis von den National Institutes of Health bestimmt wurde. Das Grundgerüst des Proteins und des sich nähernden Hapten-Moleküls ist von einem Schwarm farbiger Punkte umhüllt, der die für Wassermoleküle zugängliche Oberfläche darstellt. Von einem anderen Hapten – es sitzt eingeklemmt an der Antigen-Bindungsstelle direkt unterhalb des ersten Haptens – ist nur das Skelett angegeben. Die Farbe der Punkte kennzeichnet das berechnete elektrostatische Potential von verschiedenen Regionen der Moleküloberfläche: Blau entspricht dem positiven, rot dem negativen Maximum des Potentials. Die Pfeile geben die Richtung des elektrostatischen Feldes an, ihre Farben das elektrostatische Potential an ihren Ursprungspunkten. Das Bild wurde mit Hilfe zweier Programme erstellt: mit GRAMPS, entwickelt von Olson und T. J. O'Donnell von den Abbot-Laboratorien, und mit GRANNY, geschrieben von Olson und Michael L. Connolly von der Scripps-Klinik.

hen, sind aber an verschiedenen Formen der Immunantwort beteiligt.

Die *B*-Lymphocyten synthetisieren die Antikörper. Ihre grundlegende Arbeitsweise läßt sich mittels der klonalen Selektionstheorie verstehen, die von Sir Macfarlane Burnet vor 30 Jahren vorgeschlagen worden ist. Jede *B*-Zelle wird während ihrer Reifung im Knochenmark auf die Synthese von Antikörpern festgelegt, die ein spezifisches Antigen, eine bestimmte molekulare Struktur also, erkennen. Im einfachsten Fall behalten alle Nachkommen einer Zelle dieselbe Spezifität, sie bilden daher einen Klon immunologisch identischer Zellen. (In Wirklichkeit entstehen einige Varianten, während sich die Zellen vermehren.)

Die von einer *B*-Zelle synthetisierten Antikörper werden zunächst nicht abgegeben; sie bleiben an der Außenseite der Zellmembran als Rezeptormoleküle sitzen (Bild 2). Bindet sich ein Antigen an einen solchen membranständigen Antikörper, so wird die zugehörige Zelle zur Vermehrung angeregt. Dieser Prozeß ist die klonale Selektion. Im allgemeinen reagieren viele Klone auf einen einzigen Erreger. Denn die von den Antikörpern erkannten antigenen Marker sind vergleichsweise kleine molekulare Strukturen, und ein einzelnes Virus oder Bakterium trägt viele verschiedene solcher Erkennungszeichen.

Einige Nachkommen der selektierten Klone bleiben als zirkulierende *B*-Lym-

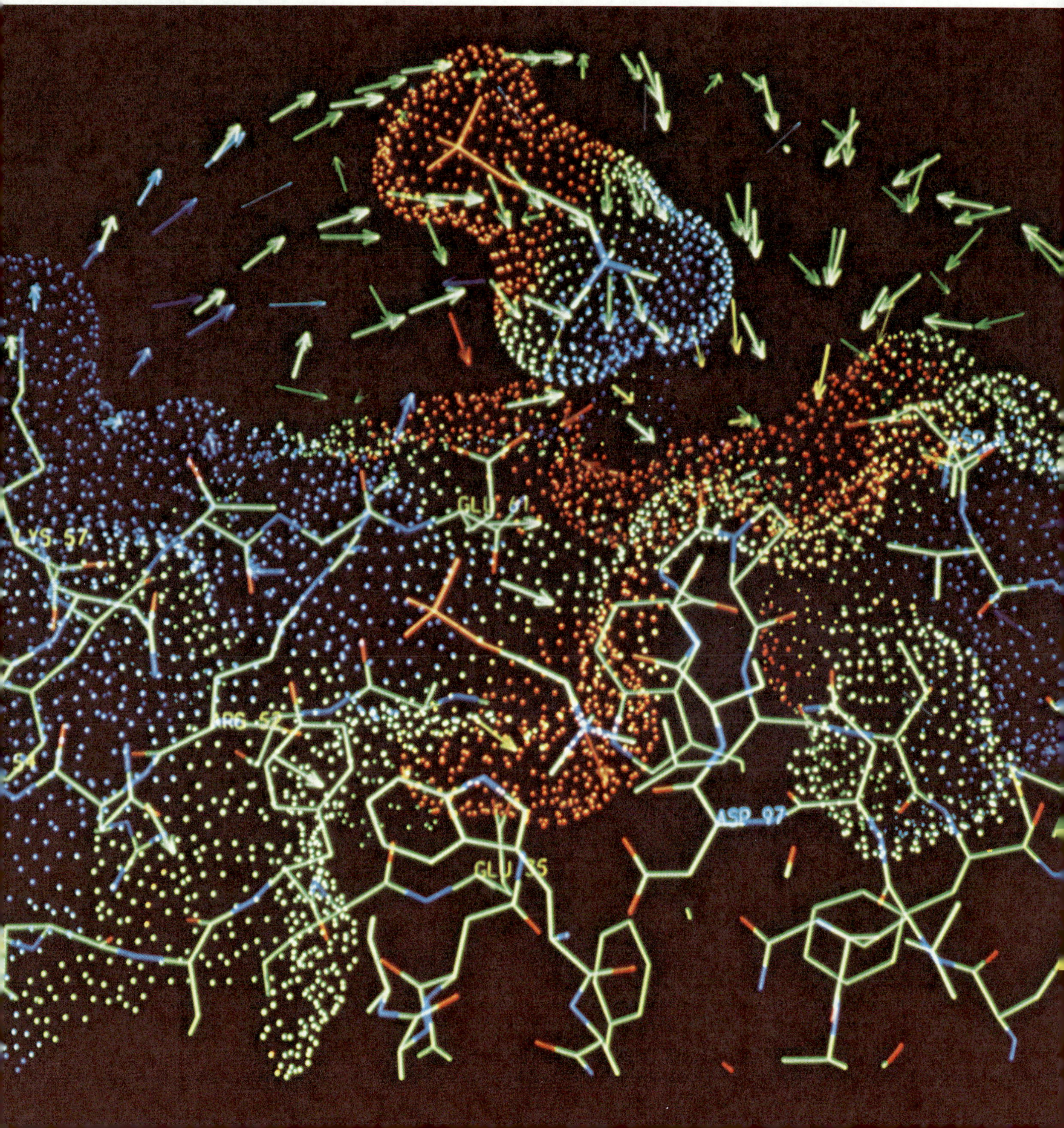

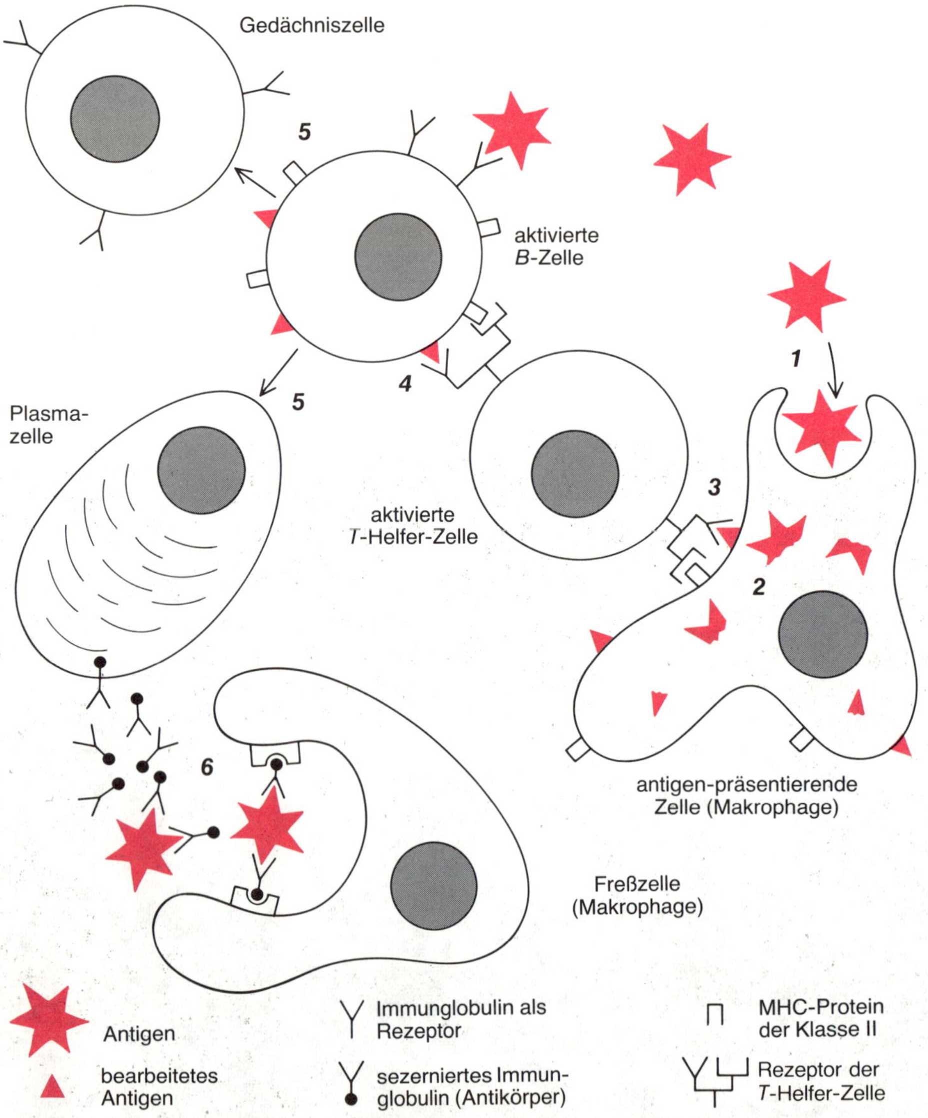

Bild 2: Eine Infektion mobilisiert mehrere kooperierende Populationen von Immunzellen. Die *B*-Zellen tragen Immunglobuline als Oberflächenrezeptoren, die zirkulierende Antigene erkennen und sie binden. Im allgemeinen jedoch werden sie allein davon nicht aktiviert. Zuerst muß das Antigen von einer antigen-präsentierenden Zelle aufgenommen werden (1); diese Funktion kann ein Makrophage übernehmen. Das Antigen wird von ihm bearbeitet (2) und erscheint dann an seiner Oberfläche. Wenn eine *T*-Helfer-Zelle es erkennt, wird sie aktiviert (3) und aktiviert ihrerseits *B*-Zellen, die das gleiche bearbeitete Antigen tragen (4). Diese *B*-Zellen vermehren sich und differenzieren sich aus (5): Einige Nachkommen werden zu Gedächtniszellen, die bei neuerlicher Infektion eine schnellere Immunreaktion ermöglichen, andere entwickeln sich zu antikörperausscheidenden Plasmazellen. Die freien Antikörper (ebenfalls Immunglobuline) binden sich an das Antigen und markieren es damit für die Zerstörung durch andere Elemente des Immunsystems, unter anderem durch Makrophagen (6).

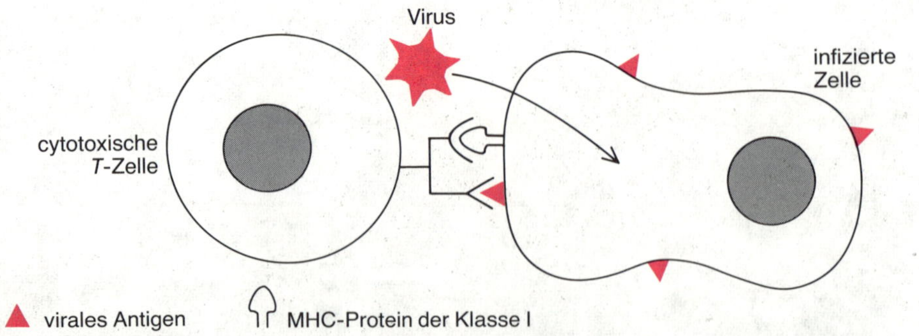

Bild 3: Virusinfektionen rufen andere Elemente des Immunsystems auf den Plan. Dringt ein Virus in eine Zelle ein, so bleiben virale Proteine in der Zellmembran zurück. Cytotoxische *T*-Zellen (Killer-Zellen) erkennen spezifisch solche fremden Moleküle, die zusammen mit charakteristischen wirtseigenen Proteinen dargeboten werden, und zwar mit den Klasse-I-Proteinen des Haupthistokompatibilitäts-Komplexes (englisch *major histocompatibility complex*, abgekürzt MHC). Die infizierte Zelle wird dann von der cytotoxischen *T*-Zelle getötet.

phocyten erhalten. Sie bilden das Gedächtnis des Immunsystems und sorgen bei neuerlichem Kontakt mit demselben Antigen für eine schnellere Immunreaktion. Die Gedächtniszellen sind für die Immunität verantwortlich, die sich auf viele Infektionen hin oder aufgrund einer Impfung entwickelt.

Andere Zellen aus den selektierten *B*-Zell-Klonen durchlaufen eine Enddifferenzierung: Sie werden größer, teilen sich nicht mehr und widmen sich sozusagen mit ganzer Kraft der Antikörperproduktion. In diesem Stadium werden sie als Plasmazellen bezeichnet. Sie leben zwar nur noch einige Tage, geben aber große Mengen an Immunglobulinen ab.

Antikörper-Moleküle können einen fremden Organismus nicht direkt vernichten, sie markieren ihn nur als Angriffsziel für andere, zerstörende Abwehrsysteme. Eines davon ist das Komplement-System. Es umfaßt mehr als ein Dutzend verschiedene Proteine, die nacheinander auf der Oberfläche einer Zelle aktiviert werden, wenn diese mit Antigen-Antikörper-Komplexen besetzt ist. Die Komplement-Proteine sorgen letztlich für eine Perforation der Zellmembran.

Antigen-Antikörper-Komplexe ziehen auch Makrophagen an, die fremde Partikel verschlingen und verdauen. Eine Reihe anderer Zellen kann ebenfalls an der Immunreaktion beteiligt sein.

Struktur von Antikörpern

Wie erkennt nun ein Antikörper-Molekül sein Antigen? Die Antwort brachte die Analyse der Aminosäuresequenz und der Raumstruktur. Ein charakteristisches Antikörper-Molekül besteht aus vier Polypeptidketten: zwei identischen leichten Ketten von ungefähr 220 Aminosäuren Länge und zwei identischen schweren Ketten von 330 oder 440 Aminosäuren Länge (Bilder 4 und 5). Alle vier sind über Disulfidbrücken und nicht-kovalente Bindungen zu einem Y-förmigen Molekül verbunden.

Gemeinsames Bauelement der schweren wie der leichten Ketten ist eine strukturelle Untereinheit, eine Domäne, von rund 110 Aminosäuren Länge. Es sieht also so aus, als ob sich im Laufe der Evolution ein Gen für ein etwa so großes Ur-Protein wiederholt verdoppelt und verändert und auf diese Weise die längeren Gene beider Immunglobulin-Ketten hervorgebracht hat. Eine leichte Kette enthält zwei etwas verschiedene Kopien der Domäne, eine schwere Kette drei oder vier (Bild 5). Sämtliche Kopien falten sich räumlich weitgehend gleich auf.

Bei den schweren wie den leichten Ketten unterscheidet sich die Domäne

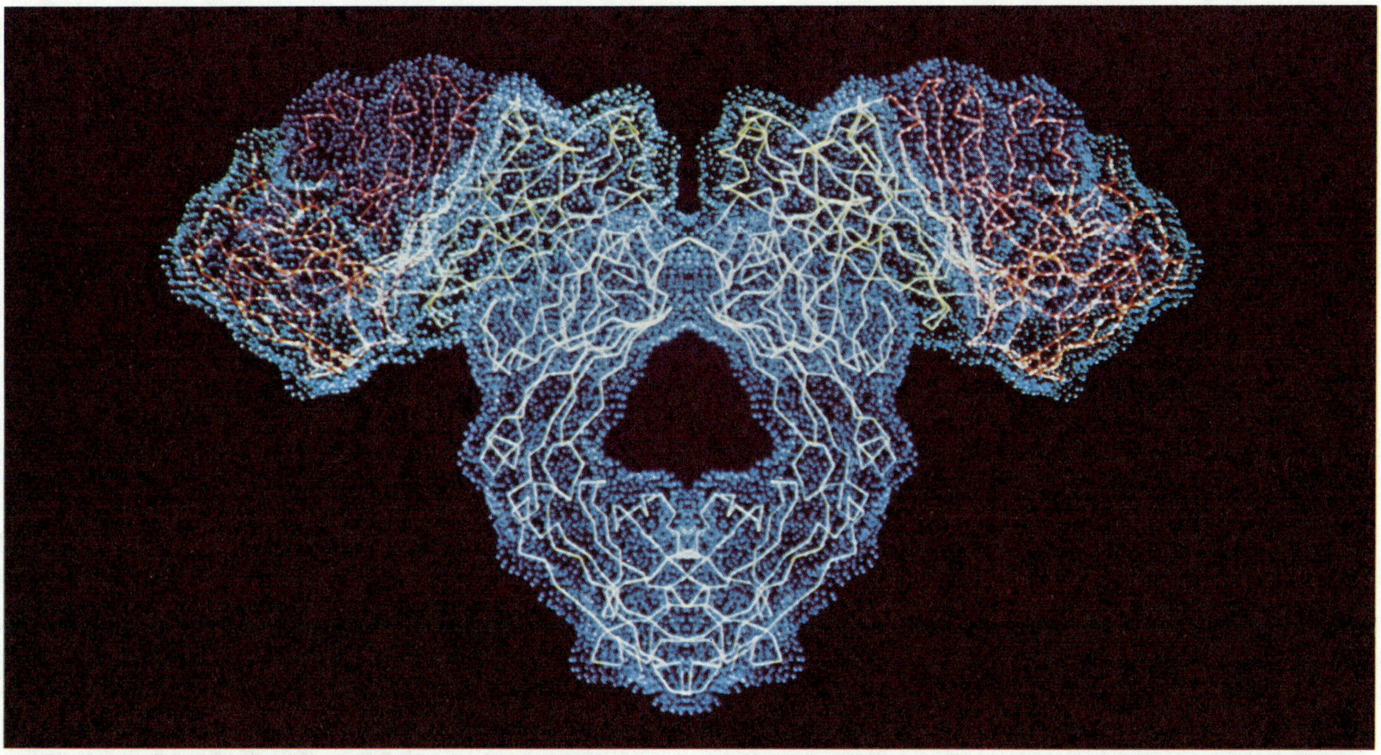

Bild 4: Typische Antikörpermoleküle bestehen aus vier Polypeptidketten, die zusammen eine Y-förmige Struktur erzeugen. Den Stamm des Ypsilons bilden zwei schwere Ketten (blaue Oberflächen), die sich bis in die beiden Arme erstrecken; zwei leichte Ketten (grüne Oberflächen) beschränken sich nur auf die Arme. Jedes Polypeptid besitzt konstante Regionen (weiß und gelb) und variable (rot). Alle Antikörper eines bestimmten Typs haben dieselben konstanten Regionen, während sich die variablen Regionen von einem *B*-Zell-Klon zum anderen unterscheiden. Am Ende jeden Armes sind die variablen Regionen der schweren und leichten Kette zu einer Antigen-Bindungsstelle gefaltet. Die Computerzeichnung hat Olson mit Hilfe derselben Programme erstellt, die auch für die Darstellung der Antigen-Bindung in Bild 1 benutzt wurden.

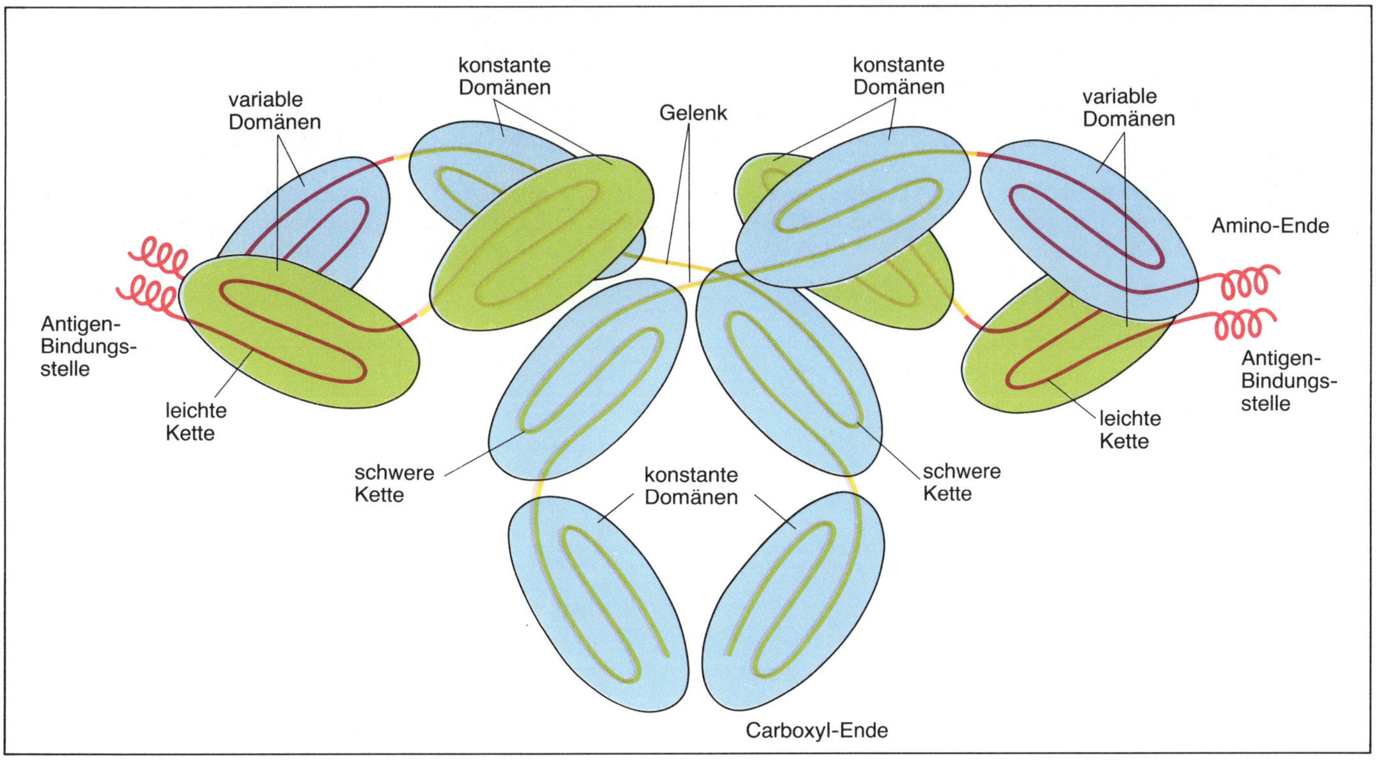

Bild 5: Ein Antikörper ist aus sich wiederholenden Domänen aufgebaut, das sind unabhängige Faltungseinheiten der Polypeptidketten. Eine leichte Kette besteht aus zwei solcher Domänen, die hier gezeigten schweren Ketten besitzen vier davon. In der Domäne ist die Polypeptidkette auf charakteristische Weise gefaltet: Einige Abschnitte darin bilden eine sogenannte Beta-Faltblattstruktur. Die variable Region jeder Kette beschränkt sich auf eine einzige Domäne am Amino-Ende. In ihr gibt es drei Schleifen (die hypervariablen Regionen), die zur Antigen-Bindungsstelle beitragen. Die Domänenstruktur ist hier stark schematisch wiedergegeben, die Kette in Wirklichkeit komplizierter gefaltet. Ähnliche Domänen kommen in den Rezeptoren der *T*-Zellen vor (Bild 8) sowie in den Proteinen des Haupthistokompatibilitäts-Komplexes (MHC), welche die körpereigenen Zellen kennzeichnen. Alle drei Molekülfamilien haben sich wahrscheinlich aus einem gemeinsamen Vorfahren entwickelt.

am Amino-Ende – das als erstes synthetisiert wird – entscheidend von den anderen. Hier sind die meisten Veränderungen in der Aminosäuresequenz zu finden. Man unterscheidet daher variable und konstante Regionen. Im Antikörper-Molekül nehmen diese variablen Bereiche die äußere Hälfte eines jeden Y-Arms ein. Sie stammen jeweils von einer schweren und einer leichten Kette.

In jeder variablen Region gibt es drei kleine Abschnitte, wo die Aminosäuresequenzen besonders stark variieren. Diese „hypervariablen" Teile legen sich an den Enden beider Arme zu einer taschenartigen Vertiefung, der Bindungsstelle für das Antigen, zusammen. Die Spezifität des Moleküls hängt von der Form der Tasche und von den Eigenschaften der chemischen Gruppen ab, die ihre Wände auskleiden. Welcher Antikörper welches Antigen erkennt, wird also hauptsächlich von der Aminosäuresequenz in den hypervariablen Regionen bestimmt.

Aber selbst in den konstanten Regionen stimmen nicht alle Moleküle überein. So existieren bei Säugern für die leichten Ketten zwei Typen von konstanten Regionen: Sie werden mit den griechischen Buchstaben Kappa und Lambda gekennzeichnet. Bei den schweren Ketten kennt man fünf Typen konstanter Regionen: Mü, Delta, Gamma, Epsilon und Alpha. (Sie bestimmen die Klassenzugehörigkeit.) Antikörper mit denselben variablen Regionen, aber anderen Klassen von schweren Ketten erkennen zwar dieselben Antigene, haben aber unterschiedliche Funktionen bei der Immunantwort. Beispielsweise besitzen die membrangebundenen Antikörper, die als *B*-Zell-Rezeptoren fungieren, Müoder Delta-Ketten. Die Antikörper hingegen, die auf einen Antigen-Kontakt hin ausgeschüttet werden, enthalten zumeist Gamma- oder Alpha-Ketten.

Worauf beruht die Vielfalt?

Viele Jahre lang gab es zwei konkurrierende Theorien zur genetischen Grundlage der Antikörper-Vielfalt. Die eine besagt, daß in der Keimbahn (das ist die Gesamtheit aller Gene, die von einer Generation auf die nächste weitergegeben wird) für jedes Polypeptid, das in einem Antikörper erscheint, ein eigenes Gen vorhanden sein müsse. Demnach würden die Immunglobulin-Gene genauso wie alle anderen Protein-Gene exprimiert. Die Keimbahn-Theorie verlangt zwar keine speziellen genetischen Bearbeitungsmechanismen, setzt aber enorm viele Immunglobulin-Gene voraus.

Nach der zweiten Theorie gibt es nur eine begrenzte Anzahl von Antikörper-Genen in der Keimbahn. Sie sollten sich dann irgendwie in vielfältiger Weise verändern, während sich die *B*-Lymphocyten aus ihren Stammzellen entwickeln. Die Vielfalt entstünde nach dieser Theorie in somatischen Zellen, Körperzellen also, und nicht in Keimzellen, also Eiund Samenzellen.

Eine interessante Variante der Keimbahn-Theorie stellten 1965 William J. Dreyer und J. Claude Bennett vom California Institute of Technology auf. Für jeden Typ Antikörper-Ketten soll die Keimbahn demnach viele *V*-Gene enthalten – nämlich für jede mögliche variable Region eines (daher *V*) –, aber nur ein einziges *C*-Gen für die konstante Region (abgekürzt *C*, nach englisch *constant*). Während der Reifung wählt die Zelle zufällig eines der *V*-Gene aus und vereinigt es mit dem *C*-Gen zu einem einzigen DNA-Stück, das die Information für die vollständige Kette enthält.

Das Dreyer-Bennett-Modell weist gewisse Vorzüge auf, die es besonders attraktiv machen. Es verlangt keine riesigen DNA-Mengen für die Antikörper-Gene, und es bietet eine natürliche Erklärung dafür an, wie Antikörper in einem Strukturteil stark variieren, in anderen aber konstant bleiben können.

Bis Mitte der siebziger Jahre stand jedoch seiner Anerkennung eines vor allem im Wege: Es benötigte Mechanismen, welche Gene in den somatischen Zellen irgendwie neu ordnen können. Kein einziger war aber bekannt, und viele Wissenschaftler hielten es für unwahrscheinlich, daß überhaupt welche existieren. Daß ein Gen immer für ein Polypeptid codiert und das Genom während der gesamten Entwicklung eines Organismus unverändert bleibt, wurde damals als allgemein erwiesenes Prinzip der Biologie angesehen.

In den vergangenen zehn Jahren hat sich nun mittels der neuartigen gentechnologischen Untersuchungsmöglichkeiten herausgestellt, daß die Immunglobulin-Gene tatsächlich eine somatische Rekombination durchlaufen – aber auf eine viel kompliziertere Art, als Dreyer und Bennett vorgeschlagen hatten. Aus diesen komplexen Um- und Neuordnungen geht die große Vielfalt der *V*-Regionen hervor.

Kombinationen, Ungenauigkeiten und Mutationen

Den ersten Hinweis auf eine somatische Rekombination bei Immunglobulin-Genen entdeckte 1976 Nobumichi

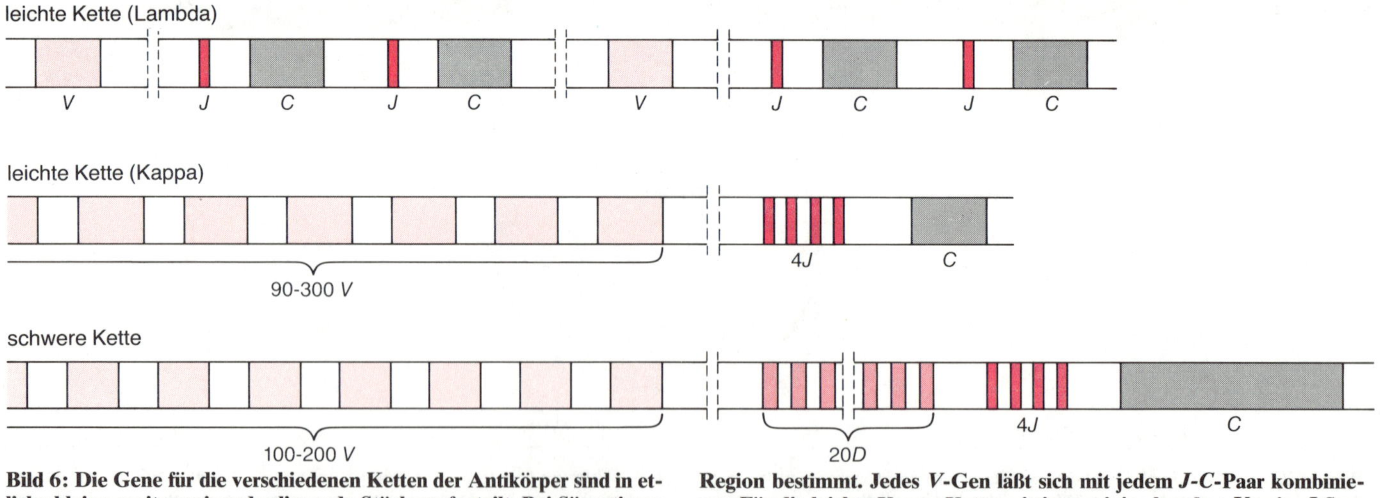

Bild 6: Die Gene für die verschiedenen Ketten der Antikörper sind in etliche kleine, weit auseinander liegende Stücke aufgeteilt. Bei Säugetieren gibt es zwei verschiedene Typen von leichten Ketten: Lambda und Kappa. Bei der leichten Lambda-Kette der Maus codieren zwei *V*-Gene für den größten Teil der variablen Region und vier *C*-Gene für die konstante Region. Vor jedem *C*-Gen befindet sich ein kurzer DNA-Abschnitt, das *J*-Segment (*J* für englisch *joining*, verbindend), das die übrige variable Region bestimmt. Jedes *V*-Gen läßt sich mit jedem *J-C*-Paar kombinieren. Für die leichte Kappa-Kette existieren einige hundert *V*-, vier *J*-Segmente und ein einziges *C*-Gen. Die Gene für die schweren Ketten sind ähnlich organisiert, doch ist hier die DNA für die variable Region noch weiter unterteilt: Zusätzlich zu den *V*- und *J*-Abschnitten gibt es rund 20 *D*-Segmente (*D* für englisch *diversity*, Vielfalt). Die Gene für die *T*-Zell-Rezeptoren sind ganz ähnlich wie die für die schweren Ketten aufgebaut.

Hozumi gemeinsam mit mir. Wir arbeiteten damals am Institut für Immunologie in Basel mit Restriktionsenzymen, die DNA-Moleküle an spezifischen Stellen durchschneiden. Die Ergebnisse zeigten, daß bei embryonalen Mäusezellen die für die *V*- und *C*-Regionen der leichten Ketten codierenden DNA-Sequenzen einigen Abstand zueinander haben, bei einer reifen, Antikörper sezernierenden Zelle aber viel enger beieinander liegen. (Wir nahmen dazu keine normalen reifen *B*-Zellen, sondern Zellen aus einem Myelom, einem Lymphocyten-Krebs. Solche entarteten Zellen lassen sich viel besser in Kultur halten.)

Wie das Umordnen der Immunglobulin-DNA-Sequenzen geschieht, zeigte sich, als DNA-Fragmente in Bakterien kloniert (vermehrt) und schließlich analysiert wurden. Die ersten derartigen Experimente führten Ora Bernard und ich in Basel aus, und zwar in Zusammenarbeit mit Allan Maxam und Walter Gilbert von der Harvard-Universität. Wir verwendeten einen DNA-Klon, der embryonalen Mäusezellen entstammte, und bestimmten die Nucleotidsequenz eines DNA-Abschnittes, der das *V*-Gen einer leichten Lambda-Kette enthielt. Zu unserer Überraschung fehlten die Nucleotide, die den letzten dreizehn Aminosäuren der variablen Region entsprechen.

Christine Brack aus meinem Labor entdeckte sie dann: Tausende von Basenpaaren von dem DNA-Abschnitt für die restliche *V*-Region entfernt und rund 1300 Basenpaare „stromaufwärts" vor der *C*-Region (Bild 6 oben). Dieses kurze Stück erhielt wegen seiner verbindenden (englisch: *joining*) Funktion die Bezeichnung *J*-Segment. Jede leichte Lambda-Kette wird durch Kombination der verstreut liegenden *V*-, *J*- und *C*-Abschnitte zusammengestellt.

Bald darauf wurden auch die leichte Kappa-Kette und die variable Region der schweren Kette auf ähnliche Weise analysiert. An diesen Arbeiten waren verschiedene Laboratorien beteiligt, vor allem mein eigenes in Basel, das von Philip Leder an den amerikanischen National Institutes of Health und das von Leroy E. Hood am California Institute of Technology.

Auch die Kappa-Kette ist in *V*-, *J*- und *C*-Abschnitten verschlüsselt. Bei ihr gibt es, wie sich herausstellte, ein paar hundert *V*-Segmente mit etwas unterschiedlicher Aminosäuresequenz sowie vier verschiedene *J*-Segmente (Bild 6 Mitte). Die Multiplikation beider Zahlen ergibt die Anzahl der möglichen variablen Regionen für die Kappa-Ketten.

Die potentielle Vielfalt der schweren Ketten ist sogar noch größer. Zusätzlich zu den *V*- und *J*-Segmenten enthalten die Gene für die variable Region der

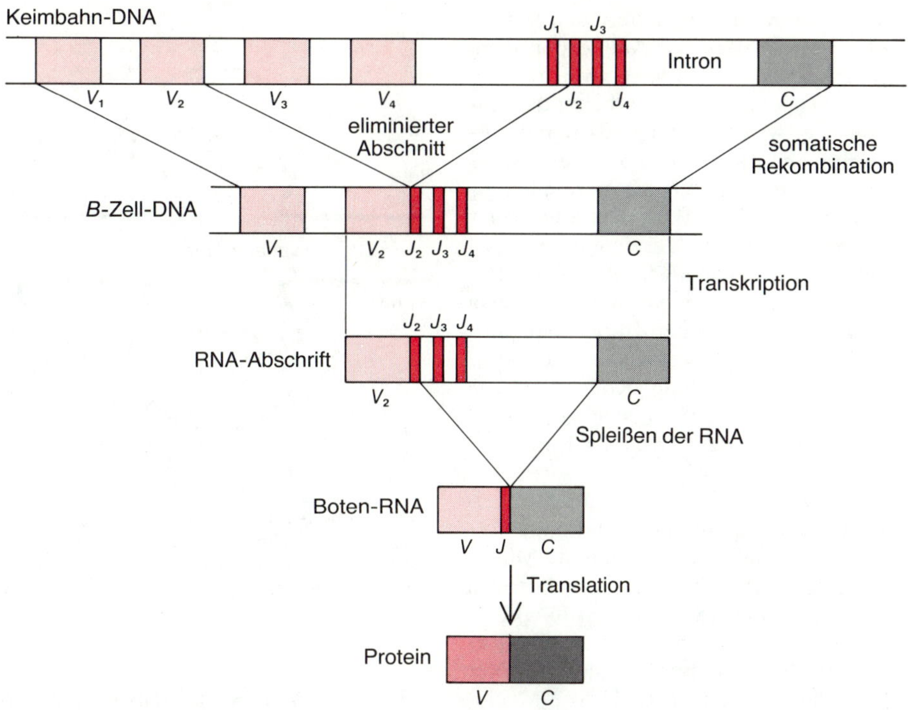

Bild 7: Ein Antikörper-Gen wird, wie hier am Beispiel einer leichten Kappa-Kette dargestellt, in zwei Schritten zusammengebaut. Als erstes werden zufällig ausgewählte *V*- und *J*-Abschnitte mit Hilfe von Enzymen verbunden, die sämtliche dazwischenliegende DNA eliminieren: hier das Stück mit V_3, V_4 und J_1, so daß V_2 und J_2 zusammenkommen. Als nächstes wird die DNA auf ganzer Länge vom Start des V_2-Gens bis zum Ende des *C*-Gens in RNA umgeschrieben. Standard-Spleißenzyme, die an der Expression vieler Gene beteiligt sind, schneiden dann die ganze RNA vom Ende des J_2-Segments bis zum Beginn des *C*-Gens heraus. Die zusammengespleißte Sequenz der reifen Boten-RNA wird schließlich in Protein übersetzt.

schweren Kette noch ein drittes Stück, das den Buchstaben *D* erhielt (für englisch *diversity*, Vielfalt). Die Keimbahn-Zellen der Maus beispielsweise besitzen über hundert *V*-, rund 20 *D*- und vier *J*-Segmente, das heißt, im Prinzip existieren allein dafür weit über 10 000 Kombinationsmöglichkeiten (Bild 6 unten). Leichte und schwere Kette zusammen können wahrscheinlich mehr als 10 Millionen verschiedene Antigen-Bindungsstellen zustande bringen.

Die zusammenhängende Information für eine funktionsfähige Immunglobulin-Kette entsteht in zwei Schritten (Bild 7). Als erstes werden auf der DNA die *V*- und *J*-Abschnitte (im Falle einer leichten Kette) beziehungsweise die *V*-, *D*- und *J*-Segmente (im Falle einer schweren Kette) zusammengebracht. Dann wird die DNA in ein durchgehendes RNA-Molekül umgeschrieben: Es umfaßt den *V*/*J*- oder *V*/*D*/*J*-Komplex, das C-Gen sowie das Intron, das nichtcodierende Stück dazwischen. Schließlich wird das Intron mitsamt den überflüssigen *J*-Elementen herausgeschnitten, die Boten-RNA aus dem Zellkern herausgeschleust und in Protein übersetzt.

Dieser zweite Schritt beruht auf RNA-Spleißmechanismen, die vielen Familien eukaryontischer Gene gemeinsam sind. Der erste Schritt, bei dem die DNA selbst und nicht ihre RNA-Abschrift in hochspezifischer Weise verändert wird, ist weniger üblich und könnte sogar auf das Immunsystem beschränkt sein. Offensichtlich ist daran eine Gruppe von Enzymen beteiligt, die entfernte *V*-, *D*- und *J*-Abschnitte zusammenbringen können und die oftmals die gesamte DNA dazwischen entfernen.

Die Enzyme selbst sind noch nicht isoliert, doch hat man Signalsequenzen entdeckt, die wahrscheinlich ihre Aktivität steuern. So liegt direkt hinter jedem *V*-Gen der Kappa-Kette eine charakteristische Konstellation aus einem Heptamer – einer Gruppe aus sieben Nucleotiden – gefolgt von einem Spacer, einem „Abstandshalter", und einem Nonamer – einer Gruppe aus neun Nucleotiden. Direkt vor dem *J*-Segment befindet sich eine annähernd komplementäre Einheit, also Nonamer, Abstandshalter und Heptamer. Diese Einheiten könnten Enzymen, welche die Doppelhelix spalten und wieder verbinden. als Orientierungshilfe dienen. Ähnliche Signalsequenzen sind bei den Genen für die schweren Ketten zu finden, und zwar so angeordnet, daß beim Spleißen ein *D*-Segment zwischen die *V*- und *J*-Segmente eingeschlossen wird.

Die vielen Kombinationsmöglichkeiten, die sich aus mehreren hundert Gen-

Abschnitten ergeben, liefern den Schlüssel für die Vielfalt der Antikörper, doch tragen noch mindestens zwei weitere Dinge dazu bei. Erstens arbeitet die Maschinerie, welche die *V*-, *D*- und *J*-Abschnitte miteinander verbindet, etwas ungenau, so daß sich die Vereinigungsstelle um mehrere Basenpaare verschieben kann. Bei der Vereinigung werden zudem manchmal noch zusätzliche Basenpaare eingeschoben. Beides vermag die Aminosäuresequenz des Polypeptids zu ändern. Selbst wenn also zwei Antikörper aus derselben Kollektion von Genabschnitten hervorgehen, können sie etwas verschiedene Antigen-Bindungsstellen haben.

Zweitens wird die Vielfalt entscheidend durch somatische Mutationen vergrößert. Im Jahr 1970 bestimmte Martin Weigert – er arbeitete im Labor von Melvin Cohn am Salk-Institut für Biologische Studien in San Diego (Kalifornien) – die Aminosäuresequenz leichter Lambda-Ketten von 18 Mäuse-Myelomen. Alle Tiere gehörten demselben Inzuchtstamm an, hätten also genetisch identisch sein sollen. Tatsächlich waren auch 12 der 18 Lambda-Ketten identisch, die anderen sechs aber davon wie auch untereinander verschieden.

Die Abweichungen beruhten wahrscheinlich auf spontanen genetischen Veränderungen in den sich entwickelnden Zellen, überzeugende Indizien aber brachte erst die Klonierung und Sequenzierung der Immunglobulin-Gene. Im Jahre 1977 konnten Brack und Bernard zeigen, daß der Inzucht-Mäusestamm nur ein Keimbahn-Gen für die *V*-Region der Lambda-Kette trägt und daß dessen Nucleotidsequenz der Aminosäuresequenz entspricht, die in 12 der 18 Myelome vorkommt. Die logische Folgerung daraus ist, daß die sechs Varianten durch somatische Mutation entstanden sind.

Inzwischen wurden auch mehrere Aminosäuresequenzen von Kappa-Ketten und schweren Ketten mit Keimbahn-Nucleotidsequenzen verglichen. In jedem Fall waren die Proteine vielfältiger als die Keimbahn-DNA. Die Mutationen treten in der variablen Domäne und in den unmittelbar benachbarten Regionen auf, nicht aber in den konstanten Domänen.

Der geschätzten Mutationsrate nach sollte sich alle drei bis dreißig Zellteilungen eine Veränderung in der V-Region ereignen. Dies liegt um einige Größenordnungen über der durchschnittlichen Mutationsrate eukaryontischer Gene. Die *B*-Zellen oder ihre Vorläufer scheinen daher eine spezielle Ausstattung von Enzymen zu besitzen, die in der variablen Region von Immunglobulin-Genen Mutationen induzieren. Wie diese Enzyme aussehen, ist bislang gänzlich unklar.

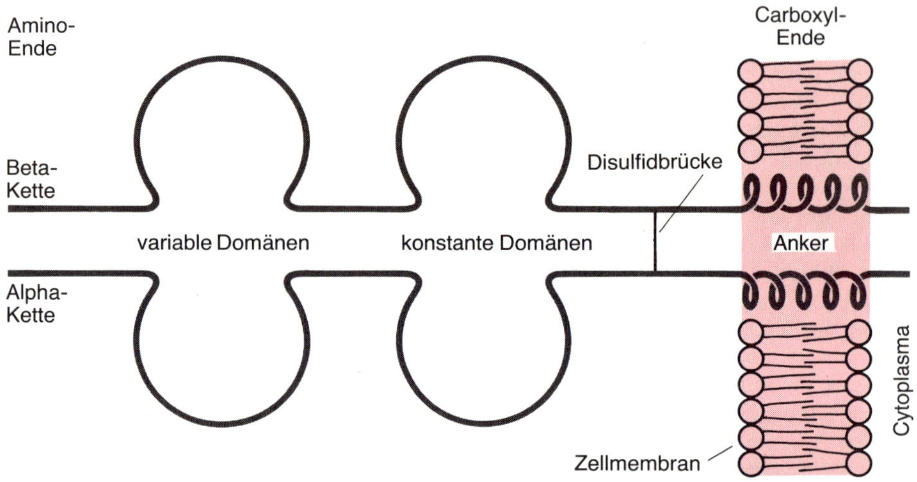

Bild 8: Die Struktur des *T*-Zell-Rezeptors ist noch nicht im einzelnen bekannt, seine Polypeptidkomponenten aber hat man bereits identifiziert. Jedes Rezeptormolekül enthält eine Alpha- und eine Beta-Kette, jede Kette wiederum eine konstante und eine variable Domäne. Eine an hydrophoben Aminosäuren reiche Region verankert das Protein in der Zellmembran.

Das Faszinierende ist, daß kombinatorische wie auch mutationserzeugende Prozesse zur Vielfalt der Antikörper-Gene beitragen. Warum haben sich im Laufe der Evolution zwei Systeme mit demselben Zweck entwickelt? Eine plausible Erklärung deuten neuere Untersuchungen an. Beide Mechanismen scheinen während der Individualentwicklung der *B*-Lymphocyten unter strenger Kontrolle zu stehen.

Als erstes werden die verschiedenen Abschnitte der Immunglobulin-Gene rekombiniert. Dieser Prozeß ist um den Zeitpunkt herum abgeschlossen, wenn die Zellen erstmals in Kontakt mit Antigenen kommen. Er hat eine Zellpopulation mit einer großen Variationsbreite in der Spezifität hervorgebracht, aus der jedes gegebene Antigen nur wenige Zellen selektiert. Während der Proliferation dieser ausgewählten *B*-Zell-Klone beginnt der Mutationsmechanismus tätig zu werden. Er verändert einzelne Nucleotidbasen und besorgt so die Feinabstimmung der Immunantwort: Es entstehen Immunglobulin-Gene, deren Produkte genauer zum Antigen passen.

Wie stark die ungenaue Vereinigung der DNA-Abschnitte, der Einbau zusätzlicher Basen und die somatischen Mutationen die Antikörper-Vielfalt erhöhen, läßt sich nur schwer quantitativ erfassen; alles zusammen vergrößert aber die Anzahl unterschiedlicher Antigen-Bindungsstellen sicherlich auf das Hundertfache, wahrscheinlich sogar mehr. Wenn also die kombinatorischen Prozesse allein schon 10 Millionen verschiedene Antikörper hervorbringen, könnte die Gesamtzahl gut mehr als eine Milliarde erreichen.

Da *B*-Zellen und ihre Antikörper produzierende Maschinerie bereits so kompliziert sind, ist es etwas entmutigend, daß sie erst das halbe Immunsystem ausmachen. Die *T*-Zellen sind nicht minder komplex und für die immunologische Kompetenz unerläßlich. Ein Tier ohne *T*-Zellen kann gegen die meisten Antigene keine wirkungsvolle Immunantwort aufbauen, auch wenn seine *B*-Zellen unversehrt sind.

Die *T*-Zellen und ihr Rezeptor

Man kennt drei Subpopulationen von *T*-Zellen. Sie sehen alle gleich aus, unterscheiden sich aber in ihren Funktionen (Bild 2). Die eine umfaßt die cytotoxischen *T*-Zellen, die Killer-Zellen, die ihre Zielzellen direkt töten. Die Vernichtungsmethode ist nicht bekannt. Eine aktivierte cytotoxische *T*-Zelle heftet sich zwar an ihr Angriffsziel, verschlingt es aber nicht (wie es ein Makrophage, eine Freßzelle, tut); sie erzeugt eine tödliche Verletzung (Bild 3).

Die beiden anderen Unter-Populationen, die Helfer-Zellen und Suppressor-Zellen, haben eine regulatorische Funktion. Wenn die Helfer-Zellen ein Antigen erkennen, stimulieren sie andere Teile des Immunsystems, darunter die *B*-Zellen und sonstige, für dasselbe Antigen spezifische *T*-Zellen. Die Suppressor-Zellen wirken genau entgegengesetzt, das heißt, sie schwächen die Aktivität derselben Zellgruppen ab.

Der Name Helfer-Zellen läßt an eine unterstützende und untergeordnete Rolle denken, so als würden sie nur eine Reaktion fördern, die auch ohne sie stattfände. Tatsächlich aber dürften die Helfer-*T*-Zellen die Schlüsselrolle im Immunsystem spielen. *B*-Zellen beispielsweise erkennen Antigene unabhängig von der *T*-Zell-Stimulation, aber sie müssen gewöhnlich von Helfer-Zellen aktiviert werden, damit sie proliferieren und sich ausdifferenzieren können.

Die Suppressor-Zellen scheinen wohl genauso wichtig zu sein: indem sie für die negative Rückkopplung sorgen, durch die sich die Immunreaktion selbst Zügel anlegt. Sie könnten auch an der Elimination von *B*- und *T*-Zellen beteiligt sein, die gegen körpereigene Strukturen gerichtet sind.

Da die *T*-Zellen antigen-spezifisch sind, müssen sie Rezeptormoleküle tragen, analog den membrangebundenen Immunglobulinen der *B*-Zellen. Dies wurde zwar bereits vor mehr als 20 Jahren erkannt, aber die *T*-Zell-Rezeptoren erwiesen sich als schwer zu analysieren oder auch nur zu identifizieren, denn sie werden nicht wie Antikörper in großen Mengen ausgeschüttet.

Erstmals zu fassen bekamen sie James P. Allison von der Universität von Texas in Austin, John W. Kappler vom National Jewish Hospital in Denver (Colorado) und Ellis L. Reinherz von der Medizinischen Fakultät der Harvard-Universität. Sie präparierten Antikörper, die sich an ein Protein auf der Oberfläche der *T*-Zellen binden; das derart identifizierte Protein wurde als recht guter Rezeptor-Anwärter angesehen, da seine Struktur von Zellklon zu Zellklon variiert. Es ist ungefähr ein Drittel kleiner als ein Immunglobulin und besteht aus zwei Ketten, die mit den griechischen Buchstaben Alpha und Beta gekennzeichnet werden.

Tak W. Mak und seine Mitarbeiter an der Universität Toronto sowie Mark M. Davis und seine Kollegen an der Medizinischen Fakultät der Stanford-Universität klonierten und sequenzierten 1984 ein Gen, das in *T*-, nicht aber in *B*-Zellen exprimiert und neu zusammengestellt wird. Mak arbeitete mit Zellen einer menschlichen *T*-Zell-Leukämie und Davis mit einem Hybridom, einer Zell-Linie, die durch Fusion von Mäuse-Helfer-Zellen mit malignen *T*-Zellen erzeugt worden war. Trotz ihrer unterschiedlichen Herkunft codieren beide Gene, wie sich herausstellte, für dasselbe Protein.

Die von Mak und Davis analysierten Nucleotidsequenzen sind mit denen der Immunglobulin-Gene homolog, und es existieren auch globale Merkmale, die eine Familienähnlichkeit mit den Immunglobulinen anzeigen. Die Gene sind in verstreut liegende Abschnitte unterteilt, die in der sich entwickelnden *T*-Zelle neugeordnet werden können. Ihre „vorderen" Abschnitte (sie entsprechen dem zum Amino-Ende hin gelegenen Bereich des Polypeptids) sind variabel, die hinteren dagegen haben eine konstante Sequenz (Bild 8). Wie die membrangebundenen Immunglobuline enthält das Proteinmolekül nahe an seinem Carboxyl-Ende eine Reihe hydrophober (wasserabweisender) Aminosäuren, die es in der Membran verankern. Eine direkte Bestimmung der Aminosäuresequenz durch Reinherz und seine Mitarbeiter hat inzwischen bestätigt, daß die beiden Gene für die Beta-Untereinheit des *T*-Zell-Rezeptors codieren.

Zwei weitere *T*-Zell-DNA-Klone wurden isoliert, und zwar von Haruo Saito in meinem Labor am Massachusetts Institute of Technology und von David M. Kranz am Labor von Herman N. Eisen, ebenfalls am MIT. In diesem Fall kamen die Gene aus cytotoxischen Mäuse-*T*-Zellen. Trotzdem stimmt der hintere Abschnitt der einen DNA-Sequenz im wesentlichen mit dem Gen für die konstante Region der Beta-Kette von Helfer-Zellen überein. Die zweite DNA-Sequenz hat eine Reihe von Eigenschaften mit den Genen für die Beta-Kette gemein. Sie ist Immunglobulin-Genen homolog, besteht aus Abschnitten, die nur in *T*-Zellen neugeordnet und exprimiert werden, und besitzt einen Bereich für den hydrophoben Anker. Die logische Hypothese daraus war, daß dieses Gen für die Alpha-Kette des Rezeptormoleküls codiert.

Kurz darauf isolierte aber Saito aus demselben Klon cytotoxischer *T*-Zellen ein drittes Gen. Es besitzt ebenfalls alle von einem *T*-Zell-Rezeptor zu erwartenden Eigenschaften; doch zu seinen Gunsten spricht noch mehr. Die parallel mit der Gen-Klonierung durchgeführte chemische Analyse des Proteins ergab, daß der Rezeptor Kohlenhydrat-Seitenketten besitzt, die über die Aminosäure

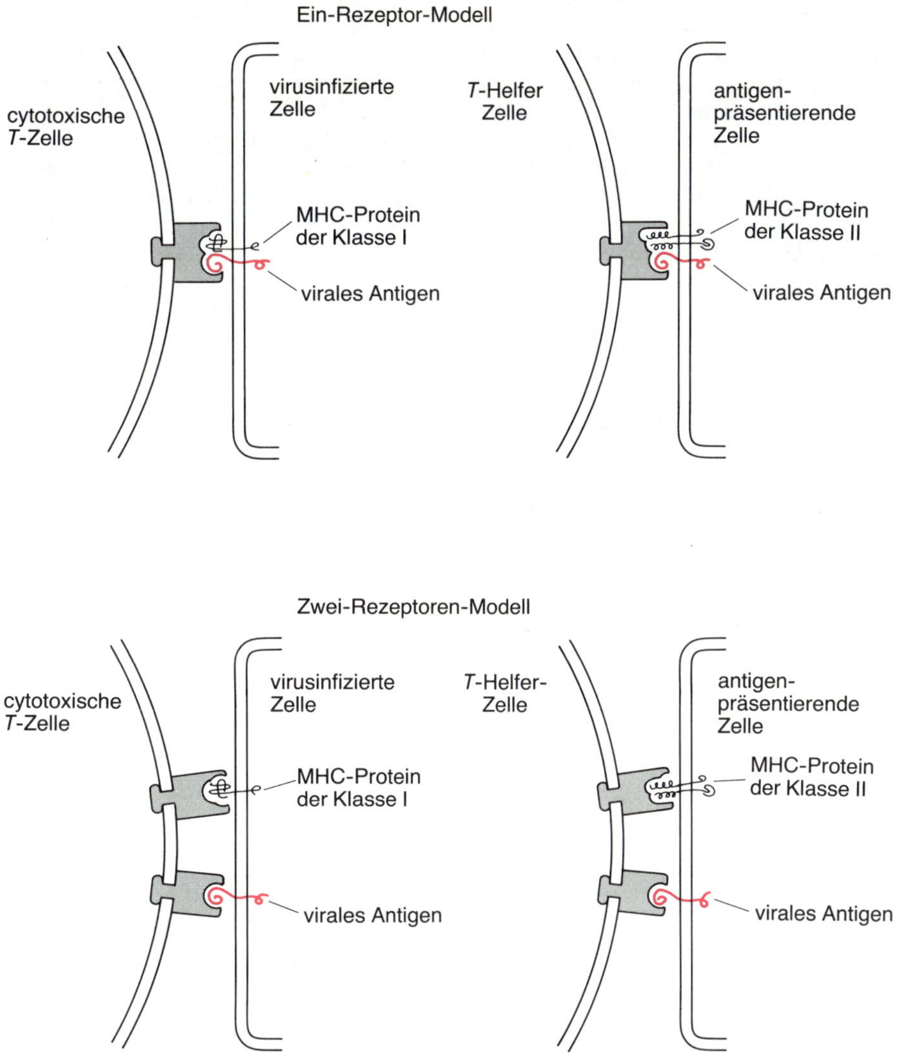

Bild 9: Das Rezeptorsystem der *T*-Zelle reagiert nicht – wie ein Antikörpermolekül – auf ein Antigen allein: Dieses muß an der Oberfläche einer Zelle geboten werden, die zugleich eines der Proteine des Haupthistokompatibilitäts-Komplexes (MHC) trägt. Cytotoxische *T*-Zellen erkennen ein Antigen in Verbindung mit einem auf fast allen Körperzellen vorkommenden MHC-Protein der Klasse I. *T*-Helfer-Zellen binden sich dagegen an ein Antigen, das mit einem MHC-Protein der Klasse II assoziiert ist; diese Moleküle kommen nur auf Zellen des Immunsystems wie Makrophagen und Lymphocyten vor. Noch unklar ist, ob die *T*-Zellen einen Rezeptor mit zwei Bindungsstellen besitzen oder zwei getrennte Rezeptormoleküle.

Asparagin mit ihm verbunden sind. Dem früheren Alpha-Ketten-Anwärter fehlen geeignete Asparagin-Einheiten, der neue hingegen besitzt mehrere in passenden Positionen. Eine Teilsequenzierung der Alpha-Protein-Untereinheit durch Kappler und seine Mitarbeiter bestätigte, daß der dritte DNA-Klon das wahre Gen für die Alpha-Kette ist. Das gleiche Gen wurde auch von Y.-H. Chien und anderen in Davis' Labor in Stanford aus einem Helfer-Zell-Hybridom isoliert.

Damit ist das zweite von Saito und Kranz gefundene Gen – der verworfene Alpha-Ketten-Kandidat – scheinbar ohne Funktion. Es ist jedoch so eng mit den anderen Genen verwandt, daß es fast mit Sicherheit irgendeine Rolle bei der Erkennung von Antigenen spielt. Es codiert vermutlich für ein Protein, das man jetzt als Gamma-Kette bezeichnet. Ich werde später noch auf seine mögliche Funktion eingehen.

Aus den Nucleotidsequenzen für die Alpha- und Beta-Ketten läßt sich die Struktur des *T*-Zell-Rezeptors weitgehend ableiten. Jede Kette besteht aus zwei Domänen, die in ihrer Gesamtstruktur der sich wiederholenden Domäne der Immunglobuline ähneln (Bild 8). Der Homologiegrad zu den Immunglobulinen bewegt sich zwischen 25 und 35 Prozent. Die beiden Ketten sind über eine Disulfidbrücke zwischen ihrer konstanten Region und ihrem Membran-Anker verbunden. Moleküle aus Helfer-Zellen und cytotoxischen *T*-Zellen haben in ihren Alpha- und Beta-Ketten identische konstante Regionen.

Auch in ihrer Molekulargenetik ähneln die *T*-Zell-Rezeptoren verblüffend Immunglobulinen. Die variablen Regionen beider Rezeptorketten sind in drei den *V*-, *D*- und *J*-Segmenten entsprechenden Abschnitten verschlüsselt, die sich in den Keimzellen über ein Chromosom verteilen, in reifen *T*-Lymphocyten aber miteinander verbunden sind. Die den Immunglobulin-Genteilen benachbarten Heptamer-Nonamer-Signalsequenzen sind ebenfalls in der Nähe der Genteile für den *T*-Zell-Rezeptor zu finden – ein Hinweis darauf, daß die somatische Rekombination von dem gleichen oder zumindest einem sehr ähnlichen Enzymsystem bewerkstelligt wird.

Die „Selbst"-Erkennung

Angesichts all dieser genetischen Ähnlichkeiten zwischen Immunglobulinen und *T*-Zell-Rezeptoren darf man wohl mit gutem Grund annehmen, daß die beiden Proteine auch ihre Antigene auf gleiche Weise erkennen. Die *T*-Zell-Rezeptoren könnten also eine Antigen-Bindungsstelle haben, die von den variablen Regionen der Alpha- und Beta-Ketten gebildet wird, und zwar von Gruppen hochvariabler, in spezifischen Bereichen lokalisierter Aminosäuren. Dies ist eine verlockende Hypothese, denn sie erklärt die Erkennungsfähigkeiten beider Proteine auf dieselbe Weise.

Aber auch wenn sich die Hypothese als richtig erweisen sollte, kann sie doch nicht alles erklären. Denn die Bedingungen, unter denen die beiden Teile des Immunsystems ihre Antigene erkennen, sind verschieden. Eine *B*-Zelle kann schon auf Antigene allein reagieren, die *T*-Zellen eines Individuums aber werden nur dann aktiviert, wenn das Antigen auf der Oberfläche einer Zelle sitzt, die auch körpereigene Marker trägt.

Hier kommen die Moleküle ins Spiel, die die Identität eines Individuums kennzeichnen. Es sind dies Proteine, die von einer großen Ansammlung von Genen, dem Haupt-Histokompatibilitäts-Komplex (englisch *major histocompatibility complex*, abgekürzt MHC), codiert werden. Sie bilden eine dritte Klasse von Proteinen mit einer lebenswichtigen Rolle bei der Immunerkennung.

Die MHC-Proteine wurden bei experimentellen Gewebe-Transplantationen entdeckt. Sind Spender und Empfänger eines Transplantats nicht genetisch identisch (wie das bei eineiigen Zwillingen oder bei Mäusen eines Inzuchtstammes der Fall ist), so wird es im allgemeinen abgestoßen. Denn der Empfänger entwickelt eine Immunreaktion gegen die MHC-Proteine des Spenders.

Die verbreitete Abstoßung von fremdem Gewebe bedeutet, daß nicht verwandte Individuen fast immer verschiedene Gruppen von MHC-Genen exprimieren. Tatsächlich sind die MHC-Proteine – neben den Immunglobulinen und den *T*-Zell-Rezeptoren – die vielfältigsten, die man kennt. Antikörper und *T*-Zell-Rezeptoren variieren von Zelle zu Zelle, MHC-Proteine hingegen von Individuum zu Individuum.

Zwei Klassen von MHC-Proteinen hat man identifiziert. Moleküle der Klasse I bestehen aus einer großen Polypeptidkette (ungefähr so groß wie eine schwere Immunglobulin-Kette), die mit einer viel kleineren Untereinheit, dem sogenannten Beta-2-Mikroglobulin, verbunden ist. Sie kommen auf fast allen Zellen vor. Die MHC-Proteine der Klasse II erscheinen hingegen nur auf einigen an der Immunantwort beteiligten Zelltypen wie den *B*-Lymphocyten, Makrophagen und spezialisierten Epithelzellen. Auch diese Moleküle setzen sich aus zwei Polypeptidketten zusammen. Beide sind ungefähr so groß wie eine leichte Immunglobulin-Kette. Alle MHC-Polypeptide zeigen eine gewisse Homologie zu den Immunglobulinen, die Ähnlichkeit ist aber nicht so stark wie die zwischen *T*-Zell-Rezeptoren und Immunglobulinen.

Da eine Gewebeübertragung zwischen Individuen in der Natur kaum vorkommt, kann die Transplantat-Abstoßung nicht die Hauptaufgabe der MHC-Proteine sein. Ihre eigentliche Funktion haben sie woanders im Immunsystem, sie steuern nämlich die Reaktionen der *T*-Zellen. Eine *T*-Zelle erkennt ein Antigen, wenn es zusammen mit einem Selbst-MHC-Protein auf der Oberfläche derselben Zelle auftritt. Daß beide Signale zusammen zur Erkennung erforderlich sind, bezeichnet man als MHC-Restriktion (Bild 9). Cytotoxische *T*-Zellen reagieren auf eine Kombination aus Antigen und einem MHC-Protein der Klasse I; *T*-Helfer-Zellen brauchen ein Protein der Klasse II.

Was für einen Nutzen zieht der Organismus aus der MHC-Restriktion? Sie lenkt doch die Aktivitäten der *T*-Zellen auf körpereigene Zellen und nicht auf Bakterien oder freie Fremdmoleküle. Eine plausible Erklärung ist, daß sich die cytotoxischen Zellen, die Killer-Zellen, zum Schutz gegen Virusinfektionen entwickelt haben. Eine Zelle, in die ein Virus eingedrungen ist, trägt vom viralen Genom codierte Hüllproteine auf ihrer Plasmamembran. Sie zeigt also genau das richtige Muster an Oberflächenmarkern, um von *T*-Zellen erkannt zu werden: ein fremdes Molekül in Kombination mit eigenen, individuellen Proteinen. Eine cytotoxische Zelle, die nun das virale Antigen und eines der Klasse-I-Proteine erkennt, kann die infizierte Zelle töten, ehe sich das Virus vermehrt.

Die Proteine der Klasse II und die regulatorischen *T*-Zellen haben sich vielleicht entwickelt, damit die Immunantwort effizienter wird. Helfer-Zellen lassen sich von anderen Zellen aktivieren, die zirkulierende Antigene aufnehmen und zusammen mit MHC-Proteinen der Klasse II auf ihrer Oberfläche präsentieren. Die auf *B*-Lymphocyten und Makrophagen vorhandenen Klasse-II-Proteine könnten den Schlüssel dafür liefern, wie Helfer-Zellen mit beiden Zellen kommunizieren und sie dabei zu einer Immunantwort heranziehen.

„Berufsausbildung" zu *T*-Zellen

Wenn eine *T*-Zelle zwei Oberflächenmarker erkennen muß, stellt sich zwangsläufig die Frage, ob sie dafür zwei getrennte Rezeptoren besitzt oder nur einen mit einer Doppelfunktion. Einige neuere Experimente scheinen für das Ein-Rezeptor-Modell zu sprechen, die Ergebnisse sind aber keineswegs schlüssig. Wenn doch noch ein zweiter Rezeptor gefunden werden sollte, könnte er

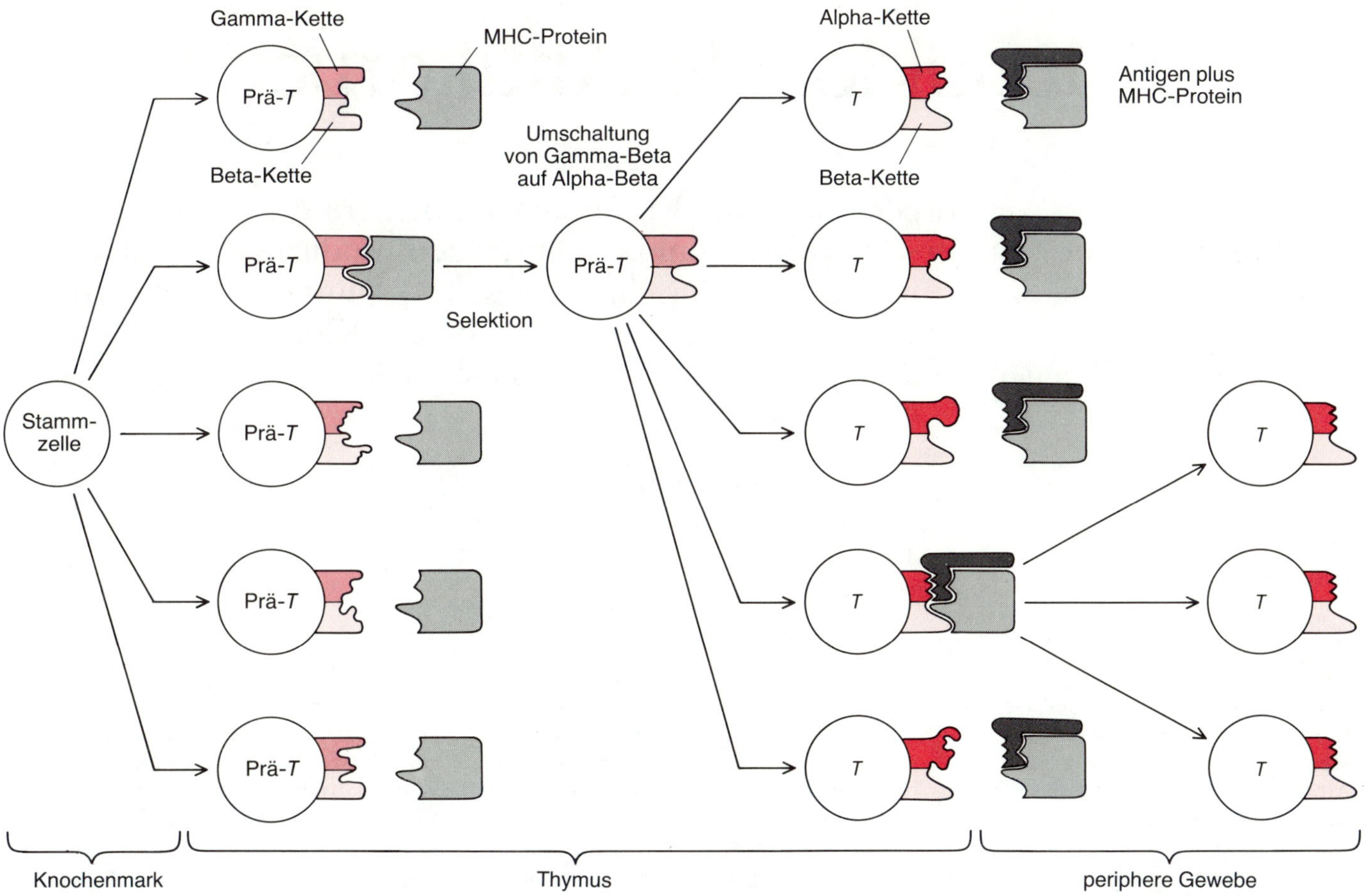

Bild 10: Die „Thymus-Ausbildung" ist für die Entwicklung funktionsfähiger *T*-Lymphocyten unerläßlich. David Raulet und der Autor haben eine mögliche Erklärung für diesen Prozeß vorgeschlagen. Gemäß ihrem Modell stellen unreife *T*-Zellen zuerst Rezeptoren her, die aus je einer Gamma- und Beta-Kette bestehen. Im Thymus werden die Lymphocyten mit MHC-Proteinen konfrontiert. Dort dürfen nur jene Zellen sich vermehren, deren Affinität zu diesen „Selbst"-Markern hinreichend groß ist. Würden die selektierten Zellen aber aus dem Thymus entlassen werden, so würden sie körpereigenes Gewebe angreifen. Die Affinität der Rezeptormoleküle für die Selbst-Antigene muß deshalb reduziert werden. Jeder Rezeptor behält die Beta-Kette des selektionierten Klons, seine Gamma-Kette aber wird gegen eine aus einer Vielzahl verschiedener Alpha-Ketten ausgetauscht. Die modifizierten *T*-Zellen sprechen dann auf ein Selbst-MHC-Protein einzig in Kombination mit einem Antigen an.

vielleicht die „verwaiste" Gamma-Kette enthalten, die zwar alle von einem Rezeptorprotein erwarteten Eigenschaften aufweist, im Schema der *T*-Zell-Operationen aber noch keinen Platz hat.

Für die Gamma-Kette ist noch eine andere Funktion denkbar. Die *T*-Lymphocyten werden erst nach einer gewissen Aufenthaltszeit im Thymus reif und funktionsfähig, und diese thymale „Berufsausbildung" bringt sie dazu, Antigene nur in Kombination mit den körpereigenen MHC-Proteinen zu erkennen. Wie die Ausbildung geschieht, ist noch nicht endgültig geklärt, doch sind viele Immunologen der Meinung, daß als entscheidender Schritt eine Subpopulation unreifer *T*-Zellen selektiert werden muß, und zwar durch deren Wechselwirkung mit Selbst-MHC-Proteinen, die ihnen von Thymuszellen dargeboten werden.

Einer Modellvorstellung nach reagiert jede unreife *T*-Zelle nur auf ein bestimmtes MHC-Protein (oder auf eine kleine Gruppe davon), die Population als Ganzes umfaßt aber Zellen, die auf alle möglichen Marker ansprechen. Im Thymus dürfen sich dabei nur die Zellen vermehren und weiter differenzieren, die eine genügend hohe Affinität zu den körpereigenen MHC-Proteinen haben.

Damit dieses System funktioniert, müssen unreife *T*-Zellen die MHC-Moleküle allein, also ohne ein begleitendes Antigen, erkennen und auf sie reagieren können. Werden die reifen *T*-Zellen aus dem Thymus entlassen, so haben sie offenkundig diese Fähigkeit verloren, denn sonst würden sie die körpereigenen Gewebe angreifen. Worauf beruht dieser Wechsel in der Reaktivität?

Neuere Untersuchungen zeigen, daß unreife *T*-Zellen das Alpha-Gen gering exprimieren, die Beta- und Gamma-Gene aber stärker, so daß deren Proteine in größeren Mengen produziert werden. Auf diesen Befunden aufbauend haben David Raulet vom MIT und ich ein Modell der *T*-Zell-Entwicklung vorgeschlagen, das wir Umschalten von Gamma-Beta auf Alpha-Beta nennen. Danach besitzen unreife Zellen Rezeptoren, die aus einer Gamma- und einer Beta-Kette bestehen und nur auf MHC-Proteine reagieren (Bild 10). Im Laufe der Differenzierung wird das Gamma-Gen ab- und das Alpha-Gen angeschaltet, so daß die reifen Zellen Alpha-Beta-Rezeptoren haben. Diese Veränderung reduziert die Affinität der Zelle zu Selbst-MHC-Proteinen, löscht sie aber, da die Beta-Kette noch vorhanden ist, nicht völlig aus. Ein analoger Mechanismus ist in den roten Blutkörperchen am Werk, wenn sie von der fetalen auf die Adultform des Hämoglobins umschalten.

Die von uns vorgeschlagene Funktion der Gamma-Kette ist noch experimentell zu überprüfen, doch hat man jetzt das Rüstzeug, diese und viele andere Fragen zum *T*-Zell-Rezeptor zu klären. Im Idealfall werden strukturelle und genetische Untersuchungen ein ebenso tiefes Verständnis dieser Moleküle ermöglichen, wie man es inzwischen von den Immunglobulinen hat. Dann bestünde Hoffnung, einige der größten Rätsel der Immunologie zu lösen: wie sich die *T*-Lymphocyten im Thymus entwickeln, wie sie ihre Zielzellen erkennen und wie sie das restliche Immunsystem kontrollieren.

Monoklonale Antikörper

Antikörper sind Eiweißstoffe, die Wirbeltiere und Menschen zur Abwehr von körperfremden Substanzen produzieren. Zellen, die Antikörper bilden, kann man durch Verschmelzung mit Tumorzellen außerhalb des Körpers unsterblich machen. Einzeln zu Zellkolonien (Klonen) vermehrt, erzeugen sie chemisch reine (monoklonale) Antikörper.

Von César Milstein

Wenn eine fremde Substanz in den Körper eines Wirbeltieres (etwa eines Menschen) gelangt, setzen gewöhnlich Abwehrreaktionen ein. Sie bestehen unter anderem darin, daß der Organismus Antikörper gegen die Substanz (das Antigen) produziert (Bilder 1 und 3). Antikörper sind Eiweißstoffe (Proteine) und gehören zur großen Gruppe der Immunglobuline. Ihre Besonderheit besteht darin, daß ihre Moleküle Bindungsstellen besitzen, die es ihnen ermöglichen, sich mit bestimmten Stellen (den determinanten Gruppen) in den Molekülen der fremden Substanz (des Antigens) zu vereinigen. Diese Vereinigung löst Vorgänge aus, die das Antigen unschädlich machen und aus dem Körper entfernen.

Ein bemerkenswerter Aspekt der Reaktion zwischen Antikörper und Antigen ist ihre Spezifität. Man versteht darunter die Fähigkeit der Antikörper, sich auch in einem Molekülgemisch immer nur mit „ihren" Antigen-Molekülen zu kombinieren, das heißt mit den Molekülen, die die determinante Gruppe enthalten, auf die ein Antikörper „geprägt" ist. Von dieser Eigenschaft macht die biologische und medizinische Forschung umfangreichen Gebrauch, um Moleküle (oder auch Zellen, die diese Moleküle an ihrer Oberfläche tragen) zu erkennen und aus Gemischen abzutrennen.

Allerdings sind die Antikörper, die ein Organismus gegen ein Antigen produziert, heterogen. Ist das Antigen ein Molekülgemisch, so werden verschiedene Antikörper gegen dessen Bestandteile gebildet. Aber auch wenn das Antigen aus nur einer Molekülsorte besteht, kann diese mehrere determinante Gruppen enthalten und so die Bildung unterschiedlicher Antikörper hervorrufen (Bild 3). Schließlich erzeugt der Organismus auch gegen dieselbe determinante Gruppe mehrere Antikörper-Arten, die sich in der Genauigkeit unterscheiden, mit der sie auf die determinante Gruppe „passen". Es ist so gut wie unmöglich, alle diese Antikörper-Arten voneinander zu trennen. Von Tieren oder Menschen gewonnene Antiseren (als Antiserum bezeichnet man antikörper-haltiges Blut, das von seinen zellulären Bestandteilen befreit wurde) enthalten daher immer Antikörper-Gemische und sind von Spender zu Spender verschieden.

Antikörper werden von Plasmazellen produziert. Diese gehen ihrerseits aus B-Lymphozyten hervor. Jeder B-Lymphozyten-Stamm erzeugt „seine" Antikörper-Art. Was geschähe, wenn es gelänge, dem Körper eines Tieres einen einzelnen B-Lymphozyten zu entneh-

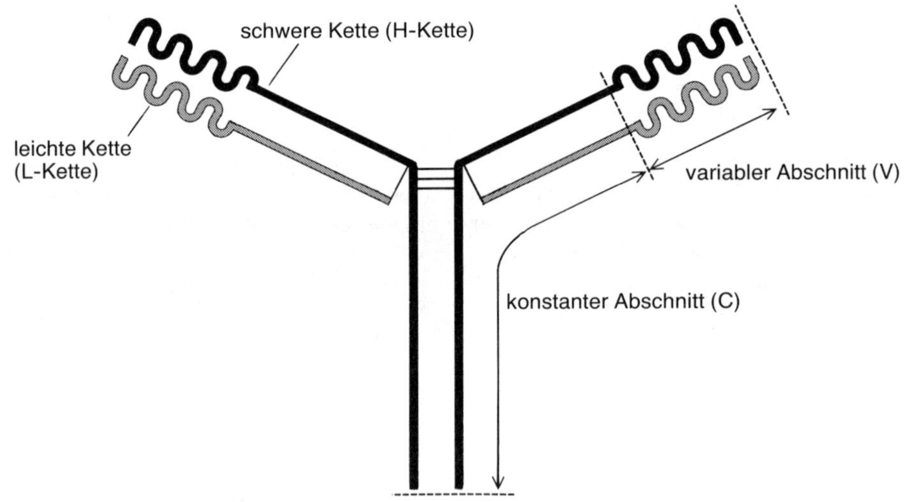

Bild 1: Antikörper sind Eiweißstoffe (Proteine) und gehören zur Gruppe der Immunglobuline. Man unterscheidet fünf Hauptklassen von Immunglobulinen und bezeichnet sie mit den Buchstaben G, A, M, D und E. Die schematische Zeichnung hier zeigt den Bau eines Moleküls Immunglobulin G (IgG). Es besteht aus vier kettenförmigen Untereinheiten, die paarweise gleich sind: aus zwei schweren Ketten (H-Ketten von englisch heavy = schwer) und aus zwei leichten Ketten (L-Ketten). Sie sind durch Disulfidbrücken (dünne Querstriche) miteinander verknüpft. Zu einer Disulfidbrücke steuert jede Kette ein Schwefelatom bei, und zwischen diesen Atomen bildet sich eine Bindung. Die verschiedenen Immunglobulin-Klassen unterscheiden sich unter anderem durch Zahl und Lage der Disulfidbrücken. H- und L-Ketten haben je einen variablen und einen konstanten Abschnitt. Im variablen Abschnitt wechselt die Reihenfolge der Protein-Bausteine (der Aminosäuren) von Antikörper-Art zu Antikörper-Art. Dieser Abschnitt bildet daher die Stelle, an der sich der Antikörper mit „seinem" Antigen (genauer: mit „seiner" determinanten Gruppe, siehe Bild 3) verbindet. Die konstanten Abschnitte haben in allen Antikörpern einer Untergruppe die gleiche Zusammensetzung und Aminosäure-Sequenz. Sie sorgen für die Komplement-Bindung und für den Transport der Antikörper-Moleküle durch biologische Membranen.

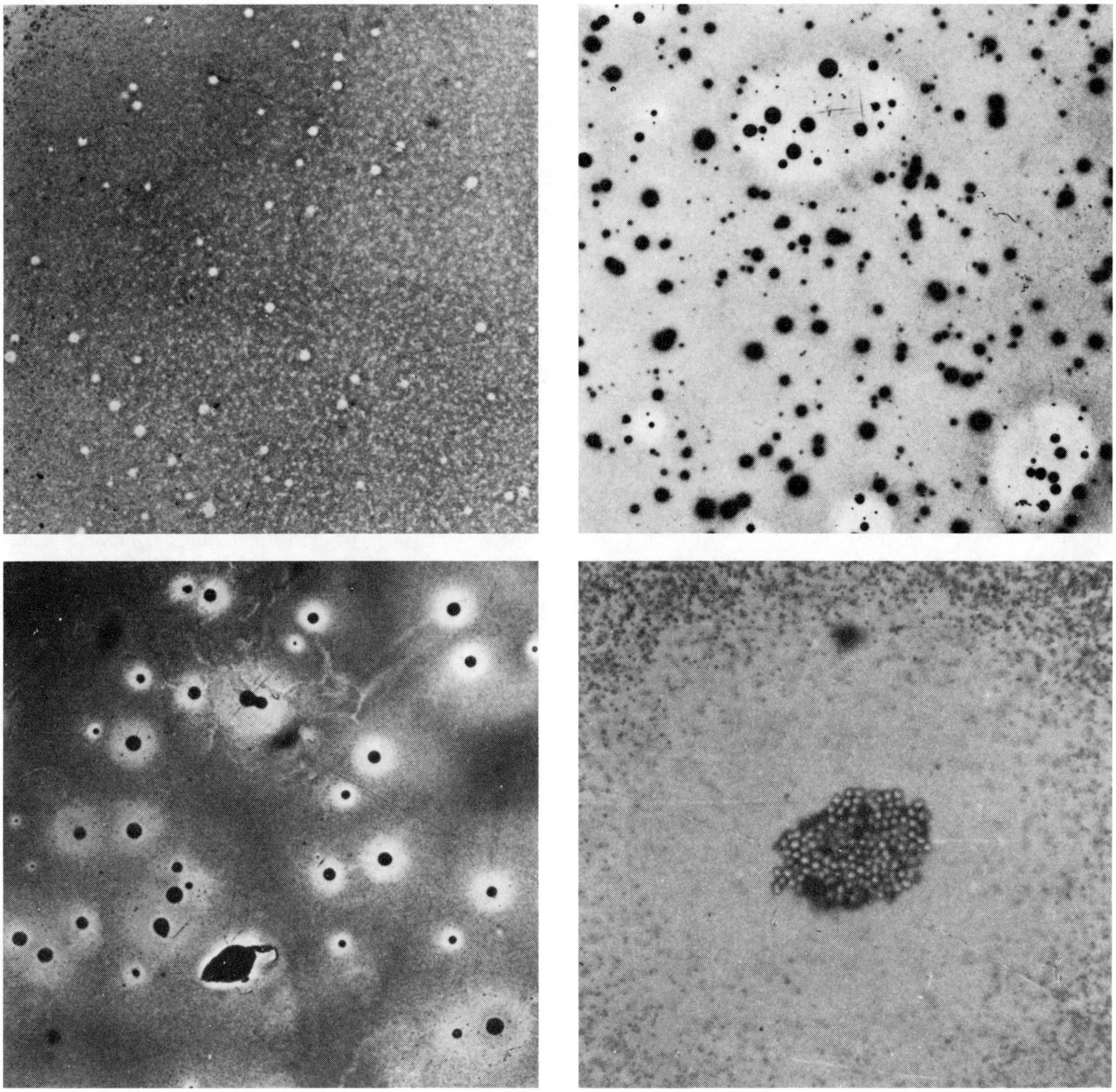

Bild 2: Antikörper-produzierende Hybridzellen wurden zum ersten Mal mit Hilfe eines Verfahrens entdeckt, das dem Nachweis von Antikörpern gegen die roten Blutkörperchen (Erythrozyten) des Schafs dient: Man bringt die antikörper-bildenden Zellen zusammen mit den roten Blutkörperchen und einer als Komplement bezeichneten Gruppe von Proteinen aus dem Blut auf eine Agarplatte (oben links). Die Antikörper und das Komplement reagieren mit den Erythrozyten und zerstören sie. Jede antikörper-produzierende Zelle macht sich daher auf der Platte durch einen hellen Hof (weiße Kreise) bemerkbar. Der Autor und Georges Köhler verschmolzen Mäusezellen, die Antikörper gegen Schaf-Erythrozyten bildeten, mit den Zellen eines Mäuse-Myeloms (eines Tumors) und brachten die entstandenen Hybridzellen auf eine Agarplatte (oben rechts). Die Zellen vermehrten sich zu Zellkolonien (schwarze Kreise). Brachte man dann Schaf-Erythrozyten und Komplement auf die Platte, so ließen sich die Kolonien, die Antikörper gegen Schaf-Erythrozyten produzierten, daran erkennen, daß sich um sie herum helle Höfe bildeten. Aus diesen Kolonien wurden einzelne Zellen ausgelesen und auf eine neue Agarplatte gebracht (unten links). Dort vermehrte sich jede Zelle zu einem Zellklon (schwarze Kreise). Mit dem gleichen Verfahren wie vorher wurde nachgewiesen, daß fast alle diese Klone Antikörper gegen Schaf-Erythrozyten bilden. Das Bild unten rechts zeigt in wesentlich stärkerer Vergrößerung einen einzelnen Klon. Man erkennt die Zellen, aus denen er besteht, und den hellen Hof aus zerstörten Erythrozyten.

men und ihn in einem Nährmedium zu einer Zellkolonie (zu einem Klon) zu vermehren? Alle Zellen des Klons würden dann die gleiche Art von Antikörper-Molekülen synthetisieren, und alle diese Moleküle wären für dieselbe determinante Gruppe spezifisch. Man bezeichnet solche Antikörper ihrer Herkunft gemäß als monoklonal. Leider trifft dieser Gedanke auf eine Schwierigkeit: Zellen, die Antikörper produzieren, überleben in einem Nährmedium nicht.

Zum Glück gibt es aus diesem Dilemma einen Ausweg: Man kennt maligne Tumoren des Immunsystems (sie werden als Myelome bezeichnet), die rasch wachsen und deren Zellen große Mengen anomaler Immunglobuline erzeugen. Ein Tumor ist ein Klon, das heißt, alle Zellen, aus denen er besteht, sind aus einer malignen Zelle hervorgegangen. Alle von den Zellen eines Myeloms synthetisierten Immunglobuline haben daher die gleiche chemische Struktur. Sie sind gewissermaßen monoklonale Antikörper, wenngleich man nicht weiß, gegen welches Antigen sie sich richten. Überdies ist ein Myelom unsterblich, und man kann es in einem Nährmedium züchten. Allerdings lassen sich Myelomzellen nicht dazu bringen, Antikörper gegen beliebige Antigene zu bilden.

1975 gelang es uns, Zellen eines Mäuse-Myeloms mit antikörper-produzierenden Lymphozyten aus Mäuse-Milz zu verschmelzen (Bild 3). Die so entstehenden Hybridzellen besitzen sowohl die Fähigkeit der Lymphozyten, Antikörper gegen ein beliebiges Antigen zu synthetisieren, als auch die Eigenart der Myelomzellen, unsterblich zu sein. Sie lassen sich in Nährmedien züchten. Eine einzelne Hybridzelle kann man so zu einem Klon vermehren, der unbegrenzt lebensfähig bleibt, dessen Zellen alle den gleichen, gegen nur eine determinante Gruppe gerichteten Antikörper herstellen und der damit eine nahezu unerschöpfliche Quelle eines monoklonalen Antikörpers ist.

Ausgangspunkte

Eigentlich hatten unsere Untersuchungen, die schließlich zur Erzeugung der Hybridzellen führten, ein ganz anderes Ziel: Wir wollten wissen, wie sich Körperzellen verhalten, wenn man sie in Nährmedien züchtet, und welche Folgen dabei auftretende Mutationen haben. Myelomzellen waren für uns damals nur eine Zellart unter vielen anderen. 1973 beobachteten wir erstmals, daß Myelomzellen, die in einem Nährmedium wachsen, so mutieren können, daß die von ihnen produzierten Immunglobuline eine andere Struktur bekommen. Die Suche nach solchen Mutanten war jedoch mühsam, denn wir kannten kein Antigen, mit dem sich die Immunglobuline vereinigt hätten. Wären wir in der Lage gewesen, die Stärke einer Immunglobulin-Antigen-Wechselwirkung zu messen, so hätten wir Unterschiede in den Proteinstrukturen, die durch die Mutationen entstanden, viel schneller entdecken können. Wir suchten also nach einem Zellstamm, der sich in einem Nährmedium vermehrte und Antikörper gegen ein bekanntes Antigen erzeugte.

Hier kam uns das Glück zu Hilfe. Wir untersuchten nämlich nicht nur Mutationen in Zellkulturen, sondern befaßten uns gleichzeitig mit der Frage, wie die Synthese von Antikörpern genetisch gesteuert wird. Bild 1 zeigt schematisch die Struktur eines Antikörper-Moleküls. Es besteht aus vier miteinander verknüpften, kettenförmig gebauten Untereinheiten, die paarweise gleich sind. Entspre-

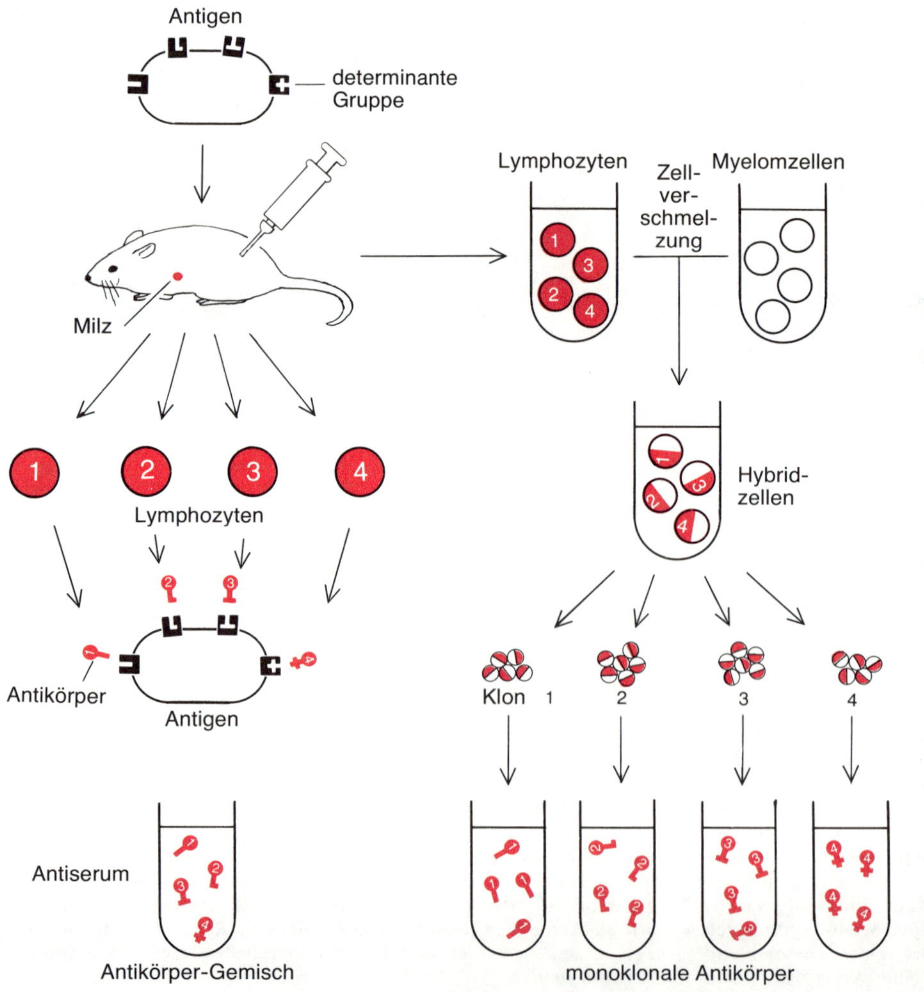

Bild 3: Eine Immunreaktion wird ausgelöst, wenn ein Antigen, das mehrere determinante Gruppen besitzen kann, in den Körper eines Tieres oder eines Menschen gelangt (links). Ein Antigen kann beispielsweise ein körperfremdes Molekül, ein Bakterium, ein Virus oder ein Stück körperfremdes Gewebe sein. Das Immunsystem des Empfängers reagiert, indem sich die zur Gruppe der weißen Blutkörperchen gehörenden B-Lymphozyten vermehren und Antikörper gegen die determinanten Gruppen des Antigens produzieren. Antikörper sind Eiweißstoffe (Proteine), deren Struktur in Bild 1 gezeigt ist. Sie gehören zur großen Gruppe der Immunglobuline. Die B-Lymphozyten geben ihre Antikörper an das Blut ab. Befreit man dieses von seinen zellulären Bestandteilen, so erhält man eine als Antiserum bezeichnete Flüssigkeit, in der alle gegen das Antigen gebildeten Antikörper vorhanden sind. Um diese Antikörper einzeln (als monoklonale Antikörper) zu gewinnen, verschmilzt man Lymphozyten aus der Milz des Tieres mit Myelomzellen der gleichen Tierart (rechts). Es entstehen Hybridzellen, die in sich die antikörper-produzierende Fähigkeit der Lymphozyten und die Unsterblichkeit der Tumorzellen vereinigen. Einzelne dieser Zellen läßt man in Nährmedien zu Zellkolonien (Zellklonen) heranwachsen. Alle Zellen eines solchen Klons bilden dann denselben Antikörper. Diese monoklonalen Antikörper werden von den Zellen an die Nährmedien abgegeben und können daraus in großen Mengen gewonnen werden.

chend ihrer Größe bezeichnet man sie als schwere und leichte Ketten oder auch als H- und L-Ketten (von englisch heavy = schwer und light = leicht). In beiden Kettenarten unterscheidet man einen variablen und einen konstanten Abschnitt. Ersterer bestimmt die Spezifität des Antikörpers, das heißt, er entspricht strukturell der Art der determinanten Gruppe, mit der der Antikörper reagiert. Der konstante Abschnitt sorgt dafür, daß das Antikörper-Molekül mit einer Gruppe von Proteinen des Blutplasmas in Wechselwirkung treten kann, die man als Komplement bezeichnet. Die Komplement-Bindung spielt für die Zerstörung körperfremder Zellen im Verlauf einer Immunreaktion eine wichtige Rolle. Der konstante Abschnitt ist auch dafür verantwortlich, daß das Antikörper-Molekül durch Membranen transportiert oder an Membranen gebunden werden kann.

Die Synthese eines Antikörper-Moleküls wird von V-Genen (für die variablen Abschnitte) und von C-Genen (für die konstanten Abschnitte) gesteuert. Die antikörper-produzierende Zelle verfügt über ein großes Repertoire solcher Gene, und jedes von diesen ist doppelt vorhanden, weil die Zelle von dem Chromosom, in dem sich die Gene befinden, zwei Exemplare besitzt. Unterscheiden sich die beiden Gene eines Paares, so ist nur eines für die Antikörper-Synthese wirksam. Das andere ist „stumm".

Um zu prüfen, ob das immer so ist, verschmolzen wir eine Zelle aus einem Mäuse-Myelom mit einer Zelle aus einem Ratten-Myelom (Bild 4). Die Hybridzelle synthetisierte hybride Immunglobuline, in denen die von den Elternzellen produzierten schweren und leichten Ketten in unterschiedlicher Weise kombiniert waren. Wir fanden aber keine gemischten Ketten, die einen V-Abschnitt von der einen Elternzelle und einen C-Abschnitt von der anderen enthielten. Daraus folgte, daß sich die V- und C-Gene, die die Synthese einer H- oder L-Kette steuern, stets im selben Chromosom befinden müssen.

Man weiß heute, daß die V-und C-Gene durch einen für die Antikörper-Synthese unbedeutenden Abschnitt von Erbsubstanz getrennt sind, den man als Intron bezeichnet (Bild 4). Chemisch gesehen besteht die Erbsubstanz aus Desoxyribonucleinsäure (DNS oder, international, DNA). Bei der Antikörpersynthese wird die in der DNS der V- und C-Gene und des zwischen ihnen liegenden Introns enthaltene Information zunächst in ein Molekül Ribonucleinsäure (RNS) „umgeschrieben" (Bild 4, unten). Dann wird das Intron herausgeschnitten, so daß die den V- und C-Genen entsprechenden Molekülteile unmittelbar aneinandergrenzen. Den so verkürzten RNS-

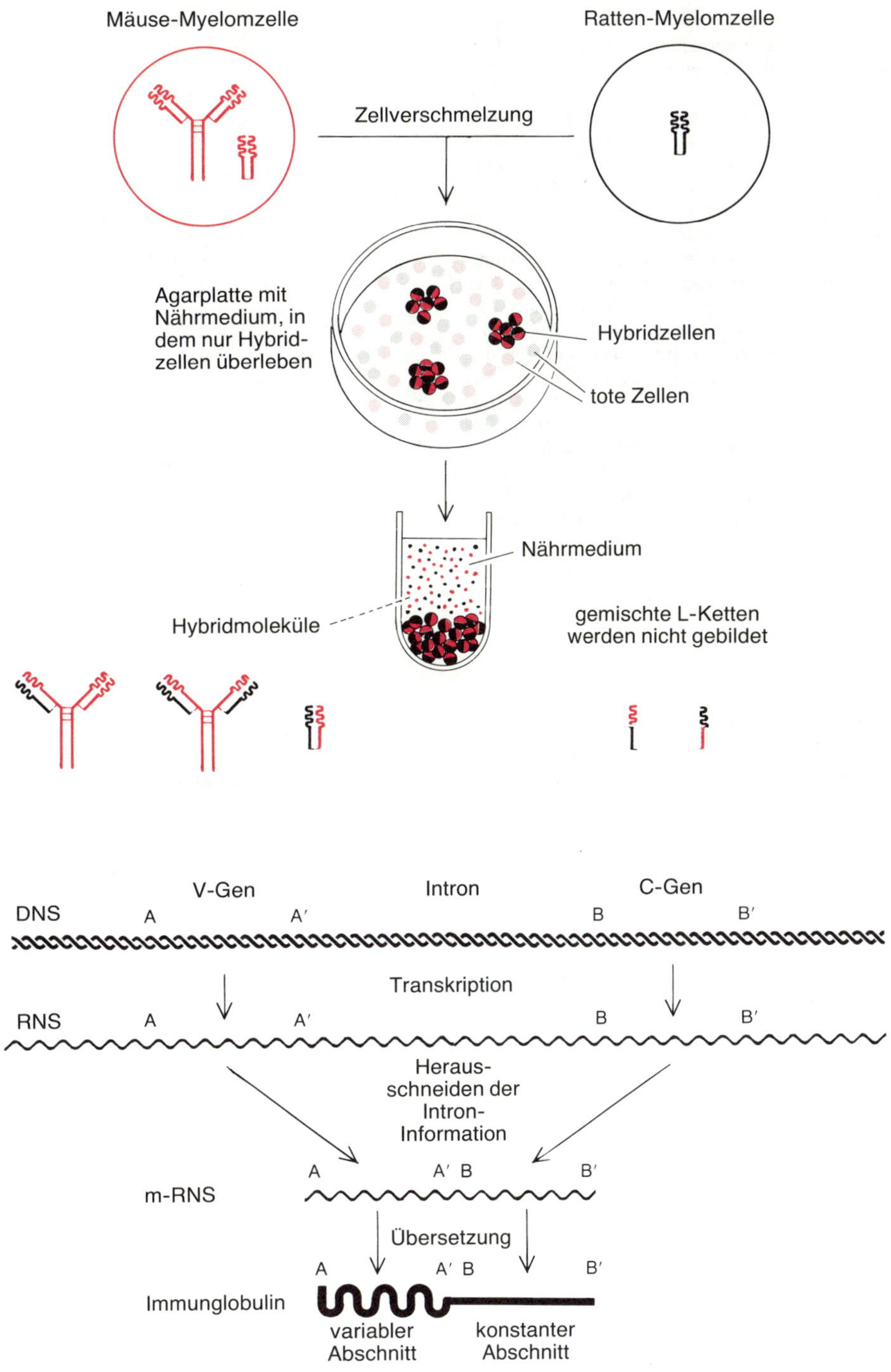

Bild 4: Bei der ersten erfolgreichen Zellverschmelzung dienten je eine Myelomzelle einer Maus und einer Ratte als „Eltern". Die Mäusezelle produzierte vollständige Immunglobuline G (IgG) sowie überschüssige L-Ketten (siehe Bild 1), während die Rattenzelle nur L-Ketten bildete. Die bei der Verschmelzung entstehenden Hybridzellen wurden zunächst auf eine Agarplatte gebracht. Diese war mit einem Nährmedium getränkt, das es nur den Hybridzellen ermöglichte zu überleben. Die sich bildenden Zellklone kamen dann in flüssiges Nährmedium, an das sie die von ihnen produzierten Immunglobuline abgaben. Deren Analyse zeigte, daß es sich um Hybridmoleküle handelte, die sich in unterschiedlicher Weise aus den H- und L-Ketten der Elternzellen zusammensetzten, daß aber niemals gemischte Ketten auftraten, in denen die konstanten und variablen Abschnitte unterschiedlicher Herkunft waren. Diese Beobachtung zeigt, daß bei der Übersetzung der in der Erbsubstanz (DNS) enthaltenen Information in die Proteinstruktur (unten) die Gene für die variablen (V) und konstanten (C) Abschnitte nur gemeinsam in Ribonucleinsäure (RNS) umgeschrieben (transkribiert) werden und daß die Informationsträger für diese Abschnitte auch beisammenbleiben, wenn das dem Intron in der DNS entsprechende Stück aus der RNS herausgeschnitten wird. Die Buchstaben A, A', B und B' markieren die Anfangs- und Endpunkte der variablen und konstanten Abschnitte sowie der ihnen entsprechenden Gene und RNS-Stücke. Die Abkürzung DNS steht für Desoxyribonucleinsäure, und m-RNS bedeutet Boten-Ribonucleinsäure oder messenger-Ribonucleinsäure (von englisch messenger = Bote).

Bild 5: Die erste Hybridzelle aus einer antikörper-produzierenden Milzzelle und einer Myelomzelle wurde so gewonnen, wie es dieses Schema zeigt: Einer Maus wurden rote Blutkörperchen (Erythrozyten) vom Schaf injiziert. Sie bildete Antikörper gegen die Erythrozyten. Ihrer Milz wurden antikörper-erzeugende Zellen (farbig) entnommen und mit Zellen aus Mäuse-Myelom verschmolzen. Mit einem Nährmedium, das nur den Hybridzellen das Überleben ermöglichte (siehe Bild 4), trennte man diese Zellen von allen anderen ab. Die Hybridzellen erzeugen zunächst hybride Immunglobuline. Im Verlauf der ersten Zellteilungen gehen ihnen Chromosomen (Träger der Erbsubstanz) verloren (siehe Bild 7), so daß schließlich einige Hybridzellen vorhanden sind, die reine Antikörper gegen Schaf-Erythrozyten produzieren. Aus diesen Zellen züchtet man Zellklone. Diese erzeugen verschiedene Antikörper-Arten, die hier durch ihre Zugehörigkeit zu verschiedenen Klassen von Immunglobulinen (Ig) gekennzeichnet sind.

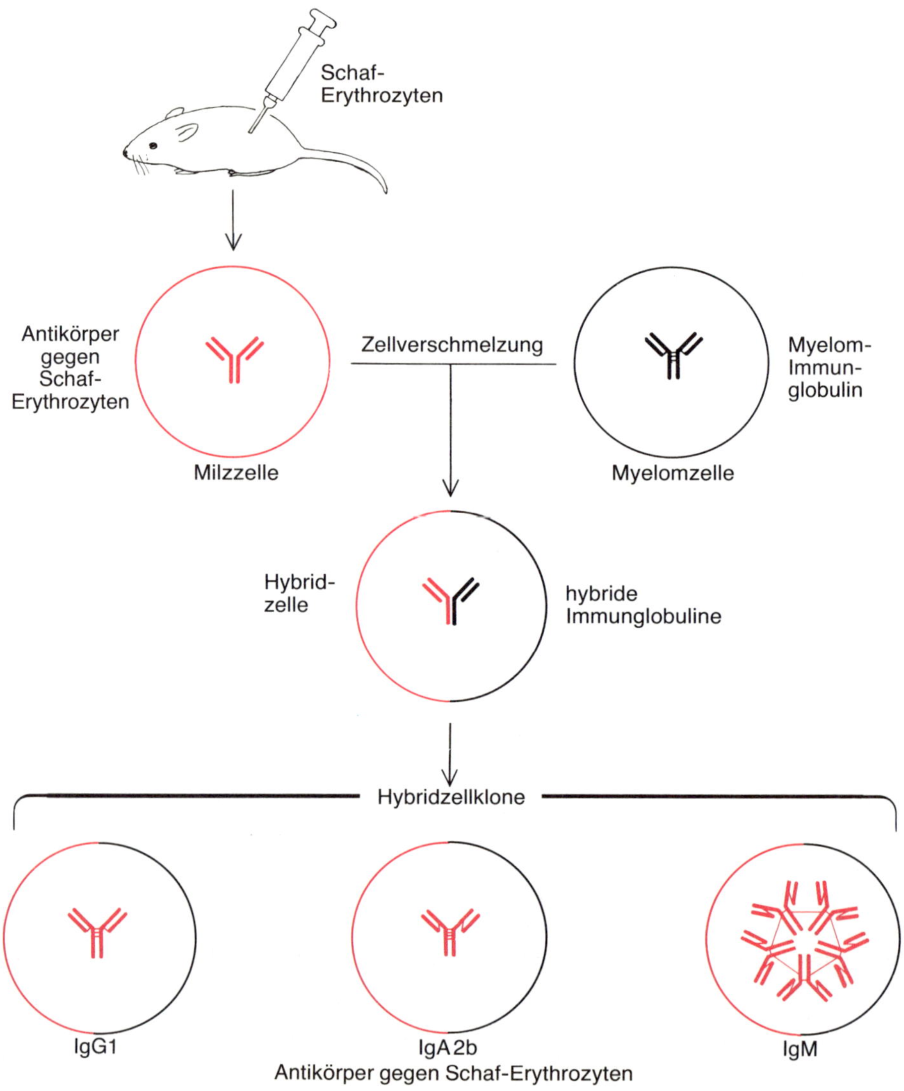

Strang bezeichnet man als Boten-RNS (oder m-RNS von englisch messenger = Bote). Die in ihm verbliebene Information wird dann in die Struktur einer Antikörperkette „übersetzt". Die Beobachtung, daß eine aus einem Ratten- und einem Mäuse-Myelom gewonnene Hybridzelle immer nur Immunglobulinketten synthetisiert, in denen V- und C-Abschnitt aus der gleichen Elternzelle stammen, besagt also, daß beim Herausschneiden der Intron-Information aus der RNS die V- und C-Abschnitte des RNS-Moleküls beisammenbleiben und nicht mit den Abschnitten anderer RNS-Moleküle ausgetauscht werden.

Damit aber wies uns das Experiment den Weg zur Bildung der antikörper-produzierenden Zelle, die wir für unsere Mutations-Untersuchungen brauchten: Da in einer Hybridzelle die in den Elternzellen vorhandene Information für die Immunglobulin-Synthese erhalten bleibt, lag es nahe, eine Myelomzelle mit einem normalen Lymphozyten oder einer normalen Plasmazelle zu verschmelzen und auf diese Weise deren Fähigkeit zur Bildung von Antikörpern gegen bekannte Antigene unsterblich zu machen.

Antikörper-produzierende Hybridzellen

Bei unseren ersten Versuchen (Bild 5) verwendeten wir rote Blutkörperchen (Erythrozyten) von Schafen als Antigen, denn Antikörper gegen Erythrozyten ließen sich leicht mit Hilfe eines Verfahrens nachweisen, das Niels Kaj Jerne und Albert Nordin 1963 entwickelt hatten (Bild 2). Wir mischten Zellen eines Mäuse-Myeloms mit Milzzellen einer Maus, die Antikörper gegen Schaf-Erythrozyten bildeten, und fügten der Mischung ein Agens hinzu, das die Verschmelzung der Zellen förderte. Das Gemisch wurde in ein Nährmedium gebracht, in dem nur die Hybridzellen überleben konnten. Diese Zellen produzierten die Immunglobuline beider Elternzellen (Bild 5). Einzelne Hybridzellen, die Antikörper gegen Schaf-Erythrozyten erzeugten, ließen wir zu Zellklonen heranwachsen (Bild 2) und waren auf diese Weise erstmals in der Lage, monoklonale Antikörper mit vorgegebener Spezifität zu gewinnen.

Nach diesem Erfolg traten Schwierigkeiten auf: Fast sechs Monate lang verlief kaum ein Experiment wie gewünscht. Es war eine deprimierende Zeit, aber sie veranlaßte uns, jeden Schritt unseres Verfahrens zu prüfen und seine Bedingungen zu optimieren. Giovanni Galfré fand bei diesen Arbeiten, daß Polyethylenglykol die Zellverschmelzung besonders wirksam fördert. Schließlich entdeckten wir, daß eines unserer Reagentien mit einer Substanz verunreinigt war, die auf die Zellen giftig wirkte. Nachdem wir dieses Problem beseitigt hatten, stellten sich neue Erfolge ein. Unter anderem gelang es uns, monoklonale Antikörper gegen die Histokompatibilitätsantigene von Ratten zu erzeugen. Histokompatibilitätsantigene sind Substanzen, die sich an den Oberflächen der Zellen eines Organismus befinden. Ihre Bedeutung besteht unter anderem darin, daß Gewebeverpflanzungen nur dann erfolgreich verlaufen, wenn das übertragene Organ und dessen Empfänger in den Histokompatibilitätsantigenen übereinstimmen.

Sehr zu unserer Überraschung bemerkten wir, daß etwa jeder zehnte Hybridzellklon Antikörper produzierte, während gleiches nur für etwa jede hundertste Milzzelle galt. Offenbar gelang es uns, die antikörper-produzierenden Zellen im Verlauf der Zellverschmelzung zehnfach anzureichern. Die Ursachen dafür sind nicht ganz klar. Wahrscheinlich sind sie zweifacher Art: Zum einen gibt es Lymphozyten, die Antikörper zwar synthetisieren, sie aber nicht ausscheiden. Diese Zellen scheinen durch die Verschmelzung mit Myelomzellen die „Maschinerie" zu erhalten, die zur Freisetzung der Antikörper erforderlich ist. Zum anderen sorgen die Bedingungen der Zellverschmelzung offenbar dafür, daß antikörper-produzierende Milzzellen sich bevorzugt mit Myelomzellen zu langlebigen Hybridzellen vereinigen.

Die Antikörper, die die Zellen eines Klons produzieren, leiten sich genetisch gesehen alle von einer Zelle ab, nämlich von derjenigen, die den „Anfang" des Klons bildet. Deswegen sind sie jedoch immunologisch gesehen noch keine monoklonalen Antikörper, denn die Hybridzelle, aus der der Klon hervorgeht, enthält Chromosomen beider Elternzellen, das heißt, sie kann zwei Arten schwerer Ketten und zwei Arten leichter Ketten produzieren (Bild 5), während eine Zelle, die einen monoklonalen Antikörper erzeugt, nur je eine Art schwerer und leichter Ketten erzeugt. Hybridzellen, die je zwei Arten solcher Ketten synthetisieren, bezeichnen wir als HLGK-Zellen (Bild 7). Wir bringen damit zum Ausdruck, daß sie sowohl die H- und L-Ketten der Milzzelle als auch die diesen entsprechenden Gamma- und Kappa-Ketten (G und K) der Myelomzelle bilden.

Glücklicherweise haben die Hybridzellen die Eigenschaft, daß sie besonders im Verlauf der ersten Teilungsschritte Chromosomen (und damit die Fähigkeit zur Synthese bestimmter Proteine) verlieren. Die Chromosomen mit der Information für die schweren Ketten (H und G) gehen gewöhnlich am ehesten verlo-

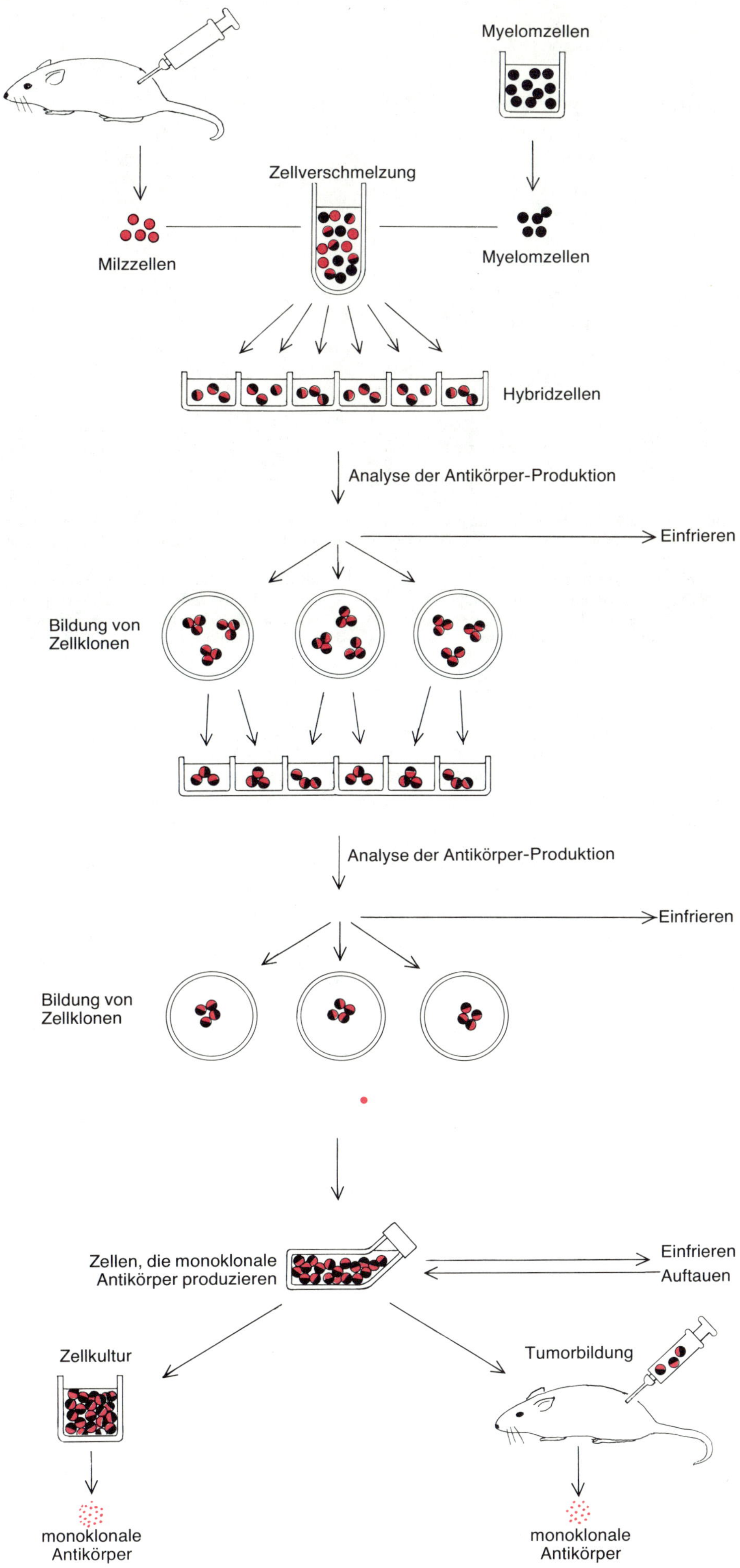

Bild 6: Zur Gewinnung monoklonaler Antikörper verschmilzt man unter Mitwirkung von Polyethylenglykol Milzzellen einer immunisierten (das heißt antikörper-bildenden) Maus oder Ratte mit Zellen eines Mäuse- oder Ratten-Myeloms. Die entstandenen Hybridzellen werden von allen anderen Zellen dadurch abgetrennt, daß man sie in ein Nährmedium bringt, in dem nur sie überleben können. Dann untersucht man, welche Antikörper die Hybridzellen bilden. Von jeder Zellkultur, die Antikörper produziert, friert man einen Teil ein, um ihn aufzubewahren. Die restlichen Zellen werden vereinzelt und zu Zellklonen vermehrt. Wiederum prüft man deren Antikörperproduktion, friert einen Teil der Zellen ein und züchtet die verbleibenden Zellen einzeln zu Zellklonen. Im Verlauf dieses Verfahrens verlieren die Hybridzellen einen Teil ihrer Chromosomen (siehe Bild 7) und erzeugen schließlich einheitliche Immunglobuline. Klone, die die gewünschten Antikörper bilden, können in gefrorener Form aufbewahrt werden. Sobald man die Antikörper benötigt, taut man die Zellen auf und vermehrt sie in einem Nährmedium, aus dem sich dann die monoklonalen Antikörper gewinnen lassen. Man kann die Zellen aber auch einem Tier injizieren. Dort bilden sie Tumoren, die große Mengen monoklonaler Antikörper bilden und an das Blut abgeben.

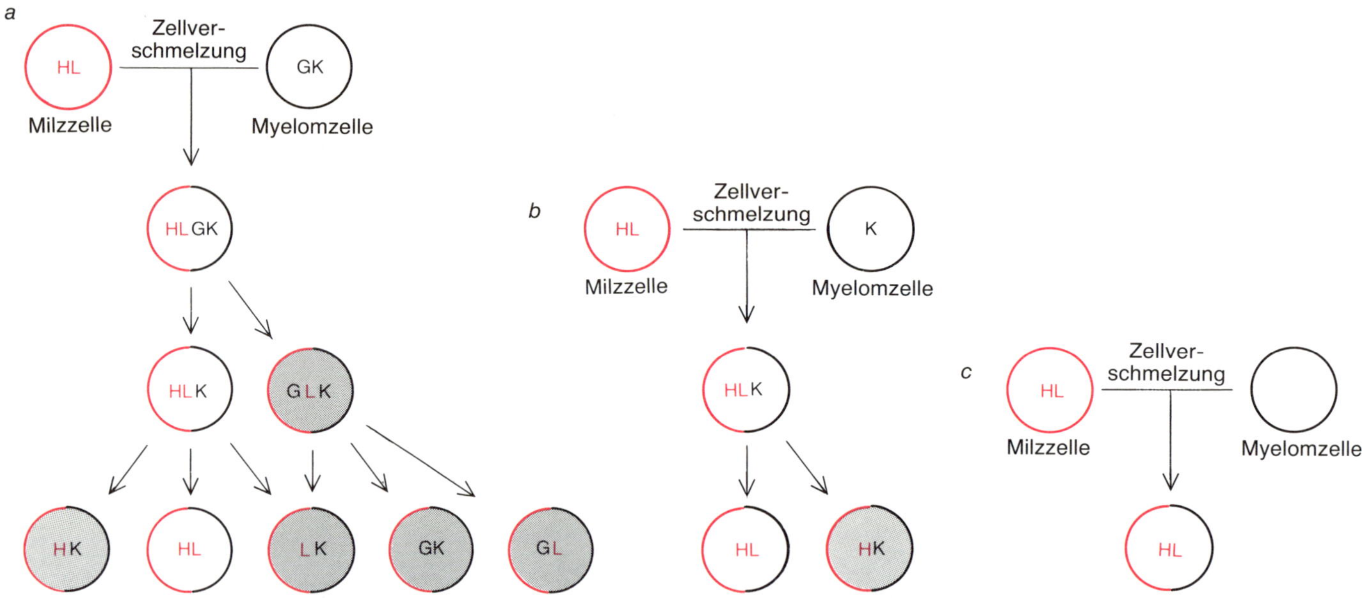

Bild 7: Die bei einer Verschmelzung von Milz- und Myelomzellen (a) entstehenden Hybridzellen erzeugen zunächst sowohl die H- und L-Ketten der Milzzellen als auch die diesen entsprechenden Gamma- und Kappa-Ketten (G und K) der Myelomzellen. Sie werden daher als HLGK-Zellen bezeichnet. Im Verlauf der ersten Teilungen verlieren die Hybridzellen Chromosomen und damit die Fähigkeit zur Synthese einzelner Ketten, was hier durch den Verlust entsprechender Buchstaben dargestellt ist. Durch die wiederholte Vereinzelung und Vermehrung der Hybridzellen zu Zellklonen (siehe Bild 6) erhält man schließlich Zellkolonien, die in reiner Form den gleichen Antikörper produzieren wie die Milzzelle, die in die Zellverschmelzung einging. Man kommt auf kürzeren Wegen zu solchen Zellklonen, wenn man für die Zellverschmelzung Myelomzellen verwendet, die nur Kappa-Ketten (b) oder gar keine Immunglobuline (c) bilden.

ren. Aus einer HLGK-Hybridzelle gehen so die Varianten HLK und GLK hervor, und aus diesen entstehen durch weitere Chromosomenverluste Zellarten wie HL, HK, LK, L oder K. Von Interesse sind hier (neben den HK-Zellen) in erster Linie die HL-Zellen, denn sie produzieren den gleichen Antikörper wie die Milzzelle, die vor der Zellverschmelzung vorhanden war. Im Verlauf der Züchtung der Zellklone (Bild 6) wird man also der Auswahl der HL-Zellen besondere Aufmerksamkeit schenken. Diese wird vereinfacht, wenn man für die Bildung der Hybridzellen Myelomzellen verwendet, die nur K-Ketten oder überhaupt keine Immunglobuline produzieren (Bild 7).

Hat man einen Zellklon der gewünschten Art gefunden, so kann man ihn einfrieren, um ihn lange Zeit aufzubewahren. Er läßt sich jederzeit wieder auftauen und erneut vermehren. Die Antikörper, die die Zellen produzieren, gewinnt man aus dem Nährmedium, in dem die Zellen leben (Bild 6). Man kann Zellen des Klons aber auch in Tiere desjenigen Stammes injizieren, aus dem die zur Bildung der Hybridzellen dienenden Zellen gewonnen wurden. Die Tiere entwickeln dann Tumoren, die den gleichen monoklonalen Antikörper bilden wie die Zellen, die im Nährmedium leben. Der Antikörper gelangt ins Blut der Tiere und findet sich dort schließlich in hoher Konzentration (gewöhnlich mehr als zehn Milligramm pro Milliliter).

Wir haben die beschriebenen Verfahren benutzt, um monoklonale Antikörper gegen zahlreiche Antigene zu gewinnen: Gegen kleine, als determinante Gruppen wirkende und als Haptene bezeichnete Moleküle, gegen Proteine (einschließlich solcher, die als Enzyme wirken), gegen Kohlenhydrate, Glykolipide, Bestandteile von Zelloberflächen und gegen Viren. Die Methode scheint also allgemein anwendbar zu sein. Wenn ein Tier einen Antikörper produziert, sollte es generell möglich sein, die Fähigkeit dazu durch die Bildung einer Myelom-Hybridzelle unsterblich zu machen. Das gelingt gewöhnlich umso leichter, je ausgeprägter die Immunreaktion des Tieres ist. Bei sehr schwacher Immunreaktion kann es sein, daß man besondere Verfahren braucht, um zwischen den vielen Zellen, die unspezifische Immunglobuline erzeugen, diejenigen zu finden, die den spezifischen Antikörper produzieren. Wir haben solche Verfahren entwickelt, und wir wissen auch, wie man unter den Milzzellen eine Vorauswahl dergestalt trifft, daß sich die antikörperbildenden Zellen anreichern.

Anwendungen monoklonaler Antikörper

Ein monoklonaler Antikörper ist ein chemisches Reagens, das sich in nahezu beliebiger Menge gewinnen läßt. Im Gegensatz dazu besteht ein herkömmliches Antiserum (das heißt die einem Tier entnommene antikörper-haltige Blutflüssigkeit) aus zahlreichen reagierenden Komponenten, und man bekommt es in einer gegebenen Zusammensetzung nicht wieder, wenn sein Vorrat erschöpft ist. Die Verwendung von Antiseren für biologische und medizinische Untersuchungen wird daher im gleichen Maß zurückgehen, in dem monoklonale Antikörper verfügbar werden.

Ein Beispiel ist das Verfahren zur Bestimmung der Blutgruppen A, B, AB und 0: Als Reagentien braucht man Antikörper gegen die Blutgruppensubstanzen A und B. Man gewinnt sie aus menschlichem Serum. Um gute Resultate zu erzielen, muß man den Spender des Serums hyperimmunisieren, indem man ihm rote Blutkörperchen der betreffenden Blutgruppe oder (besser) die gereinigte Blutgruppensubstanz injiziert. Dieses Verfahren ist nicht ungefährlich. Wo es verboten ist (beispielsweise in England), haben die Reagentien für Blutgruppenbestimmungen meist eine geringere Qualität. Aber auch das von hyperimmunisierten Spendern gewonnene Serum muß vor seiner Verwendung sorgfältig darauf untersucht werden, ob es keine zusätzlichen Antikörper enthält, die den Nachweis der Blutgruppensubstanzen stören. Hier liegt übrigens auch der Grund dafür, daß man für diese Bestimmungen menschliches Serum braucht und mit tierischem Serum nichts anfangen kann: Das Serum von Tieren, denen rote Blutkörperchen vom Menschen injiziert wurden, enthält Antikörper, die sich gegen die Blutkörperchen als solche wenden, ohne zwischen den Blutgruppen A und B zu unterscheiden.

Dagegen muß ein monoklonaler Antikörper gegen eine menschliche Blutgruppensubstanz nicht unbedingt menschlichen Ursprungs sein. Man kann auch eine tierische Zelle, die einen Antikörper gegen die Blutgruppensubstanz A erzeugt, mit einer Myelomzelle zu einer Hybridzelle verschmelzen und von deren Nachkommen Antikörper gewinnen, die ebenso gute Reagentien sind wie die besten gegenwärtig verfügbaren Präparate zur Blutgruppenbestimmung.

Die Gewinnung monoklonaler Antikörper gegen nahezu beliebige Antigene eröffnet eine neue Möglichkeit für die Reinigung von Substanzen, die von Lebewesen produziert werden und daher gewöhnlich nur im Gemisch mit anderen Stoffen zu erhalten sind. Ein Beispiel ist

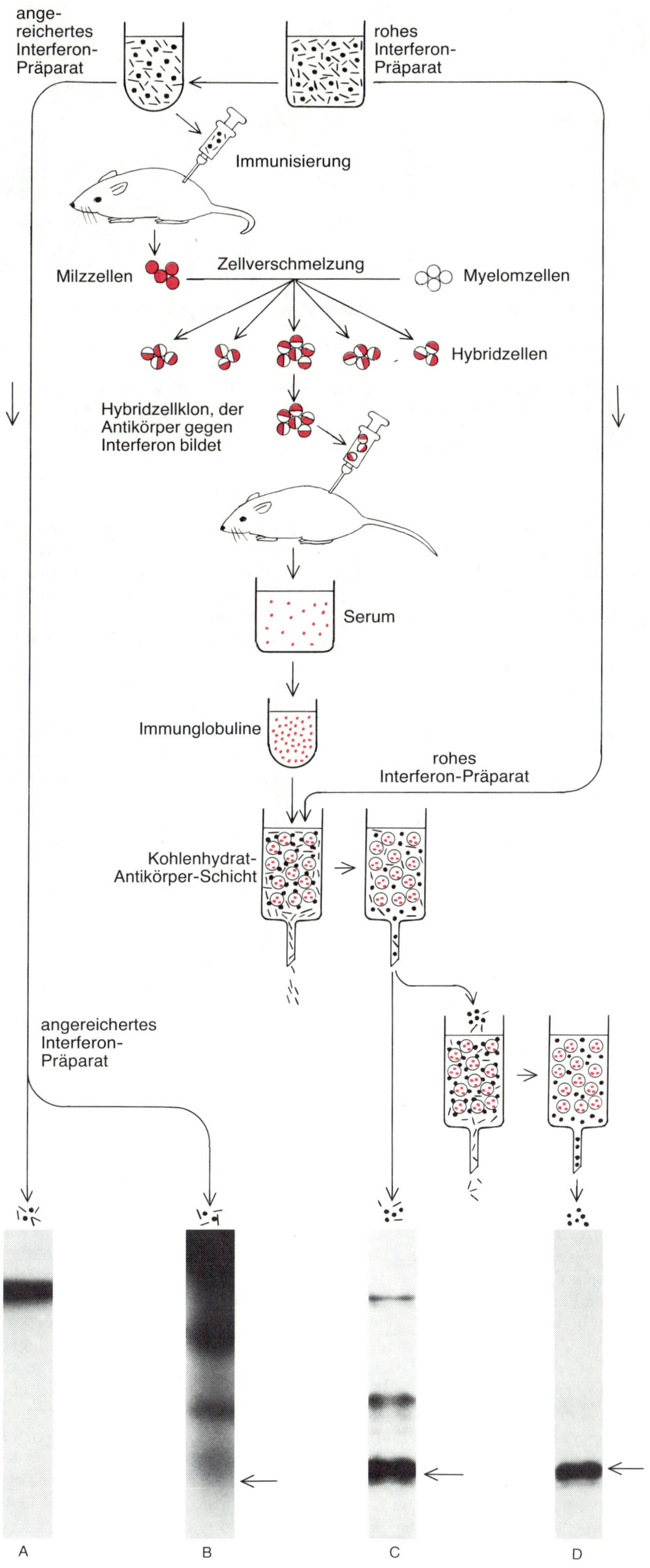

Bild 8: Ein rohes Interferon-Präparat läßt sich mit Hilfe monoklonaler Antikörper gegen Interferon reinigen. Zunächst reichert man das Präparat mit herkömmlichen Methoden an und injiziert einen Teil davon in eine Maus. Das Tier bildet daraufhin Antikörper gegen das Interferon. Milzzellen, die diese Antikörper produzieren, werden mit Myelomzellen verschmolzen. Aus den Hybridzellen züchtet man Zellklone und wählt daraus diejenigen aus, die monoklonale Antikörper gegen Interferon bilden. Zellen dieser Klone injiziert man Mäusen. Die Tiere entwickeln daraufhin Tumoren, die gleichfalls monoklonale Antikörper gegen Interferon erzeugen und diese an das Blut abgeben. Aus dem Serum der Tiere gewinnt man die Immunglobuline, bindet diese an unlösliche Kohlenhydrate und füllt das Produkt in ein Glasrohr, durch das man das rohe Interferon-Präparat laufen läßt. Die im Interferon-Präparat enthaltenen Verunreinigungen passieren die Kohlenhydrat-Antikörper-Schicht größtenteils, während die Interferon-Moleküle von den Antikörper-Molekülen festgehalten werden. Sie lassen sich später durch eine Veränderung des Lösungsmittels wieder freisetzen. Ganz unten im Bild sind vier Elektropherogramme gezeigt. In ihnen wurden die verschieden weit gereinigten Interferon-Präparate mit Hilfe eines elektrischen Feldes in ihre Komponenten zerlegt. Da radioaktiv markierte Interferon-Präparate verwendet wurden, ließen sich die Komponenten anschließend sichtbar machen, indem man auf jedes Elektropherogramm einen strahlenempfindlichen Film legte. An den Stellen, an denen sich ein radioaktiv markiertes Protein befindet, wird der Film geschwärzt. Im Elektropherogramm A ist nur ein schwarzer Streifen zu sehen. Er entspricht einer Verunreinigung. Erst wenn man den Film „überbelichtet" (B) erscheint an der mit dem Pfeil bezeichneten Stelle ein schwacher Interferon-Streifen. Die Schwäche seiner Schwärzung entspricht dem geringen Interferon-Gehalt des Präparates. Ganz anders ist die Situation nach einmaliger (C) und zweimaliger (D) Reinigung durch Immunadsorption. Die Interferon-Streifen an den mit Pfeilen bezeichneten Stellen sind jetzt deutlich ausgeprägt, und im Elektropherogramm D sind keine Verunreinigungen mehr zu erkennen.

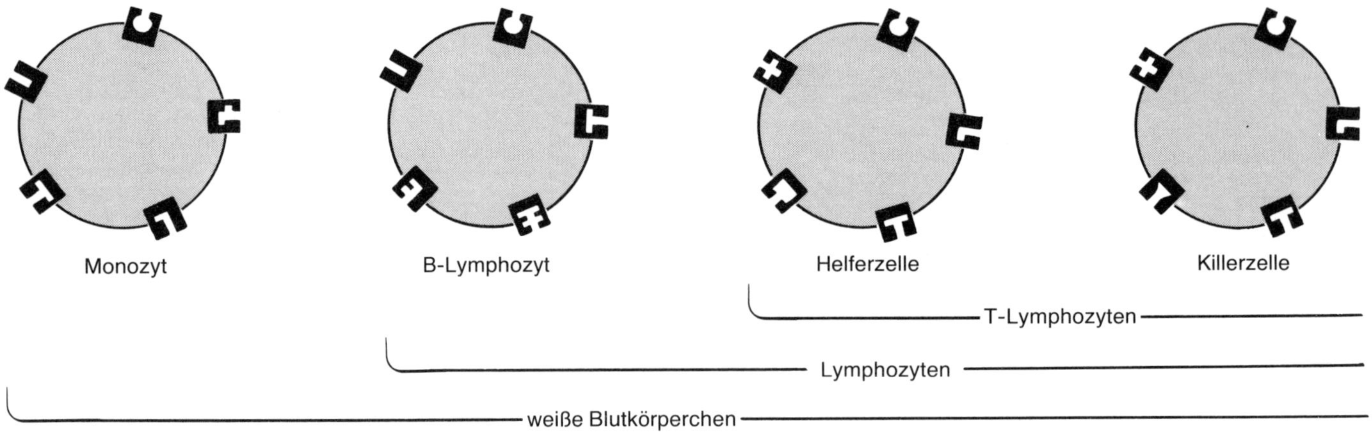

Bild 9: Mit monoklonalen Antikörpern kann man analysieren, welche Moleküle sich an Zelloberflächen befinden (sofern diese Moleküle antigen wirken, das heißt die Bildung gegen sie gerichteter Antikörper hervorrufen). Schematisch sind hier die Oberflächenantigene von verschiedenen Zellen gezeigt, die alle zur Gruppe der weißen Blutkörperchen zählen. Häufig gestattet die Analyse der Oberflächenantigene Rückschlüsse auf das Entwicklungs- oder Differenzierungsstadium, in dem sich eine Zelle befindet.

das Interferon, ein von menschlichen und tierischen Zellen gebildetes Protein, das die Vermehrung von Viren blockiert, das sich aber nur mit Schwierigkeiten in größeren Mengen gewinnen und reinigen läßt. David S. Secher und Derek C. Burke von der Universität Warwick (England) haben Interferon-Präparate, die nur ein Prozent Interferon enthielten, mit Hilfe monoklonaler Antikörper gegen Interferon gereinigt (Bild 8): Sie immunisierten Mäuse mit dem Interferon-Präparat, verschmolzen Milzzellen dieser Tiere mit Zellen aus einem Mäuse-Myelom und suchten in mühsamer Arbeit unter den Hybridzellen die wenigen, die monoklonale Antikörper gegen Interferon erzeugten. Nachkommen dieser Hybridzellen wurden Mäusen injiziert, die daraufhin Tumoren entwickelten und große Mengen Antikörper produzierten. Diese Antikörper wurden isoliert, mit unlöslichem Kohlenhydrat verknüpft und in dieser Form in eine Glasröhre gefüllt. Ließ man jetzt das ursprüngliche Interferon-Präparat durch die Röhre laufen, so blieben die Interferon-Moleküle durch Immunadsorption an den Antikörpern hängen, während die anderen Bestandteile des Präparates die Kohlenhydrat-Antikörper-Schicht passieren konnten. In einem Schritt gelang auf diese Weise eine fünftausendfache Anreicherung des Interferons. Die Anwendbarkeit dieses Verfahrens für die Produktion von Interferon im industriellen Maßstab wird gegenwärtig bereits erprobt.

Besonders aussichtsreich ist die Verwendung monoklonaler Antikörper zur Untersuchung biologischer Membranen. Die in solchen Membranen enthaltenen Proteine sind allerdings nicht leicht zu fassen: Sie treten nämlich lediglich in geringen Mengen auf, und ihre Wirkungen lassen sich oft nur schwierig messen oder gehen sogar verloren, wenn man die Membranbestandteile in Lösung bringt, um sie zu analysieren. Eine Möglichkeit, mit derartigen Problemen fertig zu werden, besteht in der immunologischen Charakterisierung der Moleküle, die sich jeweils an den Zelloberflächen befinden.

Auf diese Weise gelang es beispielsweise, verschiedene Stadien der Zelldifferenzierung anhand der Oberflächenantigene der Zellen zu charakterisieren. So lassen sich B-Lymphozyten (die Antikörper synthetisieren und ausscheiden) von T-Lymphozyten (die sich an zellulären Immunreaktionen beteiligen) durch das Muster ihrer Oberflächenantigene unterscheiden (Bild 9). Verbindet man die monoklonalen Antikörper mit Farbstoffen, die im ultravioletten Licht leuchten (fluoreszieren), so kann man die durch die unterschiedlichen Antigenmuster bedingten Unterschiede in der Intensität des Fluoreszenzlichtes sogar ausnutzen, um große Zellpopulationen in Untergruppen zu zerlegen, deren Funktionen dann untersucht werden können, nachdem man die Antikörper durch Auswaschen von den Zellen wieder abgetrennt hat.

Monoklonale Antikörper sind also Reagentien, mit denen sich Moleküle an Zelloberflächen erkennen und Zellpopulationen unterscheiden lassen. Die besten Ergebnisse hat man bisher bei den blutbildenden Zellen und bei Lymphozyten erzielt, und das Verfahren ist auch schon zur Differentialdiagnose verschiedener Leukämie-Arten und verwandter Erkrankungen verwendet worden.

Nicht immer entspricht die Änderung des Musters der Oberflächenantigene dem Reifungsmuster eines Zellstammes. Beispielsweise gibt es ein Antigen, das bei T-Lymphozyten auftritt, bei B-Lymphozyten nicht nachweisbar ist und bei Plasmazellen, die aus den B-Lymphozyten hervorgehen, wieder „sichtbar" wird. Auch kann dasselbe Oberflächenantigen in verschiedenen Organen auftreten und unterschiedliche Reifungsstadien charakterisieren.

Während man als Resultat der Reaktion zwischen einem Antigen und einem herkömmlichen Antikörper im Reagensglas einen Niederschlag beobachtet, bleibt dieser mit einem monoklonalen Antikörper gewöhnlich aus. Das entspricht der mehr als vierzig Jahre alten Theorie, daß der Niederschlag ein dreidimensional vernetztes Gebilde aus Antigen und Antikörper ist. Da ein monoklonaler Antikörper nur mit determinanten Gruppen einer Art reagiert, kann sich ein dreidimensionales Netzwerk hier nur bilden, wenn jedes Antigen-Molekül mehrere determinante Gruppen der gleichen Art enthält.

Die Monospezifität monoklonaler Antikörper hat auch zu überraschenden Einblicken in biologische Antigen-Antikörper-Reaktionen geführt. Beispielsweise hat man gelernt, daß die als Folge einer solchen Reaktion unter Mitwirkung des Komplementes (einer Gruppe von Blutproteinen) auftretende Zerstörung körperfremder Zellen offenbar nur stattfindet, nachdem sich verschiedene Antikörper an benachbarte Stellen der Zelloberfläche gebunden haben. Wir entdeckten diesen synergistischen Effekt, als wir Hybridzellklone zu gewinnen versuchten, die Antikörper gegen die Histokompatibilitätsantigene von Ratten bilden. Um zu prüfen, ob antikörper-produzierende Hybridzellen vorhanden waren, untersuchten wir die zellzerstörende (zytotoxische) Wirkung der Nährmedien in Gegenwart von Komplement. Vor der Züchtung von Zellklonen wirkten die Nährmedien der Hybridzellen stets zytotoxisch, aber sobald wir einzelne Hybridzellen zu Zellklonen vermehrt hatten, waren deren Medien unwirksam. Erst als wir die Nährmedien verschiedener Zellklone mischten, trat die zellzerstörende Wirkung wieder auf. Nachdem wir den synergistischen Effekt verstanden hatten, konnten wir Zellen aus Rattengewebe mit den Antikörpern eines Hybridzellklons sensibilisieren und dann in Gegenwart von Komplement mit den Antikörpern anderer Hybridzellklone zusammenbringen, um festzustellen, welche Antikörper-Kombinationen zur Zellzerstörung führen.

Monoklonale Antikörper werden als diagnostische Reagentien weite Verwendung finden. Sie werden Diagnoseverfahren ermöglichen, die mit herkömmlichen Antiseren gar nicht denkbar sind. Mit ihrer Hilfe sollte sich die Typisierung von Geweben weltweit vereinheitlichen lassen, was eine große Hilfe für die Organtransplantation wäre. Noch größer ist der Nutzen monoklonaler Antikörper für die Grundlagenforschung. Anwendungen in der Embryologie und Pharmakologie sowie zur Untersuchung der zellulären Rezeptoren für Hormone und Neurotransmitter sind bereits bekannt.

Denkbar sind auch therapeutische Anwendungen monoklonaler Antikörper. Nahe liegt ihre Nutzung zur passiven Immunisierung, das heißt zum Schutz eines Patienten durch Übertragung von Antikörpern. (Bei der aktiven Immunisierung impft man mit Antigen, so daß der Impfling seine Antikörper selbst bildet.) Da herkömmliche Antikörper-Präparate stets Gemische zahlreicher Substanzen sind, von denen einige unerwünschte Nebenwirkungen haben können, ist die passive Immunisierung heutzutage kein generell anwendbares Verfahren. Mit reinen monoklonalen Antikörpern könnte sie es werden.

Auch in der Krebstherapie könnten sich monoklonale Antikörper als nützlich erweisen. Man hofft, daß es gelingen wird, gegen Tumorzellen gerichtete Antikörper zu finden, mit deren Hilfe sich diese Zellen entweder durch eine immunologische Reaktion zerstören lassen oder dadurch, daß man die Antikörper als Transportmittel für Substanzen nutzt, die für die Tumorzellen giftig sind.

Für therapeutische Zwecke wären monoklonale Antikörper wünschenswert, die aus menschlichen Lymphozyten stammen. Leider haben aber alle bisherigen Versuche, antikörper-produzierende Zellen vom Menschen durch Verschmelzung mit Myelomzellen von Mäusen oder Ratten unsterblich zu machen, insofern enttäuscht, als die Hybridzellen die menschlichen Chromosomen besonders schnell verlieren. Auch die Suche nach menschlichen Myelomzellen, die in einem Nährmedium wachsen und sich mit anderen menschlichen Zellen verschmelzen lassen, hatte bislang nur bedingt Erfolg. Denkbar wäre schließlich auch, monoklonale Antikörper zur großtechnischen Reinigung von selten vorkommenden Substanzen einzusetzen. Die Grundlagen für ein solches Reinigungsverfahren sind in Bild 8 am Beispiel Interferon gezeigt.

Es ist immer schwierig, zwischen Grundlagenforschung und angewandter Forschung eine scharfe Grenze zu ziehen. Aber das Erlebnis, mit der eigenen Arbeit diese Grenze zu überschreiten, hat mich tief beeindruckt. Hätte ich mir vor sieben oder acht Jahren das Ziel gesetzt, monoklonale Antikörper zu gewinnen, so wäre ich bestimmt nicht auf den Gedanken verfallen, in einer Ecke des Laboratoriums Mutanten von antikörper-produzierenden Zellen zu untersuchen und in der anderen zwei Myelomzellen miteinander zu verschmelzen. Dennoch war es genau diese Konstellation aus zwei Projekten der Grundlagenforschung, die zur erstmaligen Erzeugung monoklonaler Antikörper mit ihrer kaum überschaubaren Zahl nutzbringender Anwendungen führte.

Der *T*-Zell-Rezeptor

T-Zellen spielen eine Schlüsselrolle im Kampf gegen virale Infektion und bewirken die Abstoßung von Fremd-Geweben und transplantierten Organen. Das für diese Immunreaktionen verantwortliche Oberflächenmolekül – der *T*-Zell-Rezeptor – ist nun identifiziert.

Von Philippa Marrack und John Kappler

Wirbeltiere können – dank ihrem Immunsystem – eingedrungene körperfremde Stoffe erkennen und eine bemerkenswert spezifische Abwehrreaktion dagegen einleiten. Dies zeigt sich vor allem bei einer neuerlichen Konfrontation mit solchen Antigenen. So können einer gegen Pocken geimpften Person zwar Pockenviren nichts mehr anhaben, wohl aber, sagen wir mal, Grippe- oder Masernviren.

Als wichtigsten Faktor, der das Immunsystem zur spezifischen Reaktion gegen Viren befähigt, haben die Immunologen im Laufe des letzten Jahrzehnts die *T*-Lymphocyten erkannt – eine Klasse kleiner weißer Blutkörperchen, die auch bei der Abwehr bakterieller Infektionen eine wesentliche Rolle spielt.

Es gilt seit langem als gesichert, daß diese Aktivität der *T*-Zellen über ein Molekül auf ihrer Plasmamembran ausgelöst wird: den sogenannten *T*-Zell-Rezeptor. Ein spezifisches Antigen, das zu ihm wie ein Schlüssel ins Schloß paßt, soll dann – wenn es sich anheftet – die komplexen biochemischen Prozesse in Gang bringen, die zusammengenommen die Immunreaktion ausmachen.

Die Isolierung des *T*-Zell-Rezeptors hat sich aus vielerlei Gründen als außerordentlich schwierig erwiesen. Bis vor kurzem ließen sich seine Eigenschaften auch nur indirekt ableiten, ohne hilfreiche Kenntnis seiner Struktur. Dank vehementer Fortschritte der Forschung aber bekommen wir seine Struktur jetzt rasch in den Griff.

Die Strukturaufklärung des *T*-Zell-Rezeptors ermöglicht es, die komplexen Wechselwirkungen zwischen *T*-Zellen und anderen Elementen des Immunsystems wesentlich besser zu verstehen. Insbesondere zeigt sich jetzt ganz klar, daß die *T*-Zelle speziell gegen Erreger gerüstet ist, die Zellen im Körper befallen, und nicht gegen solche, die frei in den Körpersäften zirkulieren. Um dieser Aufgabe gerecht zu werden, muß der *T*-Zell-Rezeptor nicht nur ein spezifisches Antigen, sondern auch bestimmte Membranproteine auf den körpereigenen Zellen erkennen. Ein solcher Mechanismus erfordert eine strenge Kontrolle; denn wenn sich eine *T*-Zelle durch die körpereigenen Proteine allein aktivieren ließe, könnte sie leicht auch nicht befallene Zellen angreifen.

Der Raffinesse des *T*-Zell-Erkennungssystems entspringen viele seiner faszinierenden und medizinisch bedeutsamen Eigenschaften. So reagieren die *T*-Zellen auch rasch auf transplantiertes Fremdgewebe und sorgen für seine Abstoßung. Die Erforschung des *T*-Zell-Rezeptors ist daher auch eine für die Chirurgie interessante Angelegenheit.

B- und *T*-Zellen

Für die Erkennung spezifischer Antigene ist noch eine weitere Klasse von Lymphocyten verantwortlich: die *B*-Zellen. Beide Zellarten entstammen dem Knochenmark, doch entwickeln sich die *T*-Zellen noch im Thymus weiter, einem Organ, das beim Menschen direkt hinter dem oberen Teil des Brustbeins sitzt.

Beide Zellen zirkulieren in der Blut- und Lymphflüssigkeit und treten gehäuft in Lymphknoten und Milz auf, den wichtigsten lymphatischen Organen höherer Wirbeltiere. Sie können recht langlebig sein und beim Menschen viele Jahre, ohne sich zu teilen, überdauern. Nach Kontakt mit einem Antigen jedoch vergrößern sich Lymphocyten beträchtlich, teilen sich in schneller Folge und geben eine Reihe von Proteinfaktoren ab, die eingedrungene Organismen oder anderes körperfremdes Material beseitigen helfen.

Man weiß bereits seit einiger Zeit, daß die erste Reaktion der *B*-Zelle auf ein Antigen über ein membranständiges Rezeptorprotein ausgelöst wird. Das Antigen bindet sich an den Rezeptor, und diese Bindung veranlaßt die *B*-Zelle, sich zu teilen und zu einem Klon von Plasmazellen auszudifferenzieren. (Ein Klon umfaßt die durch Teilung aus einer Ursprungszelle hervorgegangenen Abkömmlinge.) Von diesen werden dann Antikörper abgegeben, die dieselben Bindungseigenschaften für das Antigen besitzen wie die Rezeptor-Moleküle auf der ursprünglichen *B*-Zelle. Sie sind sogar mit deren *B*-Zell-Rezeptor praktisch identisch; ihnen fehlt lediglich das Ende der Aminosäurekette, das das Rezeptorprotein in der Membran verankert.

Die membranständigen *B*-Zell-Rezeptoren und die frei zirkulierenden Antikörper werden auch als Immunglobuline bezeichnet. Die ins Blut oder in die Lymphe abgegebenen Antikörper heften sich an freie Antigene und markieren sie dadurch als Angriffsziele, die von anderen Komponenten des Immunsystems zerstört werden sollen (Bild 2 rechts).

Diese Vorstellung, daß eine *B*-Zelle von einem zu ihr passenden Antigen selektiv angeregt wird, sich zu einem Klon zu vermehren und Antikörper gegen eben dieses Antigen freizusetzen, ist Inhalt der klonalen Selektionstheorie. Entwickelt wurde sie in den sechziger Jahren von Sir Frank MacFarlane Burnet am Walter and Eliza Hall Institute for Medical Research in Melbourne, David W. Talmage, seinerzeit an der Universität Chicago, und Niels Kaj Jerne, der damals bei der Weltgesundheitsorganisation tätig war.

Solange Antikörper in Form von *B*-Zell-Rezeptoren auf der Plasmamembran sitzen, sind sie nur in geringer Menge vorhanden. Wird jedoch die *B*-Zelle mit einem Antigen konfrontiert, so treten im Serum große Mengen freier Antikörper auf. Gewisse Arten von *B*-Zell-Tumoren wie die Plasmacytome geben ebenfalls reichlich Antikörper ab. Dies und der Umstand, daß sich jedes Antikörper-Molekül an „sein" Antigen binden kann, machten es relativ leicht, Antikörper zu isolieren und so recht viel über die Struktur des *B*-Zell-Rezeptors zu erfahren.

Der *T*-Zell-Rezeptor war und ist viel schwerer zu fassen. Wie die *B*-Zelle reagiert auch die *T*-Zelle auf ein Antigen, indem sie sich zu einem Klon teilt und differenziert. Sie kann zu einer cytotoxischen, einer Suppressor- oder einer Helfer-Zelle werden, und jede ist für eben dieses Antigen spezifisch (Bild 2 links).

Cytotoxische *T*-Zellen binden sich an virale Antigene, die sich auf der Oberfläche einer infizierten Zelle zeigen, und töten diese Zelle dann. Suppressor-Zellen schalten eine gegen ein Antigen gestartete Immunreaktion nach einiger Zeit wieder ab. Helfer-Zellen heften sich an ein Antigen, das von einer *B*-Zelle gebunden wurde. Jede Helfer-Zelle schüttet dann hormonähnliche, als Lymphokine bezeichnete Stoffe aus, die es der *B*-Zelle ermöglichen, sich zu vervielfältigen und entsprechend zu differenzieren.

Es existieren also – wie bei einem Bankschließfach – zwei Schlüssel, die in die Schlösser passen müssen, damit eine *B*-Zelle ihr gewaltiges Zerstörungspotential freisetzt: ein Schlüssel (das freie Antigen) für den *B*-Zell-Rezeptor und ein weiterer Schlüssel (das Antigen auf der Oberfläche der *B*-Zelle) für den *T*-Zell-Rezeptor.

Suche nach dem Rezeptor

T-Zellen werden niemals zu antikörpersezernierenden Zellen. Daher ist der *T*-Zell-Rezeptor – anders als der *B*-

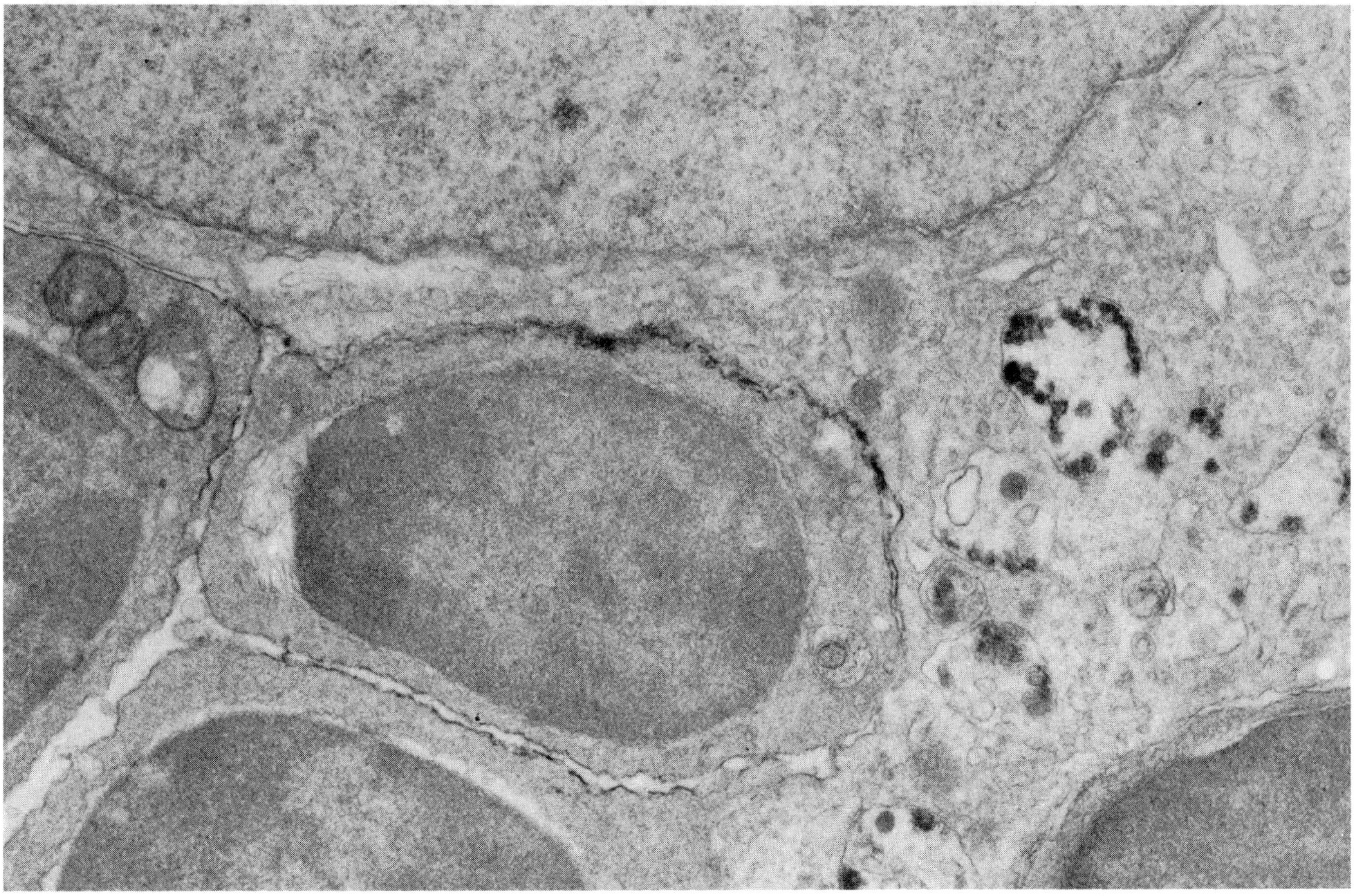

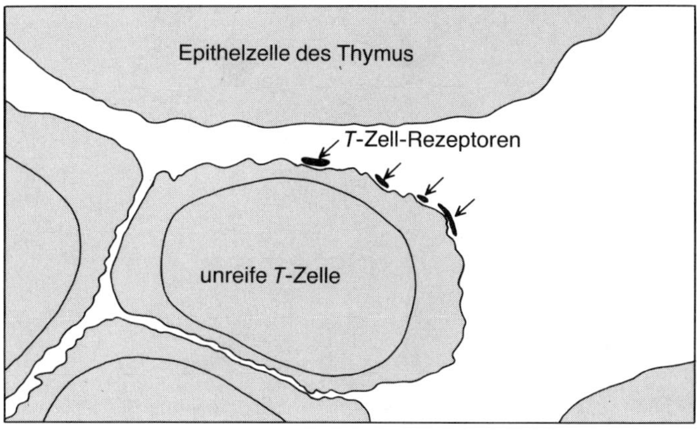

Bild 1: Eine unreife *T*-Zelle erhält im Thymus eine Art „Berufsausbildung", die es ihr ermöglicht, körpereigene Zellen von fremden zu unterscheiden. Die unreife *T*-Zelle auf der elektronenmikroskopischen Aufnahme hat sich an eine Epithelzelle gebunden, die zur inneren Auskleidung des Thymus gehört (siehe nebenstehende Zeichnung). Die dunkel erscheinenden Bindungsstellen sind Rezeptor-Moleküle auf der Oberfläche der unreifen *T*-Zelle, des sogenannten Thymocyten. Sie haben sich wahrscheinlich an Proteine auf der Epithelzelle geheftet, die diese als „selbst" auszeichnen. Codiert werden die Proteine von einem als Haupt-Histokompatibilitäts-Komplex (MHC) bezeichneten Bereich der DNA. Die Bindung regt möglicherweise die Reifung, die Berufsausbildung, an. Ausgereifte *T*-Zellen haben zwar eine geringe Affinität zu Selbst-MHC-Proteinen erworben, zeigen aber eine hohe Affinität zu solchen Proteinen, wenn diese mit Antigenen assoziiert sind. *T*-Zellen lösen eine Immunreaktion nur gegen infizierte „Selbst"-Zellen oder gegen „Nicht-selbst"-Zellen transplantierter Gewebe aus. Die 20900fach vergrößerte Aufnahme stammt von Andrew G. Farr von der Universität von Washington.

Aktivierung cytotoxischer *T*-Zellen **Aktivierung von *T*-Helfer-Zellen**

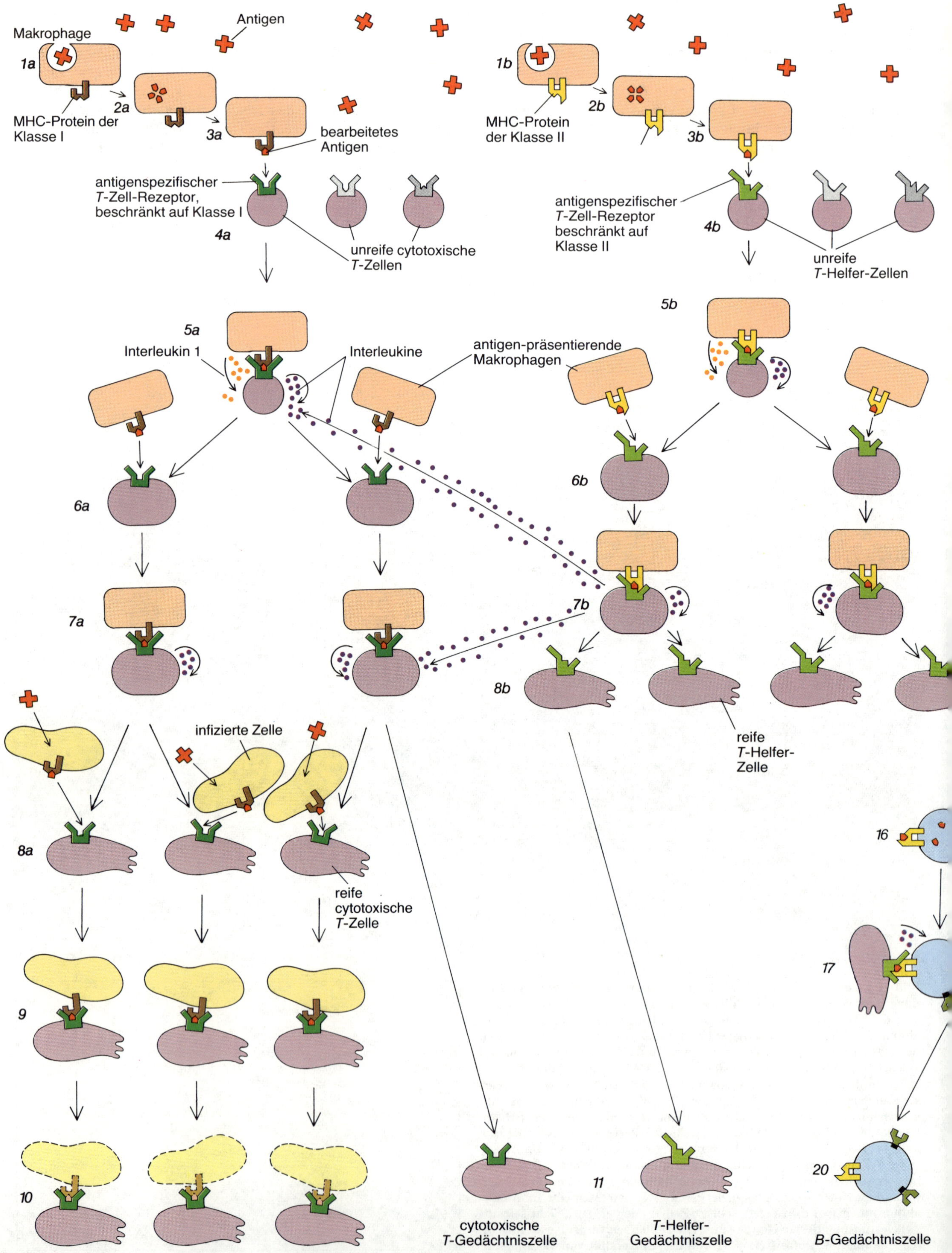

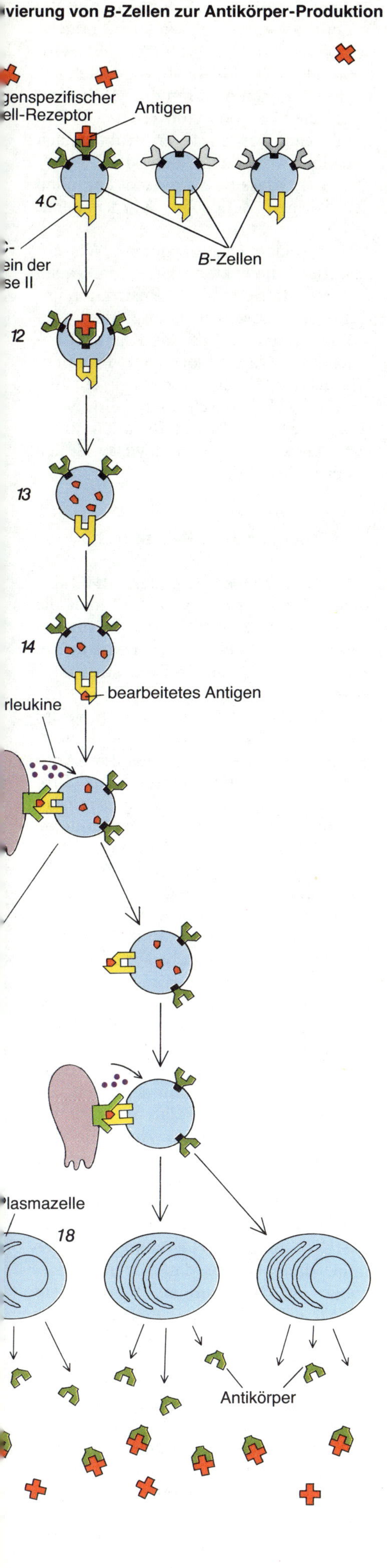

Zell-Rezeptor – nicht so leicht in reiner löslicher Form in den Mengen zu gewinnen, wie man sie für eine geeignete Analyse braucht. Da Antikörper so elegant konstruiert sind und derart wirksam Antigene erkennen können, nahm man jahrelang an, *T*-Zellen würden sich der gleichen Moleküle wie die *B*-Zellen bedienen, um Antigene zu binden und auf sie anzusprechen.

So haben etliche Forscher Jahre damit verbracht, die Plasmamembran und die von den *T*-Zellen abgegebenen Substanzen nach Immunglobulinen abzusuchen. Zwar deuten umfangreiche Untersuchungen darauf hin, daß Suppressor-Zellen Antigene mit Hilfe von Molekülen ähnlich den Immunglobulinen binden könnten, doch haben viele Experimente gezeigt, daß die meisten *T*-Zellen nicht mit Immunglobulinen assoziiert sind. Sie geben nicht nur keine ab, sondern enthalten auch keine in ihrer Plasmamembran oder in ihrem Cytoplasma.

Bild 2: Das stark schematisierte Diagramm veranschaulicht die antigenspezifischen Immunreaktionen der cytotoxischen *T*-Zellen (links), der *T*-Helfer-Zellen (Mitte) und der *B*-Zellen (rechts). Ein in den Körper eingedrungenes Antigen (oben) wird von einem Makrophagen (1a, 1b) in kürzere Proteinabschnitte (2a, 2b) zerlegt und in diesem teilweise abgebauten Zustand auf der Oberfläche des Makrophagen (3a, 3b) präsentiert. Das Antigen ist dort an MHC-Proteine der Klasse I gebunden. Eine *T*-Zelle mit passendem Rezeptor für diesen Komplex aus Antigen und MHC-Protein wird, wenn sie sich anheftet, selektiv zur klonalen Vermehrung angeregt (4a, 4b). Ganz ähnlich wirkt ein freies Antigen auf eine *B*-Zelle mit passendem Rezeptor, wenn es sich dort anlagert (4c). *T*-Zellen, die zu cytotoxischen Zellen werden sollen, binden Antigene, die mit MHC-Proteinen der Klasse I assoziiert sind (5a), künftige *T*-Helfer-Zellen dagegen solche, die mit MHC-Proteinen der Klasse II assoziiert sind (5b). Die Anlagerung der *T*-Zelle regt den Makrophagen an, Interleukin 1 freizusetzen – eine hormonartige Substanz, die ihrerseits die *T*-Zelle zur Teilung und Differenzierung veranlaßt (6a, 6b). Die Zellteilungen werden fortgesetzt, solange antigen-präsentierende Zellen sie stimulieren (7a, 7b). Ausgereift vermag dann eine *T*-Zelle ihre jeweilige Funktion zu erfüllen (8a, 8b). Als cytotoxische Zelle kann sie sich entweder an eine ein Antigen tragende infizierte Zelle binden (9) und diese abtöten (10) oder in Blut oder Lymphflüssigkeit als Gedächtniszelle zirkulieren, die bei erneuter Infektion mit dem gleichen Antigen eine schnellere Immunreaktion ermöglicht (11). Auch eine reife *T*-Helfer-Zelle kann zu einer Gedächtniszelle werden. Aufgabe der Helfer-Zellen ist es, die Vermehrung aktivierter *B*-Zellen anzuregen. Eine *B*-Zelle, die ihr eingefangenes Antigen vereinnahmt (12) und bearbeitet hat (13), präsentiert auf ihrer Oberfläche ein Teilstück, das bei ihr mit einem MHC-Protein der Klasse II assoziiert ist (14). Die reife Helfer-Zelle kann sich nun an den Antigen-Protein-Komplex auf der *B*-Zelle heften (15). Daraufhin schüttet sie Interleukine aus, die die Teilung und Differenzierung der *B*-Zelle ermöglichen (16). Die Zellteilungen werden fortgesetzt, solange Helfer-Zellen sie stimulieren (17). Reife Plasmazellen (18) setzen dann ihre antigenspezifischen Rezeptoren in Form von Antikörpern frei, die sich an freie Antigene heften und diese als zu zerstörendes Objekt kennzeichnen (19). Andere reife *B*-Zellen desselben Klons zirkulieren als Gedächtniszellen weiter (20). Das Diagramm schließt die Ergebnisse der hier beschriebenen Experimente wie auch die vieler anderer ein; gewisse Einzelheiten des Modells sind allerdings bislang noch umstritten.

Aus anderen Versuchen ist zu ersehen, daß *T*-Zellen ihre Immunglobulin-Gene nicht in Boten-RNA abschreiben (transkribieren). Zudem haben Analysen der Immunglobulin-Gene ergeben, daß die *T*-Zelle diese Gene gewöhnlich nicht in der Weise umordnet, wie es die *B*-Zelle tut.

Solche negativen Ergebnisse häuften sich in den siebziger und frühen achtziger Jahren. Wenn sie auch – jedes für sich allein betrachtet – meist kaum sehr überzeugend sind, so brachte doch allein ihre Häufigkeit die molekularbiologisch arbeitenden Immunologen nach und nach dazu, ihre Arbeitshypothese zu ändern. Wenn sich keine mit *T*-Zellen assoziierten Immunglobuline aufspüren ließen, dann mußte man eben unter anderen Molekülen nach dem Antigen-Rezeptor der *T*-Zelle Ausschau halten.

Zu demselben Schluß waren bereits einige Jahre zuvor zellbiologisch arbeitende Immunologen gekommen – aufgrund der Untersuchung von Fremd-Transplantaten und ihrer Abstoßung bei Empfänger-Tieren. Beispielsweise werden Mäusen entnommene Zellen rasch abgestoßen, wenn man sie Mäusen eines genetisch unterschiedlichen Stammes injiziert. Die Ursache dafür sind – wie der Brite Peter Gorer und andere Wissenschaftler seit Anfang der dreißiger Jahre nachweisen konnten – Antigen-Moleküle auf der Oberfläche der fremden Mäusezellen.

Die Proteine, die jede Zelle als „nicht-selbst" oder „selbst" ausweisen, werden von Genen codiert, die dicht zusammengedrängt in einer speziellen DNA-Region liegen: dem Haupt-Histokompatibilitätskomplex (Histokompatibilität bedeutet Gewebsverträglichkeit). Er wird unter dem Kürzel MHC geführt, nach dem englischen *major histocompatibility complex*. Die Proteine selbst bezeichnet man daher als MHC-Proteine.

Eine ihrer bemerkenswertesten Eigenschaften ist ihr stark ausgeprägter Polymorphismus: Die MHC-Gene, in denen sie verschlüsselt sind, treten nämlich in Millionen von Varianten, sogenannten Allelen, auf. Die Wahrscheinlichkeit, zwei nicht miteinander verwandte Individuen mit identischen MHC-Proteinen zu finden, ist daher gering.

Im Gefolge von Gorers Forschungsarbeiten wurde zunehmend klar, daß die Abstoßung von Transplantaten und die MHC-Proteine enge Beziehungen zur Immunreaktion haben. Der englische Anatom Sir Peter Brian Medawar und andere Forscher wiesen nach, daß es die Lymphocyten sind, die Antigen-Moleküle auf einem Fremd-Transplantat erkennen. Die dabei entscheidende Rolle spielen, wie spätere Untersuchungen zeigten, die *T*- und nicht die *B*-Zellen. Da Gewebeverpflanzungen in der Natur nicht vorgesehen sind, war man allerdings über die eigentliche Funktion der MHC-Proteine immer noch in Zweifel.

Erste Anhaltspunkte ergaben sich Mitte der sechziger Jahre, als Hugh O. McDevitt, seinerzeit am National Institute for Medical Research in England, Michael Sela vom Weizmann Institute of Science in Israel sowie Baruj Benacerraf und seine damaligen Kollegen am amerikanischen National Institute of Allergy and Infectious Diseases die Reaktion verschiedener Zuchtstämme auf Antigene untersuchten. Die Reaktion einer Maus auf gewisse synthetische Antigene kann, wie sich herausstellte, von der genetischen Konstitution des jeweiligen Zuchtstammes abhängen. Erhalten beispielsweise die Tiere das synthetische Polypeptid Poly-L-(Tyr, Glu)-poly-D,L-Ala-poly-L-Lys, kurz TGAL, injiziert, so produzieren sie Antikörper dagegen, wenn ihr MHC *b*-Allele enthält. Mäuse mit *k*-Allelen im MHC tun dies jedoch nicht. Bald wurde klar, daß sich diese Gene auf die Funktionen von *T*-Zellen und nicht etwa auf die von antikörperproduzierenden *B*-Zellen auswirken.

Daraufhin äußerten einige Immunologen die Vermutung, der *T*-Zell-Rezeptor werde vielleicht vom MHC codiert. Wenn dem so wäre, müßten verschiedene Varianten des MHC auch für unterschiedliche *T*-Zell-Rezeptoren codieren, was dann die unterschiedlichen Reaktionen von Mäuse-Stämmen auf TGAL erklären könnte. Diese Hypothese mußte jedoch verworfen werden, als man entdeckte, daß einige der MHC-Proteine, die sich auf die Bindung von TGAL auswirken, überhaupt nicht auf der Oberfläche der Mäuse-*T*-Zellen erscheinen. Deshalb konnten die beobachteten Unterschiede nicht allein auf den *T*-Zell-Rezeptor zurückgehen.

Weitere die Annahme stützende Anhaltspunkte, der Rezeptor werde vom MHC codiert, gab es nicht. Das Experiment wies vielmehr auf einen komplizierteren Sachverhalt hin. Die Unterschiede in der Antikörper-Reaktion auf TGAL verrieten nämlich, daß MHC-Proteine die Art und Weise beeinflussen, wie TGAL vom *T*-Zell-Rezeptor erkannt wird. Dies war der erste Hinweis darauf, daß irgendeine Wechselwirkung zwischen Fremd-Antigenen und MHC-Proteinen Voraussetzung ist, damit der Rezeptor in Aktion treten kann.

Die MHC-Restriktion

Wie ließe sich ein so merkwürdiges Sammelsurium von Ergebnissen erklären? Die Antwort gaben die Pionierarbeiten von Ethan M. Shevach und Alan S. Rosenthal am amerikanischen National Institute of Allergy and Infectious Diseases, David H. Katz und Benacerraf von der medizinischen Fakultät in Harvard, Bernice Kindred an der Universität Konstanz und Donald Shreffler von der medizinischen Fakultät der Universität von Michigan. Die klarste Antwort jedoch lieferten die bemerkenswerten Experimente von Rolf Zinkernagel und Peter C. Doherty von der Australian National University in Canberra.

In einem der Versuche injizierten Zinkernagel und Doherty Mäusen subletale Dosen eines Virus, der lymphocytäre Choriomeningitis (LCM) hervorruft, und isolierten aus den immunisierten Tieren LCMV-spezifische cytotoxische *T*-Zellen. Solche *T*-Zellen haben die Aufgabe, virale Antigene auf infizierten Zellen zu erkennen und diese Zellen zu zerstören. Da die meisten Mäuse-Stämme Antikörper gegen das LCM-Virus produzieren, war die Wahrscheinlichkeit gering, daß das LCM-Virus, ähnlich TGAL, in einigen Mäuse-Stämmen keine Immunreaktion auslösen würde.

Zu ihrer Überraschung stellten aber Zinkernagel und Doherty fest, daß die *T*-Zellen aus den *k*-stämmigen, LCMV-immunisierten Mäusen nur dann mit dem Virus infizierte Zellen abtöten können, wenn diese wenigstens eines von mehreren MHC-Proteinen des *k*-Stammes tragen. Das heißt, die *T*-Zellen, die infizierte Zellen mit gewissen *k*-stämmigen MHC-Proteinen zerstörten, konnten keine LCMV-infizierte Zellen eng verwandter Mäuse vernichten, die beispielsweise die *b*- oder *d*-stämmige Variante der gleichen MHC-Proteine besaßen (Bild 3).

Dieser Versuch und andere machten deutlich, daß cytotoxische *T*-Zellen nicht nur virale Antigene auf der infizierten Zelle beachten, sondern zugleich auch die Aminosäuresequenzen der MHC-Proteine dieser Zelle. Andere Wissenschaftler konnten bald darauf zeigen, daß dies auch für cytotoxische *T*-Zellen gilt, die für andere Antigene spezifisch sind. Das Phänomen wird heute als MHC-Restriktion bezeichnet. Im allgemeinen gehören die MHC-Proteine, die von den cytotoxischen *T*-Zellen erkannt werden, ihrer Struktur nach derselben Gruppe an: den MHC-Proteinen der Klasse I; sie sind auf allen kernhaltigen Zellen im Körper anzutreffen.

Wir und mehrere andere Wissenschaftler entdeckten dann, daß auch Helfer-Zellen der MHC-Restriktion unterliegen; diese erkennen jedoch gewöhnlich eine andere, als Klasse II bezeichnete Gruppe der MHC-Proteine. Die Klasse II ist im Körper auf bestimmte Zellen beschränkt, beim Menschen etwa auf *T*- und *B*-Zellen sowie auf Makrophagen und gewisse Zellen anderer Gewebe.

Ein oder zwei Rezeptoren?

Mit der Entdeckung der MHC-Restriktion war sofort klar, daß sich die Fakten auf zweierlei Weise erklären ließen. Die eine Hypothese, das Ein-Rezeptor-Modell, geht in ihrer strengsten Fassung davon aus, daß die *T*-Zelle nur eine einzige Sorte von Rezeptor trägt. Jeder dieser Rezeptoren würde dann irgendwie einen Komplex aus dem Antigen und einem bestimmten MHC-Protein binden, der auf der antigen-präsentierenden Zelle auftritt. Der anderen Hypothese, dem Zwei-Rezeptoren-Modell, liegt in ihrer extremen Form die Idee zugrunde, daß jede *T*-Zelle zwei unterschiedliche Sorten von Rezeptoren besitzt, von denen die eine spezifisch das Antigen, die andere spezifisch ein MHC-Protein binden würde.

Beide Hypothesen haben ihr Für und Wider. Das Ein-Rezeptor-Modell erklärt, warum *T*-Zellen nur selten ein Antigen oder ein MHC-Protein allein binden, sondern fast immer beide zugleich. Außerdem erklärt es auch gut die Befunde von McDevitt, Sela und Benacerraf über die immunisierenden Eigenschaften von TGAL bei Mäusen. Wenn nämlich ein einzelner *T*-Zell-Rezeptor einen Komplex aus Antigen und MHC-Protein zum Erkennen binden muß, dann könnte das Nicht-Ansprechen von *k*-stämmigen Mäusen auf TGAL einfach daher rühren, daß das TGAL-Antigen keinen Komplex mit dem MHC-Protein des *k*-Stammes auszubilden vermag.

Ein Nachteil des Ein-Rezeptor-Modells ist, daß es eine Wechselwirkung zwischen allen nur denkbaren Formen von Antigenen und den in einem Individuum unveränderlichen MHC-Proteinen verlangt. Dies wird beim Zwei-Rezeptoren-Modell vermieden.

Zwar ist das letzte Wort noch nicht gesprochen, doch darf man wohl mit einiger Berechtigung sagen, daß die gegenwärtig verfügbaren Ergebnisse zugunsten des Ein-Rezeptor-Modells sprechen, also für einen einzigen, gemeinsamen Rezeptor für Antigen und MHC-Protein. Das gilt beispielsweise auch für unsere Befunde. Wir haben dazu die Eigenschaften bestimmter *T*-Hybrid-Zellen untersucht, die zwei verschiedene *T*-Zell-Rezeptoren von jeweils anderen Ursprungszellen produzieren (Bild 4).

Als erstes isolierten wir Helfer-Zellen, die spezifisch das Ovalbumin des Hühnereies (cOVA) als Antigen erkennen, wenn es mit bestimmten *k*-stämmigen MHC-Proteinen der Klasse II assoziiert ist. Durch Verschmelzung dieser *T*-Zellen mit einem *T*-Zell-Tumor erhielten wir sogenannte *T*-Zell-Hybridome. Diese Hybrid-Zellen wachsen rasch und lassen sich leicht in einer Gewebekultur klonieren.

Als nächstes fusionierten wir Hybridom-Zellen mit wieder einer anderen Sorte antigenspezifischer *T*-Zellen, um Zellen mit zwei verschiedenen *T*-Rezeptoren zu bekommen. Die zweite Sorte von *T*-Zellen sprach auf das Hämocyanin von Lochschnecken an, aber nur in Anwesenheit *f*-stämmiger MHC-Proteine der Klasse II. Das Lochschnecken-Hämocyanin ist ein blaues Atmungspigment mit dem Kürzel KLH, nach dem englischen *keyhole-limpet hemocyanin*.

Uns interessierte, wie nun solche zweifach fusionierten *T*-Zellen auf cOVA- oder KLH-Antigene reagierten, wenn diese von Zellen des *k*- oder des *f*-Stammes präsentiert wurden. Falls das Zwei-Rezeptoren-Modell korrekt war, sollten die Zellen vier verschiedene Rezeptoren tragen: zwei für die beiden Antigene und zwei für die beiden MHC-Proteine der Klasse II. Sie müßten daher auf beide Antigene ansprechen, gleich ob diese auf einer *k*- oder einer *f*-stämmigen Zelle präsentiert werden. Statt dessen stellten wir aber fest, daß die fusionierten *T*-Zellen nur genau wie ihre „Eltern" auf Antigene reagieren: cOVA wird nur in Verbindung mit Zellen des *k*-Stammes und KLH nur mit solchen des *f*-Stammes erkannt. Nicht die geringsten Anzeichen deuteten darauf hin, daß cOVA auf *f*-stämmigen Zellen oder KLH auf *k*-stämmigen Zellen eine Reaktion auslöst.

Wenn das Ein-Rezeptor-Modell zutrifft, müssen das Antigen und das MHC-Protein irgendwie einen Komplex bilden, bevor eine *T*-Zelle sich an sie heften kann. Die Ergebnisse verschiedener Versuche lassen zwar auf eine Art Wechselwirkung zwischen MHC-Proteinen und Antigenen schließen, aber nur wenige konnten dies direkt demonstrieren. Der vielleicht überzeugendste jüngste Nachweis einer solchen Wechselwirkung gelang Emil R. Unanue mit seinen Kollegen an der medizinischen Fakultät der Washington-Universität in Saint Louis (Missouri).

Unanue und seine Mitarbeiter identifizierten ein kleines Antigen, das von *T*-Zellen zwar erkannt wird, wenn es mit

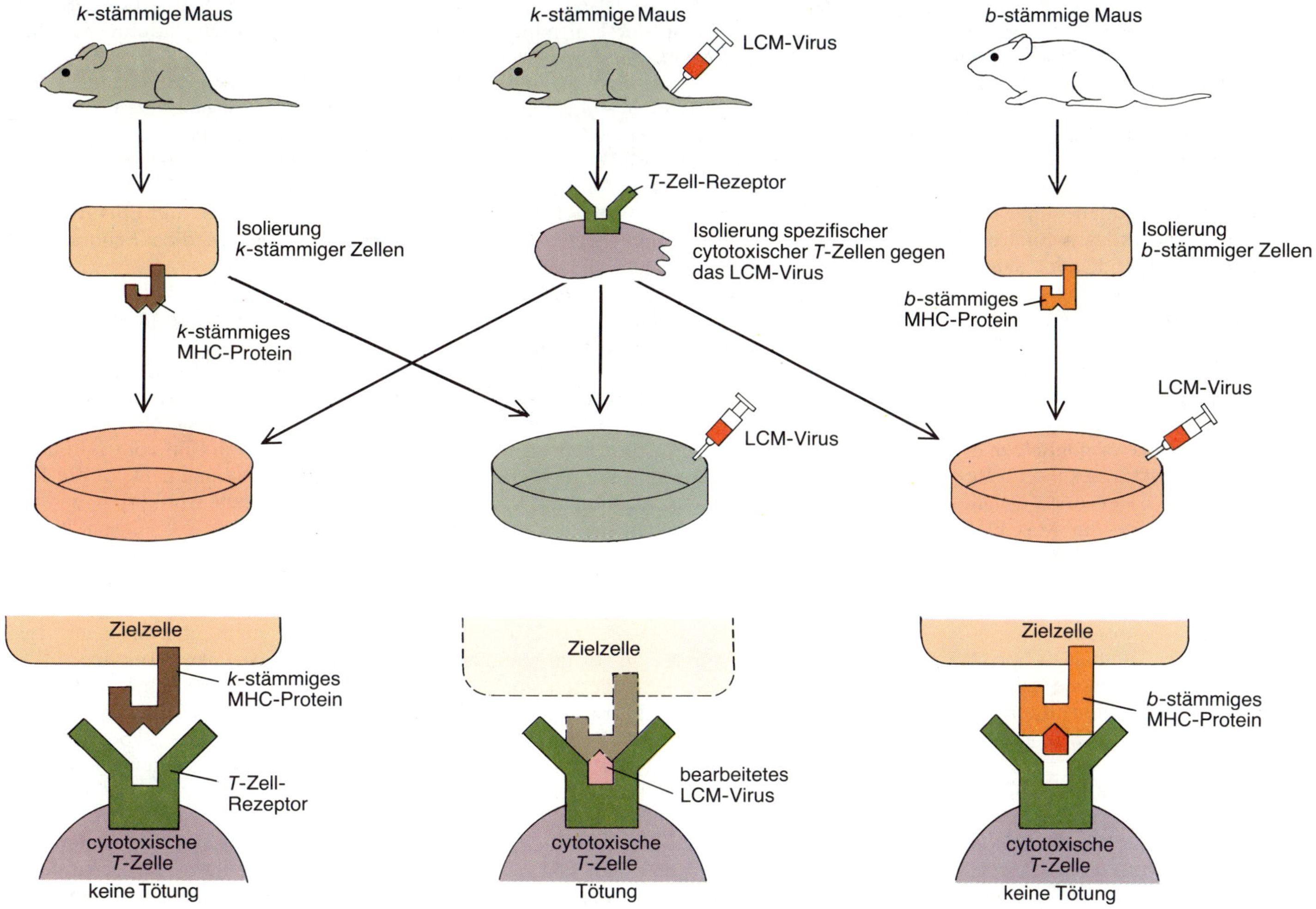

Bild 3: Eine *T*-Zelle reagiert nur auf ein Antigen, wenn sie es auf einer Zielzelle gemeinsam mit einem Selbst-MHC-Protein erkennt. *T*-Zellen aus einer *k*-stämmigen Maus, die gegen das LCM-Virus (LCM: lymphocytäre Choriomeningitis) immunisiert worden ist, können Zellen abtöten, die MHC-Proteine des *k*-Stammes aufweisen und mit dem LCM-Virus infiziert sind (Mitte). Befallene Zellen ohne *k*-stämmige MHC-Proteine werden von diesen *T*-Zellen nicht zerstört (rechts) – ebensowenig gesunde Mäuse-Zellen mit MHC-Proteinen des *k*-Stammes (links).

MHC-Proteinen des *k*-Stammes assoziiert ist, nicht aber, wenn es zusammen mit MHC-Proteinen des *d*-Stammes auftritt. Sie gaben eine Lösung dieses Antigens in zwei durch eine semipermeable (halbdurchlässige) Membran verbundene Behälter. In den einen kamen zusätzlich MHC-Proteine des *k*- oder des *d*-Stammes. Da das Antigen-Molekül wesentlich kleiner als beide Proteinsorten ist, kann es die Membran ungehindert passieren, während die Proteine in ihrem ursprünglichen Behälter bleiben.

Nach Zugabe von *k*-stämmigen MHC-Proteinen stieg die Antigen-Konzentration auf der entsprechenden Seite, während sie bei Zugabe von *d*-stämmigen MHC-Proteinen beiderseits der Membran gleich blieben. Demnach geht das Antigen – zumindest ab und zu – tatsächlich mit dem MHC-Protein, mit dem es gemeinsam erkannt wird, eine Bindung ein – wenn möglicherweise auch nicht sehr effizient.

Antikörper gegen den *T*-Zell-Rezeptor

Selbst als alle hier beschriebenen Eigenschaften des *T*-Zell-Rezeptors geklärt waren, blieb die Identität des dafür verantwortlichen Proteins weiter im dunkeln. Immerhin wußte man schon, daß sich der *T*-Zell-Rezeptor in mindestens einem wichtigen Punkt von Antikörper-Molekülen unterscheidet: Er hat – anders als Antikörper – in wenigstens irgendeinem seiner Bereiche ein starkes Erkennungsvermögen für einen Bestandteil eines MHC-Proteins, gleichgültig, ob er nun selbst aus einem oder aus zwei getrennten Proteinen besteht.

Zwei wesentliche methodische Durchbrüche ermöglichten es, Einblick in die Struktur des *T*-Zell-Rezeptors zu gewinnen. Der erste gelang Georges Köhler (heute am Max-Planck-Institut für Immunbiologie in Freiburg) und Cesar Milstein am Medical Research Council's Laboratory of Molecular Biology in Cambridge Anfang der siebziger Jahre. Die beiden Forscher entwikkelten eine Methode, um *B*-Zell-Hybridome herzustellen, die in Kultur einen ausgewählten Antikörper in großer Menge freisetzen können. Solche monoklonalen Antikörper lassen sich in enormen Mengen rein gewinnen.

Der zweite Durchbruch kam mit der Entwicklung von Verfahren, die es erlaubten, *T*-Zell-Klone oder *T*-Zell-Hybridome für spezifische Antigene und MHC-Proteine in Kultur zu halten und zu vermehren. Wir und eine Anzahl weiterer Wissenschaftler schöpften diese neuen Möglichkeiten aus, um Antikörper gegen *T*-Zell-Rezeptoren zu produzieren und damit dann strukturelle Eigenschaften des Rezeptors zu klären.

Um Antikörper gegen den *T*-Zell-Rezeptor zu gewinnen, stellten wir zuerst ein *T*-Zell-Hybridom mit einem Rezeptor her, der das cOVA-Antigen in Assoziation mit einem *d*-stämmigen MHC-Protein der Klasse II erkennt. Wenn solche Hybridom-Zellen mit ihren Rezeptoren das richtige Antigen und das entsprechende MHC-Protein zu fassen bekommen, reagieren sie mit der Sekretion von Lymphokinen, löslichen Faktoren, die die Aktivität von Lymphocyten beeinflussen. Diese Hybridome sind für Experimente gut geeignet, weil sich bei ihnen die Produktion von Lymphokinen induzieren und in Kultur leicht messen läßt.

Um einen Antikörper mit der gewünschten Spezifität zu erhalten, muß man ein Versuchstier gegen das gewünschte Antigen immunisieren. Doch im Fall des *T*-Zell-Rezeptors war die genaue Identität des Antigens nicht bekannt. Wir hatten uns deshalb eine andere Strategie ausgedacht. Wir wollten Mäuse gegen die *T*-Zell-Hybridome immunisieren – in der Hoffnung, damit die Synthese von Antikörpern anzuregen, die ausschließlich die mutmaßlichen Funktionen der Hybridom-Rezeptoren beeinträchtigen würden. Ein dagegen gerichteter Antikörper sollte sich nämlich an den Rezeptor heften und damit dessen Fähigkeit blockieren, cOVA und das *d*-stämmige MHC-Protein zu binden. Als Zeichen dieser Blockade müßte dann die induzierbare Produktion von Lymphokinen sinken.

Wir immunisierten also viele Mäuse gegen eine Vielzahl von *T*-Zell-Hybridomen. Dann entnahmen wir jeder Maus zu verschiedenen Zeiten nach der Immunisierung Serum und prüften, ob es die Reaktion der *T*-Zell-Hybridome auf *d*-stämmige Zellen und cOVA in einer Kultur zu unterbinden vermochte. Schließlich fanden wir mehrere Mäuse, die den blockierenden Antikörper produzierten. Die antikörperhaltigen Seren dieser Mäuse, die Antiseren also, besaßen eine weitere, uns ermutigende Eigenschaft: Sie blockierten nicht die Antwort anderer Hybridome auf deren Antigene und MHC-Protein in einer Kultur. Wenn wir die Immunisierung mit solchen anderen *T*-Zell-Hybridomen durchführten, wirkten die von den Mäusen produzierten blockierenden Antikörper wieder nur gegen das *T*-Zell-Hybridom, mit dem immunisiert worden war.

Die Spezifität solcher Antiseren für ein bestimmtes *T*-Zell-Hybridom brachte uns zu der Überzeugung, daß wir tatsächlich Antikörper gegen den jeweiligen *T*-Zell-Rezeptor hergestellt hatten. Der *T*-Zell-Rezeptor ist die einzige Struktur auf einer *T*-Hybridom-Zelle, von der eine so spezifische Antikörper-Blockade zu erwarten wäre; denn er allein sollte von Klon zu Klon variieren.

Dennoch war unsere Aufgabe noch nicht beendet. Da sich aus jeder Maus nur kleine Mengen an Antikörpern isolieren ließen, bedienten wir uns der Methode von Köhler und Milstein, um die antikörpersezernierenden *B*-Zellen, die Plasmazellen, „unsterblich" zu machen (sie lassen sich dann in einem Nährmedium weiterzüchten). Kathryn Haskins und Janice White, beide Mitglieder unserer Arbeitsgruppe, isolierten dazu Plasmazellen aus einer der Mäuse, die mit dem cOVA-*T*-Zell-Hybridom immunisiert worden waren. Sie fusionierten dann die Plasmazellen mit Tumorzellen, um leicht züchtbare Plasmazell-Hybridome zu erhalten. Die von diesen Hybridom-Zellen abgegebenen Antikörper wurden schließlich geprüft, ob sie die cOVA-*T*-Zell-Hybridome am Erkennen von cOVA und *k*-stämmigem MHC-Protein der Klasse II hindern konnten. Nur der Antikörper eines einzigen Plasmazell-Hybridoms war dazu fähig.

Etwa zur gleichen Zeit gelang es auch anderen Wissenschaftlern, ähnliche Antikörper zu gewinnen: James P. Allison, damals am Krebszentrum der Universität von Texas in Smithville, sowie Stefan C. W. Meuer und Ellis Reinherz von der Harvard Medical School.

Bau des Rezeptors

Der geglückten Vermehrung solcher rezeptorspezifischer Antikörper verdanken wir es in erster Linie, daß wir uns inzwischen ein Bild vom *T*-Zell-Rezeptor machen können. Denn die feste Bindung zwischen Antikörper und Rezeptor ermöglichte es, diesen in hinreichender Menge zu reinigen, so daß sich seine grundlegenden molekularen Eigenschaften klären ließen.

Vielleicht etwas überraschend ergab sich dabei eine enge strukturelle Verwandtschaft zwischen ihm und einem Antikörper-Molekül. Beide enthalten zwei verschiedene Polypeptidketten, die von getrennten Genen codiert und über Disulfidbrücken – starke, kovalente Bindungen zwischen zwei Schwefel-Atomen – zusammengehalten werden (Bild 6). Bei Antikörpern sind die beiden Ketten zweifach vorhanden und unterschiedlich groß; sie werden danach als schwere und leichte Kette bezeichnet. Jede enthält einen Bereich mit einer Aminosäuresequenz, die bei allen

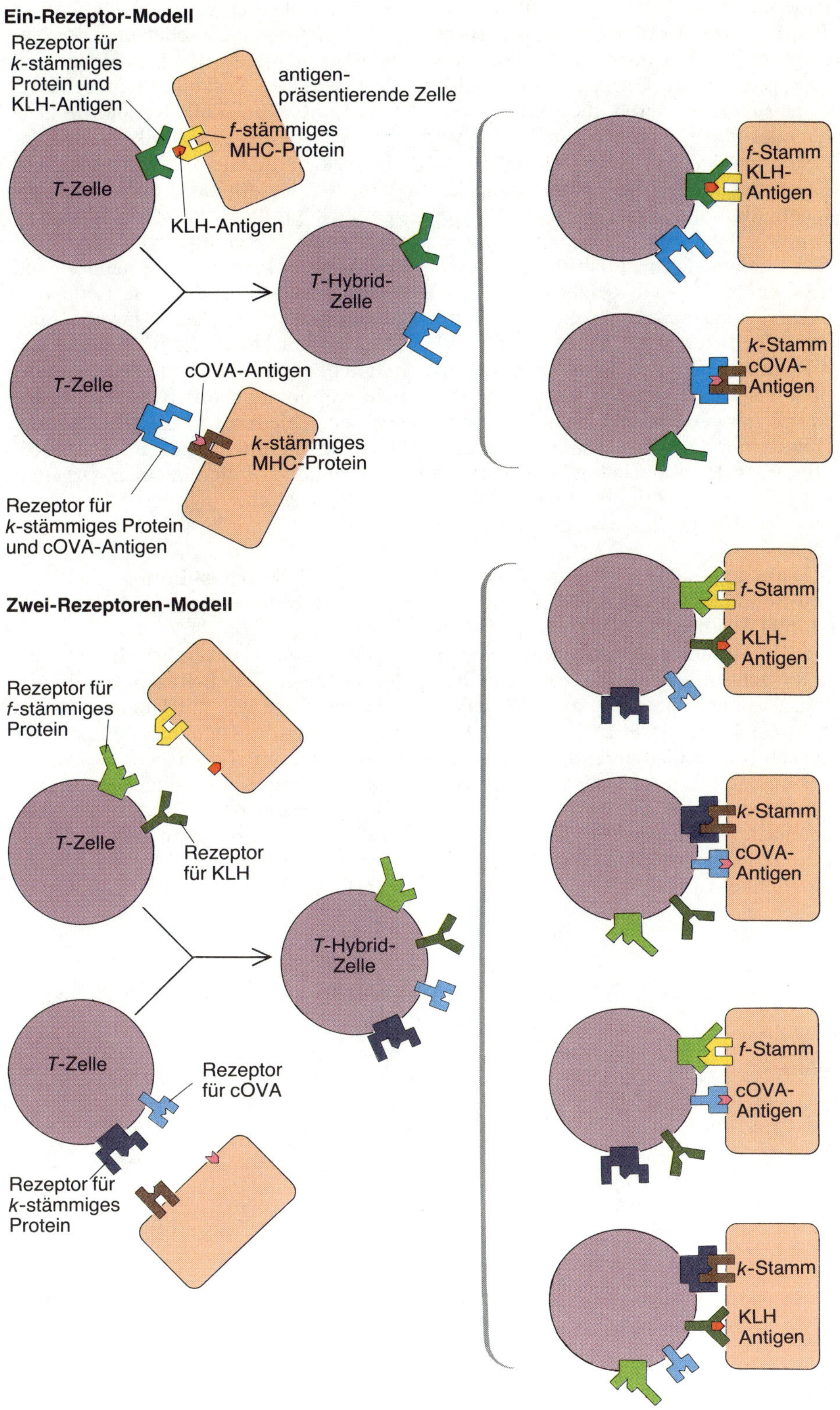

Bild 4: Zwei gegensätzliche Modellvorstellungen können erklären, wie *T*-Zellen ein Antigen zusammen mit einem MHC-Protein erkennen. Das Ein-Rezeptor-Modell postuliert, daß jede *T*-Zelle nur einen einzigen Rezeptor besitzt, der einen Komplex aus Antigen und MHC-Protein binden kann (links oben). Dagegen setzt das Zwei-Rezeptoren-Modell zwei verschiedene Rezeptoren auf jeder *T*-Zelle voraus, einen für das Antigen und einen für das MHC-Protein (links unten). Um die beiden Theorien zu überprüfen, verschmolzen die Autoren zwei normale *T*-Zellen sowie eine Krebszelle zu einer Hybrid-Zelle. Eine der beiden *T*-Zellen kam aus einem Tier mit *f*-stämmigen MHC-Proteinen, das zuvor gegen das Lochschnecken-Hämocyanin (KLH nach englisch *keyhole-limpet hemocyanin*) immunisiert worden war. Die andere *T*-Zelle kam aus einem *k*-stämmigen Tier, das gegen das Ovalbumin des Hühnereies (cOVA) immunisiert worden war. Bei strenger Auslegung der Ein-Rezeptor-Theorie sollte die Hybrid-Zelle KLH nur auf *f*-stämmigen und cOVA nur auf *k*-stämmigen Zellen erkennen (rechts oben). Der extremen Version des Zwei-Rezeptoren-Modell zufolge müßte sie beide Antigene auch auf Zellen beider Stämme erkennen (rechts unten). Tatsächlich verhielten sich die Hybrid-Zellen gemäß dem Ein-Rezeptor-Modell.

Antikörpern eines Tieres weitgehend konstant ist, gleichgültig welche Antigene sie binden. Daneben besitzen alle Ketten einen Abschnitt mit einer Sequenz, in der sich Antikörper mit verschiedener Antigenspezifität beträchtlich unterscheiden.

Die Vielfalt der Antikörper im Organismus entspringt den kombinatorischen Möglichkeiten der verschiedenen DNA-Abschnitte, die für die drei oder vier Regionen jeder Polypeptidkette eines Antikörpers codieren. Sie werden nach dem Zufallsprinzip ausgewählt und zum endgültigen Gen zusammengestellt (siehe *Die Vielfalt der Antikörper* von Philip Leder in diesem Band).

Eine schwere Kette beispielsweise besteht aus vier Regionen, die mit den Buchstaben *C*, *J*, *V* und *D* abgekürzt werden (nach dem englischen *constant* für konstant, *joining* für verbindend, *variable* für variabel und *diversity* für Vielfalt).

Für ihre konstante Region gibt es nur einen einzigen DNA-Abschnitt, für ihre *J*-Region aber vier, von denen einer beim Zusammenstellen des Gens zufällig ausgewählt wird. Für die *D*-Region stehen mehr als zehn DNA-Abschnitte zur Wahl und für die variable Region sogar über hundert. Den kombinatorischen Möglichkeiten entsprechend lassen sich demnach bei der schweren Kette mehr als $4 \times 10 \times 100$, also über 4000 verschiedene Aminosäuresequenzen zusammenstellen. Die Gene für die leichten Ketten werden auf ähnliche Weise zusammengesetzt.

Weitere Variationsmöglichkeiten ergeben sich, weil die DNA-Abschnitte für die *J*-, *D*- und *V*-Region nicht immer präzise an derselben Stelle aneinandergehängt werden. Nach Susumu Tonegawa lassen sich – die möglichen Mutationen eingerechnet – etwa eine Milliarde unterschiedlicher Antikörper-Moleküle zusammenstellen (siehe dessen Beitrag *Die Moleküle des Immunsystems* in diesem Band).

Im *T*-Zell-Rezeptor gibt es eine Alpha- und eine Beta-Kette. Bei der Maus haben beide ein Molekulargewicht von etwa 43000; beim Menschen hat die Alpha-Kette ein Molekulargewicht von ungefähr 50000 und die Beta-Kette eines von rund 39000. Als wir die Alpha- und Beta-Ketten verschiedener *T*-Zell-Klone verglichen, zeigte sich, daß auf allen bestimmte unveränderliche Aminosäuresequenzen vorkommen. Andere Sequenzen hingegen können von Klon zu Klon variieren.

Da nun das Protein des *T*-Zell-Rezeptors zur Hand war, ließen sich auch molekularbiologische Techniken einsetzen. Sie ermöglichen es, die Gene eines interessierenden Proteins zu analysieren und auf die Weise seine Struktur viel schneller zu klären, als es biochemische Verfahren gestatten.

Aufgrund der ähnlichen Funktion von *T*-Zell-Rezeptoren und Immunglobulinen im Immunsystem und der sich immer deutlicher abzeichnenden strukturellen Gemeinsamkeiten schien es zudem wahrscheinlich, daß die für den *T*-Zell-Rezeptor codierenden DNA-Abschnitte auf ganz ähnliche Weise umgeordnet und kombiniert werden wie die DNA-Abschnitte für den *B*-Zell-Rezeptor (einen in der Zellmembran sitzenden Antikörper). Der Startschuß für die Suche nach den *T*-Zell-Rezeptor-Genen war damit gefallen.

Die Gene des *T*-Zell-Rezeptors

Erste ernstzunehmende Kandidaten für diese Gene wurden von zwei Arbeitsgruppen gleichzeitig vorgestellt: Stephen M. Hedrick, Mark M. Davis und ihre Kollegen an den amerikanischen National Institutes of Health, der Universität von Kalifornien in San Diego und der Stanford-Universität untersuchten Mäuse-Gene; der Arbeitskreis von Tak W. Mak am Ontario Cancer Institute beschäftigte sich mit menschlichen Genen. Ausgangspunkt war die Überlegung, daß *T*-Zell-Rezeptor-Proteine nur in *T*-Zellen und nicht etwa in *B*-Zellen anzutreffen sind. Mit Hilfe eleganter experimenteller Methoden gelang es beiden Gruppen schon bald, Gene zu identifizieren, die nur in *B*-Zellen oder nur in *T*-Zellen aktiv sind. Als erstes wurden die Gene für die Beta-Kette des *T*-Zell-Rezeptors entdeckt, innerhalb eines Jahres dann die für die Alpha-Kette. Aus der Analyse dieser Gene ließen sich viele strukturelle Einzelheiten des *T*-Zell-Rezeptors ableiten.

Die Alpha- wie auch die Beta-Kette des *T*-Zell-Rezeptors haben *V*-, *C*- und *J*-Regionen. In der Beta-Kette wurde überdies eine *D*-Region nachgewiesen. Möglicherweise besitzt auch die Alpha-Kette eine. Die Aminosäuresequenzen all dieser Regionen ähneln denen der entsprechenden Immunglobulin-Regionen, sind aber keineswegs mit ihnen identisch.

Davis und seine Kollegen sowie Leroy Hood und seine Mitarbeiter am California Institute of Technology haben die Organisation der DNA-Sequenzen untersucht, die für die Beta-Kette codieren. Bislang konnten sie zwölf *J*-, etwa zwanzig *V*- und zwei *D*-Abschnitte entdecken (beide können zudem nach drei verschiedenen Leserastern abgeschrieben werden). Für die Beta-Kette gibt es demnach mindestens $12 \times 20 \times 2 \times 3$, also 1440 verschiedene Kombinationsmöglichkeiten.

Das ist aber längst nicht alles, denn eine realistische Einschätzung der Variabilität muß auch den Mutationen und der ungenauen Verknüpfung Rechnung tragen, die den *T*-Zell-Rezeptor in gleicher Weise wie das Antikörper-Molekül verändern. Die Variationsmöglichkeiten in der Alpha-Kette können sogar noch größer sein. Zwar sind dort noch keine *D*-Regionen gefunden worden, aber es scheinen viel mehr *J*- und *V*-Regionen als bei der Beta-Kette vorzukommen – vielleicht jeweils hundert. Nimmt man die Kombinationsmöglichkeiten beider Ketten zusammen, kommt man auf etwa zehn Millionen verschiedener *T*-Zell-Rezeptoren – genügend, um das bekannt große Repertoire der *T*-Zellen in einem Organismus zu erklären.

Berufsausbildung: Differenzierung zu *T*-Zellen

Die neuen strukturellen Informationen über den *T*-Zell-Rezeptor ermöglichen es, viele der seit langem offenen Fragen über das Immunsystem präziser zu formulieren. Dabei geht es im wesentlichen um drei verschiedene Erkennungsprozesse, die man jetzt auf struktureller Basis erklären möchte.

Erstens reagiert die *T*-Zelle nicht auf Selbst-MHC-Proteine, das heißt, sie to-

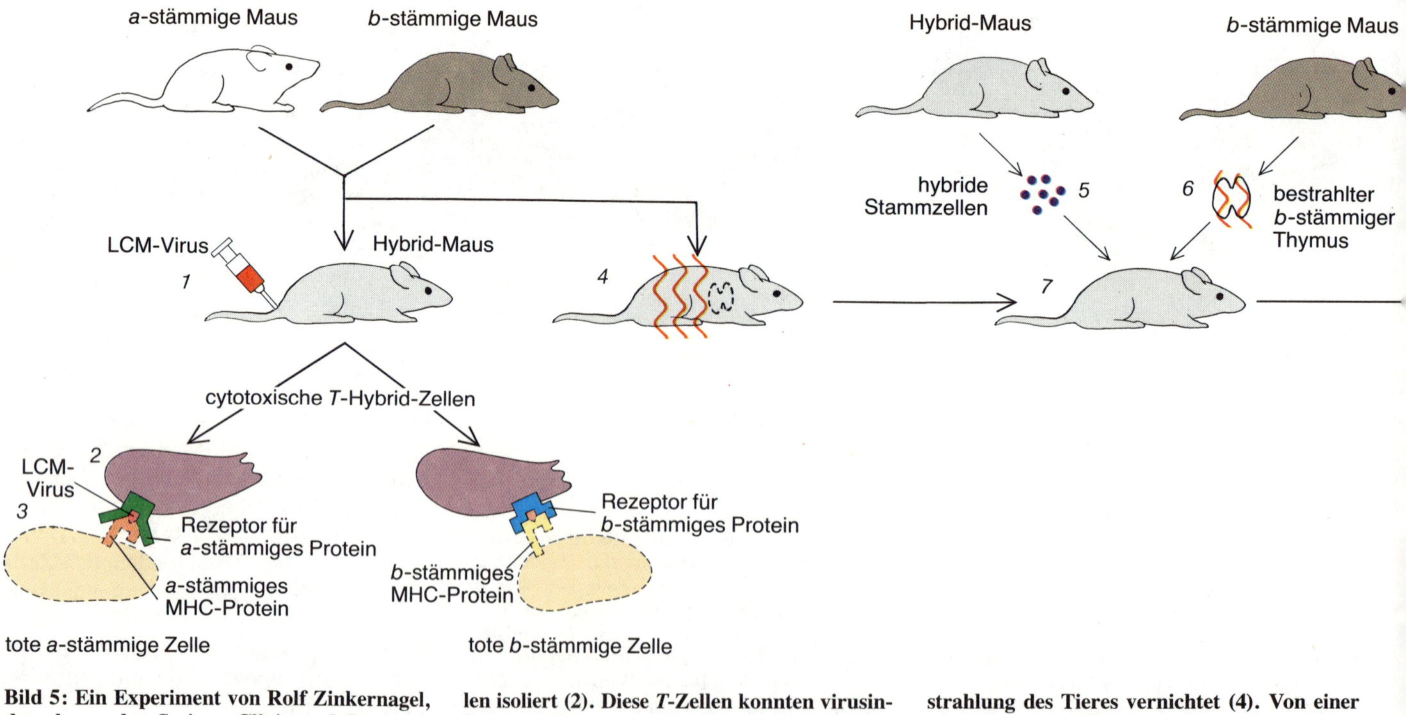

Bild 5: Ein Experiment von Rolf Zinkernagel, damals an der Scripps Clinic and Research Foundation, beweist den Einfluß des Thymus auf die *T*-Zellen. Die Versuchstiere, eine Kreuzung zwischen *a*- und *b*-stämmigen Mäusen, wurden gegen das LCM-Virus immunisiert (1) und die virusspezifischen cytotoxischen *T*-Zellen isoliert (2). Diese *T*-Zellen konnten virusinfizierte Zellen von *a*-stämmigen und *b*-stämmigen Mäusen abtöten (3). Um die Rolle des Thymus abzuklären, wurde einer anderen Hybrid-Maus der hinter dem Brustbein gelegene Thymus entfernt. Alle vorhandenen *T*-Zellen sowie andere Lymphzellen wurden dann durch Bestrahlung des Tieres vernichtet (4). Von einer weiteren Hybrid-Maus wurden dieser Maus neue Knochenmarks-Stammzellen übertragen, aus denen sich normalerweise auch *T*-Zellen entwickeln (5). Außerdem erhielt sie den bestrahlten Thymus einer *b*-stämmigen Maus als Ersatz für den eigenen implantiert (6). Nach-

leriert alles, was „selbst" ist. Zweitens spricht sie auf solche Selbst-Proteine an, wenn diese gleichzeitig mit einem Antigen geboten werden, tut es aber gewöhnlich nicht, wenn das Antigen mit einem MHC-Protein eines anderen Stammes assoziiert ist. Drittens reagiert die *T*-Zelle sehr wohl auf ein MHC-Protein eines anderen Individuums, sofern kein Antigen zugegen ist – ein Effekt, der für die Abstoßung von transplantiertem Gewebe verantwortlich ist. Diese Beobachtungen werfen zugleich eine Frage zur Entwicklung der *T*-Zellen auf: Wie differenzieren sich die Vorläufer von *T*-Zellen überhaupt im Thymus zu Zellen mit solchen Eigenschaften?

Die nächstliegende Erklärung für die Toleranz ist, daß *T*-Zell-Klone, die auf Selbst-MHC-Proteine ansprechen, im Thymus irgendwie ausgeschaltet werden. Bisher ist aber keineswegs klar, wie die Überprüfung der einzelnen Klone vonstatten gehen könnte. Eine Hypothese geht davon aus, daß *T*-Zellen in irgendeinem Stadium ihrer Entwicklung absterben, wenn sich ihre antigenspezifischen Rezeptoren an irgendwelche von den Körperzellen exprimierte Moleküle heften. Sie wird analog zur Klon-Selektionstheorie als Klon-Eliminationstheorie bezeichnet. Nach ihr sollten all jene *T*-Zellen, die spezifisch auf Selbst-MHC-Proteine oder andere Selbst-Antigene reagieren, während ihrer Entwicklung vernichtet werden, weil sie pausenlos einem Bombardement solcher Moleküle ausgesetzt sind.

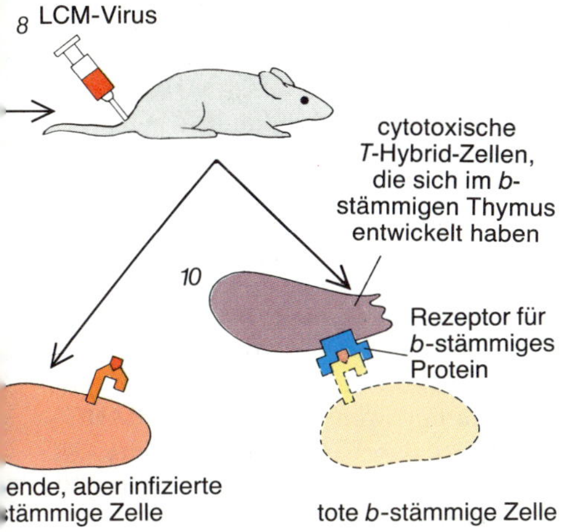

dem sich aus den übertragenen Hybrid-Stammzellen wieder *T*-Zellen entwickelt hatten (7), wurde das Tier gegen das LCM-Virus immunisiert (8). Die aus ihm isolierten *T*-Zellen konnten keine virusinfizierten Zellen von *a*-stämmigen Mäusen abtöten (9), wohl aber solche von *b*-stämmigen Mäusen (10).

T-Zellen, die spezifisch mit Fremd-Antigenen assoziierte Selbst-MHC-Proteine erkennen, würden ebenfalls absterben, wenn sie solche Komplexe binden sollten. Doch in einem nicht infizierten Tier könnten sie zur vollen Reife gelangen und dann überleben, bis ein in den Körper eingedrungenes Fremd-Antigen bei ihnen eine Immunantwort auslöst.

Die Reaktion einer *T*-Zelle auf ein mit einem Antigen assoziiertes MHC-Protein wirft wieder eigene Probleme auf. Rolf Zinkernagel und seine damaligen Mitarbeiter bei der Scripps Clinic and Research Foundation sowie Michael J. Bevan, der damals am MIT tätig war, erkannten als Erste das ganze Ausmaß des Problems, als sie die „Berufsausbildung" der *T*-Zellen im Thymus untersuchten (Bilder 1 und 5). Sie kreuzten *a*-stämmige Mäuse mit *b*-stämmigen; die mischerbige Nachkommenschaft besaß also MHC-Proteine beider Stämme. Danach entfernten sie solchen Hybrid-Mäusen den Thymus und bestrahlten die operierten Tiere, um sämtliche *B*- und *T*-Zellen zu vernichten. Jedes Tier erhielt einen neuen Thymus von einer *b*-stämmigen Maus sowie neue Knochenmarks-Stammzellen von einer entsprechenden Hybrid-Maus.

Bei einer normalen mischerbigen Maus würden sich aus den hybriden Stammzellen – neben anderen Blutzellen – schließlich auch reife *T*-Zellen entwickeln, die alle auf Antigene in Verbindung mit *a*- oder *b*-stämmigen MHC-Proteinen reagieren. Die Versuchstiere besaßen auch überall im Körper beide Proteine – außer auf den nicht-lymphatischen Zellen ihres Thymus: Dort gab es nur *b*-stämmige Proteine. Überraschenderweise zeigte sich, daß die reifen *T*-Zellen aus solchen Tieren nur auf ein Antigen ansprechen können, wenn es mit MHC-Proteinen des *b*-Stammes, nicht aber, wenn es mit solchen des *a*-Stammes assoziiert ist. Anscheinend werden die *T*-Zell-Rezeptoren – während sich ihre Zellen im *b*-stämmigen Thymus entwickeln – daraufhin selektiert, Antigene nur in Verbindung mit den in diesem Organ gegenwärtigen MHC-Proteinen zu erkennen. Die *T*-Zellen können offensichtlich keine Antigene erkennen, die mit anderen als den in ihrem Wirtsthymus vorkommenden MHC-Proteinen assoziiert sind.

Es gibt viele Hypothesen, wie dieser unerwartete Befund zu erklären sei, aber keine vermag völlig zu befriedigen. Vielleicht müssen die *T*-Zell-Rezeptoren mit thymalen Selbst-MHC-Proteinen eine schwache Bindung eingehen, bevor ihre Zelle ausreifen und ihre Funktion aufnehmen kann. *T*-Zellen, die Rezeptoren mit einer sehr hohen Affinität für Selbst-MHC-Proteine haben, ließen sich durch klonale Ausmerzung beseitigen. Die übrigen Zellen mit geringer, aber noch ausreichender Affinität für Selbst-MHC-Proteine könnten dann in den Kreislauf entlassen werden. Wenn sich jedoch ein Antigen an ein solches Protein bindet, vergrößert sich möglicherweise die Affinität des *T*-Zell-Rezeptors zu ihm erheblich.

Abstoßung von Fremd-Geweben

Wie steht es nun aber mit der starken Abstoßung von Fremd-Transplantaten? Die gegenwärtig favorisierte Erklärung ist, daß ein Fremd-MHC-Protein für eine *T*-Zelle chemisch kaum von einem Komplex aus einem Selbst-MHC-Protein und einem Antigen zu unterscheiden ist.

Mehrere Beobachtungen sprechen dafür. So werden das Selbst-MHC-Protein und das Fremd-Protein offenbar vom gleichen Rezeptor gebunden. Außerdem scheint der Rezeptor von vornherein bevorzugt Antigene in Gegenwart von MHC-Proteinen der Klasse I oder der Klasse II zu binden, nicht aber in Gegenwart von beiden – gleichgültig, ob es sich um ein fremdes MHC-Protein handelt oder nicht.

Im vergangenen Jahr wurde viel Zeit und Mühe darauf verwendet, irgendeinen Grund für diese Prädisposition des Rezeptors zu finden. Bisher hat jedoch noch niemand auffällige Unterschiede zwischen *T*-Zellen feststellen können, die auf die eine oder die andere Klasse von MHC-Proteinen beschränkt sind.

Tonegawa hat zusammen mit seinen Mitarbeitern 1984 ein drittes Gen entdeckt, das in *T*-Zellen umgeordnet wird: das Gamma-Gen. Seinen Nucleotidsequenzen nach ist das zugehörige Protein kein Teil des *T*-Zell-Rezeptors, wie man ihn sich heute vorstellt. Doch wird das Protein nur in cytotoxischen *T*-Zellen hergestellt, so daß es vielleicht auf unerwartete Weise zur MHC-Spezifität seiner Zelle beiträgt.

Wenn ein Komplex aus Selbst-MHC-Protein und Antigen einem Fremd-MHC-Protein chemisch gleicht, dann müßte das Antigen in dem Komplex eigentlich nur wenig Raum einnehmen. Ein kleines Stück Antigen würde auch besser in die Bindungstasche des *T*-Zell-Rezeptors passen als ein großes. Daß das gebundene Antigen tatsächlich

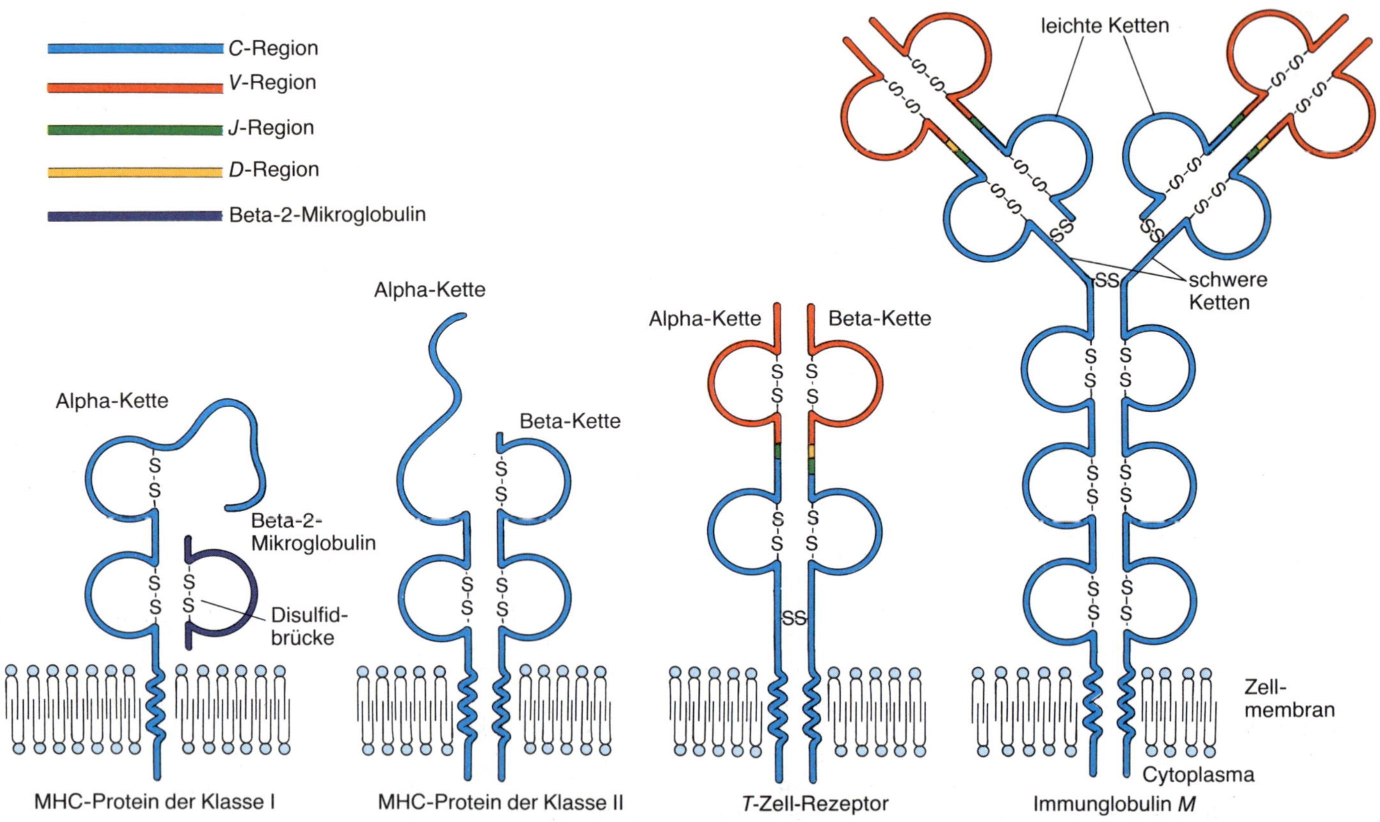

Bild 6: Der *T*-Zell-Rezeptor ähnelt in seiner Struktur den MHC-Proteinen der Klassen I und II sowie den Immunglobulinen, den Antikörpern. All diese Proteinmoleküle haben auch Gemeinsamkeiten in ihren Aminosäuresequenzen. Charakteristisch für jede ihrer Ketten sind Schleifen, die ungefähr 70 Aminosäuren umfassen und an beiden Enden von einer Disulfidbrücke aus zwei kovalent (fest) miteinander verbundenen Schwefel-Atomen zusammengehalten werden. Bei höheren Wirbeltieren sind die MHC-Proteine der Klasse I auf allen kernhaltigen Zellen zu finden – zusammen mit dem Beta-2-Mikroglobulin, das jedoch nicht vom MHC codiert wird. MHC-Proteine der Klasse II kommen nur auf bestimmten Zellen, den *B*-Zellen etwa, vor. Der *T*-Zell-Rezeptor besitzt wie die Immunglobuline *C*-, *V*-, *J*- und *D*-Regionen. *C* und *V* stehen für konstant und variabel, das *J* für englisch *joining*, verbinden, und das *D* für englisch *diversity*, Vielfalt. Für jede dieser Regionen existieren in der DNA etliche getrennte Teilgene, die nach dem Zufallsprinzip zum endgültigen Gen einer Kette zusammengestellt werden. Die enormen genetischen Kombinationsmöglichkeiten sorgen für die beträchtliche Variabilität der Moleküle zwischen verschiedenen Immunzellen eines Tieres.

von geringer Größe ist, konnten mehrere Arbeitsgruppen in neuerer Zeit nachweisen, darunter Emil Unanue und seine Kollegen, Ronald H. Schwartz und seine Mitarbeiter am amerikanischen National Institute of Allergy and Infectious Diseases sowie unser eigener Arbeitskreis in Zusammenarbeit mit Howard M. Grey vom National Jewish Center for Immunology and Respiratory Medicine in Denver.

So stellten wir beispielsweise fest, daß *T*-Zellen zwar auf lebende, mit einem Antigen inkubierte Zellen ansprechen, dies aber nicht tun, wenn die Zellen vor Zugabe dieses Antigens mit einem Fixierungsmittel behandelt wurden. Wird den fixierten Zellen ein nur kleines Teilstück des Antigens zugegeben, so sprechen die *T*-Zellen wieder an. Dies bestätigt, daß die antigen-präsentierenden Zellen, an die sich die *T*-Zellen binden, das Antigen bereits in irgendeiner Weise bearbeitet, also verdaut haben, ehe sie es präsentieren.

Einen letzten Aspekt müssen wir noch ansprechen. Wie die *B*-Zellen lehren, kann sich ein System entwickeln, in dem ein Rezeptor freie, in keiner Weise veränderte Antigene erkennt und bindet. Die Bindung bewirkt eine klonale Vermehrung und Differenzierung der *B*-Zelle, und diese produziert dann Antikörper, die recht wirksam das zu zerstörende Antigen markieren.

Warum hat dann aber die *T*-Zelle ein so ausgeklügeltes System entwickelt, das Antigene nur in Assoziation mit MHC-Proteinen erkennt?

MHC-Proteine als Wegweiser

Man kann diese Frage teleologisch beantworten: Zweck einer *T*-Zelle ist es, einzig auf Antigene auf einer Zielzelle anzusprechen. Eine cytotoxische *T*-Zelle ist beispielsweise darauf ausgelegt, virusinfizierte Zellen zu vernichten und damit das Wachstum und die Ausbreitung des Virus zu unterbinden. Solch eine Zelle kann kein freies Viruspartikel abtöten, und um ihre Möglichkeiten nicht zu verschwenden, bedarf es eines Mittels, ihre Aufmerksamkeit auf ein Virus zu lenken, das sich in einer kernhaltigen Zelle vermehrt. Daher hat das Immunsystem den *T*-Zell-Rezeptor so ausgelegt, daß er ein virales Antigen nur dann zu binden vermag, wenn er sich zugleich an ein Selbst-MHC-Protein der Klasse I heften kann, das auf allen kernhaltigen Zellen des Körpers auftritt.

Das Immunsystem ist sogar noch raffinierter; es hat die Rezeptoren auf den *T*-Helfer-Zellen so ausgelegt, daß diese in erster Linie mit den *B*-Zellen und anderen Immunzellen in Wechselwirkung treten. Diese Rezeptoren binden ein Antigen nur, wenn es mit Selbst-MHC-Proteinen der Klasse II assoziiert ist, die ja ausschließlich auf *B*-Zellen und anderen Zellen des Immunsystems vorkommen. Das Immunsystem hat sich also derart entwickelt, daß beide Klassen von MHC-Proteinen als Wegweiser für die *T*-Zelle dienen: Sie führen die *T*-Zelle genau dort mit dem Antigen zusammen, wo sie auch wirksam eingreifen kann.

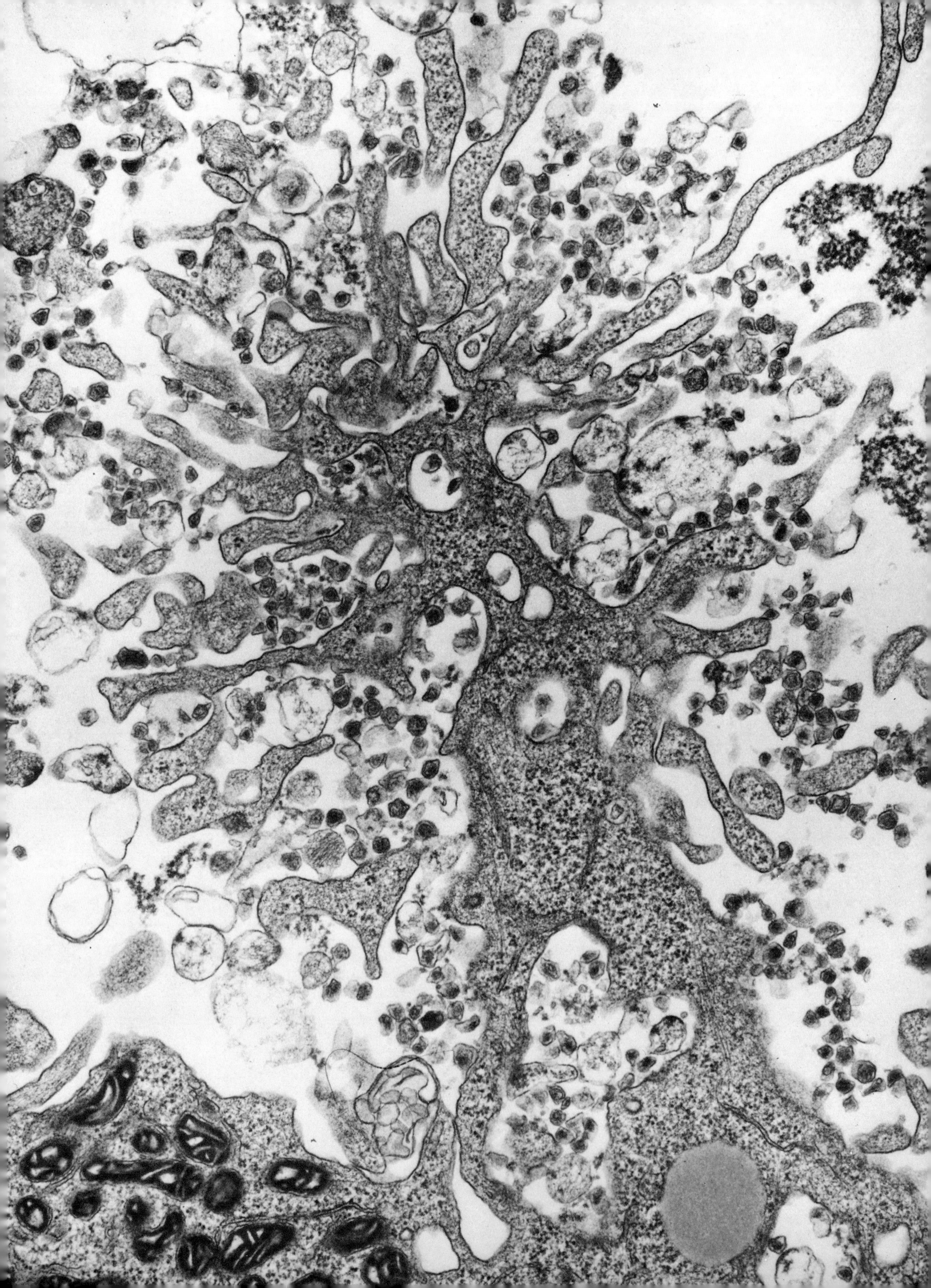

Abschnitt 2

Funktionen und Funktionsstörungen des Immunsystems

Einführung von Klaus Eichmann

Ein Immunsystem, wie es in den höher entwickelten Säugetieren und dem Menschen vorkommt, ist auf die Gruppe der Wirbeltiere beschränkt und somit in der Evolution erst relativ spät aufgetreten. Wir wissen bis heute nicht genau, warum ebenfalls recht kompliziert aufgebaute Lebewesen niedrigerer Entwicklungsstufen, etwa Schalentiere oder Insekten, mit weit weniger aufwendigen Abwehrsystemen überleben können. Sicher ist jedoch, daß das Immunsystem der höheren Organismen als wesentliche Aufgabe hat, diese vor – belebten wie unbelebten – schädigenden Einflüssen der Umwelt zu schützen und dafür zu sorgen, daß zwischen unserem Körper und den mit uns lebenden, zum Teil dringend benötigten Mikroorganismen (wie beispielsweise Darmbakterien) ein ausgewogenes Gleichgewicht erhalten bleibt.

Die wichtigste Funktion des Immunsystems ist zweifellos die Abwehr von infektiösen Erregern. Dies wird besonders deutlich bei funktionellen Beeinträchtigungen des Immunsystems, etwa bei seiner absichtlichen Ausschaltung durch Gammastrahlen in der Transplantationsmedizin. So behandelte Patienten müssen in absolut keimfreier Umgebung gehalten werden, da selbst die normale Auseinandersetzung mit nicht krankmachenden Umweltkeimen bei ihnen nicht funktioniert und zu tödlichen Infektionen führt. Neben der Infektionsabwehr sorgt das Immunsystem auch für die Eliminierung mehr oder weniger giftiger Substanzen, wie sie mit der Nahrung, der Atemluft sowie durch Hautverletzungen dauernd in den Körper eindringen. Viele der den Körper belastenden Gifte haben allerdings ihren Ursprung ebenfalls in infektiösen Mikroorganismen.

Nach einer nicht bestätigten Vermutung, welche sich in der sogenannten Immunüberwachungstheorie niederschlug, nimmt das Immunsystem als weitere Aufgabe die Abwehr von spontan entstehenden Krebszellen im Körper wahr. Laut dieser Theorie entwickeln sich in jedem Organismus laufend neue Krebszellen, die jedoch vom Immunsystem ebenso schnell wieder eliminiert werden und daher nicht zu wahrnehmbaren Tumoren führen. Klinisch in Erscheinung träten dann nur solche Tumoren, die in ihren Anfangsstadien der Immunüberwachung entgangen sind. Experimentelle Beobachtungen an Versuchstieren mit beeinträchtigtem Immunsystem sowie klinische Studien an Patienten mit langdauernder immunsuppressiver Therapie haben zwar erhöhte Häufigkeiten einiger Arten von Spontantumoren erkennen lassen. Darüber hinaus hat jedoch die Immunüberwachungstherapie bislang wenig experimentelle Unterstützung erfahren.

Wie im ersten Teil dieses Buches ausführlich beschrieben, bedient sich das Immunsystem zur Erkennung von körperfremdem Material einer Reihe von spezifischen Rezeptormolekülen, die in der Lage sind, die Fremdheit einer Substanz zu erkennen. Daraus ergibt sich das bis heute nicht vollständig gelöste Paradox der Unterscheidung von „Selbst“ und „Nicht-Selbst“ und der Selbsttoleranz. Das einem Individuum zur Verfügung stehende Repertoire von antigenspezifischen Rezeptoren reagiert normalerweise gegen Fremdantigene, jedoch nicht gegen das nicht minder vielfältige Arsenal der körpereigenen Antigene. Sogar die meisten Antigene von Individuen der gleichen Art werden als fremd erkannt. Eine mehr philosophische Betrachtungsweise des Immunsystems schreibt diesem daher auch eine Rolle bei der Definition der individuellen körperlichen Eigenart eines Organismus zu. Solche Betrachtungsweisen rücken das Immunsystem in die Nähe des Zentralnervensystems, durch dessen Funktion die individuelle geistige Eigenart eines Organismus definiert wird.

Die antigenspezifischen Rezeptoren des Immunsystems erscheinen auf der Oberfläche von weißen Blutkörperchen, den sogenannten Lymphozyten, und ermöglichen es diesen Zellen, Antigene wahrzunehmen. Diese Zellen halten sich in großer Menge in den Organen des Lymphsystems (Milz, Lymphknoten, Thymus und anderen) auf und patrouillieren auf der Suche nach Fremdsubstanzen durch die Körperflüs-

Die erworbene Immunschwäche Aids ist eine Viruskrankheit, bei der die normale Funktion des Immunsystems erheblich gestört wird (siehe den Artikel *Der Immundefekt bei Aids* von Jeffrey Laurence auf Seite 152). Die Erreger – Retroviren mit der Bezeichnung HTLV-III (*human T-cell lymphotropic virus*) – befallen die regulatorisch überaus wichtigen *T*4-Lymphozyten und dezimieren sie schließlich. Die elektronenmikroskopische Aufnahme links zeigt in etwa 15000facher Vergrößerung eine bereits degenerierte *T*4-Zelle und Hunderte von freigesetzten Viruspartikeln, die in ihr entstanden sind. Das Photo stammt von Zaki Salahuddin.

sigkeiten. Etwa die Hälfte der Lymphozyten gehört zur Gruppe der *B*-Zellen, die aus dem Knochenmark (englisch: *bone marrow*) stammen und dort (beziehungsweise bei Vögeln in der *Bursa Fabricii*) auch heranreifen. Diese Zellen benutzen als Rezeptoren Antikörpermoleküle, die sie nach dem Kontakt mit dem Antigen und der folgenden Zellaktivierung als lösliche Antikörper in die Körperflüssigkeiten abgeben. Die andere Hälfte der Lymphozyten gehört zur Gruppe der *T*-Zellen, die ebenfalls aus dem Knochenmark stammen, jedoch im Thymus heranreifen. Die *T*-Zellen fallen wiederum in zwei Gruppen, deren antigenspezifische Rezeptoren Histokompatibilitätsantigene der Klasse I oder der Klasse II als Restriktionselemente bei der Antigenerkennung benutzen; diese beiden Gruppen von *T*-Zellen sind durch die Marker *T*8 und *T*4 unterscheidbar, wobei die *T*4-Zellen vorwiegend Helfer- und Induktorfunktion besitzen, während die *T*8-Zellen vornehmlich Killer- und Suppressorfunktion ausüben (siehe Abschnitt 1). Bei der Lektüre der nachstehenden Originalartikel wird deutlich, daß Herkunft, Differenzierung sowie funktionelle Eigenschaften insbesondere der *T*-Zellen nicht in jedem Detail verstanden sind und daß daher einzelne Autoren diese Sachverhalte etwas verschieden darstellen. Hier sollte man erwähnen, daß die antigenspezifischen Rezeptoren von *T*-Zellen erst im Jahre 1983 identifiziert wurden; vor dieser Zeit geschriebene Artikel enthalten also zum Teil vage oder unrichtige Angaben dazu.

Mit der Erkennung einer Fremdsubstanz im Körper durch *B*- und *T*-Zellen allein ist noch nicht garantiert, daß diese Substanz auch erfolgreich eliminiert wird. Hierzu stehen dem Immunsystem im wesentlichen drei Mechanismen, sogenannte Effektormechanismen, zur Verfügung. Diese sind dem biophysikalischen und physiologischen Verhalten der verschiedenen Antigene angepaßt und speziell geeignet, diese unschädlich zu machen. Antigene, die in den Körperflüssigkeiten (Blut, Lymphe, Speichel, Darmsaft und so weiter) auftreten, werden vorwiegend durch Antikörper bekämpft. Bei solchen Antigenen handelt es sich um Giftstoffe sowie um Mikroorganismen, sofern diese sich außerhalb der Körperzellen befinden. Die Verbindung von Antikörpern mit derartigen Antigenen führt einerseits zur Aktivierung einer Gruppe von Proteinen (der Komponenten des Komplementsystems), welche sich an die Antikörper anlagern und Bakterien durch Zerstörung ihrer Oberflächenmembran abtöten können. Zum anderen werden mit Antikörpern versehene Strukturen schneller durch Freßzellen (Makrophagen) aufgenommen. Giftige Moleküle können durch Antikörper neutralisiert (entgiftet) werden.

Gegen Antigene innerhalb von körpereigenen Zellen sind Antikörper jedoch unwirksam. So gibt es Bakterien, die zwar von Makrophagen effektiv aufgenommen, aber nicht wirksam abgetötet werden, sondern langfristig in ihnen überleben und sich vermehren. Zu diesen Mikroorganismen gehören als wichtigste Vertreter die Erreger der Tuberkulose und der Lepra. Der zweite Effektormechanismus des Immunsystems ist der Eliminierung solcher intrazellulären Bakterien gewidmet. Er wird von *T*-Zellen aus der Gruppe der Helferzellen durchgeführt, die anhand von bakteriellen Fragmenten auf der Oberfläche der Makrophagen deren infizierten Zustand erkennen können. Als Folge dieses Erkennungsprozesses schüttet die *T*-Zelle sogenannte Lymphokine aus, die den Makrophagen aktivieren und ihn dadurch in die Lage versetzen, die in seinem Inneren lebenden Bakterien zu töten.

Die wichtigste Gruppe der intrazellulär lebenden Erreger sind Viren. Sie überleben in Zellen ausschließlich in Form ihrer Erbsubstanzen DNA oder RNA und benutzen den Stoffwechselapparat der Zelle zu ihrer Vermehrung. Für die Eliminierung virusinfizierter körpereigener Zellen sind die sogenannten Killer-*T*-Zellen spezialisiert. Ähnlich wie die Helferzellen können sie virusinfizierte Zellen anhand einzelner, auf der Zellmembran haftender Virusbestandteile von normalen Zellen der gleichen Art unterscheiden. Dieser Erkennungsprozeß führt zur Aktivierung der Killerzellen, die dadurch in die Lage versetzt werden, virushaltige Zellen zu lysieren und den Vermehrungszyklus der Viren zu unterbrechen. Von den Verfechtern der Immunüberwachungstheorie wird den Killer-*T*-Zellen auch die entscheidende Rolle bei der Abwehr spontan entstehender Krebszellen zugeschrieben.

Wie andere Organsysteme des Körpers weist auch das Immunsystem gelegentlich Funktionsstörungen auf. Diese lassen sich in Hyper-(Über-)Reaktivitäten und Hypo-(Unter-)Reaktivitäten einteilen. Darüber hinaus können die Zellen des Immunsystems maligne entarten (zu Krebszellen werden) und Leukämien (Blutkrebs) hervorrufen. Hyperreaktivitäten des Immunsystems, die sich gegen körpereigene Antigene richten, führen zu den sogenannten Autoimmunerkrankungen, über die N. R. Rose in seinem Artikel berichtet. Diese Gruppe von Erkrankungen ist außerordentlich vielfältig, je nach dem Selbst-Antigen, gegen welches sich die Autoimmunität richtet, und nach der Effektorfunktion, die in erster Linie betroffen ist. Ein Beispiel von vorwiegend durch Antikörper vermittelter Autoimmunität ist der systemische Lupus erythematodes, der in dem Artikel von D. Koffler dargestellt wird. Wenn sich Hyperreaktivität gegen Fremdantigene richtet, kommt es zur Allergie. Entstehung und Auswirkungen von Allergien sind in dem Beitrag von P. D. Buisseret abgehandelt.

Artikel zur Frage der Hyporeaktivitäten des Immunsystems liegen in dem zur Verfügung stehenden Material nicht vor (von dem Beitrag über Aids – siehe unten – einmal abgesehen). Auch hier handelt es sich um eine große Gruppe von klinisch wichtigen Zuständen, bei denen das pathologische Erscheinungsbild vorwiegend davon abhängt, welche Komponente des Immunsystems funktionell gestört ist. Defekte reichen von der Störung der Phagozytose über separate *T*- oder *B*-Zelldefekte und eine fehlende Expression der MHC-Moleküle bis zum sogenannten schweren kombinierten Immundefekt (*severe combined immunodeficiency*), bei dem jeder Aspekt der Immunabwehr darniederliegt. Allen Hyporeaktivitätszuständen des Immunsystems ist jedoch gemeinsam, daß die Patienten an schweren, nicht kontrollierbaren Infektionen mit allen möglichen Mikroorganismen leiden und schließlich sterben, was erneut auf die überragende Bedeutung des Immunsystems für die Infektabwehr hinweist.

Die Ursachen der verschiedenen Hyporeaktivitäten des Immunsystems sind entweder erblich oder erworben. Eine in den letzten Jahren in der Öffentlichkeit besonders intensiv diskutierte Erkrankung dieser Art ist die erworbene Immunschwäche Aids (*acquired immunodeficiency syndrome*), mit der sich der Artikel von J. Laurence befaßt. Ursache dieser Erkrankung ist eine Virusinfektion, die die *T*4-Zellen trifft, deren Helfer- und Induktorfunktion für die meisten Immunreaktionen unbedingt benötigt wird. Diese besonders raffinierte Art der Unterwanderung der Immunabwehr durch das Aids-Virus bedeutet eine bisher nicht überwindbare Schwierigkeit für die Entwicklung eines Impfstoffes.

Virusinfektionen, bei denen andere Organsysteme befallen werden, sind der Entwicklung von Impfstoffen wesentlich besser zugänglich. Als Beispiel für eine solche Erkrankung wird in dem Artikel von M. M. Kaplan und H. Koprowsky die Tollwut dargestellt, die allerdings wegen der besonders hohen

Virulenz des Tollwutvirus Probleme anderer Art verursacht. Ein drittes Beispiel für eine immunologisch schwer zu kontrollierende Erkrankung ist die Trypanosomiasis, eine parasitäre Infektionskrankheit bei Menschen (Schlafkrankheit) und Nutztieren. Wie J. E. Donelson und M. J. Turner in ihrem Beitrag berichten, entziehen sich Trypanosomen dem Immunsystem durch ihre Fähigkeit, immer wieder ihre Antigenhülle zu wechseln. Insgesamt stellt jede Infektion das Immunsystem vor eine Serie von speziellen Problemen. Die Tatsache, daß gesunde Personen die Mehrzahl aller Infektionen unbemerkt oder nach kurzer Krankheit überstehen, ist ein Zeichen dafür, daß das Immunsystem für die meisten dieser Probleme geeignete Antworten parat hat.

Ohne wesentliche Kenntnisse über Immunität oder Krankheitserreger zu besitzen, führte der englische Landarzt E. Jenner bereits im 18. Jahrhundert erstmals erfolgreich Impfungen gegen Pocken durch. Die systematische Erforschung der Immunität auf der einen Seite sowie der Mikroorganismen auf der anderen Seite durch Pioniere wie L. Pasteur, R. Koch, P. Ehrlich und andere ermöglichte seit Ende des 19. Jahrhunderts die Entwicklung zahlreicher wirkungsvoller Impfstoffe. Zu den größten Triumphen gehörte sicher das vollständige Verschwinden der Pocken. Darüber hinaus muß jedoch klar sein, daß insbesondere in den Entwicklungsländern der Welt noch eine Reihe von verheerenden Infektionskrankheiten das Schicksal der dort lebenden Menschen erheblich beeinträchtigt, mit allen sozialen und ökonomischen Folgeerscheinungen, die Volksseuchen mit sich bringen. Als Beispiel seien die Lepra, die Tuberkulose sowie die Malaria genannt. Aus diesem Grunde arbeiten Immunologen in vielen Labors an neuen und verbesserten Strategien für Impfungen gegen Infektionen. Der Artikel von R. A. Lerner behandelt die Entwicklung synthetischer Impfstoffe, bei der Methoden der Proteinsynthese, der Gentechnologie und der Computeranalytik miteinander verbunden werden, um die wirksamen Epitope (oder antigenen Determinanten) pathogener Mikroorganismen zu identifizieren und möglicherweise einer Nutzung als Impfstoff zuzuführen.

Der Beitrag von R. C. Kennedy, J. L. Melnick und G. R. Dreesman befaßt sich mit einer noch weitgehend hypothetischen Strategie, bei der Antigene durch Antikörper ersetzt werden sollen. Sie beruht auf der Überlegung und der experimentellen Erfahrung, daß die ungeheure Vielfalt der Antikörpermoleküle es erlaubt, nicht nur Antikörper herzustellen, die ein Antigen binden, sondern auch Antikörper, die einem Antigen weitgehend ähneln. Derartige Antikörper könnten dann das Antigen bei Impfmaßnahmen möglicherweise ersetzen. Die Bedeutung dieser Strategie geht über die Frage der Impfungen hinaus, da sich solche Antikörper eventuell auch zur Immunsuppression bei Autoimmunkrankheiten oder zur Induktion von Immunität gegen Tumoren einsetzen ließen. Eine weitere, möglicherweise für die Praxis bedeutungsvolle Anwendung von Antikörpern in der Medizin besteht darin, sie als Vehikel für Toxine und Zellgifte bei der Immuntherapie zu benutzen. Dieser Thematik ist der Artikel von R. J. Collier und D. A. Kaplan gewidmet. Intensive Grundlagenforschung in der Zukunft wird erweisen, ob all diese Ideen zu praktisch anwendbaren Verfahren in der Medizin führen werden.

Autoimmunkrankheiten

Das Immunsystem hat die Aufgabe, den Körper vor Krankheitserregern und anderen körperfremden Substanzen zu schützen. Entgleist dieses System, so kann es zum Angriff auf körpereigenes Gewebe übergehen. Mehrere einstmals unerklärliche Krankheiten sind auf einen solchen Autoimmunangriff zurückzuführen.

Von Noel R. Rose

Jeder Mensch kommt im Laufe seines Lebens mit unzähligen Mikroorganismen in Berührung, die Krankheiten hervorrufen können. Wenn solche Erreger in den Körper eindringen, werden sie in der Regel durch die Immunabwehr des Organismus in Schach gehalten, denn ein hochentwickeltes Immunsystem sorgt dafür, daß fremde Zellen abgefangen und zerstört werden. Normalerweise vermag dieses System sehr gut zwischen „selbst" und „nicht selbst" zu unterscheiden, es kann ihm jedoch auch ein Irrtum unterlaufen, so daß es körpereigenes Gewebe angreift. Gerade diese Fehler sind der Gegenstand intensiver biologischer und medizinischer Forschungen, weil sie zu gefährlichen Erkrankungen führen, die man als Autoimmunkrankheiten bezeichnet.

Man nimmt an, daß sich Vorstufen eines Immunsystems bereits in primitivsten vielzelligen Organismen entwickelten, denn diese Organismen mußten Zellen erkennen können, die dem eigenen Zelltyp entsprachen. Außerdem mußte ein Kommunikationsnetz zwischen den Zellen aufgebaut werden, um Organe mit speziellen Funktionen ausbilden zu können, in denen die Zellen koordiniert arbeiten. Diese Erkennungsmechanismen mußten gewährleisten, daß der Organismus zwischen „selbst" und „nicht selbst" unterscheiden konnte, und genau diese Aufgabe erfüllt das Immunsystem, das heute bei allen Wirbeltieren zu finden ist. Im Laufe der Evolution übernahm dieses System eine zweite, aber ebenso wichtige Funktion: die Vernichtung fremder Zellen, die in den Organismus gelangen.

Die Fähigkeit, zwischen „selbst" und „nicht selbst" zu unterscheiden, wirkt sich nicht nur auf eindringende Mikroorganismen und Parasiten aus, sondern auch auf schädliche wie unschädliche körperfremde Moleküle. Der Organismus würde sogar die Eiweißstoffe (Proteine) in der Nahrung abwehren, wenn sie in den Blutkreislauf gelangen könnten. Diese großen Protein-Moleküle werden deshalb zuerst durch Enzme des Verdauungstraktes in ihre Bauteile, die Aminosäuren, zerlegt. In dieser Form kann sie der Organismus über die Darmwand aufnehmen und zu körpereigenen Proteinen zusammenbauen.

Das Immunsystem greift auch Zellen an, die von einem anderen artgleichen Organismus stammen, aber nicht mit den eigenen Zellen übereinstimmen. Eine Blutübertragung läßt sich beim Menschen allerdings mit sehr geringem Risiko durchführen, weil es im Falle der kernlosen und daher verhältnismäßig einfach gebauten roten Blutkörperchen leicht möglich ist, Spenderblut auszusuchen, das mit dem Empfängerblut verträglich ist. Für die meisten Gewebe, deren Zellen einen Kern besitzen, ist es schwieriger, ein verträgliches Transplantat zu finden. Daher verursacht beispielsweise die Transplantation einer Niere weit größere Probleme als eine Bluttransfusion – meist ist es erforderlich, das Immunsystem des Patienten mit Medikamenten „kampfunfähig" zu machen.

In vieler Hinsicht zahlen Menschen wie Tiere einen hohen Preis für den Eifer, mit dem sie ihre biologische Individualität schützen. So bewahren die gleichen Mechanismen, die eine Immunreaktion gegen körpereigene Zellen verhindern, auch manchmal Krebszellen vor der Zerstörung. Der Unterschied zwischen normalen und entarteten Zellen dürfte dann so gering sein, daß ihn das Immunsystem nicht erkennt. Man nimmt jedoch an, daß das Immunsystem auch Krebszellen angreift, sofern sie sich deutlich genug von normalen Zellen abheben.

Das Immunsystem hat nach alldem zwei wichtige Aufgaben zu erfüllen: erstens, körperfremde Zellen und Substanzen zu bekämpfen, und zweitens, körpereigene Zellen ausfindig zu machen, die zu Krebszellen entartet sind. Beide Aufgaben erfordern einen wirkungsvollen Erkennungsmechanismus, um zumindest „selbst" und „nicht selbst", das heißt körpereigene und körperfremde Substanzen unterscheiden zu können.

Die Autoimmunität

Der erste Forscher, der die Bedeutung einer Unterscheidung zwischen „selbst" und „nicht selbst" erkannte und genau untersuchte, war der deutsche Mikrobiologe Paul Ehrlich. Seine Experimente, mit denen er im Jahre 1900 begann, sollten ursprünglich die Frage lösen, was mit Blut geschieht, das nach inneren Blutungen in der Körperhöhle zurückbleibt. Dazu injizierte er in die Bauchhöhle von Ziegen Blut, das von einer anderen Tierart stammte. Nahm er beispielsweise Schafsblut, so entwickelten sich im Blutserum der behandelten Ziege Stoffe, die die fremden roten Blutkörperchen zerstören konnten (Bild 2 a und b). Bei diesen Stoffen handelt es sich um besondere Proteine, die man Antikörper nennt. (Antikörper findet man auch im Blut von Tieren und Menschen, die mit krankheitserregenden Mikroorganismen infiziert sind.) Substanzen, die die Bildung von Antikörpern auslösen können, bezeichnet man als Antigene.

Zu seiner Überraschung bemerkte Ehrlich, daß bei Ziegen auch das Blut von Artgenossen als Antigen wirkt. Die Antikörper, die von der Empfänger-Ziege gebildet wurden, konnten die roten Blutkörperchen der Spender-Ziege und der meisten anderen Ziegen zerstören. Dagegen blieben die Blutkörperchen der

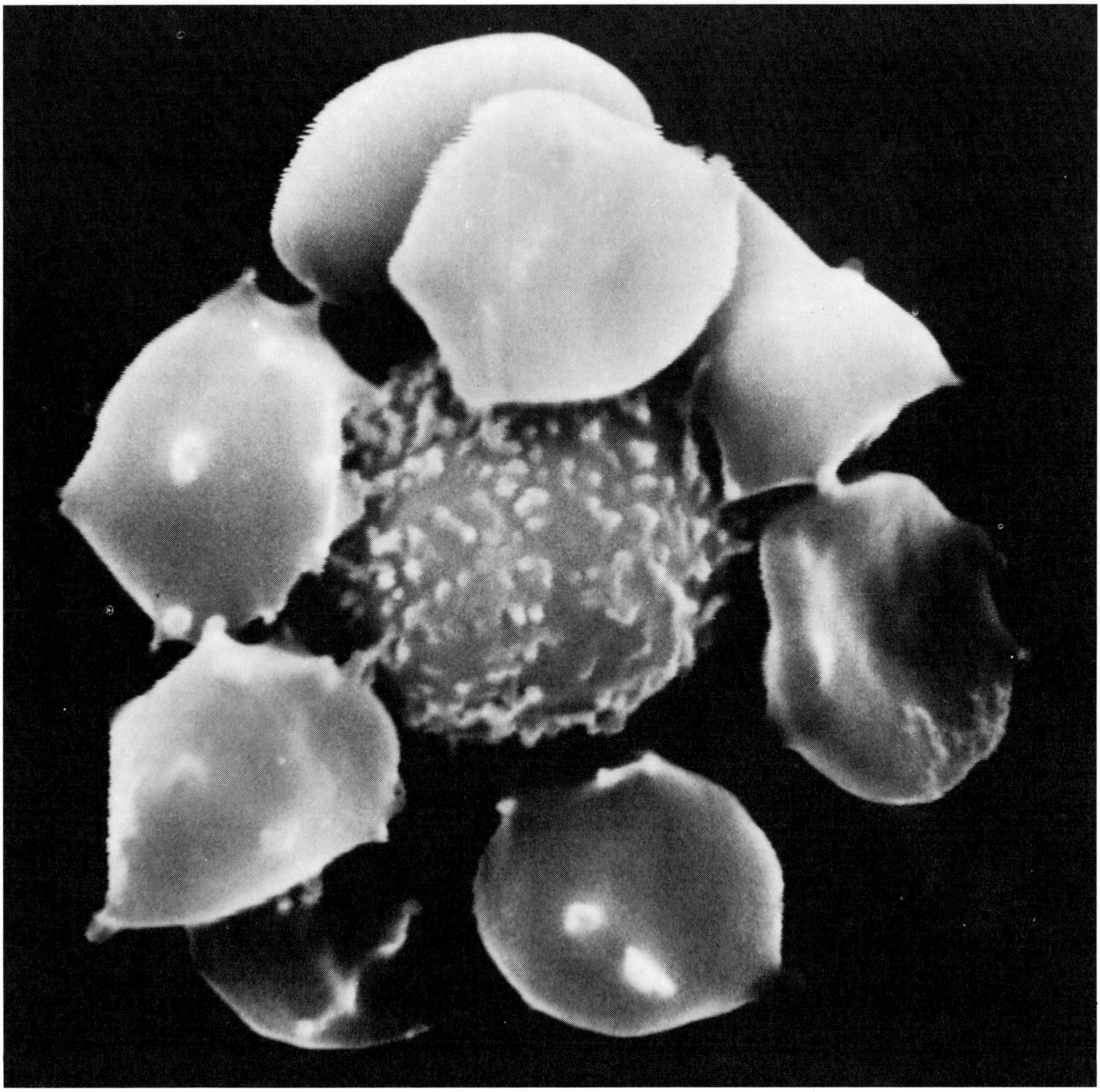

Bild 1: Lymphozyten sind Zellen des Immunsystems, die an ihrer Oberfläche besondere Rezeptoren tragen, mit denen sie eingedrungene Fremdkörper finden und erkennen können. Das Immunsystem enthält zwei Formen von Lymphozyten, die an verschiedenen Orten reifen (Bild 4) und die man nach ihrem Reifungsort in T- und B-Zellen unterteilt. An ihrem Äußeren kann man sie nicht unterscheiden, denn jeder dieser Lymphozyten sieht im Elektronenmikroskop wie eine warzige Kugel aus (Bildmitte). Eine Rosette wie diese kann sich jedoch nur mit T-Zellen bilden. Aus bisher unbekannten Gründen tragen die menschlichen T-Zellen nämlich Rezeptoren für rote Blutkörperchen aus dem Blut von Schafen. Mischt man also T-Zellen mit solchen Blutkörperchen, dann können diese an der Oberfläche der T-Zellen hängenbleiben. So entsteht die typische Rosette, die in dieser rasterelektronenmikroskopischen Aufnahme von C. Lynn Burek von der medizinischen Fakultät der Wayne State-Universität in 5000facher Vergrößerung wiedergegeben ist. Auch im Lichtmikroskop fällt die Rosettenbildung auf, und man nutzt diese Erscheinung aus, um die T-Zellen zu zählen, die in einer Blutprobe vorhanden sind.

Empfänger-Ziege unbeschadet. Für solche Antikörper, die ein Individuum gegen die Zellen seiner Artgenossen produzierte, prägte Ehrlich den Begriff „Isoantikörper", und die entsprechenden Antigene heißen Isoantigene. Man kann sich solche Antigene als chemische Verbindungen vorstellen, die in einigen, aber nicht in allen Tieren ein und derselben Art vorhanden sind. Ein Tier, das ein bestimmtes Isoantigen nicht hat, wird Antikörper bilden, wenn man ihm dieses Isoantigen injiziert.

Eines faszinierte Ehrlich ganz besonders: Niemals erzeugte eine Ziege Antikörper gegen ihre eigenen roten Blutkörperchen, selbst dann nicht, wenn Blutkörperchen entnommen und später wieder injiziert wurden (Bild 2, c). Er beschrieb diese Erscheinung als *„horror autotoxicus"* (etwa: Furcht vor der Selbstzerstörung) und charakterisierte damit das biologische Prinzip, daß ein Tier im allgemeinen nicht mit einer Immunantwort auf die chemischen Verbindungen in seinem eigenen Organismus reagiert und daher auch keine „Selbst"- oder Autoantikörper bildet. Ehrlich vermutete, daß diese Antikörper, falls sie doch produziert würden, körpereigenes Gewebe zerstören und so eine Autoimmunerkrankung hervorrufen könnten. Heute weiß man, daß Autoimmunreaktionen bei vielen, früher rätselhaften Krankheiten eine Rolle spielen oder sogar die Hauptursache sind.

Im Jahre 1904 beschrieb Karl Landsteiner, ein Zeitgenosse Ehrlichs, erstmals eine Krankheit, die eindeutig auf die Bildung von Autoantikörpern zurückgeht. Bei dieser Krankheit (der paroxysmalen Kältehämoglobinurie) enthält das Blutserum der Patienten Autoantikörper, die sich mit den roten Blutkörperchen verbinden, wenn das Gewebe auskühlt. Erwärmt sich das Gewebe wieder auf Körpertemperatur, können die gebundenen Antikörper Reaktionen auslösen, die zur Zerstörung der roten Blutkörperchen führen. Dies läßt sich leicht zeigen: Man taucht einen Finger eines an dieser Krankheit leidenden Patienten kurz in Eiswasser und wartet dann ab, bis der Finger wieder Körpertemperatur hat. Das Blut, das nach einem Einstich in die Fingerkuppe austritt, hat eine rosa Färbung – ein Zeichen, daß sich die roten Blutkörperchen aufzulösen beginnen.

Wie sich später zeigte, sind Autoantikörper auch bei einigen Formen der Blutarmut – den hämolytischen Anämien – beteiligt. Die Autoantikörper binden sich in einem solchen Fall auch bei Körpertemperatur an rote Blutkörperchen und bewirken so deren Zerstörung. Bei der Diagnose dieser Anämien stützt man sich heute vor allem auf den Nachweis dieser blutzerstörenden Autoantikörper.

Bei einigen anderen Krankheiten sind im Blutserum der Patienten gleichfalls Autoantikörper vorhanden – ein Hinweis auf eine gefährliche Immunantwort gegen körpereigene Substanzen. So findet man beispielsweise bei den schwereren Formen der Zuckerkrankheit *(Diabetes mellitus)*, insbesondere beim jugendlichen Diabetes, Autoantikörper gegen die Inselzellen der Bauchspeicheldrüse. Dies legt den Schluß nahe, daß die Inselzellen, die normalerweise das Insulin produzieren, Opfer eines Angriffs durch das körpereigene Immunsystem sind.

In den meisten Fällen lassen sich Autoantikörper auch im Serum von Patienten nachweisen, die an Muskelschwäche *(Myasthenia gravis)* leiden. Sie greifen die Verbindungen zwischen Nerven und Muskeln an, und schließlich gehorchen die betroffenen Muskelgruppen nicht mehr den Nervensignalen.

Bei der Basedow-Krankheit, einer Störung der Schilddrüsenfunktion (die nach dem deutschen Arzt Karl von Basedow benannt ist), kann man Autoantikörper finden, die mit den Zellen der Schilddrüse reagieren. Dabei werden die Zellen nicht zerstört, sondern zur stärkeren Produktion von Schilddrüsenhormonen veranlaßt. Als Folge der Überproduktion wird der Patient ruhelos, verliert an Gewicht und leidet unter Herzjagen.

Das Musterbeispiel einer Autoimmunerkrankung ist der systemische Lupus erythematodes (siehe den Beitrag *Systemischer Lupus erythematodes (SLE)* von David Koffler in diesem Band). Menschen, die an dieser Krankheit leiden, bilden unzählige Autoantikörper gegen verschiedene körpereigene Substanzen. Einige der Antikörper richten sich gegen die Desoxyribonucleinsäure (international mit DNA abgekürzt) der Zellkerne und können sich auch mit DNA-Molekülen verbinden, die aus zerstörten Zellen in den Blutstrom gelangt sind. Diese Verbindungen – Komplexe aus Antigen und Antikörper – lagern sich oft im Filtrationssystem der Niere ab und verursachen dort schwere Schäden.

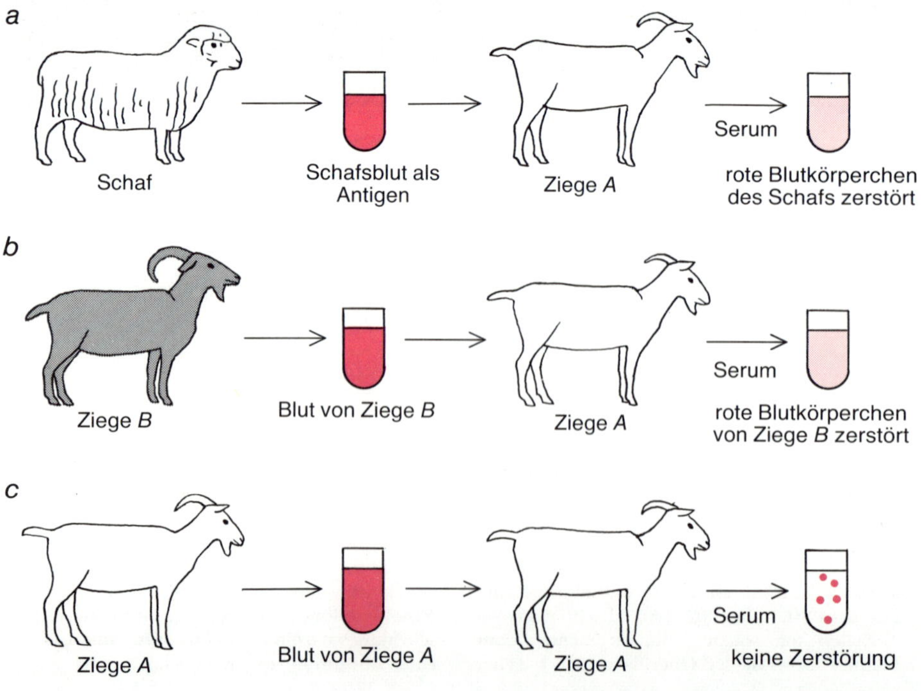

Bild 2: Bereits um die Jahrhundertwende bewies Paul Ehrlich mit seinen Experimenten, daß das Immunsystem der Wirbeltiere normalerweise keine körpereigenen Zellen angreift. Ehrlich nahm das Blut eines Schafes und injizierte es einer Ziege. Im Blutserum der Ziege (der farblosen Blutflüssigkeit ohne Zellbestandteile) traten dann Antikörper auf, die die fremden Blutzellen auflösen konnten (a). Vermischte Ehrlich anschließend Schafsblut mit dem Serum der behandelten Ziege, so verblaßte die tiefrote Farbe, weil die roten Blutkörperchen zerstört wurden. Antikörper entwickelten sich auch, wenn statt Schafsblut das Blut einer anderen Ziege injiziert wurde (b). Behandelte Ehrlich eine Ziege mit ihrem eigenen Blut, dann blieb der Immun-Angriff auf die roten Blutkörperchen aus (c). Ehrlich gab dem biologischen Prinzip, daß ein Organismus normalerweise körpereigenes Gewebe nicht angreift, den Namen *„horror autotoxicus"* (etwa: Furcht vor der Selbstzerstörung).

Die „Schlüsselzellen“ des Immunsystems

Viele Forscher konnten sich in den folgenden Jahren davon überzeugen, daß Ehrlichs Prinzip des *„horror autotoxicus“* allgemein gültig ist, eine Begründung dafür fanden sie jedoch nicht. Erst in den späten fünfziger Jahren stellte der Australier F. M. Burnet eine heute anerkannte Theorie über die Bildung von Antikörpern zur Diskussion. Danach besitzt der Organismus eine Vielzahl verschiedener Vorläuferzellen, von denen jede außen einen Rezeptor – ein charakteristisches Protein-Molekül – trägt, der sich durch ein besonderes „Erkennungsmuster“ auszeichnet. Wenn ein Antigen, das in den Körper gelangt ist, eine Vorläuferzelle mit einem „passenden“ Rezeptor findet, regt es diese Zelle selektiv zu mehreren Teilungen an (Bild 3). Die Zahl der Nachkommen nimmt dabei exponentiell zu, so daß am Ende ein einheitlicher Stamm (ein Klon) von Zellen vorhanden ist, die gegen das Antigen gerichtete Antikörper ins Blut abgeben. Die Burnetsche Theorie ist daher unter dem Namen „Klon-Selektionstheorie“ bekannt. Danach sind Antikörper spezialisierte Proteine, die aufgrund der genetischen Information der Zellen genau passend zu dem Antigen gebildet werden, das die Produktion dieser Antikörper in Gang gesetzt hat.

Die bahnbrechenden Untersuchungen von James L. Gowans an der Universität Oxford zeigten, daß die kleinen, runden Zellen, die im Blut, in der Milz und in den Lymphknoten vorkommen, eine Schlüsselrolle im Immunsystem übernehmen. Diese Zellen – die Lymphozyten – können Antigene mit Hilfe von Rezeptoren auf ihrer Zellmembran erkennen. Die Vorläufer der Lymphozyten gehen – wie andere Zellen des Blutes auch – aus Stammzellen des Knochenmarks hervor (Bild 4). Ein Teil der Vorläuferlymphozyten reift unter dem Einfluß der Thymusdrüse, und sie werden daher als Thymus-abhängige oder T-Zellen bezeichnet. Der andere Teil entwickelt sich direkt – ohne den Einfluß der Thymusdrüse – aus den unreifen Vorläufern, die dem Knochenmark entstammen. Sie werden als B-Zellen bezeichnet (nach dem englischen Wort *bone-marrow* für Knochenmark). Die Lymphozyten werden in ihrer Funktion von bestimmten anderen, gleichfalls vom Knochenmark gebildeten Zellen unterstützt. Dazu gehören die als Makrophagen bezeichneten Freßzellen, die Antigene „greifen“ und den Lymphozyten in geeigneter Weise darbieten und so eine Immunreaktion auslösen. Daneben haben die Makrophagen eine wichtige Funktion als „Straßenkehrer“. Sie verschlingen und „verdauen“ krankheitserregende Mikroorganismen und andere als Antigene wirkende Partikel.

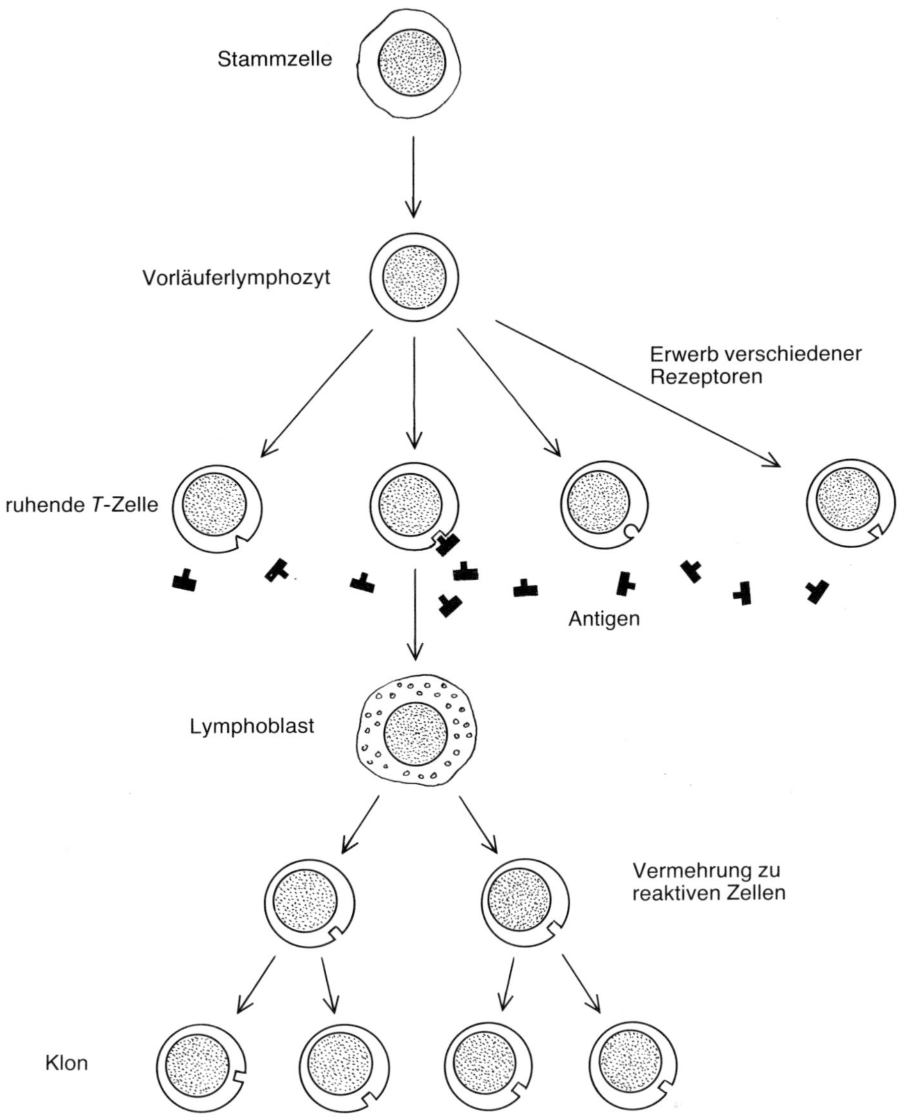

Bild 3: Ruhende T- und B-Zellen reagieren der Klon-Selektionstheorie von F. M. Burnet zufolge mit der Bildung von Klonen, wenn sie mit einem Antigen zusammentreffen, das zum Rezeptor an ihrer Oberfläche paßt. (Als Klon bezeichnet man die Nachkommen ein und derselben Mutterzelle.) Dieser Vorgang ist hier schematisch am Beispiel der T-Zellen dargestellt. Aus einem Vorläuferlymphozyten entstehen reife, aber ruhende Zellen, die Rezeptoren für Antigene besitzen. Jede dieser Zellen besitzt nur einen Rezeptortyp, der auf eine charakteristische chemische Gruppierung auf dem Antigen geprägt ist. Kommt es zum Kontakt zwischen dem Antigen und dem Rezeptor, so wird selektiv die zugehörige T-Zelle zum Wachstum angeregt. Sie vergrößert sich zu einem Lymphoblasten, der sich mehrfach teilt, so daß die Zahl der Zellen mit gleichartigen Rezeptoren exponentiell zunimmt. Es entsteht ein Klon von Zellen, die alle identische Rezeptoren tragen. Bei den Antikörper-produzierenden B-Zellen geschieht auf einen Antigen-Kontakt hin das gleiche. Im Organismus wird so über die Vermehrung der Antikörper-Produzenten die Produktion spezifischer Antikörper gesteigert.

Die einzelnen Lymphozyten sind mit unterschiedlichen Eigenschaften und Fähigkeiten ausgestattet, um jeweils besondere Aufgaben im Immunsystem erfüllen zu können. Einige zirkulieren mehrfach durch den Körper und sorgen so für eine ständige wirkungsvolle Überwachung eindringender Erreger. Andere haben eine lange Lebensdauer und „erinnern“ sich als Gedächtnis-Zellen über Jahre an einen früheren Kontakt mit einem Antigen. Bei einer zweiten Begegnung mit dem gleichen Antigen erfolgt die Immunreaktion daher rascher und heftiger. Das wichtigste und ausgeprägteste Merkmal eines reifen Lymphozyten ist sein Oberflächen-Rezeptor, der ihn befähigt, ein bestimmtes Antigen zu erkennen. Nach der Klon-Selektionstheorie reagiert ein Lymphozyt nur auf ein einziges Antigen, weil er auch nur einen einzigen Rezeptortyp besitzt. Dank dieser Beziehung zwischen Rezeptor und Antigen ist die immunologische Reaktion antigenspezifisch.

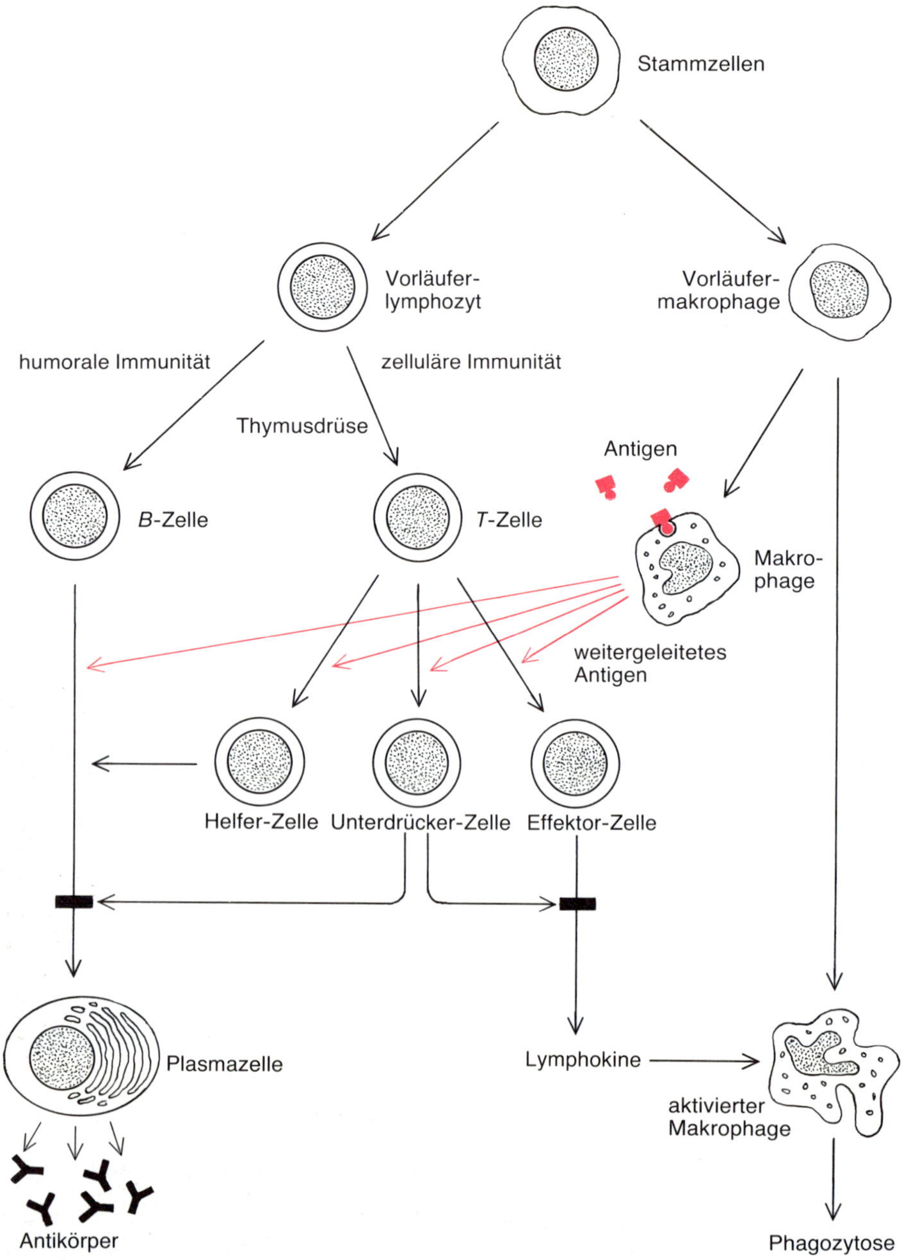

Bild 4: Das Immunsystem besteht aus Lymphozyten, deren Aufgabe es ist, körperfremde Stoffe wie Bakterien oder Viren zu erkennen und ihre Vernichtung herbeizuführen. Sie werden dabei von den Makrophagen, den Freßzellen, unterstützt. Beide Zelltypen gehen aus Vorläuferzellen hervor, die sich aus Stammzellen des Knochenmarks entwickeln. Ein Teil der Vorläufer-Lymphozyten kann nur unter dem Einfluß der hinter dem Brustbein gelegenen Thymusdrüse ausreifen: Man bezeichnet sie als T-Zellen. Im Gegensatz dazu reifen die B-Zellen ohne den Einfluß der Thymusdrüse. Ein Stoff, der eine Immunreaktion auslösen kann (man bezeichnet ihn als Antigen), regt nur solche B-Zellen zum Wachstum und zur Teilung an, die zu dem Antigen komplementäre Rezeptoren besitzen. Es entsteht ein Stamm – ein Klon – einheitlicher Plasmazellen, die als Antikörper bezeichnete Eiweißstoffe (Proteine) produzieren und abgeben. Diese Antikörper, die im Blut und in der Lymphflüssigkeit zirkulieren, greifen „ihr" Antigen an, solange es noch nicht in eine Zelle eingedrungen ist. Man spricht bei diesem Wirkmechanismus der Antikörper von humoraler Immunität (von lateinisch *humor* = Feuchtigkeit). Im Gegensatz dazu vermitteln die T-Zellen die zellgebundene oder zelluläre Immunität. Nach ihren Aufgaben unterscheidet man verschiedene Untergruppen von T-Zellen: Helferzellen, die die B-Zellen veranlassen, verstärkt Antikörper zu produzieren; Effektorzellen, die direkt toxisch auf die angegriffenen Zellen wirken und bestimmte Proteine (Lymphokine genannt) ausscheiden, sowie Unterdrückerzellen, die regulierend bei der humoralen und zellulären „Seite" der Immunreaktion eingreifen. Einige Makrophagen unterstützen die Arbeit der T-Zellen, indem sie ihnen das Antigen in der richtigen Weise „präsentieren"; andere Makrophagen zerstören – durch Lymphokine aktiviert – in den Körper eingedrungene Mikroorganismen, indem sie diese verschlingen (phagozytieren) und verdauen.

Jeder Mensch ist täglich einer Vielzahl verschiedener Antigene ausgesetzt, sei es in Form von Mikroorganismen, Nahrungsstoffen, Medikamenten oder Tiergift, wie es beispielsweise durch Insektenstiche übertragen wird. Ein normales Immunsystem muß daher Lymphozyten umfassen, die alle Antigene erkennen können, mit denen ein Mensch voraussichtlich während seines Lebens in Berührung kommt. Die Zahl dieser Antigene ist zwar riesig, aber nicht unendlich. Die verschiedenen Antigene weisen nämlich in ihrer Struktur Ähnlichkeiten und Übereinstimmungen auf, so daß etwa eine Million verschiedene Lymphozyten-Rezeptoren genügen, um jedes natürliche oder im Labor erzeugte Antigen erkennen und binden zu können. Wie erzeugt der Körper nun eine solche Vielfalt von Rezeptoren?

Wie man heute weiß, stimmt bei den B-Zellen die antigenbindende Region der Rezeptoren mit der entsprechenden Region jener Antikörper überein, die von diesen Zellen ausgeschieden werden. Ein Antikörper muß daher dieselbe Spezifität besitzen wie die Rezeptoren auf seiner „Erzeugerzelle". Im Prinzip ist der Rezeptor also ein Antikörper, der an die Oberfläche der Zelle gebunden ist. Außerdem verfügen Lymphozyten über das nötige genetische Programm, um besondere Rezeptormoleküle herzustellen, so daß jeder Lymphozyt auf ein bestimmtes Antigen reagieren kann.

Die Fähigkeit, Antigene in derart selektiver Weise zu erkennen, beruht auf einem charakteristischen Abschnitt des Proteins, aus dem der Rezeptor der B-Zellen besteht. Dieser Abschnitt ist von Rezeptor zu Rezeptor verschieden und wird daher variabler Abschnitt (abgekürzt V) genannt. Den anderen Teil des Rezeptors bezeichnet man wegen seiner weitgehend unveränderlichen Zusammensetzung als konstanten Abschnitt (abgekürzt C nach dem englischen *constant*, Bild 5).

Damit ein Lymphozyt seinen Rezeptor synthetisieren kann, muß er aus der stattlichen Menge seiner Gene gezielt die vergleichsweise wenigen V-Gene heraussuchen, die für die Aminosäure-Sequenz des variablen Abschnittes zuständig sind, und eines davon mit einem der gleichfalls nur in kleiner Zahl vorhandenen C-Gene verbinden (Bild 6). Der Rezeptor baut sich aus verschiedenen Aminosäureketten auf, die man nach ihrem Molekulargewicht in leichte L-Ketten und schwere H-Ketten einteilt (das L steht für das englische *light* = leicht, das H für das englische *heavy* = schwer, Bild 5). Der variable Abschnitt eines Rezeptors wird von den jeweils einhundertzehn letzten Aminosäuren einer schweren und einer leichten Kette gebildet. Nimmt man einmal an, daß die genetische Information des Lymphozyten so ausgelegt ist, daß er sowohl beim variablen Abschnitt der H- als auch der L-Kette unter etwa hundert verschiedenen V-Sequenzen wählen kann, so liefern beliebige Kombinationen bereits etwa hundert mal hundert gleich zehntausend verschiedenartige Bindungsstellen. Wahrscheinlich wird dieses Repertoire, das bereits den embryonalen Lymphozyten mitgegeben wird, bis zum Zeitpunkt der Geburt durch zufällige Mutationen auf mindestens eine Million verschiedene Möglichkeiten erweitert – eine Zahl, die groß genug ist, um jedem nur denkbaren Antigen mit einem spezifischen Antikörper begegnen zu können. Die Menge an genetischem Material, die für eine Million V-Gene benötigt wird, ist so gering, daß dafür beim Menschen weniger als ein Tausendstel des Genoms (des vollständigen Gensatzes) ausreicht.

Die Funktion der T- und B-Zellen

Man konnte die Rezeptoren der T-Zellen noch nicht sicher identifizieren, doch scheint es so, daß T-Zellen und B-Zellen den gleichen Grundstock an V-Genen benutzen, um auf ihrer Zelloberfläche antigen-spezifische Rezeptoren aufzubauen. Treffen die beiden Lymphozyten-Gruppen auf „ihr" gemeinsames Antigen, so reagieren sie grundverschieden. Ein Teil der T-Zellen entwickelt sich durch den stimulierenden Einfluß des Antigens zu großen Lymphozyten, die sogenannte Lymphokine ausscheiden (Bild 4). Das sind kleine lösliche Proteine, die Lymphozyten, Makrophagen und andere Blutkörperchen anlocken und so eine entzündliche Reaktion hervorrufen.

Viele Krankheiten, die durch Bakterien, Viren oder Pilze verursacht werden, lassen sich mit Hilfe dieser Reaktion diagnostizieren. Dazu injiziert man den verdächtigen Krankheitserreger unter die Haut des Patienten; wenn sie sich nach etwa drei Tagen an der Einstichstelle rötet, ist der „Schuldbeweis" erbracht. Man bezeichnet diesen Effekt als verzögerte Überempfindlichkeit.

T-Zellen, die von einem Antigen stimuliert wurden, sorgen auch für Resistenzen, die ein Organismus gegen viele Krankheitserreger (seien es Bakterien, Viren oder Pilze) entwickelt, insbesondere gegen solche, die in die Zellen eindringen und dort leben. Eine andere Gruppe der T-Zellen bewirkt, daß transplantierte Organe abgestoßen werden. Vielleicht zerstören sie auch gewisse Tumore in einem frühen Entwicklungsstadium, indem sie die Krebszellen töten, die ein auffälliges Antigen tragen. Da die Arbeit der T-Zellen Reaktionen mit anderen Zellen umfaßt, spricht man auch von zellulärer Immunität.

Im Gegensatz zu den T-Zellen entwikkeln sich Antigen-stimulierte B-Zellen zu Plasmazellen. Diese großen Zellen geben Millionen von Antikörpern an die Körperflüssigkeit ab, die für die humorale Immunität sorgen (lateinisch: *humor* = Feuchtigkeit). Die Antikörper merzen die Bakterien aus, die nicht in die Zellen eindringen, und vernichten Viren, bevor diese in die Zellen eindringen können. Da die Antikörper nicht in das Innere einer lebenden Zelle gelangen können, sind sie allerdings machtlos gegen die dort vorhandenen Mikroorganismen. Aber auch in einem solchen Fall ist die Menge der im Blut gemessenen Antikörper noch von diagnostischem Nutzen: Sie zeigt an, wie heftig eine Immunreaktion abläuft.

Auch sonst besitzen B- und T-Zellen unterschiedliche Funktionen. Normalerweise kann eine B-Zelle nur von den T-Zellen dazu gebracht werden, Antikörper herzustellen. Diese Kooperation setzt voraus, daß die T-Zellen gleichzeitig auf das gleiche Antigen-Molekül antworten wie die B-Zellen. Beide Zellformen müssen allerdings nicht mit der glei-

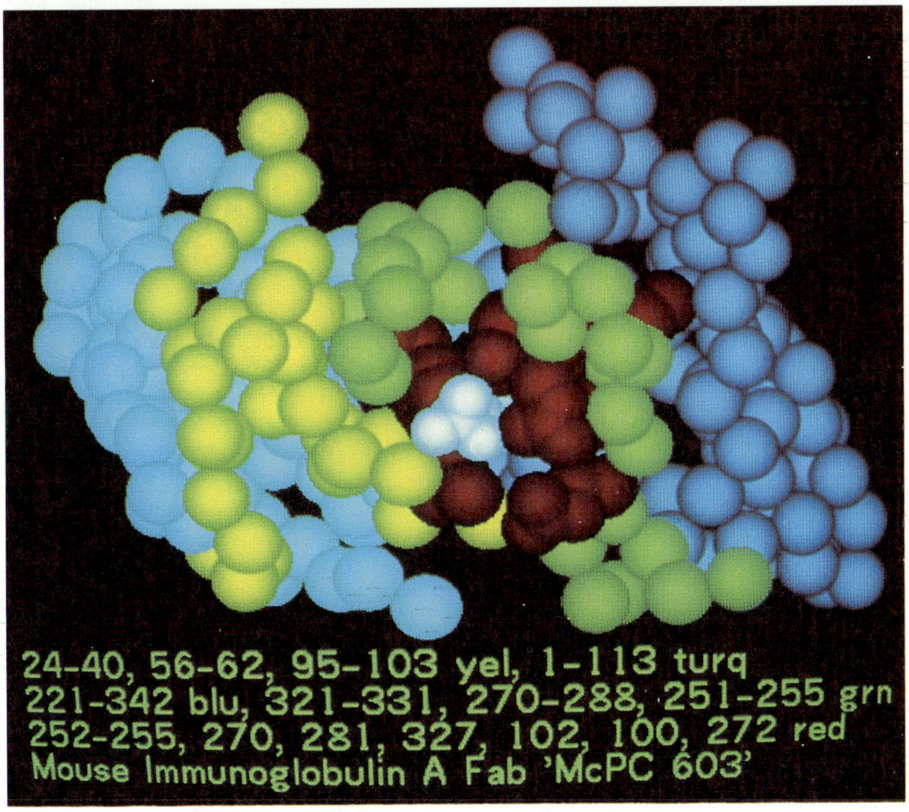

Bild 5: Eine B-Zelle trägt einen Teil ihrer Antikörpermoleküle als Rezeptoren auf der Oberfläche. Solche Moleküle zeichnen sich durch Bereiche aus, die spezifisch ein bestimmtes Antigen binden können. Das hier abgebildete Modell gibt eine Vorstellung, wie dieser Bereich bei einem Antikörper der Maus aussieht, wenn er „sein" Antigen – in diesem Fall ein Phosphocholin – gebunden hat. Die Methode, nach der sich ein solches Modell auf einem Bildschirm „zeichnen" läßt, wurde von Richard Feldmann an den National Institutes of Health entwickelt. Um dieses Bild verstehen zu können, muß man sich den Aufbau eines Rezeptors, das heißt eines Antikörpermoleküls, vergegenwärtigen. Antikörper bestehen aus Eiweißstoffen (Proteinen), die sich aus kettenförmig aneinandergereihten Aminosäuren aufbauen. Die Aminosäureketten eines Rezeptors lassen sich aufgrund ihres Molekulargewichts in schwere H-Ketten (englisch: *heavy* = schwer) und leichte L-Ketten unterteilen. Für den Antigen-bindenden Bereich des Moleküls sind beide Ketten zuständig, und zwar jeweils mit dem Teil, in dem die Aminosäuren variabel sind. (Man bezeichnet diesen Teil daher als V-Abschnitt.) Hellblau und Gelb kennzeichnen Aminosäuren, die zur L-Kette gehören; Dunkelblau und Grün solche, die zur H-Kette zählen. Mit Gelb und Grün sind dabei die besonders variablen Aminosäuren jeder Kette hervorgehoben, die für die Antigen-Bindung verantwortlich sind; Rot markiert jene Gruppen, die Kontakt zum Phosphocholin haben. Vom Phosphocholin ist hier nur der weiß gekennzeichnete Phosphatrest zu sehen; denn der Cholin-Teil steckt in der Tasche, die das Antikörpermolekül um ihn geschlossen hat. Die Struktur dieses Moleküls wurde von David R. Davies und seinen Mitarbeitern vom Nationalen Institut für Arthritis, Stoffwechsel- und Verdauungskrankheiten bestimmt.

chen Gruppe (Determinante) innerhalb eines Antigen-Moleküls reagieren. Damit schließlich ein Antigen eine T-Zelle aktivieren kann, muß es der Zelle in der Regel von einem Makrophagen in der richtigen Weise, das heißt mit der richtigen räumlichen Orientierung, angeboten werden. Dieses Zusammenspiel der Makrophagen und T-Zellen, das für eine wirkungsvolle Immunreaktion lebensnotwendig ist, kann nur zustandekommen, wenn beide Zellen auf ihrer Außenseite komplementäre (das heißt wie Schloß und Schlüssel zueinander passende) Strukturen besitzen (Bild 7). Diese Strukturen entstehen in einem Prozeß, der über die Genfamilie der I-Gene (von Immunantwort) gesteuert wird: Aus Experimenten mit Tieren aus Inzuchtlinien weiß man, daß die I-Gene die Immunantwort auf hoch gereinigte Antigene regeln. Sie überwachen auch die Reaktionen zwischen Makrophogen sowie B- und T-Zellen – und zwar sowohl im Reagenzglas als auch im Organismus.

Interessanterweise sind die I-Gene eng mit jenen Genen verknüpft, die für die Haupt-Transplantations-Antigene codieren. Solche Antigene sitzen auf der Außenseite der Zellen und sind für die Abstoßung transplantierter Gewebe verantwortlich, die von einem Artgenossen stammen. Sie werden auch als Histokompatibilitäts-Antigene bezeichnet. Die zugehörigen Gene nennt man beim Menschen HLA-Gene, bei der Maus H2-Gene. Jedes Wirbeltier besitzt einen Komplex solcher Gene, der die wichtigsten Transplantations-Antigene steuert. Sowohl bei der Maus als auch beim Menschen ist dieser Komplex ein wertvoller Marker für die I-Gene, und daher wird er uns im Folgenden weiter beschäftigen.

Erworbene Toleranz

Nimmt man einmal an, daß das Immunsystem auf jedes fremde Antigen reagiert, das in den Organismus eingedrungen ist, dann ist es um so eindrucksvoller, daß auf Selbst-Antigene (Autoantigene) eine Immunantwort ausbleibt. Burnet vertrat mit seiner Klon-Selektionstheorie die Ansicht, daß im Embryo diejenigen Lymphozyten, die mit einem Autoantigen in Berührung gekommen sind und es erkennen können, eliminiert werden. Es sollten daher nur die Lymphozyten erhalten bleiben, die ausschließlich auf fremde Antigene reagieren (Bild 8). Diese Annahme wird als Klon-Eliminierungshypothese bezeichnet.

Dieses einfache Konzept wurde vor fünfundzwanzig Jahren in einer berühmten Forschungsarbeit über Hauttransplantationen von P. B. Medawar und seinen Mitarbeitern am Londoner University College überprüft. Sie injizierten neugeborenen Mäusen eines bestimmten Stammes lebende Milzzellen, die sie Tieren eines genetisch abweichenden Spenderstammes entnommen hatten. Als die Mäuse herangewachsen waren, transplantierten ihnen die Wissenschaftler Hautstücke des Spenderstammes. Die Transplantate überlebten – sie wurden toleriert. Das Antigen des Spenders hatte vermutlich die reaktionsfähigen noch embryonalen Lymphozyten zerstört und so eine „induzierte“ Toleranz herbeigeführt. Möglicherweise wird die Fähigkeit, körpereigene Stoffe zu erkennen, auf die gleiche Weise erworben wie die induzierte Toleranz.

Wie kommt dann der Ausnahmefall einer Autoimmunreaktion zustande? Auch dafür bot Burnet eine geniale Erklärung: Vorläufer von Lymphozyten, die Autoantigenen ähnlichen Fremdantigenen „angepaßt“ sind, können während ihrer Vermehrung mutieren und zufällig Lymphozyten mit der Fähigkeit entstehen lassen, sich gegen das „Selbst“ zu richten. Werden diese „Gesetzlosen“ dann durch „ihre“ Autoantigene stimuliert, so vermehren sie sich zu Klonen aus Lymphozyten, die alle das „Selbst“ angreifen (Bild 8). Solche Ausnahmefälle geben wertvolle Hinweise auf die normalen immunologischen Regulationsmechanismen. Beim Menschen kommen beispielsweise bestimmte Autoantigene gerade in der kritischen frühen Phase der Embryonalentwicklung, in der die Lymphozyten für eine Toleranzinduktion am empfänglichsten sind, nicht mit dem Blutkreislauf in Kontakt. Ein solches Autoantigen findet sich auf reifen Spermazellen, die erst verhältnismäßig spät in den Hoden erscheinen. Da sie darüberhinaus den Körper normalerweise über die Samenleiter verlassen und bis dahin hinter einer anatomischen Barriere sitzen, gelangen sie in der Regel nicht in den Blutstrom. Wenn man jedoch einem Mann bei der Sterilisation die Samenleiter durchtrennt, dringen die Spermien in den Körper, so daß sich häufig Autoantikörper bilden. Diese Autoimmunreaktion ist zwar im allgemeinen harmlos, eine fortdauernde Überwachung ist aber ratsam.

Gewebe, die weniger gut gegen die zirkulierende Blutflüssigkeit isoliert sind, induzieren die Bildung von Autoantikörpern wesentlich seltener. Bei den meisten dieser Gewebe genügt es daher nicht, einfach einen Extrakt daraus herzustellen und diesen dem Spendertier wieder zu injizieren. Viele Organextrakte wirken jedoch als Antigen, wenn man sie zusammen mit einem Adjuvans injiziert. Das ist eine Hilfssubstanz, die die antigene Wirkung anderer Stoffe verstärkt. Am häufigsten verwendet man das Freundsche Adjuvans: eine Emulsion aus dem Antigen, abgetöteten Tuberkelbazillen und Mineralöl. Dieses Adjuvans steigert nicht nur die Produktion von Antikörpern, sondern verstärkt auch merklich die zelluläre Immunität. Es ist jedoch noch umstritten, ob es ein natürliches Gegenstück zu dem künstlich in den Körper gebrachten Adjuvans gibt.

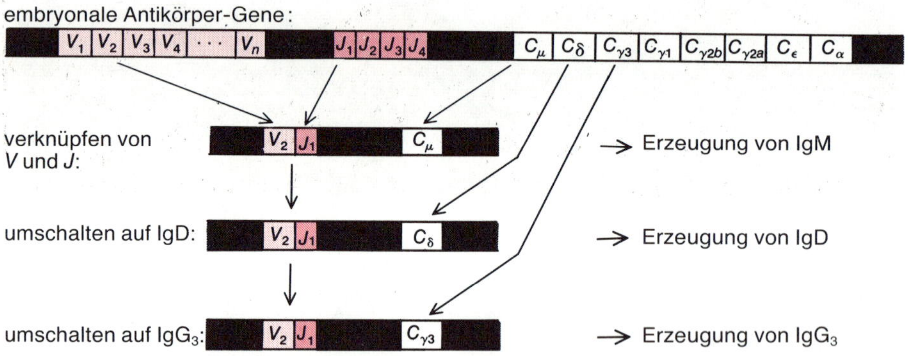

Bild 6: Alle Gene, die ein Lymphozyt zur Synthese der verschiedenen Antikörper benötigt, sind zwar bereits in der Stammzelle vorhanden, aber dort nicht in der richtigen Weise angeordnet. Die V-Gene, die für den variablen Teil des Antikörper-Proteins zuständig sind, liegen getrennt von den C-Genen vor, die für den konstanten Teil verantwortlich sind. Damit eine B-Zelle einen Antikörper (ein Immunglobulin) als Rezeptor synthetisieren kann, muß sie aus den vielen V-Genen ein einzelnes auswählen – in diesem Fall ist es das V_2-Gen. Das V-Gen wird anschließend über ein J-Gen (englisch *joining* = verbindend) mit einem der wenigen C-Gene – hier $C\mu$ – verknüpft. (Das μ steht für die Immunglobuline der Klasse M, abgekürzt IgM.) Die genetische Information ist jetzt so angeordnet, daß die B-Zelle die schwere oder die leichte Kette (Bild 5) synthetisieren kann. Aus diesen beiden Kettenformen wird dann der spezifische Antikörper gebildet. In einem späteren Stadium geht die B-Zelle zu einem anderen der C-Gene, dem C_δ, über, und stellt nach dieser Anweisung Antikörpermoleküle her, deren C-Teil für die D-Klasse der Immunglobuline charakteristisch ist. Der V-Teil wird unverändert für das neue Molekül übernommen. Schließlich kann die B-Zelle auch Immunglobuline der Klasse G herstellen, wenn sie eines der $C\gamma$-Gene herausgreift.

Experimentell erzeugte Autoimmunkrankheiten

Mit bestimmten Methoden läßt sich eine Autoimmunerkrankung auch experimentell hervorrufen. Ein Beispiel dafür ist eine gut untersuchte Krankheit, die man als allergische Encephalomyelitis bezeichnet. Sie entsteht, wenn man einem Tier Freundsches Adjuvans und Myelin (die fettartige Umhüllung der Nervenfasern) injiziert. Die Nervenfasern in Gehirn und Rückenmark verlieren dann nach und nach ihre Myelinhülle. Alle Anzeichen deuten darauf hin, daß die Entmyelinisierung durch eine zelluläre Immunreaktion zustandekommt, die sich gegen Bestandteile des Myelins richtet. Zwar sind auch im Blut zirkulierende Antikörper gegen Myelin vorhanden, aber ihre Menge ist kein Maß für die Schwere der Erkrankung. Man kann die Krankheit auf ein gesundes Tier übertragen, indem man ihm lebende T-Zellen eines kranken Tieres überträgt, aber wenn man Antikörperhaltiges Serum injiziert, hat das keinerlei Wirkung, auch dann nicht, wenn erhebliche Mengen davon verabreicht werden.

Die experimentell ausgelöste allergische Encephalomyelitis ähnelt den entmyelinisierenden Erkrankungen des Menschen wie beispielsweise der multiplen Sklerose. Ein sicherer Nachweis, daß Autoimmunreaktionen bei der multiplen Sklerose eine Rolle spielen, steht jedoch noch aus.

Das Myelin besteht aus mehreren Lagen eines fettartigen Materials, in das Proteine eingebettet sind. Eines davon, ein kleines basisches Protein, ist das eigentliche Autoantigen. Man konnte es in reiner Form aus dem Myelin gewinnen und analysieren (Bild 9 a). Es besteht aus einer einzigen Kette von einhundertsiebzig Aminosäuren, von denen neun – die Aminosäuren Nummer 114 bis 122 – die entscheidende Sequenz, die Determinante, bilden. Diese Sequenz kann bei Meerschweinchen die allergische Encephalomyelitis auslösen. Robert H. Swanborg von der medizinischen Fakultät der Wayne State University entdeckte, daß dagegen eine andere Gruppierung auf dem gleichen Molekül (die Aminosäuren 44 bis 89) Meerschweinchen gegen die allergische Encephalomyelitis resistent macht. Hierbei dürfte es sich um einen wichtigen Mechanismus handeln, der bei normalen Tieren vermutlich für die Toleranz gegenüber der antigenen Komponente des basischen Myelin-Proteins sorgt.

Myelin wird erst verhältnismäßig spät in der embryonalen Entwicklung gebildet, so daß ihm gegenüber keine Toleranz entsteht. Stattdessen wird durch die Blut-Hirn-Schranke der freie Austausch zwischen dem Zentralnervensystem und dem übrigen Körper verhindert. Die fehlende Toleranz dürfte dafür verantwortlich sein, daß das basische Myelin-Protein als Autoantigen wirken kann.

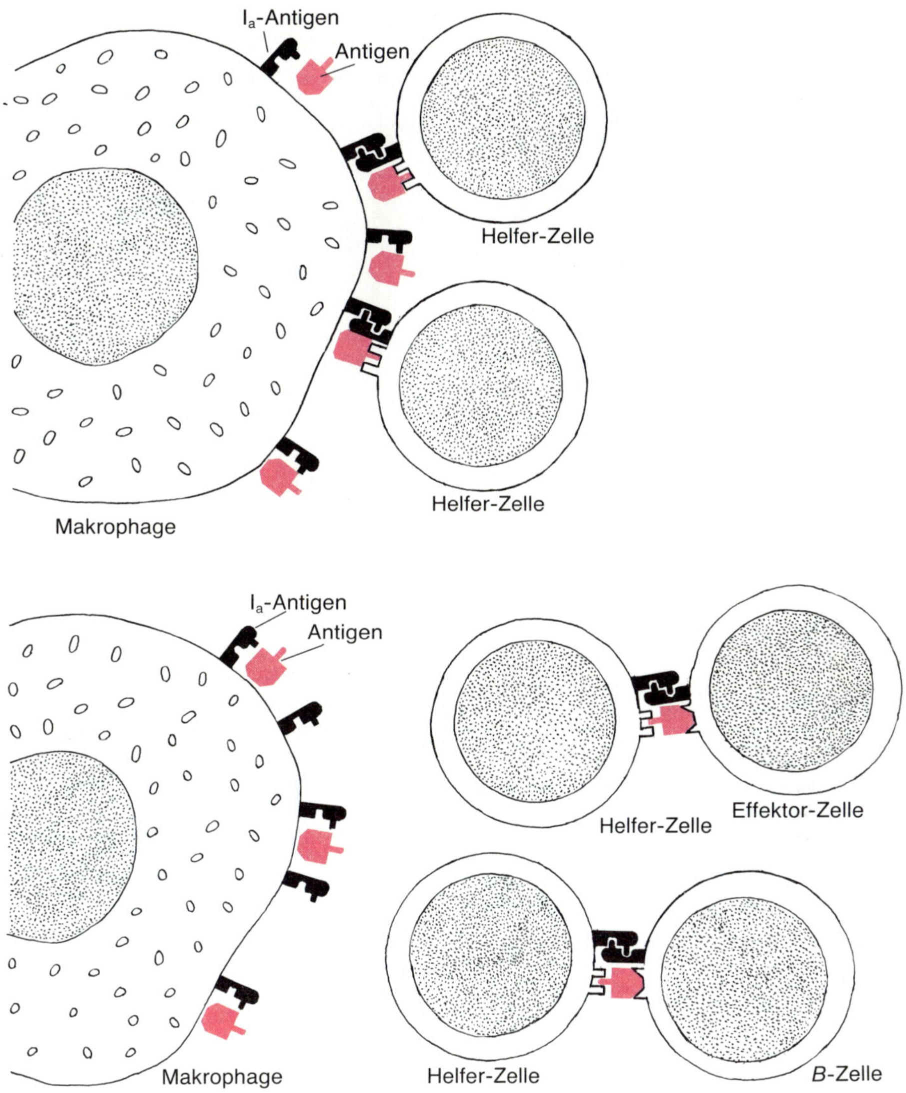

Bild 7: Damit eine Helfer-T-Zelle von einem Antigen (farbig) aktiviert werden kann, muß ihr eine andere Zelle, ein Makrophage, das Antigen in der richtigen Weise anbieten. Der Makrophage besitzt dafür auf seiner Oberfläche Strukturen, die auf einen fremden Organismus als Antigene wirken (schwarz), auf den eigenen aber nicht. Sie werden als I_a-Antigene bezeichnet, weil die genetische Information für ein solches Antigen in einem der I-Gene („Immunreaktions-Gene") liegt. Die I-Gene steuern in der Helfer-Zelle die Bildung spezifischer Oberflächenstrukturen, die zum I_a-Antigen komplementär sind. Über diese Strukturen kann eine Helferzelle entweder direkt – Zelle an Zelle – mit einem Makrophagen in Wechselwirkung treten oder indirekt über einen Komplex aus Antigen und I_a-Antigen, der von der Oberfläche des Makrophagen abgegeben wird. Eine solchermaßen stimulierte Helferzelle kann ihrerseits auf eine Effektorzelle oder eine B-Zelle einwirken, vorausgesetzt eine jede Zelle besitzt I_a-Strukturen und kann mit der gleichen oder einer anderen Determinante des Antigens reagieren, das auch von der Helferzelle gebunden wird.

In den frühen dreißiger Jahren ging ich zu Ernest Witebsky an die Universität von Buffalo, um gemeinsam mit ihm zu untersuchen, welche Faktoren die Immunreaktion auf Autoantigene verhindern. Unser Interesse galt dabei Autoantigenen, die nicht wie die Spermazellen oder das Myelin vom übrigen Organismus abgeschirmt waren. Als Modellfall wählten wir das Thyreoglobulin, ein großes Proteinmolekül, das in der Schilddrüse produziert und gespeichert wird. Witebsky hatte bei früheren Experimenten, die er vor dem Zweiten Weltkrieg in Deutschland durchführte, festgestellt, daß dieses Protein nur in der Schilddrüse erzeugt wird, und daß nach Entfernung der Schilddrüse das im Körper verbliebene Thyreoglobulin verbraucht wird. Man konnte daher die einfache Frage stellen, ob die Selbsttoleranz auch nach dem Verschwinden des Autoantigens erhalten bleibt. Wir klärten diese Frage, indem wir Kaninchen-Thyreoglobulin in Kaninchen injizierten, denen die Schilddrüse entfernt worden war. (Zur Kontrolle erhielten auch normale Kaninchen die gleiche Injektion.) Die Antwort war eindeutig: Es gab keine Immunreaktion. Die Toleranz blieb auch dann erhalten, wenn das entsprechende Antigen nicht mehr vorhanden war.

Wenn wir jedoch normalen Tieren Thyreoglobulin zusammen mit Freundschem Adjuvans injizierten, dann fanden wir Antikörper, die auch mit dem körpereigenen Thyreoglobulin der behandelten Tiere reagierten. Das Adjuvans machte es sogar möglich, Kaninchen, denen die Schilddrüse entfernt und das Thyreoglobulin ihrer eigenen Drüse injiziert worden war, zur Produktion von Autoantikörpern zu veranlassen. Das überraschendste Ergebnis war jedoch, daß bei normalen, aber immunisierten Tieren die Schilddrüse von Lymphozyten, Makrophagen und anderen Zellen durchsetzt war, die eine entzündliche Immunreaktion anzeigen (Bild 10).

Ein ähnliches Bild bietet bei manchen Patienten eine chronisch entzündete Schilddrüse. Wir untersuchten daher das Serum von einigen dieser Patienten auf Antikörper gegen menschliches Thyreoglobulin: Die Befunde waren positiv. Unabhängig von uns erhielten Ivan Roitt und Deborah Doniach von der Londoner Middlesex Hospital Medical School bei einer größeren Zahl von Patienten das gleiche Ergebnis.

Nachdem man Antikörper gegen Thyreoglobulin nachgewiesen hatte, suchte und fand man hochspezifische Autoantikörper auch bei einer Reihe anderer Krankheiten, wie dem jugendlichen Diabetes, der Muskelschwäche *(Myasthenia gravis)* und der Basedow-Krankheit. Häufig erwiesen sich diese Antikörper als wichtiges Hilfsmittel zur Diagnose der betreffenden Krankheit, und daraus hat sich ein neues Feld der klinischen Immunologie entwickelt.

Die partielle Kloneliminierung

Unsere Befunde, daß Kaninchen leicht durch Injektion ihres eigenen Thyreoglobulins zu einer Autoimmunreaktion gebracht werden können, ließen sich nur schlecht mit der ursprünglichen Klon-Eliminierungshypothese vereinbaren. Thyreoglobulin wird nämlich – anders als Spermazellen und Myelin – schon früh im Embryo gebildet und zirkuliert dann in kleinen, aber meßbaren Mengen. Noch mehr Kopfzerbrechen bereitete uns die Beobachtung, daß auch in normalen Kaninchen Lymphozyten vorhanden sind, die Thyreoglobulin an ihre Oberfläche binden können: Nach der Klon-Eliminierungshypothese sollte es solche Zellen nicht geben.

Eine erste Erklärung zeichnete sich ab, als William O. Weigle von der Scripps Clinic and Research Foundation in La Jolla (Kalifornien) beobachtet hatte, daß es im allgemeinen leichter ist, eine Toleranz bei den T-Zellen zu induzieren als bei den B-Zellen. Sollte die Konzentration des zirkulierenden Thyreoglobulins gerade so hoch sein, daß die T-Zellen reaktionsunfähig werden, die B-Zellen aber reaktionsfähig bleiben?

Hinsichtlich der B-Zellen ist diese Frage mit Ja zu beantworten. Bei gesunden Menschen fanden H. C. Allison und seine Mitarbeiter am Londoner Clinical Research Centre und die Arbeitsgruppe von Jan Mackay am Melbourner Walter and Eliza Hall Institute of Medical Research B-Zellen, die Thyreoglobulin binden konnten. Im Blut fehlen dagegen Thyreoglobulin-bindende T-Zellen. Man müßte also eine „partielle Klon-Eliminierung" annehmen, die nur die T-Zellen, aber nicht die B-Zellen betrifft, um die Selbst-Toleranz gegen Autoantigene wie das Thyreoglobulin erklären zu können.

Weigle ging noch einen Schritt weiter: Bei seinen wohldurchdachten Experimenten führte er in Kaninchen-Thyreoglobulin eine chemische Gruppe ein, die als fremde Determinante diente. Einfache Verbindungen wie Arsanil- und Sulfanilsäure eignen sich gut dazu. Es zeigte sich, daß die modifizierten Thyreoglobuline auch ohne Freundsches Adjuvans als Antigene wirken, weil vermutlich T-Zellen, die durch die fremde Determinante stimuliert wurden, mit denjenigen B-Zellen zusammenwirken, die mit körpereigenem Thyreoglobulin reagieren können.

Das Konzept einer T-Zellen-Eliminierung hat viele, aber nicht alle Fragen gelöst, die im Zusammenhang mit der Autoimmunität aufgetaucht sind. So bleibt ungeklärt, wie die Autoimmunreaktion auf das Thyreoglobulin genetisch gesteuert ist. In Zusammenarbeit mit Adrian Vladutiu von der medizinischen Fakultät der Wayne State University konnte ich vor einigen Jahren zeigen, daß unterschiedliche Mäusestämme sehr verschieden reagieren, wenn man ihnen Thyreoglobulin gemeinsam mit Freundschem Adjuvans injiziert. Die Tiere einiger Stämme produzierten in großen Mengen Antikörper, die die Schilddrüse schwerwiegend schädigten; andere Stämme bildeten nicht so viele Antikörper, und an der Schilddrüse zeigten sich dann weniger gravierende Schäden. Die für diesen Unterschied verantwortlichen Gene sind an die H2-Gene (die für die Abstoßung transplantierter Gewebe verantwortlich sind) gebunden und liegen im Hauptkomplex der Histokompatibilitäts-Gene. Damit erfüllen sie die Definition, die wir für I-Gene angegeben hatten, welche die Reaktionen der immunologisch kompetenten Zellen regeln. Überdies zeigte sich bei Mäusen, die sich in der Heftigkeit der Immunreaktion extrem unterschieden, ein Unterschied in ihren T-Zellen. Wir konnten eine schwach reagierende Maus in eine stärker reagierende „verwandeln", indem wir ihre eigenen T-Zellen zerstörten und durch T-Zellen einer heftig reagierenden Maus ersetzten. Es spielte offensichtlich keine Rolle, daß die B-Zellen und die Makrophagen zu einem schwach reagierenden Tier gehörten.

T-Zellen als Regulatoren

Diese Experimente trugen insofern zur Erklärung der Autoimmunität bei, als sie zeigten, daß Tiere T-Zellen besitzen, die die Reaktion auf körpereigenes Thyreoglobulin regulieren. Welche Rolle könnten sie spielen? Eine Antwort auf diese Frage gaben Untersuchungen, die ich gemeinsam mit Yi-Chi M. Kong und Isao Okayasu durchgeführt habe. Wir injizierten Mäusen Thyreoglobulin, und zwar ohne ein Adjuvans. Normalerweise reagieren sie nicht auf eine solche Behandlung, und auch wenn man ihnen später Thyreoglobulin mit einem Adjuvans injiziert, zeigen sie keine Immunreaktion, obwohl diese zweite Behandlung allein gewöhnlich eine Schilddrüsenentzündung hervorruft. Wir töteten einige der „reaktionslosen" Mäuse, entnahmen ihrer Milz T-Zellen und injizierten diese Zellen in unbehandelte Mäuse des gleichen Stammes. Auch diese Mäuse ließen sich dann nicht mehr immunisieren (Bild 11).

Die Befunde zeigten, daß körpereigenes Thyreoglobulin, wenn es ohne ein Adjuvans gegeben wird, bewirkt, daß sich bevorzugt solche T-Zellen-Klone vermehren, die eine Autoimmunreaktion auf Thyreoglobulin unterdrücken. Die Vorstellung von Unterdrücker-T-Zellen (oder Suppressor-T-Zellen, abgekürzt T_s-Zellen) ist in der Immunologie verhältnismäßig neu. Sie basiert auf einer Arbeit, die Peter McCullagh von der australischen National-Universität sowie Richard K. Gershon und Kazunari Kondo von der medizinischen Fakultät der Yale-Universität in den frühen siebziger Jahren veröffentlichten. Sie machten ein Versuchstier gegen große Mengen roter Blutkörperchen von Schafen tolerant und übertrugen seine T-Zellen auf ein anderes Tier. Dabei stellten sie fest, daß dann auch im Empfänger die Reaktion auf diese roten Blutkörperchen (aber nicht auf andere Antigene) unterdrückt wurde.

In den gleichen Jahren beschäftigten sich andere Wissenschaftler mit der Ausbildung von T-Zellen, die gegen das „Selbst" reagierten. Jeannine Charreire und Patrick Yeni vom Pariser Necker-Hospital stützten sich dabei auf eine Methode, die Michael Feldmann, Irun Cohen und Hartmut Wekerle am Weizmann-Institut für Wissenschaften in Israel entwickelt hatten. Bei ihren Versuchen wurden einer Maus T-Zellen entnommen und in einem Nährmedium kultiviert. Die kultivierten T-Zellen konnten gegen Gewebe-Zellen aus der Schilddrüse einer „gleichstämmigen" Maus immunisiert, das heißt, intolerant gemacht werden. Die Stärke der Immunisierung läßt sich am Wachstum der T-Zellen ablesen: T-Lymphozyten eines nur schwach reagierenden Stammes vermehrten sich weniger als die eines heftig reagierenden Stammes. Die stimulierten T-Zellen ließen sich für zwei bis drei Wochen im Kulturmedium am Leben halten. Wenn man die Zellen am Ende dieses Zeitraumes mit dem stimulierenden Schilddrüsengewebe konfrontierte, reagierten sie mit einer verstärkten Immunantwort: Sie verhielten sich also wie Gedächtniszellen, die bei wiederholtem Kontakt mit einem bestimmten Antigen eine verstärkte Immunantwort auslösen.

Inzwischen hat sich herausgestellt, daß bei Tieren sowohl T-Zellen als auch B-Zellen erhalten bleiben, die mit Autoantigenen wie Thyreoglobulin reagieren. Einige T-Zellen dürften eine Autoimmunreaktion begünstigen, andere unterdrücken sie. Von dem Gleichgewicht zwischen diesen Faktoren hängt es ab, wie die Konfrontation zwischen einem Antigen und dem Immunsystem ausgeht. Ein entscheidender Punkt ist, daß der Körper solche mit dem „Selbst" reagierenden Vorläufer der Lymphozyten nicht eliminieren muß, um eine Selbsttoleranz zu bewahren, sondern daß es ausreicht, wenn die Unterdrückung (die Suppression) überwiegt.

Das Gleichgewicht zwischen Helfer- und Unterdrückerzellen kann sich durch eine Vielzahl innerer und äußerer Faktoren verschieben. Dabei spielt es eine Rolle, ob ein Antigen mit oder ohne Adjuvans verabreicht wird und welche genetische Konstitution das Empfängertier hat. Andere Faktoren, wie die hormonelle Lage des Tieres oder auch eine Infektion mit Viren, verändern das Immun-Gleichgewicht ebenfalls.

Marianne Bielshowsky von der medizinischen Fakultät der Universität in Otago (Neuseeland) gelang es, einen Stamm schwarzer Neuseeländer Mäuse zu züchten, der wegen seiner vielen Autoimmun-Erscheinungen bemerkenswert ist. Im Alter von drei Monaten zeigt sich bei den Mäusen eine hämolytische Anämie, weil die eigenen roten Blutkörperchen angegriffen und zerstört werden. Später vergrößern sich Milz und Lymphknoten. Gleichzeitig entwickeln sich die verschiedensten Autoantikörper, darunter auch solche, die mit den Kernen der Zellen reagieren. Derartige Antikörper sind auch bei einer Autoimmunerkrankung des Menschen, dem systemischen Lupus erythematodes, zu finden. Wie beim Lupus bilden sich auch bei diesen

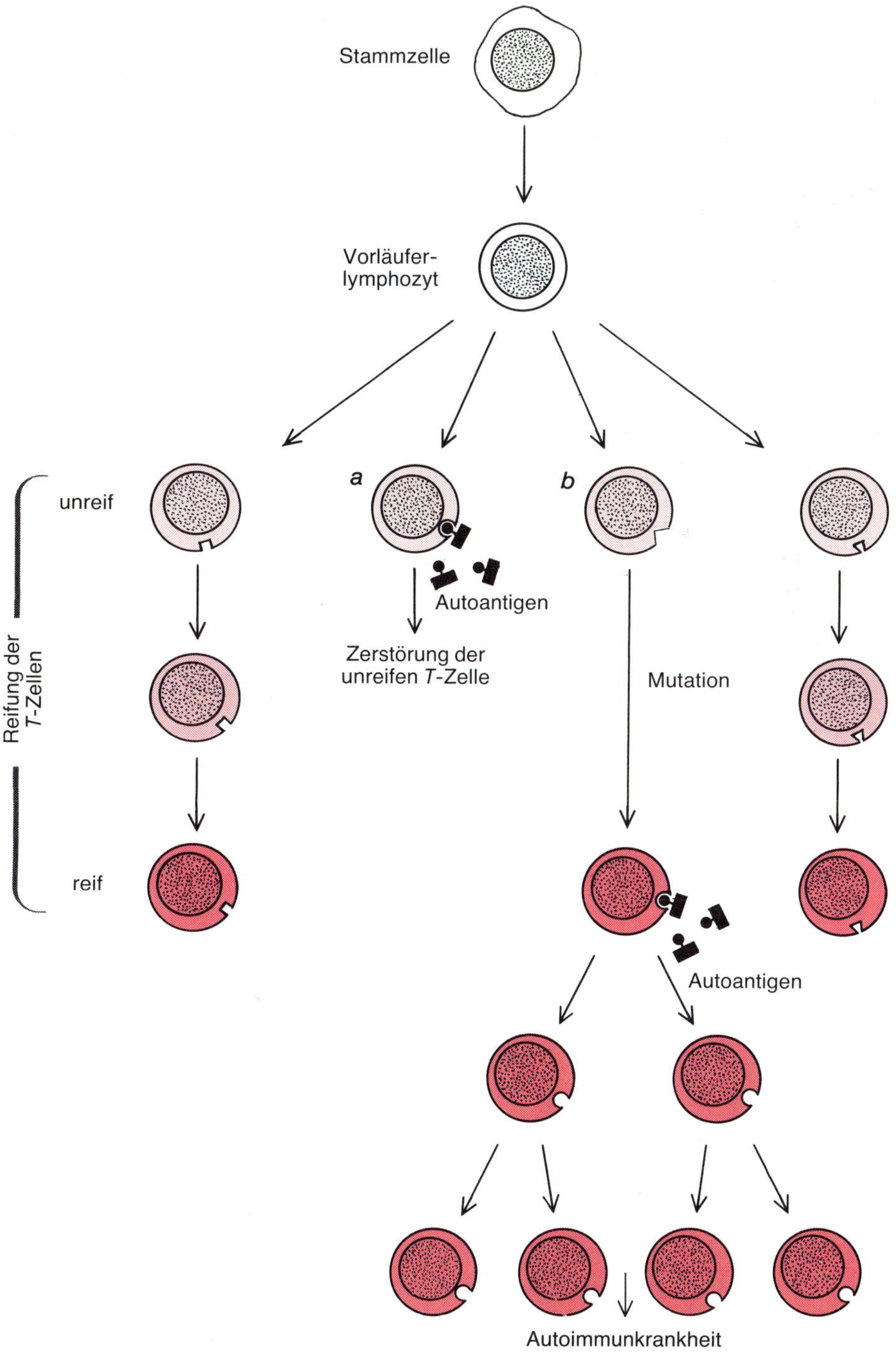

Bild 8: In den späten fünfziger Jahren entwickelte F. M. Burnet eine Hypothese, die erklären sollte, warum das Immunsystem körpereigene Gewebe, also Autoantigene, nicht angreift. Er nahm an, daß in einem Embryo aus den Vorläuferlymphozyten embryonale T-Lymphozyten entstehen, die zum Teil auch auf Autoantigene reagieren (a). In diesem unreifen Stadium (die mangelnde Reife ist durch den hellen Farbton symbolisiert) sollte ein Kontakt mit dem Autoantigen auf die Zellen nicht stimulierend, sondern zerstörend wirken, so daß im Laufe der Embryonalentwicklung alle „verbotenen" Zellklone eliminiert werden. Die Burnetsche Hypothese – sie wird auch als Klon-Eliminierungs-„Theorie" bezeichnet – ging davon aus, daß ähnliches auch bei den B-Zellen geschieht. Autoimmunkrankheiten wären dann so zu erklären, daß sich ein „erlaubter" Lymphozyt während der Reifung durch eine Mutation in einen „verbotenen" umwandelt, so daß er später beim Kontakt mit einem Autoantigen zur Klonbildung angeregt wird. Diese „verbotenen" Klone könnten dann die Ursache von Autoimmun-Krankheiten sein.

Mäusen in den Nierenkörperchen (Glomeruli) Ablagerungen aus Antigen-Antikörper-Komplexen. Daher sterben die Mäuse meist früh an Nierenversagen. Tiere, die etwas länger leben, bekommen häufig einen Krebs des Lymphozytensystems.

Weiße Neuseeländer Mäuse entwickeln keine Autoimmunkrankheiten und haben auch eine normale Lebenserwartung. Kreuzt man sie jedoch mit den schwarzen Mäusen, so zeigen die Bastarde schwere Störungen. Die Anämie ist weniger ausgeprägt als beim schwarzen Elternstamm, dafür sind die Nierenschäden gravierender. Mit fortschreitender Krankheit treten schließlich bei fast allen Mäusen Autoantikörper auf, die gegen Zellkerne gerichtet sind, so daß der Krankheitsverlauf ein getreues Abbild des systemischen Lupus erythematodes (SLE) darstellt.

Seit langem ist es eine Streitfrage, wodurch bei den Neuseeländer Mäusen die Autoimmunkrankheit entsteht. Sicher ist sie teilweise genetisch bedingt, aber es spielen auch andere Faktoren eine Rolle. Einige Forscher berichten, daß sie Viren isoliert haben, die ähnliche Symptome hervorrufen wie der SLE, aber neue Untersuchungen wecken Zweifel an diesen Befunden. Junge Neuseeländer Mäuse lassen sich nämlich nur schwer tolerant machen – ein Zeichen, daß sich bei ihnen das Immunsystem nicht normal entwickelt. Vielleicht liegt der Fehler bei der Thymusdrüse; darauf weist der Mangel an T-Zellen hin, den man beim Ausbruch der Krankheit feststellt.

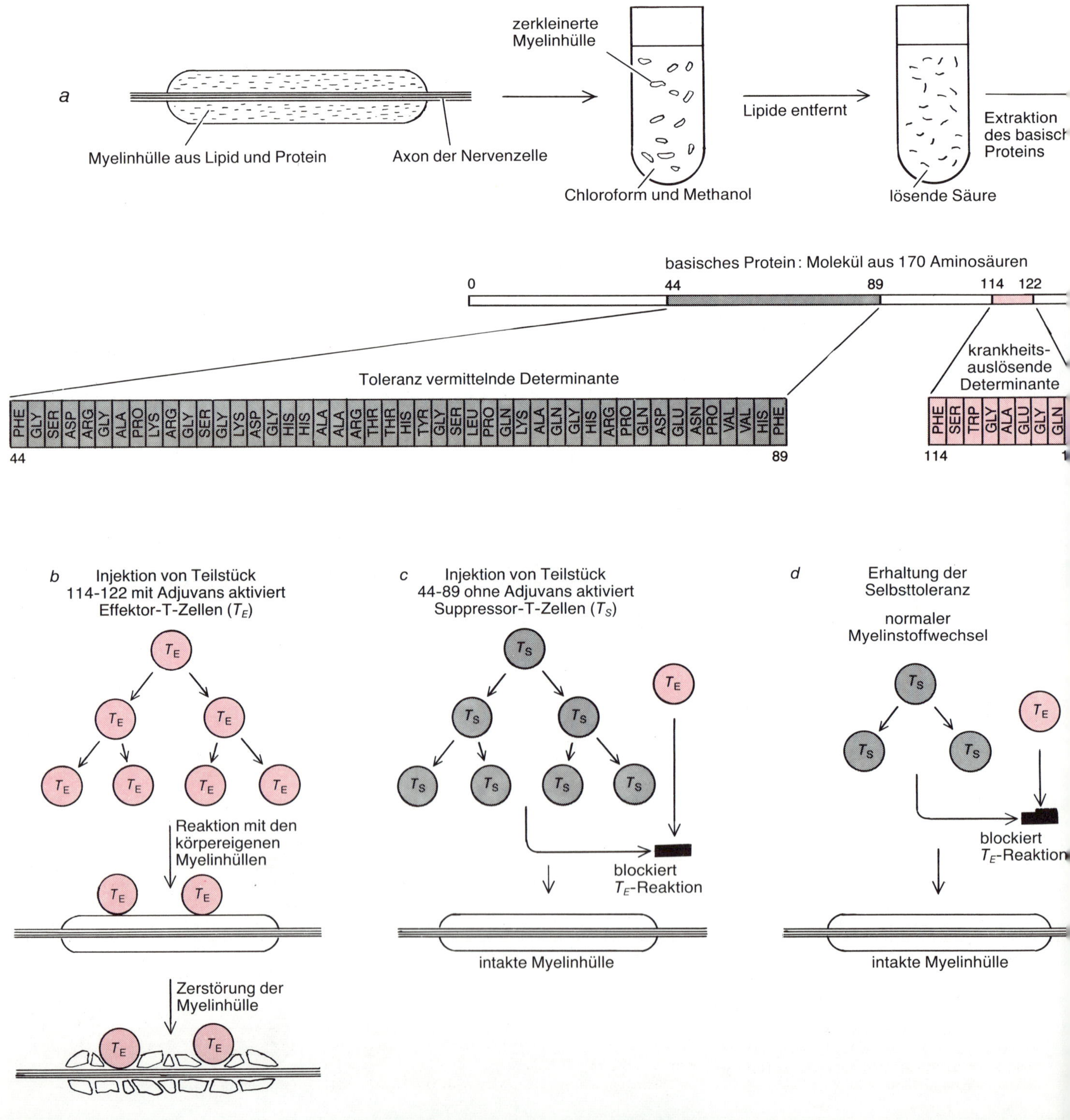

Genetische Gesichtspunkte

Seit kurzem hat sich das Interesse der Wissenschaftler auf die B-Zellen der Neuseeländer Mäuse verlagert. Diese Zellen sind nämlich lange vor Ausbruch der Krankheit schon überaktiv. Der Anteil der großen B-Zellen, die Antikörper als Rezeptoren auf ihrer Oberfläche tragen, ist erhöht – ein charakteristisches Zeichen, daß die Bildung von Antikörpern bevorsteht. Eine Überaktivität der B-Zellen ist auch bei Mäusen zu beobachten, denen die Thymusdrüse fehlt, und kann daher nicht durch die stimulierende Wirkung der T-Zellen zustandekommen.

Wahrscheinlich sind dann bereits die Vorstufen der B-Zellen im Knochenmark anomal: Wenn man Stammzellen des Knochenmarks von Neuseeländer Mäusen auf normale Mäuse überträgt, wird nämlich auch die Autoimmunkrankheit weitergegeben. Das autonome Verhalten dieser B-Zellen ähnelt auffallend dem von Krebszellen. Warum das so ist, ist bislang noch nicht geklärt, doch spielt sicher ein fehlerhaftes genetisches Programm eine Rolle. Der angeborene Fehler könnte die Entwicklung der immunologischen Kontrolle stören und zu multiplen Autoimmunkrankheiten führen.

Randall K. Cole von der Cornell-Universität gelang es, Hühner zu züchten, bei denen es erblich bedingt zu einer schweren Entzündung und dann zum Versagen der Schilddrüse kommt. Diese Hühner mit der Laborbezeichnung OS wurden von Witebsky und seinen Mitarbeitern Joseph H. Kite Junior und George Wick genau untersucht. Witebsky fand, daß dieser Krankheit eine Autoimmunreaktion zugrundeliegt: Im Blutserum der Hühner sind Antikörper gegen Thyreoglobulin vorhanden. Mit meinen Mitarbeitern Larry Bacon und Roy Sundick konnte ich weitere genetische Defekte feststellen, die die OS-Hühner für die beobachtete Autoimmunkrankheit prädisponierten. Erstens reagieren sie sehr heftig auf Hühner-Thyreoglobulin, und diese Eigenschaft wird zusammen mit dem Hauptkomplex der Histokompatibilitäts-Gene vererbt. Zweitens zeigen die OS-Hühner Auffälligkeiten bei der Reifung der Thymusdrüse: Die T-Zellen, die für die zelluläre Immunität zuständig sind, verlassen den Thymus früher als bei normalen Hühnern und siedeln sich dann in den peripheren Geweben an. Diese anomale Entwicklung läßt es wahrscheinlich erscheinen, daß ein Autoantigen wie Thyreoglobulin bereits auf die direkt angreifenden T-Zellen (Effektor-Zellen) trifft, bevor die Unterdrücker-Zellen auf dem Posten sind. Drittens arbeitet die Schilddrüse mangelhaft: Sie nimmt während der Embryonalentwicklung mehr Jodid (ein charakteristischer Bestandteil der Schilddrüsenhormone) auf als üblich, bildet aber keine höheren, sondern teilweise sogar geringere Mengen an Hormon. Ihre physiologischen Aktivitäten werden nicht wie normal durch die Hirnanhangdrüse (die Hypophyse) gesteuert. Diese Veränderungen sind schon lange vor dem Auftreten irgendwelcher Immunschäden zu beobachten. Der spontane Ausbruch der Autoimmunkrankheit bei den OS-Hühnern beruht daher auf drei voneinander unabhängigen genetischen Defekten: Einer bedingt eine immunologische Überreaktion auf Thyreoglobulin, ein anderer eine allgemeine Abnormität der reifenden Schilddrüse, so daß das Gleichgewicht zwischen Unterdrücker- und Effektor-Zellen gestört ist, und der dritte verursacht eine Funktionsstörung der Schilddrüse.

Autoimmunkrankheiten des Menschen

Die Erfahrungen mit den experimentell erzeugten Autoimmunkrankheiten bei Tieren lassen sich auch auf Autoimmunkrankheiten beim Menschen anwenden. Klinische Untersuchungen haben ergeben, daß ein außerordentlich hoher Prozentsatz der Patienten bestimmte HLA-Gene besitzt. (Das sind die Gene, die für die Abstoßung transplantierter Gewebe verantwortlich sind.) Gelegentlich ist die Korrelation zwischen HLA-

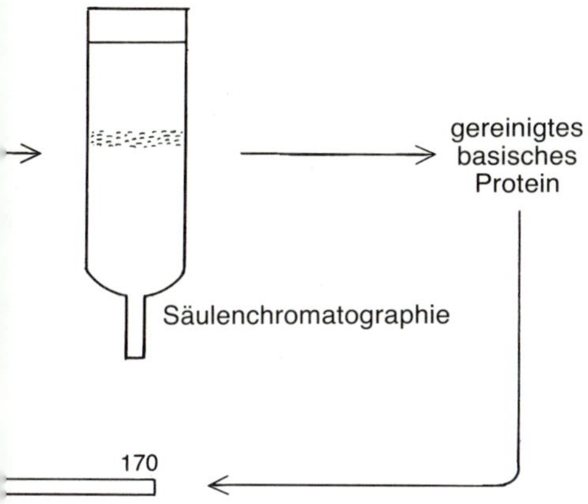

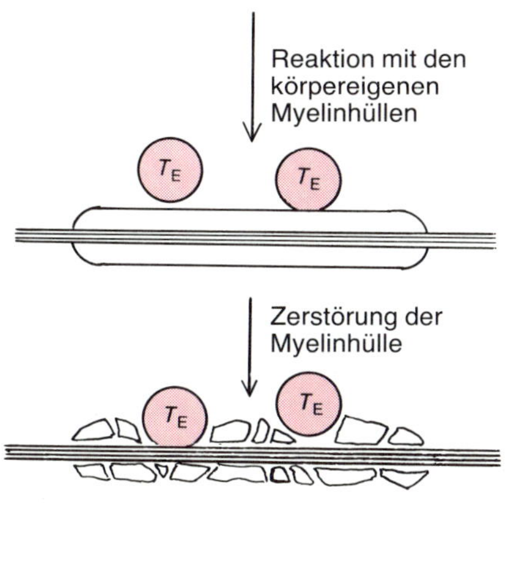

Bild 9: Das Myelin, das die Nervenfasern als Hülle umgibt, enthält eine basische Eiweißkomponente, mit der man in Tieren künstlich eine Autoimmunkrankheit, die allergische Encephalomyelitis, hervorrufen kann. Sie äußert sich als Entzündung von Gehirn und Rückenmark. Das basische Protein läßt sich aus dem Myelin isolieren (a). Das Verfahren, das man dabei anwendet, ist in der oberen Zeile schematisch dargestellt. Die Struktur des so gewonnenen basischen Proteins wurde von Robert H. Swanborg von der medizinischen Fakultät der Wayne State University aufgeklärt: Das Protein besteht aus einer einzigen Kette von 170 Aminosäuren, von denen die Aminosäuren mit den Nummern 44 bis 89 und 114 bis 122 eine besondere Funktion haben. Die Reihenfolge dieser Aminosäuren, die hier durch ihre Abkürzungen wiedergegeben sind, ist bekannt. Die Aminosäuren 114 bis 122 bilden die Determinante, die im Organismus die Autoimmunantwort auslöst und zur allergischen Encephalomyelitis führt. Die Aminosäuren 44 bis 89 stellen eine andere Determinante dar, die Versuchstiere gegen das Antigen unempfindlich macht und somit die Selbsttoleranz aufrechterhält. Injiziert man Tieren die krankheitsauslösende Determinante zusammen mit einer Hilfssubstanz (einem Adjuvans), die die Immunantwort unspezifisch verstärkt, so stimuliert die Determinante die Effektor-T-Zellen (T_E). Diese T-Zellen greifen dann die Myelinhüllen an (b). Werden die Tiere aber zuvor allein mit dem Segment 44 bis 89 behandelt, bleibt die Krankheit aus, weil dieses Segment die unterdrückenden Suppressor-Zellen (T_S) stimuliert, die eine Autoimmunreaktion abblocken (c). Beim normalen Abbau und Austausch der Myelinkomponenten im Stoffwechsel wird auch das Segment 44 bis 89 frei, das vermutlich dafür sorgt, daß die natürliche Selbsttoleranz gegen das basische Protein erhalten bleibt (d). Ein Virus, das in den Organismus eingedrungen ist, kann wie das im Experiment benutzte Adjuvans wirken, so daß dann die allergische Encephalomyelitis auch spontan, das heißt natürlich, auftritt (e).

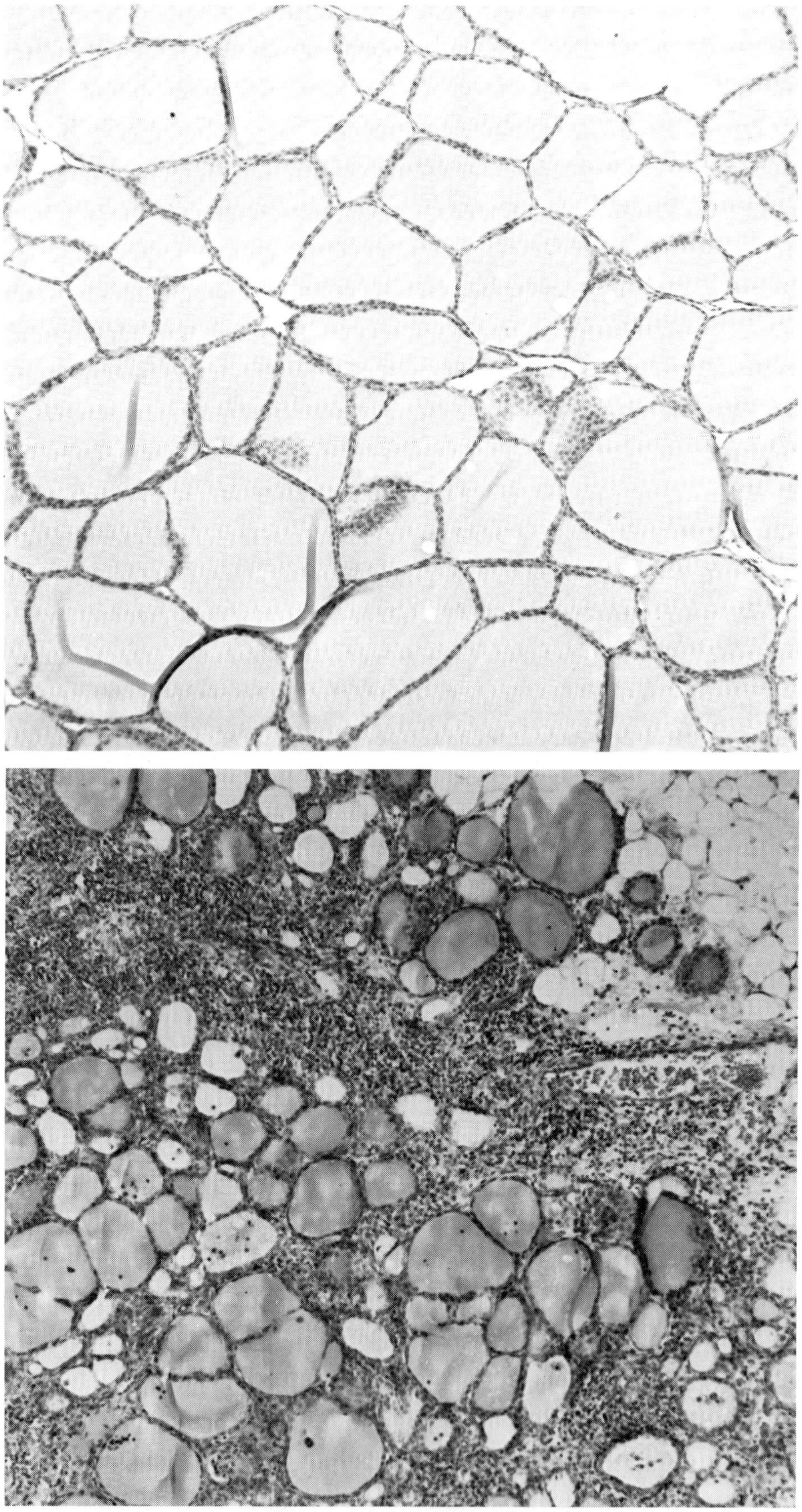

Bild 10: Die antikörper-bedingte Thyreoiditis ist eine Entzündung der Schilddrüse (infolge einer Autoimmunreaktion), die spontan auftritt, aber auch experimentell ausgelöst werden kann. Dazu injiziert man den Versuchstieren ein Produkt der Schilddrüse, das Thyreoglobulin, zusammen mit einer Hilfssubstanz, die unter dem Namen Freundsches Adjuvans bekannt ist. Die untere Mikrophotographie zeigt einen Schnitt durch die Schilddrüse eines Kaninchens, dem Kaninchen-Thyreoglobulin und das Adjuvans injiziert wurden. Das kranke Gewebe ist gegenüber dem gesunden (oben) stark verändert: Lymphozyten und Makrophagen (dunkle Punkte) sind in großen Mengen vorhanden - ein Beweis für eine entzündliche Reaktion.

Typ und Krankheitsform eng genug, um auch einigen praktischen Wert zu haben. So kann man Patienten, die an der autoimmunen Form des Diabetes leiden, häufig bestimmte HLA-Typen zuordnen.

Es hat sich gezeigt, daß Autoimmunkrankheiten in bestimmten Familien vermehrt auftreten. So kommen Autoantikörper gegen Thyreoglobulin wesentlich häufiger bei Personen vor, die nahe Verwandte mit einem Schilddrüsenleiden besitzen. Vielfach ist zugleich auch die Häufigkeit von Autoantikörpern, die gegen das Gewebe der Nebennierenrinde oder der Magenschleimhaut gerichtet sind, größer als erwartet. Bei vielen Patienten mit einem unerklärlichen Versagen der Nebennierenfunktion findet man spezifische Autoantikörper, und ähnlich liegen die Dinge bei Patienten mit perniziöser Anämie, einer Krankheit, die daher rührt, daß der Magen einen für die Aufnahme von Vitamin B_{12} benötigten Faktor nicht ausscheiden kann. Der Vitamin B_{12}-Mangel führt zu schweren Reifungsstörungen im Knochenmark, so daß die Bildung der roten Blutkörperchen beeinträchtigt ist. Da diese Autoimmunkrankheiten in bestimmten Familien vermehrt auftreten, liegt der Schluß nahe, daß die immunologische Steuerung, die gewöhnlich durch die Thymusdrüse erfolgt, gestört ist.

Die meisten Autoimmunkrankheiten kommen wesentlich häufiger bei Frauen vor als bei Männern. Dieses ungleiche Verhältnis läßt vermuten, daß das Hormonsystem über die Ausscheidung von Sexualhormonen in gewisser Weise an der Regulation von Immunreaktionen beteiligt ist. Normal Talal und seine Mitarbeiter vom Medical Center der Universität von Kalifornien in San Franzisko sowie Alfred D. Steinberg vom Nationalen Institut für Arthritis, Stoffwechsel- und Verdauungskrankheiten, untersuchten Autoimmunkrankheiten an Bastarden zwischen weißen und schwarzen Neuseeländer Mäusen. Sie entdeckten, daß sich bei weiblichen Bastarden der Ausbruch der Krankheit verzögern läßt, wenn man den Weibchen die Ovarien entfernt und männliche Hormone verabreicht. Diese Ergebnisse eröffnen auch neue Wege für die Behandlung des systemischen Lupus erythematodes beim Menschen.

Die meisten Autoimmunkrankheiten können zwar Personen jeden Alters befallen, aber bei älteren Menschen sind Autoantikörper gegen das eine oder andere Gewebe häufiger zu finden, auch wenn keine Krankheitssymptome auftreten. Im Laufe der Zeit kann nämlich die genetische Information in den Zellen immer fehlerhafter werden, und davon bleiben auch die Lymphozyten nicht ver-

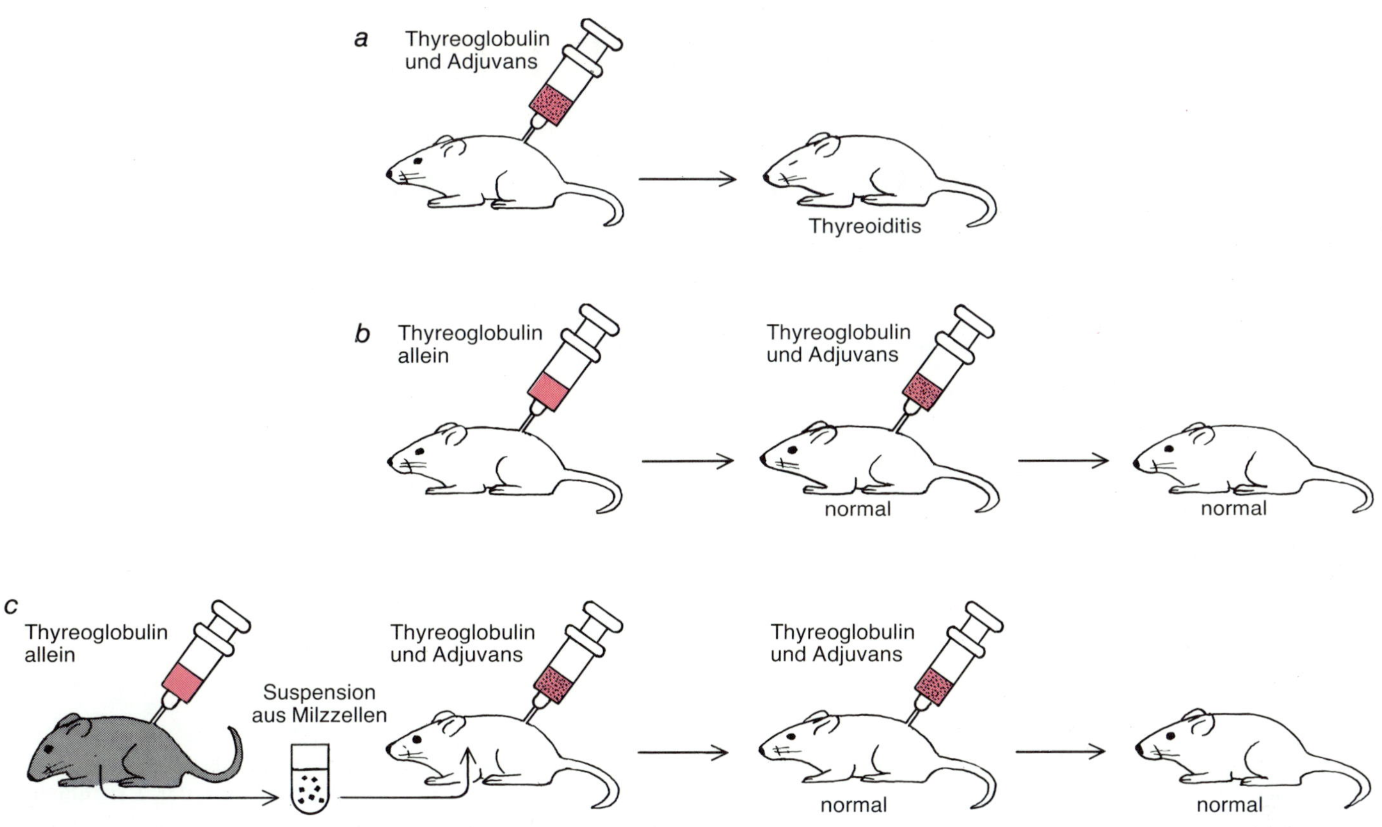

Bild 11: Wie ein Tier auf die Injektion von Thyreoglobulin reagiert, hängt von der Begleitbehandlung ab. Enthält die Spritze neben dem Thyreoglobulin noch Freundsches Adjuvans, so wird eine Immunreaktion gegen das Schilddrüsengewebe ausgelöst (a), die zu einer Thyreoiditis, einer Entzündung der Schilddrüse führt. Thyreoglobulin allein hat keine Wirkung. Die damit behandelte Maus entwickelt auch dann keine Thyreoiditis, wenn ihr später das Thyreoglobulin zusammen mit dem Freundschen Adjuvans gegeben wird (b). Diese Resistenz läßt sich auf ein anderes Tier übertragen: Man entnimmt einer resistent gewordenen Maus (graues Tier) die Milz, die als lymphatisches Organ Lymphozyten produziert, und injiziert die lebenden, suspendierten Milzzellen einer normalen Maus. Thyreoglobulin, dem Freundsches Adjuvans zugesetzt wurde, kann dann im Empfängertier keine Autoimmunkrankheit hervorrufen.

schont, die die Immunreaktionen regulieren. Aus den altersbedingten Veränderungen im Immunsystem läßt sich ableiten, daß eine aktive Leistung der Unterdrücker-Zellen erforderlich ist, um die immunologische Selbststeuerung zu bewahren.

Das Interesse vieler Forscher gilt auch weiterhin der möglichen Beteiligung von Viren an den Autoimmunkrankheiten. Virus-Infektionen könnten in verschiedener Weise das empfindliche Gleichgewicht stören, das Autoimmunreaktionen verhindert. Viren, die in bestimmten Zellen überdauern, verändern ihre Wirtszelle möglicherweise so, daß an der Zelloberfläche neue Antigene auftreten, die mit Selbstantigenen verwandt sind. Die Antikörper gegen die neuen Antigene könnten auch mit dem körpereigenen Antigen reagieren. Eine andere Möglichkeit wäre, daß Viren die T-Zellen schädigen, die die Immunreaktionen regeln. Keine dieser möglichen Ursachen ließ sich jedoch bisher bei menschlichen Krankheiten eindeutig feststellen.

Autoimmunität gilt heute als wichtige Ursache menschlicher Krankheiten. Eine Auswertung an einer großen Universitätsklinik ergab, daß etwa achtzehn Prozent der Patienten an einer Krankheit litten, die eindeutig immunologische Züge aufwies. Unser Wissen über einige dieser Krankheiten hat sich bereits durch die genauen experimentellen Untersuchungen der Autoimmunität vertieft und erweitert. So setzt man heute beim systemischen Lupus erythematodes Arzneimittel ein, die eine Immunreaktion unterdrücken. Diese Behandlung bewirkt, daß die Krankheit, die einstmals unaufhaltsam zum Tode führte, zum Stillstand kommt. Sogar die Muskelschwäche *(Myasthenia gravis)* bessert sich manchmal durch Maßnahmen, die die Konzentration an zirkulierenden Antikörpern herabsetzen. Heute gehört es zum üblichen diagnostischen Prüfverfahren, viele Krankheiten anhand der aufgetretenen Autoantikörper zu bestimmen. Dazu zählen systemischer Lupus erythematodes, Schilddrüsenentzündung, rheumatische Gelenkentzündungen, einige Formen fortschreitender Lebererkrankungen und sogar die Blasensucht, eine schwere und früher tödliche Hautkrankheit. So wurden die Forschungsbemühungen im experimentellen Bereich mit Fortschritten in der medizinischen Praxis – insbesondere in der Diagnose und der Behandlung von Autoimmunkrankheiten – belohnt.

Ausblick

Die Erforschung der Autoimmunität hat – und das ist gleichermaßen bedeutsam – zu einem vertieften Verständnis über das Wesen der Immunreaktionen geführt. So mußte auch die Klon-Eliminierungshypothese von Burnet, obgleich sie in ihrer Grundidee noch anwendbar ist, erheblich abgeändert werden. Inzwischen kennt man die verschiedenen Rollen der spezialisierten Immunzellen besser, und so betrachtet man das Immunsystem heute als ein kompliziertes Netz, das einen beständigen Austausch von Informationen zwischen den beteiligten Zellen erfordert. Eine Störung an irgendeinem Punkt des Netzes kann alle diese dynamischen Wechselbeziehungen beeinflussen. Die Suche der Wissenschaftler nach einer Antwort auf die Frage, wie der Körper „selbst" von „nicht selbst" unterscheiden kann, hat auch dazu geführt, daß uns die Sprache allmählich verständlich wird, in der sich die Immunzellen untereinander und mit anderen Zellen des Körpers verständigen.

Systemischer Lupus erythematodes (SLE)

Normalerweise schützt das Immunsystem den Organismus, indem es gegen fremde Substanzen Antikörper produziert. Beim systemischen Lupus erythematodes ist dieses System gestört: Antikörper bilden mit körpereigener Substanz Komplexe, die das Gewebe schädigen können.

Von David Koffler

Die Bezeichnung „erythematodes" leitet sich von dem griechischen Wort „erythema" für Röte ab. Sie weist auf eines der ersten Anzeichen des systemischen Lupus erythematodes hin: eine Rötung in der Form eines Schmetterlings, die Nase und Wangen überzieht. Ansonsten aber bringt der Name das Ausmaß und die vielfältigen Erscheinungsformen dieser Krankheit nicht im mindesten zum Ausdruck: Sie befällt auch die Gelenke, die Blutgefäße, das Herz, die Lunge, das Gehirn und besonders die Nieren. Welche Gewebe zu welchem Zeitpunkt betroffen sind, ist von Patient zu Patient verschieden.

Das Immunsystem

Man weiß heute, daß der systemische Lupus erythematodes (wir verwenden im folgenden der Einfachheit halber die Abkürzung SLE) überwiegend bei Frauen auftritt und in einer Störung des Immunsystems besteht. Das Immunsystem schützt den Körper normalerweise gegen Infektionen und andere Bedrohungen aus der Außenwelt, indem es fremde Stoffe von körpereigenen unterscheidet und dem Organismus hilft, körperfremde Substanzen unschädlich zu machen. Beim Menschen besteht dieses System aus etwa einer Billion Zellen, den Lymphozyten, und aus etwa 10^{20} Molekülen Immunglobulin, den Antikörpern, die von den Lymphozyten produziert werden.

Die Lymphozyten gehen aus Stammzellen im Knochenmark hervor (Bild 2). Diese bilden unreife, das heißt immunologisch noch nicht geprägte Lymphozyten, die an das Blut abgegeben und von diesem zu ihren Prägungsstätten transportiert werden. Ein Teil der unreifen Lymphozyten gelangt in die hinter dem Brustbein gelegene Thymusdrüse. Sie vermehren sich dort und werden auf unbekannte Weise in immunologisch kompetente T-Lymphozyten (T von Thymus) umgewandelt. Neben den T-Lymphozyten gibt es die B-Lymphozyten, die für ihre Ausreifung nicht auf den Thymus angewiesen sind. Sie wandeln sich bei den Vögeln in der Bursa Fabricii (einer Ausstülpung des Darmes), bei den Säugern an einer noch unbekannten Stelle zu immunologisch kompetenten Zellen (das B in ihrem Namen leitet sich von Bursa ab).

Die reifen Zellen sind dann in den lymphatischen Organen (Lymphknoten, Milz) zu finden. Jeder B-Zellen-Klon (als Klon bezeichnet man die Nachkommenschaft einer einzelnen Zelle) erhält von seinem genetischen Material die Anweisung, ein bestimmtes Antikörper-Molekül in zahlreichen Exemplaren herzustellen. Antikörper unterscheiden sich voneinander durch die Antigene, mit denen sie sich verbinden. Antigene sind Moleküle, die sich beispielsweise in den äußeren Hüllen von Viren, Bakterien und anderen körperfremden Zellen befinden.

Ein B-Lymphozyt trägt im Ruhezustand einige seiner Antikörper-Moleküle als Rezeptoren an der Oberfläche seiner Zellmembran (Bild 2, Zeile 3). Kommt das passende Antigen mit diesen „Anlegestellen" in Kontakt, so beginnt der Lymphozyt, sich zu vermehren und zu differenzieren. Es entsteht ein Klon von Plasmazellen, die Millionen gleichartiger Antikörper-Moleküle produzieren (Bild 2, Zeile 5). Die Antikörper besitzen Bindungsstellen, die mit der Erkennungsstelle (dem Epitop) an den Molekülen des zu ihnen passenden Antigens reagieren. Antigene und Antikörper verbinden sich so zu Immunkomplexen (Bild 2, Zeile 6). Dieser Vorgang setzt im Organismus Prozesse in Gang, die beispielsweise ein Bakterium oder ein Virus, dessen Oberfläche das Antigen enthält, vernichten.

Die aus den B-Lymphozyten hervorgehenden Plasmazellen geben die von ihnen gebildeten Antikörper an die Körperflüssigkeit ab. Man sagt: Sie sorgen für die humorale Immunität (von lateinisch humor = Feuchtigkeit). Die T-Lymphozyten dagegen bewirken die zellgebundene Immunität. Auch sie tragen an ihrer Oberfläche Rezeptoren, die man sich als fixierte Antikörper vorstellen kann und die mit Erkennungsstellen (Epitopen) in Antigen-Molekülen reagieren (Bild 2, Zeile 4). Diese Reaktion veranlaßt die T-Lymphozyten, Wirkstoffe abzugeben, die man als Lymphokine bezeichnet. Sie schädigen Zellen, hemmen die Vermehrung von Viren und locken die Zellen an, die man in entzündeten Geweben findet. Zwei Formen der T-Lymphozyten beeinflussen die B-Zellen: Die Helferzellen fördern die Vermehrung der B-Lymphozyten und ihre Umwandlung in Plasmazellen, während die Unterdrückerzellen diese Vorgänge verzögern (Bild 2, Zeile 3). Vermutlich ist diese regulatorische Funktion der T-Zellen beim SLE gestört.

Antikörper nennt man aufgrund ihrer Eigenschaften auch Immunglobuline (abgekürzt Ig) oder Gammaglobuline. Man kennt fünf Hauptgruppen, von de-

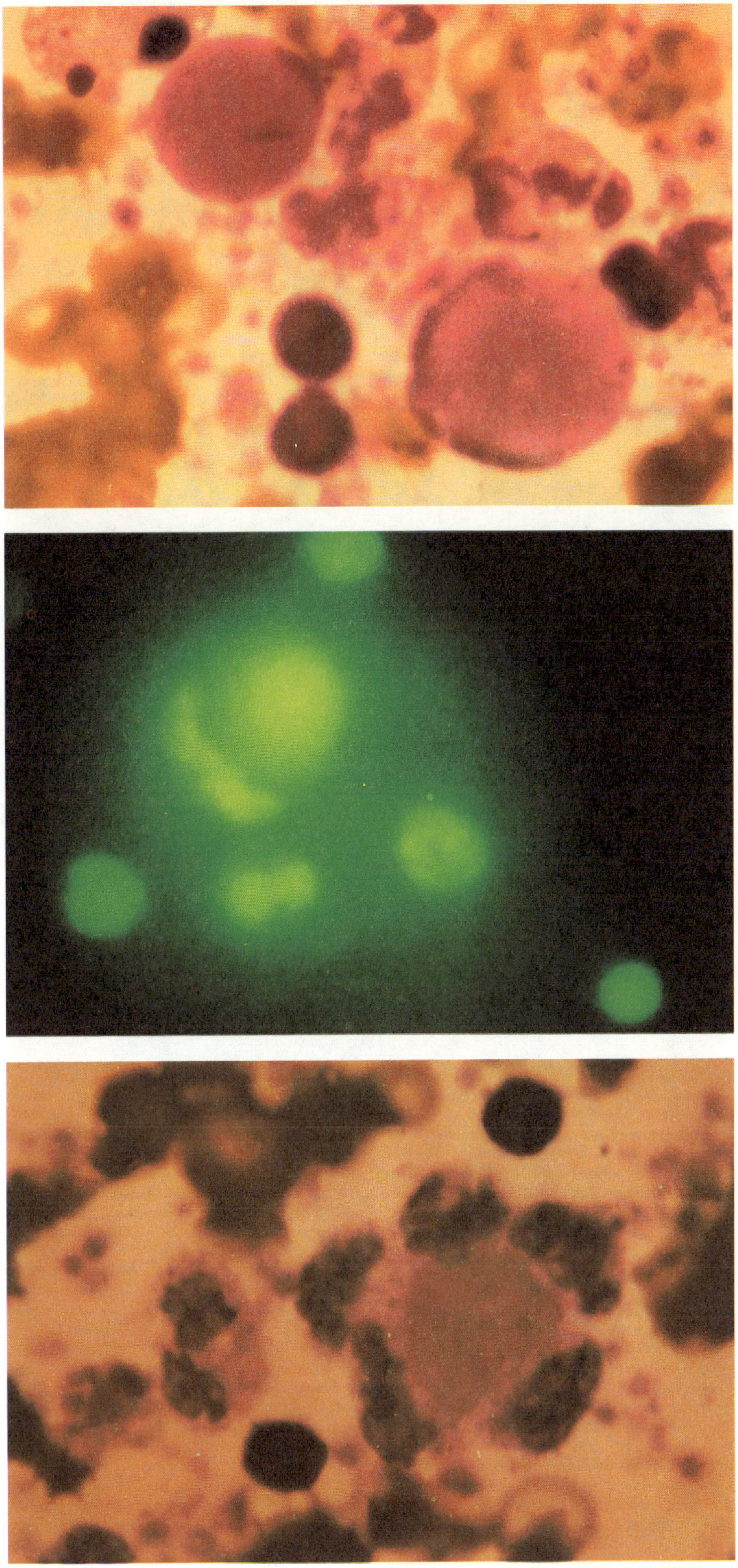

Bild 1: Das Immunsystem schützt den Organismus, indem es Antikörper gegen körperfremde Substanzen produziert. Beim systemischen Lupus erythematodes (SLE) bilden sich aber Antikörper gegen körpereigene Substanzen. Sie sind unter anderem gegen die Eiweißstoffe (die Proteine) gerichtet, mit denen die Erbsubstanz in den Zellkernen assoziiert ist. Darauf beruhte das erste Verfahren für die Diagnose des SLE: Man schüttelt gesunde weiße Blutkörperchen in einem Reagensglas, um ihre äußere Membran zu verletzen, denn die Antikörper können nicht in intakte Zellen eindringen. Gibt man zu den so behandelten weißen Blutkörperchen das Serum (die Blutflüssigkeit ohne Blutzellen) von Patienten, bei denen ein Verdacht auf SLE besteht, so verändern sich die Blutkörperchen, wenn das Serum Antikörper gegen Zellkernmaterial enthält. Die Antikörper bewirken, daß die Zellkerne der Blutkörperchen degenerieren, stark anschwellen und schließlich von den Blutkörperchen ausgestoßen werden. Die große rote Scheibe (links oben im oberen Bild) ist ein solcher Zellkern. Andere weiße Blutkörperchen (Granulozyten oder Freßzellen genannt), deren Aufgabe es ist, „Zelltrümmer" wegzuräumen, können den freien Kern verschlingen. Dabei wird ihr eigener Zellkern als halbmondförmiges Gebilde an den Rand gedrängt. Man sieht ein weißes Blutkörperchen, das einen Zellkern aufgenommen hat (eine „LE-Zelle"), als große rote Scheibe rechts unten im oberen Bild. Im mittleren Bild erscheint die Erbsubstanz (die Desoxyribonucleinsäure) des Zellkerns in gelber Farbe. Die Freßzelle (großer grüner Fleck) enthält einige fremde Zellkerne und ihren halbmondförmigen eigenen Zellkern. Manchmal umgeben mehrere Granulozyten wie eine Rosette den von einem weißen Blutkörperchen ausgestoßenen Zellkern, um ihn zu verschlingen (unteres Bild). Die Granulozyten lassen sich auf dieser mikroskopischen Aufnahme deutlich von anderen weißen Blutkörperchen unterscheiden: Die dunklen körnigen (granulären) Zellkerne, die den Granulozyten den Namen geben, sind gut zu erkennen. Die kleinen Zellen, die jeweils fast ganz von ihrem runden schwarzen Zellkern ausgefüllt werden, sind Lymphozyten.

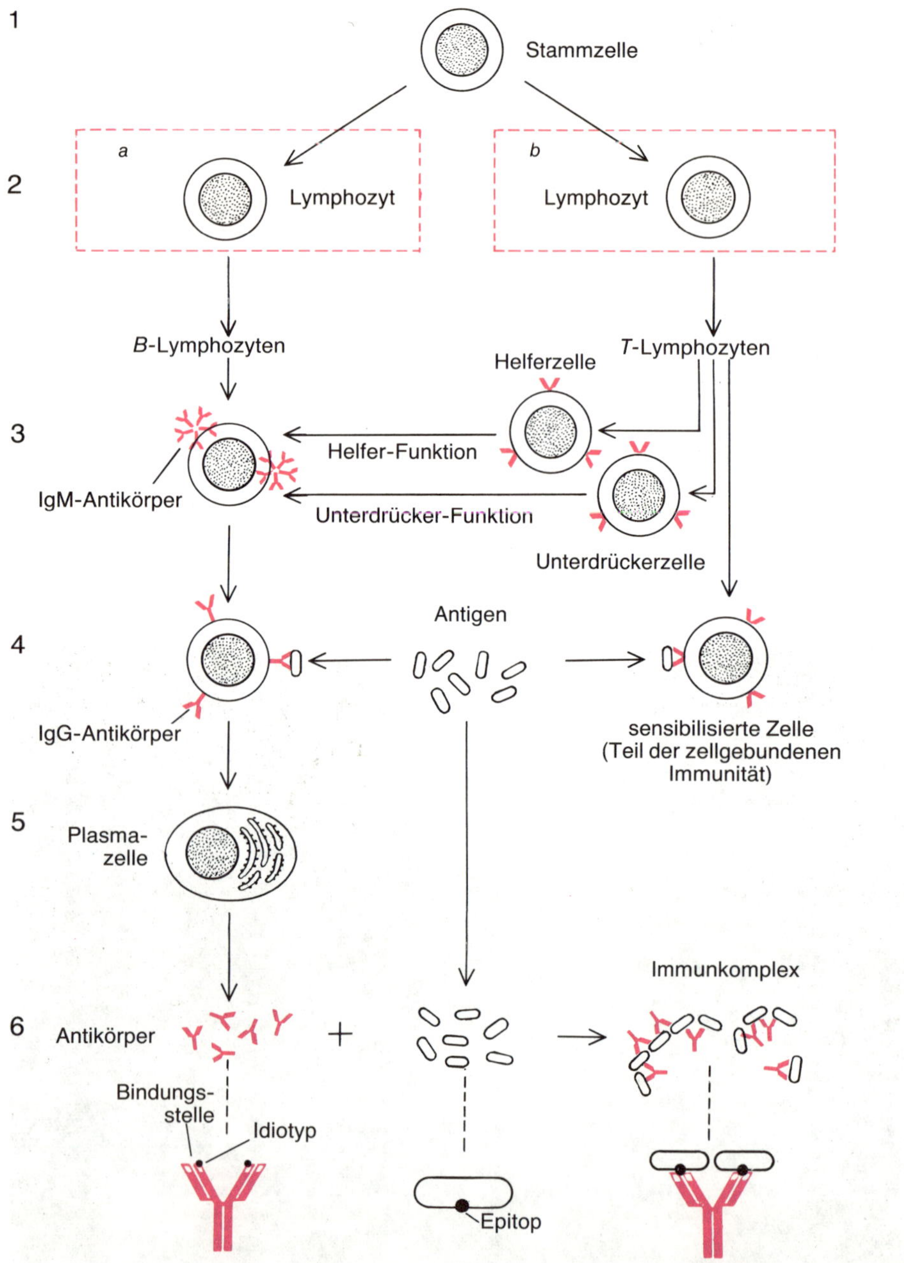

Bild 2: Das Immunsystem des Menschen besteht aus den Lymphozyten, die als Antikörper bezeichnete Eiweißstoffe produzieren. Die Lymphozyten gehen aus den Stammzellen im Knochenmark hervor (1). Die Stammzellen bilden unreife Lymphozyten, von denen ein Teil in die hinter dem Brustbein gelegene Thymusdrüse wandert (2b) und dort ausreift. Diese Lymphozyten bezeichnet man als T-Zellen, die anderen als B-Zellen nach der Bursa Fabricii (einem Lymphorgan am Darm), in der sie bei den Vögeln reifen. Ihr Reifungsort beim Menschen ist unbekannt. Die gereiften Lymphozyten besiedeln die lymphatischen Gewebe (Milz und Lymphknoten). Eine B-Zelle produziert, gemäß ihrer genetischen Information, ein Antikörper-Molekül in mehreren Exemplaren (farbige Strukturen). Die Antikörper sitzen als Rezeptoren an der Oberfläche der B-Lymphozyten. Nach ihrer Molekülgröße unterscheidet man fünf Gruppen von Antikörpern (oder Immunglobulinen, abgekürzt Ig), von denen die Gruppen IgM und IgG beim SLE die wichtigsten Rollen spielen. Auch die Oberflächen der T-Lymphozyten sind mit Antikörpern besetzt (3). Einige T-Lymphozyten haben regulierende Funktionen: Als Helferzellen fördern sie die weitere Entwicklung der B-Zellen, als Unterdrückerzellen bewirken sie das Gegenteil. Andere T-Zellen werden von „ihrem" Antigen sensibilisiert und sorgen dann für die zellgebundene (oder zelluläre) Immunität im Gegensatz zur humoralen Immunität, die auf frei im Blut und in der Lymphflüssigkeit zirkulierenden Antikörpern beruht. Die humorale Immunität entsteht, wenn B-Lymphozyten mit „ihrem" Antigen in Kontakt kommen (4). Als Antigene bezeichnet man alle Substanzen, die eine Immunreaktion auslösen können. Die B-Zelle vergrößert sich dann und teilt sich wiederholt: Es entsteht ein Stamm (ein Klon) von Plasmazellen, die alle die gleichen Antikörper-Moleküle produzieren und ausschütten (5 und 6). Die Antikörper haben eine Y-förmige Struktur (6). Sie besitzen Bindungsstellen, die mit Erkennungsstellen (Epitopen) an den Antigen-Molekülen zu Immunkomplexen reagieren. In der Nähe der Bindungsstellen befinden sich die als Idiotype bezeichneten Erkennungsstellen, die von Wichtigkeit sind, wenn die Antikörper ihrerseits als Antigene wirken und die Bildung gegen sie gerichteter Antikörper veranlassen.

nen zwei, nämlich die Immunglobuline M (IgM) und G (IgG), beim SLE eine wichtige Rolle spielen. Die beiden Typen unterscheiden sich in ihrer Molekülgröße (Bild 2, Zeilen 3 und 4).

Wir haben erwähnt, daß Antikörper mit den zu ihnen passenden Antigenen zu Immunkomplexen reagieren (Bild 2, Zeile 6). Physiologisch wichtig scheinen vor allem solche Immunkomplexe zu sein, die ihrerseits mit einer aus neun Komponenten bestehenden und als Komplement bezeichneten Gruppe von Serum-Proteinen in Wechselwirkung treten können. Ein Teil der Komponente 1 (C1q genannt) reagiert mit dem Antikörper in einem Immunkomplex und löst auf diese Weise Vorgänge aus, die zu Entzündungen führen. Vom Komplement freigesetzte Wirkstoffe heften sich an Granulozyten, die häufigste Form der weißen Blutkörperchen, was zur Folge hat, daß diese verstärkt Enzyme ausschütten, die Proteine abbauen, und vermehrt Partikel verschlingen, die aus dem Körper entfernt werden sollen. Kleine Moleküle, die sich aus dem Komplement bilden, locken weitere Freßzellen an. Andere Substanzen stimulieren die Freisetzung von Histamin, das unter anderem die Wände der Blutgefäße durchlässiger macht, so daß die weißen Blutkörperchen leichter in infiziertes Gewebe gelangen.

Auto-Immunkrankheiten

Das Immunsystem unterscheidet zwar zwischen „selbst" und „nicht selbst", das heißt zwischen körpereigener und körperfremder Substanz, aber es trifft diese Unterscheidung nicht perfekt. Schon 1902 machte Paul Ehrlich auf die Möglichkeit aufmerksam, daß das Immunsystem auch den Organismus schädigen könnte, in dem es sich befindet. Ehrlich nahm an, daß ein „horror autotoxicus" dies normalerweise verhindere, mit anderen Worten: daß der Organismus über Einrichtungen verfüge, die dafür sorgen, daß sich eine Immunreaktion nicht gegen die Bestandteile des Organismus richtet. Leider gibt es aber viele Situationen, in denen man Immunreaktionen gegen körpereigenes Gewebe beobachtet. Man spricht dann von Auto-Immunkrankheiten.

Eine der ersten von Ärzten verursachten Auto-Immunkrankheiten war eine Enzephalomyelitis (eine Entzündung des Gehirns und des Rückenmarks) bei Patienten, die zur Vermeidung einer Tollwut mehrere Injektionen eines Impfstoffes erhielten, der nach einem von Pasteur entwickelten Verfahren aus Tollwut-Viren bestand, die sich im Rückenmark von Kaninchen vermehrt und dabei ihre krankmachende Wirkung verloren hat-

Bild 3: Ist beim SLE die Niere in Mitleidenschaft gezogen, so macht sich ein Krankheitsschub dadurch bemerkbar, daß der Eiweißgehalt des Urins ansteigt (unten). Dieser Erscheinung gehen Veränderungen im Serum voraus, die beweisen, daß Immunkomplexe ursächlich mit dem SLE zusammenhängen. Im Serum (der Blutflüssigkeit ohne Blutkörperchen) erhöht sich die Konzentration der Antikörper, die sich gegen Desoxyribonucleinsäure (DNS) in ihrer Doppelstrang-Form oder in ihrer Einzelstrang-Form richten (oben). Die Antikörper bilden mit der DNS Immunkomplexe, die ihrerseits Komponenten einer als Komplement bezeichneten Gruppe von Serum-Proteinen binden. Daher sinkt der Komplementgehalt des Serums (Mitte), bevor der Eiweißgehalt des Urins ansteigt (unten). Auffällig ist die starke Abnahme der Antikörper-Konzentration bei niedrigen Komplement-Konzentrationen. Sie ist ein Zeichen dafür, daß die Antikörper Bestandteile von Immunkomplexen werden, die Komplement binden können. Die Immunkomplexe fallen bei niedrigen Temperaturen als gelartiger Niederschlag aus dem Serum aus. Man bezeichnet sie daher auch als Kryoglobuline. Nicht gegen DNS gerichtete Antikörper (hier mit Anti-Sm abgekürzt) ändern ihre Konzentration im Serum nicht, das heißt, nicht alle Antikörper bilden den „giftige" Immunkomplexe. Prednison, ein entzündungshemmendes Medikament, kann den Krankheitsschub abschwächen. Seine Wirkungsweise ist unklar.

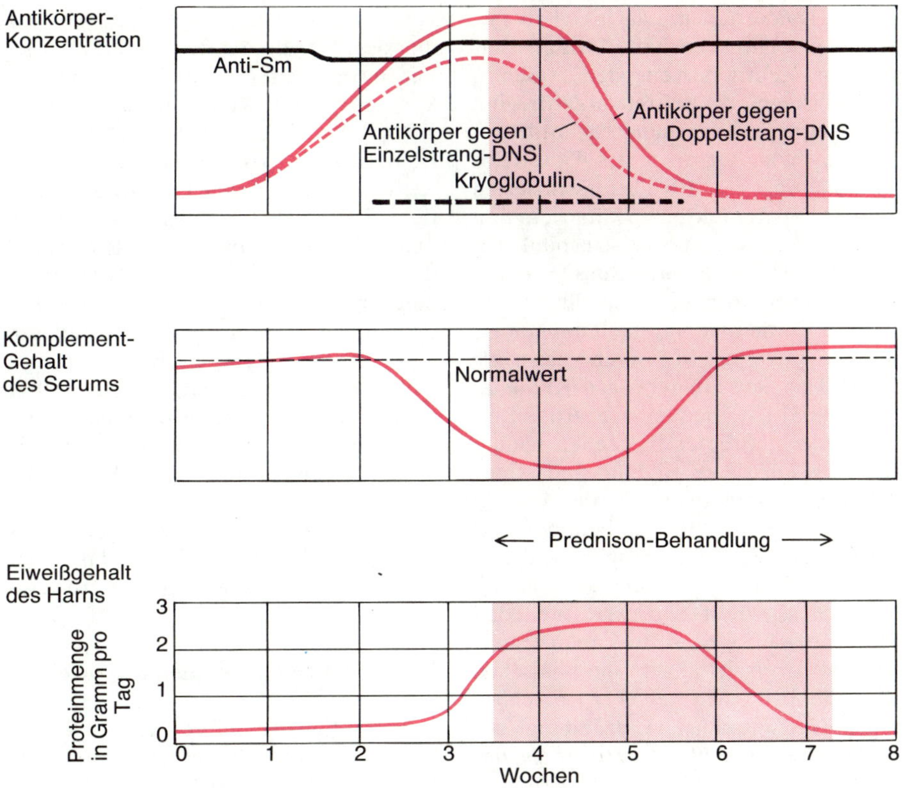

ten (siehe den Beitrag *Die Tollwut* von M. Kaplan und H. Koprowsky in diesem Band). Der Impfstoff enthielt daher auch Moleküle aus dem Rückenmark der Kaninchen, und die geimpften Personen entwickelten Antikörper gegen die „Kaninchenmoleküle". Unglücklicherweise reagierten diese Antikörper auch mit den Hüllen der Nervenfasern in Gehirn und Rückenmark der Patienten, denn diese enthalten eine Komponente, die in gleicher Form beim Kaninchen vorhanden ist.

Um Auto-Immunkrankheiten studieren zu können, muß man eine Methode haben, mit der man sie bei Tieren hervorrufen kann. Zwar zeigte Thomas M. Rivers am Rockefeller-Institut für Medizinische Forschung in New York schon 1933, daß sich bei Affen durch mehrere Injektionen von fein zerriebenem (homogenisiertem) Nervengewebe eine ähnliche Enzephalomyelitis auslösen läßt wie man sie bei Patienten beobachtet hatte, die mit dem Pasteurschen Impfstoff gegen Tollwut-Viren behandelt worden waren, aber erst 1956 fanden Ernest Witebsky und Noel R. Rose in Buffalo eine zuverlässige Methode, um die normale Toleranz des Immunsystems gegen körpereigene Antigene aufzuheben: Sie injizierten Kaninchen wiederholt einen Extrakt aus Kaninchen-Schilddrüsen, dem sie ein Adjuvans, das heißt eine Substanz zugesetzt hatten, die die Immunreaktion verstärkt. Die Tiere entwickelten daraufhin eine Entzündung ihrer eigenen Schilddrüse (eine Thyreoditis), weil sie Antikörper gegen die ihnen injizierten Schilddrüsen-Proteine bildeten. Man erreicht den gleichen Effekt mit Schilddrüsen-Extrakten von anderen Tierarten, sofern darin Eiweißstoffe enthalten sind, die mit denen der Kaninchen-Schilddrüse an den Stellen (an den Epitopen) übereinstimmen, an denen Antigen und Antikörper miteinander reagieren. An der einsetzenden Immunreaktion sind wahrscheinlich neben den Antikörpern auch sensibilisierte T-Lymphozyten beteiligt.

Das Immunsystem kann noch auf andere Weise schädlich wirken. Um der Entwicklung eines Wundstarrkrampfes vorzubeugen, behandelt man Verletzte mit einem von Pferden gewonnenen Serum, das Antikörper gegen den Erreger des Wundstarrkrampfes enthält. Häufig entwickeln die Patienten daraufhin eine „Serumkrankheit", die durch Hautausschläge, Gelenkschmerzen und andere Symptome gekennzeichnet ist. Clemens von Pirquet vermutete schon zu Anfang dieses Jahrhunderts, daß Proteine aus dem Pferdeserum die Bildung von Antikörpern hervorrufen und mit diesen Immunkomplexe bilden, die die Nebenwirkungen des Impfstoffes auslösen. Er hatte recht. Heute weiß man, daß Immunkomplexe giftig wirken und Gewebeschäden verursachen können.

Sowohl Antikörper gegen körpereigene Substanzen (Auto-Antikörper) als auch Immunkomplexe sind in jedem Säugetierserum vorhanden. Das ist sicher kein Zufall. Beide scheinen vielmehr normale Bestandteile des Immunsystems zu sein, und sie tragen offenbar zur Aufrechterhaltung des Gleichgewichtes zwischen den Körperfunktionen bei. Nach einer Theorie von Niels Kaj Jerne vom Basler Institut für Immunologie dient eine Klasse dieser Auto-Antikörper (die anti-idiotypischen Antikörper) der Selbstregulation des Immunsystems. Sie sind Antikörper gegen Antikörper und reagieren mit einer als Idiotyp bezeichneten Stelle in IgG-Molekülen (siehe Bild 2, unterste Zeile). Diese Stelle befindet sich dort, wo das IgG-Molekül mit „seinem" Antigen reagiert.

Zu den häufigsten Auto-Antikörpern beim Menschen gehören die „Rheumafaktoren". Sie treten in kleinen Mengen bei Gesunden und in wesentlich größerer Konzentration vor allem bei Patienten auf, die unter rheumatischer Gelenkentzündung (Polyarthritis) oder SLE leiden. Vermutlich spielen diese Faktoren in den Krankheitsprozessen eine wichtige Rolle. Andere Auto-Antikörper richten sich gegen das Material im Zellkern. Sie finden sich selten bei Gesunden, häufiger bei älteren Menschen und am häufigsten bei SLE-Patienten.

Nierenschäden durch Immunkomplexe

Ende des neunzehnten Jahrhunderts wußte man, daß beim SLE nicht nur, wie man zunächst glaubte, die Haut erkrankt, sondern häufig auch Gelenkentzündungen und krankhafte Veränderungen im Zentralnervensystem (Gehirn und Rückenmark) auftreten. Zu Beginn des zwanzigsten Jahrhunderts entdeckte man auch an Organen des Unterleibs Veränderungen. 1941 klassifizierten Paul Klemperer und seine Mitarbeiter im New Yorker Mount-Sinai-Hospital den SLE als eine Krankheit, die das Bindegewebe und die Blutgefäße befällt.

1948 wurde man auf die immunologischen Aspekte des SLE aufmerksam, als M. M. Hargraves in der Mayo-Klinik im Blut von SLE-Patienten eigenartige Zellen entdeckte, die er LE-Zellen nannte (Bild 1). Für deren Bildung sind Auto-Antikörper verantwortlich, die sich im Serum von SLE-Patienten befinden und die mit den Proteinen reagieren, die in den Zellkernen mit dem genetischen Material assoziiert sind. Man hielt den SLE daher für eine Auto-Immunkrankheit. Andererseits ähneln die klinischen Befunde beim SLE (Fieber, Erschöpfung, Hautausschlag, Entzündung der Gelenke, der Gefäße, des Brustfells, des Herzbeutels und der Nierenkörperchen) den Symptomen der erwähnten Serumkrankheit, und man nimmt heute an, daß Immunkomplexe beim SLE die entscheidende Rolle spielen.

Einen Hinweis darauf geben die in Bild 3 zusammengefaßten Beobachtungen: Das Serum von SLE-Patienten enthält Antikörper gegen die in den Zellkernen befindliche Desoxyribonucleinsäure (DNS), und zwar sowohl gegen die Einzelstrang-Form als auch gegen die Doppelstrang-Form dieser Substanz. Die Konzentration dieser Antikörper wechselt. Ist sie hoch, so bilden sich vermehrt Immunkomplexe, die Komplement binden. Infolgedessen sinkt bei steigender Konzentration der Antikörper gegen DNS der Komplementgehalt des Serums, und beide Erscheinungen sind in eindrucksvoller Weise mit einem Krankheitsschub verknüpft, bei dem die Niere vermehrt Eiweiß ausscheidet (Bild 3, unten).

Zusammen mit Henry G. Kunkel und anderen Mitarbeitern gelang es mir nachzuweisen, daß Immunkomplexe für die Gefäß- und Nierenschäden beim SLE verantwortlich sein können. Betrachtet man Gewebeproben aus den Nieren von SLE-Patienten mit dem Lichtmikroskop, so erkennt man unterschiedlich starke Schädigungen der Nierenkörperchen (Bild 4), je nachdem wie weit die Krankheit fortgeschritten ist (Bilder 5 und 6). Die Immunkomplexe wiesen wir nach, indem wir Antikörper auf die Gewebeproben einwirken ließen, die gegen die Komplexe gerichtet sind. Diese Antikörper sammeln sich in Gewebebereichen, die Immunkomplexe enthalten. Sie waren mit einer Substanz markiert, die fluoresziert, wenn man sie mit ultraviolettem Licht bestrahlt. So konnten wir direkt sehen, daß sich die Komplexe bei den meisten Patienten im Bindegewebe zwischen den aufgeknäulten Haargefäßen ablagern (Bild 5). Befanden sich die Komplexe nur dort, so schieden die Patienten kaum Eiweiß mit dem Urin aus, das heißt, ihre Nierenkörperchen waren nicht entzündet. Bei Patienten, deren Harn viel Protein enthielt, lagen die Komplexe als Körnchen entlang der Basalmembran, die für die Filtration des Blutes verantwortlich ist und im gesunden Zustand große Moleküle (beispielsweise Proteine) nicht in den Urin gelangen läßt. Lagern sich die Komplexe in großen Mengen ab, so verdicken die Wände der Haargefäße (der Kapillaren), und die Niere kann versagen.

Eigenschaften der Immunkomplexe

In den fünfziger Jahren konnte Frederick G. Germuth Jr. die Bedeutung der Immunkomplexe beim SLE bestätigen: Kaninchen, denen man längere Zeit körperfremde Proteine injizierte, entwickelten einen ähnlichen chronischen Nierendefekt wie SLE-Patienten. Das Ausmaß der Erkrankung hing von der Stärke der Immunreaktion ab: Bei Kaninchen, die viele Antikörper gegen das fremde Protein bilden, findet man ausgedehnte, vernetzte Komplexe aus vielen Antigen- und Antikörpermolekülen (Bild 7, f). Diese werden von den Freßzellen (den Makrophagen) entfernt (Bild 7, unten) und scheinen daher nicht giftig zu sein. In Tieren mit einer weniger ausgeprägten Immunreaktion entstehen etwas kleinere Komplexe mit einer Affinität zum Bindegewebe zwischen den Haargefäßen der Niere. Bei einer noch schwächeren Immunreaktion bilden sich noch kleinere Komplexe (Bild 7, f), die im gesamten Nierengewebe eine Entzündung der Nierenkörperchen (eine Glomerulonephritis) verursachen. Die kleinsten Immunkomplexe (bei sehr schwacher Antikörperproduktion) rufen schließlich keine Veränderungen in der Niere mehr hervor.

Die Größe der Immunkomplexe bestimmt also deren Schädlichkeit, aber auch einige Eigenschaften der Antikörper haben darauf einen Einfluß. Beispielsweise spielt das Ausmaß, in dem die Antikörper Antigene binden, eine Rolle. Frank J. Dixon und seine Mitarbeiter zeigten das, indem sie die Menge des Antigens (der körperfremden Proteine) so dosierten, daß stets ein leichter Antigenüberschuß vorlag. Die sich bildenden Immunkomplexe enthielten dann mehr Antigen als Antikörper (Bild 7, f). Solche Komplexe riefen besonders häufig eine chronische Entzündung der Nierenkörperchen hervor.

Der Ausbruch des SLE geht mit einer deutlich vermehrten Ablagerung von Immunkomplexen einher. Vermutlich fördert eine anfängliche Gewebeschädigung die Ablagerung. Außerdem könnten die Freßzellen überfordert sein und die abgelagerten Komplexe nicht mehr wegräumen. Eine Voraussetzung für das Wegräumen ist die Fähigkeit der Freßzellen, eine bestimmte Stelle im Antikörper-Molekül zu erkennen. Auch Substanzen, die die Durchlässigkeit der Blutgefäßwände erhöhen, steigern die Giftigkeit der Komplexe. In diesem Zusammenhang ist die Beobachtung interessant, daß man bei Mäusen Entzündungen der Nierenkörperchen und der Blutgefäße hervorrufen kann, indem man ihnen lösliche Immunkomplexe ins Blut injiziert.

Die Schädlichkeit der Immunkomplexe variiert also, und das erklärt zum Teil die Verschiedenheit der klinischen Symptome beim SLE. Bei einigen Patienten mit Nieren-Symptomen beschränkt sich die Krankheit auf wenige Nierenkörperchen. Medikamente, die entzündungshemmend wirken oder Immunreaktionen unterdrücken, können hier helfen. In anderen Fällen schreitet die Entzündung fort, erfaßt die Mehrzahl der Nierenkörperchen und führt zu einer starken Ausscheidung von Eiweiß mit dem Urin (Proteinurie).

Um etwas über die Eigenschaften der Immunkomplexe zu erfahren, die für diese fortschreitende Form der Krankheit verantwortlich sind, untersuchten wir die Nieren von Patienten, die an SLE gestorben waren. Außerdem analysierten wir die als Kryoglobuline bezeichneten Immunkomplexe, die sich aus dem Serum von SLE-Patienten abscheiden, wenn man dieses kühlt. Sowohl aus den Kryoglobulinen als auch aus den Immunkomplexen der Nierenkörperchen konnten wir die Antikörper gewinnen (Bild 8). Sie waren in den Immunkomplexen in größeren Konzentrationen vorhanden als im Serum. Die Antikörper richteten sich gegen die Einzelstrang-Form der DNS, gegen die Doppelstrang-Form oder gegen das Protein, das mit der Ribonucleinsäure des Zellkerns assoziiert ist. Komplexe mit DNS waren am häufigsten.

Wir fanden, daß gegen DNS gerichtete Antikörper, die wir aus dem Nierengewebe ausgewaschen hatten, eine höhere Bindungskraft besitzen als entsprechende Antikörper aus dem Serum. Andererseits haben Antikörper aus dem Serum nierenkranker Patienten eine geringere Bindungskraft als Antikörper von Patienten, deren Nieren noch gesund sind.

Die stärker bindenden Antikörper lagern sich also bevorzugt als Immunkomplexe in den Nieren ab, und die Suche nach Antikörpern im Blut kann daher erfolglos bleiben. In einem solchen Fall läßt sich aus dem Komplementgehalt des Blutes auf den Grad der Erkrankung schließen (vergleiche Bild 3). Man kann auch versuchen, die Menge der im Blut befindlichen Immunkomplexe (der Kryoglobuline) zu ermitteln. Ein Verfahren dafür beruht auf der Tatsache, daß das Komplement-Protein C1q Aggregate von Immunglobulinen ausfällt. Im Serum von SLE-Patienten fanden wir solche Ausfällungen. Bei einem anderen, von Paul H. Lambert und Peter A. Miescher an der Universität Genf entwickelten Verfahren arbeitet man mit radioaktiv markiertem Komplementprotein, und schließlich kann man Zellen verwenden, die Rezeptoren für die Komplement-Proteine besitzen: Sie „erkennen" die Immunkomplexe durch die an diese gebundenen Komplementfaktoren. Diese und andere Methoden geben sehr viel zuverlässiger Auskunft über den Verlauf des SLE als die Untersuchung des Antigen- oder Antikörpergehaltes im Serum.

Während zwischen der Bildung von Immunkomplexen und der Entwicklung von Nieren- und Gefäßerkrankungen eine deutliche Beziehung besteht, sind die Vorgänge, die bei anderen Erscheinungsformen des SLE zu Gewebeschäden führen, weniger klar. Bei etwa der Hälfte aller SLE-Patienten findet man in der Haut unmittelbar unter der äußersten Schicht (der Epidermis) Ablagerungen von Immunkomplexen, aber diese verursachen nicht in allen Fällen Entzündungen. Körnchenförmige Ablagerungen, die Gammaglobuline enthalten, treten auch in normaler Haut auf. Bei nierenkranken SLE-Patienten sind sie besonders häufig. Man findet solche Ablagerungen auch beim „discoiden SLE", beispielsweise bei der schmetterlingsför-

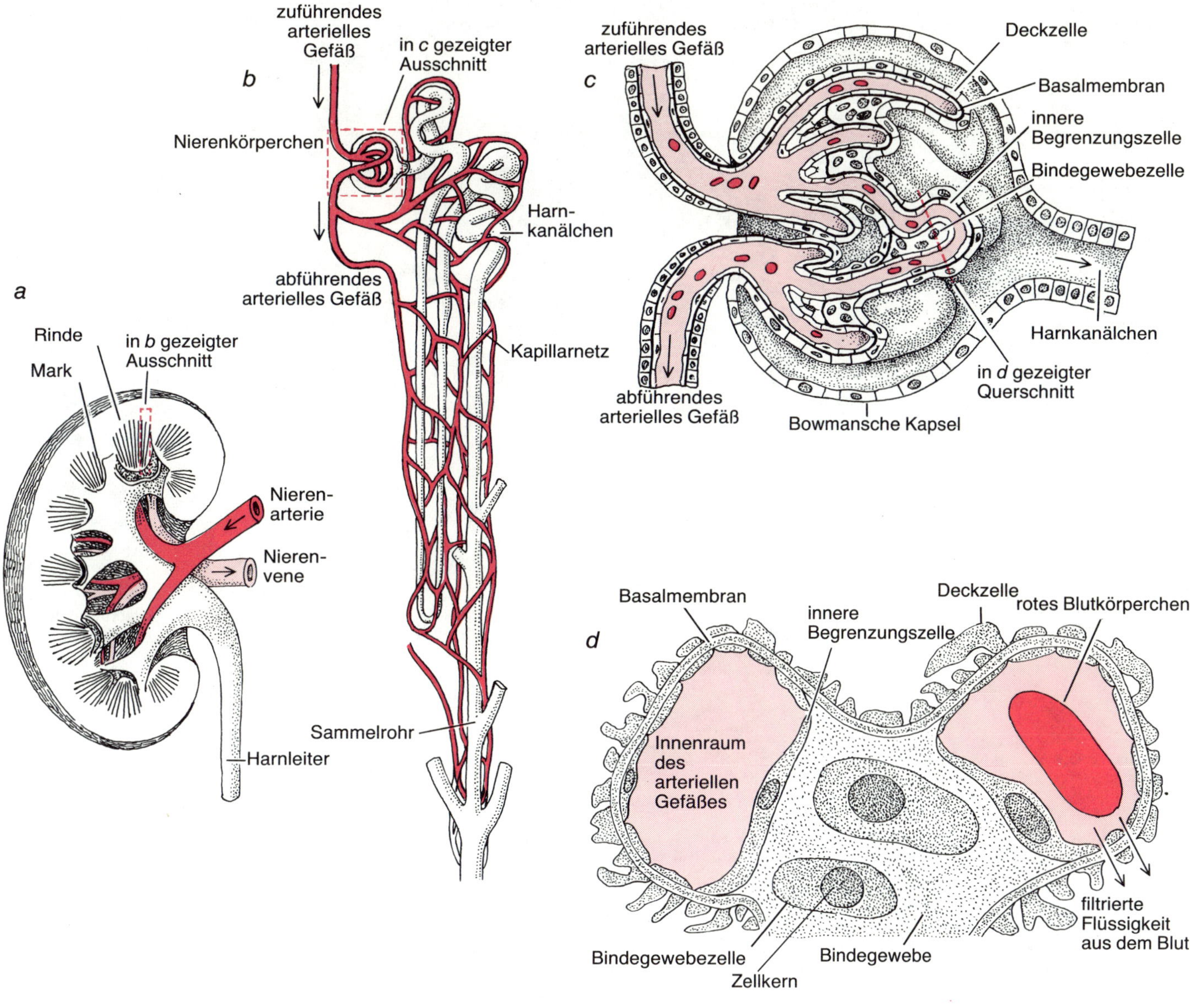

Bild 4: Beim SLE entzünden sich die Bereiche der Niere, die das Blut filtrieren und giftige Substanzen und Flüssigkeiten aus dem Blut entfernen. Die Niere (a) besteht aus etwa einer Million Funktionseinheiten, den Nephronen. Im Nephron (b) unterscheidet man zwei Bereiche: Das Nierenkörperchen (umrahmter Bereich) und die Harnkanälchen. Beide werden von Haargefäßen (Kapillaren) mit Blut versorgt, die im Nierenkörperchen ein Gefäßknäuel, den Glomerulus, und um die Harnkanälchen ein Netz bilden. Der Glomerulus ist das Filtrationsorgan. Von ihm aus wird viel Flüssigkeit an die Harnkanälchen abgegeben, die einen großen Teil der Flüssigkeit und einige gelöste Substanzen wieder in das Kapillarnetz zurückführen. Ein Schnitt durch das Nierenkörperchen (c) zeigt das Gefäßknäuel, das vom Blut (farbige Flächen) durchströmt wird. Eine feine Basalmembran trennt die Gefäße von den Deckzellen einer Kapsel, die man Bowmansche Kapsel nennt (d). Die Deckzellen und die Basalmembran steuern die Filtration. Immunkomplexe können aus dem Blut in das zarte Bindegewebe zwischen den Gefäßschlingen gelangen und sich dort oder an der Basalmembran ablagern (siehe Bild 5).

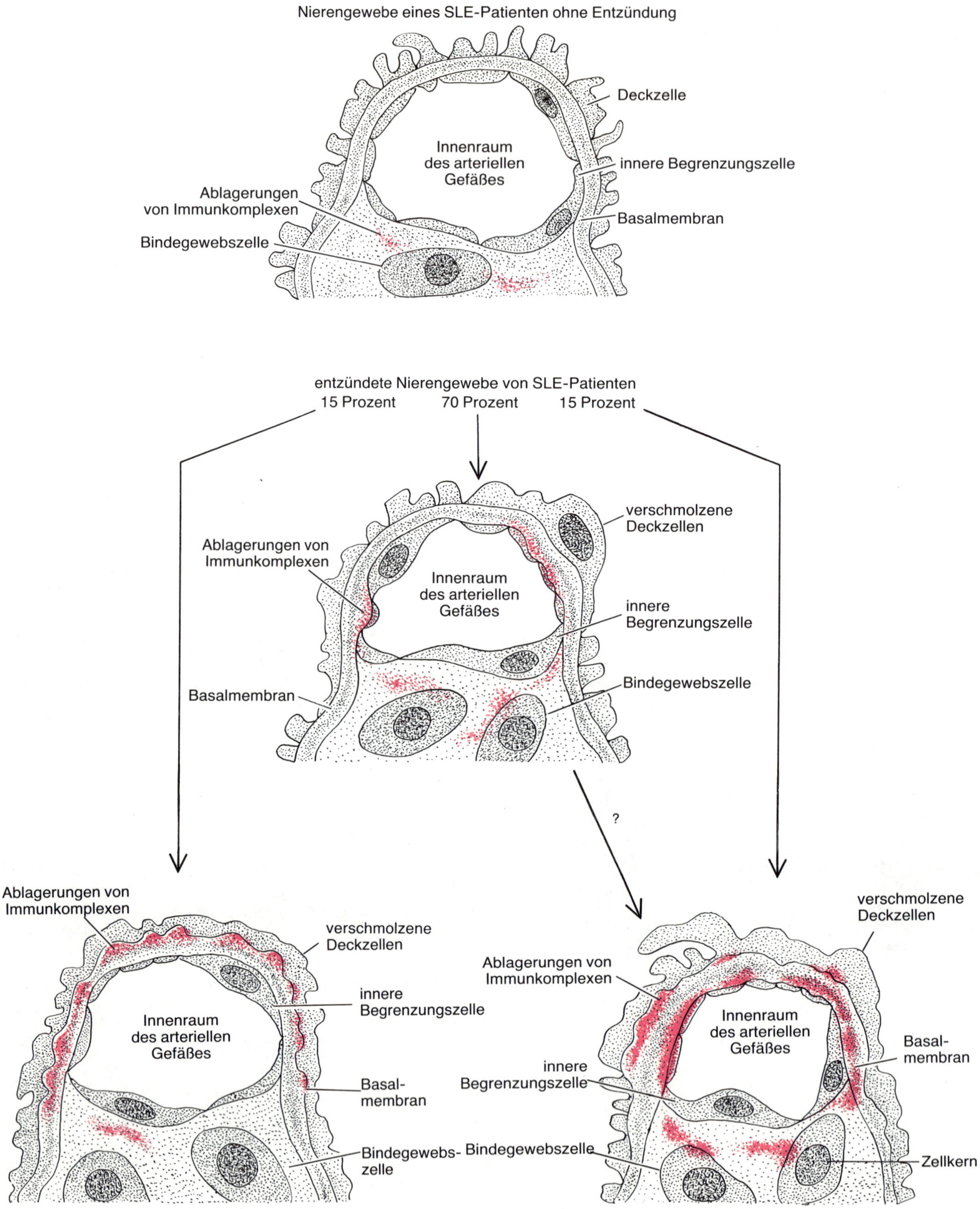

Bild 5: Bei SLE-Patienten lagern sich Immunkomplexe (Verbindungen aus Antigenen und Antikörpern) in der Niere ab. Die Zeichnungen zeigen einen ähnlichen Ausschnitt aus der Niere wie Bild 4d. Auch bei Patienten, deren Nieren noch gesund wirken, findet man im Bindegewebe zwischen den Haargefäßen Immunkomplexe (farbige Strukturen im oberen Bild). Bei zwei Dritteln aller SLE-Patienten sind die Nieren entzündet. In etwa siebzig Prozent dieser Fälle entwickeln sich entzündliche Herde, in denen das Bindegewebe zu wuchern beginnt. Als Folge der Entzündung enthält der Urin Eiweiß in kleinen oder mäßigen Mengen. Die Nieren dieser Patienten enthalten Immunkomplexe, die sich in der Basalmembran nahe den Gefäßwänden ablagern (Mitte). Bei etwa fünfzehn Prozent der Nierenkranken liegen die Immunkomplexe als scharf umrissene und fast geschlossene Linien innerhalb der Basalmembran, die sich zu verdicken beginnt (unten links). Der Urin enthält dann viel Eiweiß. Bei weiteren fünfzehn Prozent der Patienten haben sich fast alle Nierenkörperchen entzündet, und man findet massive Ablagerungen von Immunkomplexen (unten rechts). Diese Situation führt gewöhnlich zu einem Nierenversagen.

migen Rötung im Gesicht. Warum aber sind die Ablagerungen nicht immer schädlich? Liegt das an den Eigenschaften der Immunkomplexe oder an den Reaktionen der Patienten? Unterscheiden sich die Komplexe, die man in der Haut findet, von denen in den Nierenkörperchen? Wenn ja, warum? Auf keine dieser Fragen gibt es bis jetzt eine Antwort.

Unklar ist auch, wie die Schäden im Nervensystem von SLE-Patienten entstehen, die gewöhnlich erst einige Jahre nach dem Ausbruch der Krankheit auftreten und um so häufiger zu beobachten sind, je länger die Patienten leben. Es gibt so gut wie keinen Hinweis dafür, daß Ablagerungen von Immunkomplexen im Gehirn für die Schäden verantwortlich sind, und Schäden, die sich erkennen lassen, sind mit den Symptomen (Krämpfen und Psychosen) nicht in Verbindung zu bringen. Im Serum von SLE-Patienten gibt es zwar Antikörper, die gegen Substanzen des Nervensystems gerichtet sind, aber es ist unbekannt, ob sie etwas mit den neurologischen Symptomen zu tun haben.

Im Blut enthaltene Auto-Antikörper scheinen die zellulären Bestandteile des Blutes beim SLE auch direkt (das heißt nicht erst nach der Bildung von Immunkomplexen) angreifen zu können. Antikörper, die mit Antigenen auf der Oberfläche roter Blutkörperchen reagieren, dürften für die Blutarmut (die hämolytische Anämie) von SLE-Patienten verantwortlich sein, da sie die Zerstörung der roten Blutzellen verursachen und so den Gehalt an rotem Blutfarbstoff senken.

Das Serum von SLE-Patienten enthält auch Antikörper gegen die B- und T-Lymphozyten. Die regulatorische Funktion der T-Zellen ist gestört: Die Unterdrückerzellen (vergleiche Bild 2) sind weniger aktiv. Eine Gruppe von Antikörpern gegen T-Lymphozyten reagiert auch mit Antigenen, die im Gehirn von Mäusen vorkommen, aber es ist nicht bekannt, ob sie nur die von den T-Lymphozyten vermittelte zelluläre Immunität beeinträchtigen oder auch Schäden im Hirngewebe verursachen. Enthält das Serum gegen Lymphozyten gerichtete Antikörper, so sind weniger Lymphozyten vorhanden. Auch die Kryoglobuline enthalten dann solche Antikörper in hoher Konzentration, das heißt, die Antikörper können mit Substanzen, die von der Oberfläche der Lymphozyten stammen, Immunkomplexe bilden.

Immunkomplexe scheinen auch für die Veränderungen an der Innenschicht der Gelenkkapseln, an den Geweben, die Herz und Lunge umschließen, und an den Lungenbläschen verantwortlich zu sein, die man beim SLE beobachtet.

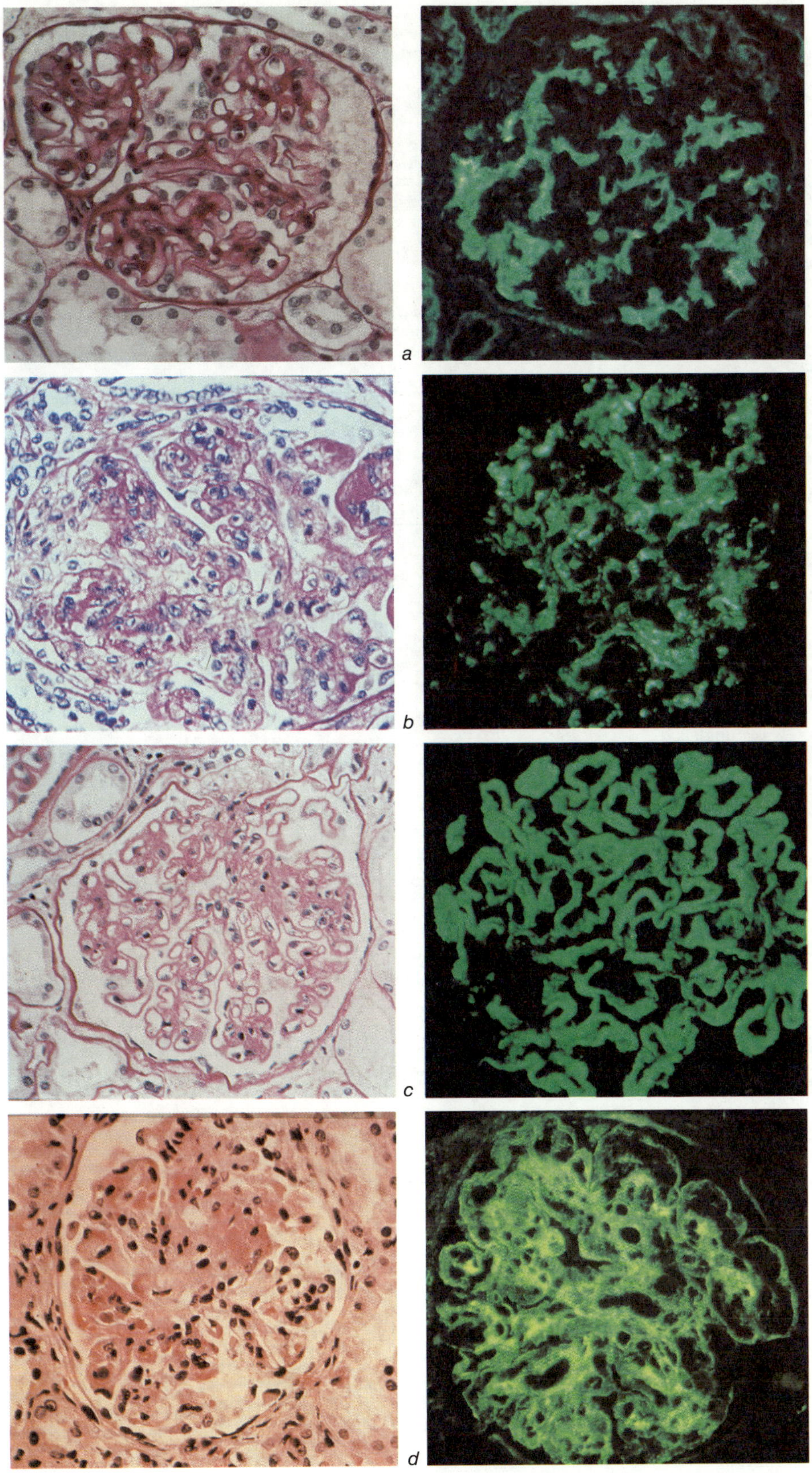

Bild 6: Diese Mikrophotographien zeigen je ein Nierenkörperchen (wie in Bild 4c) in den vier Stadien des SLE, die in Bild 5 schematisch dargestellt sind. Den gefärbten Schnitten in der linken Spalte sind rechts Aufnahmen gegenübergestellt, in denen die Immunkomplexe mit einem fluoreszierenden Farbstoff sichtbar gemacht worden sind. Das gesunde Nierenkörperchen eines SLE-Patienten weist unregelmäßig angeordnete Ablagerungen von Immunkomplexen auf (oben rechts). Bei einem Nierenkörperchen aus einem Entzündungsherd (b) verschmelzen die Haargefäße, die Immunkomplexe sind teilweise wie Körnchen verteilt. Nierenkörperchen von Patienten, bei denen sich die Basalmembran verdickt hat, enthalten schlingenförmige Ablagerungen von Immunkomplexen (c, rechts). Patienten, deren Nierenkörperchen in der gesamten Niere entzündet sind, haben so massive Ablagerungen, daß davon sogar die Nierenkörperchen verstopft werden (d). Die Niere versagt.

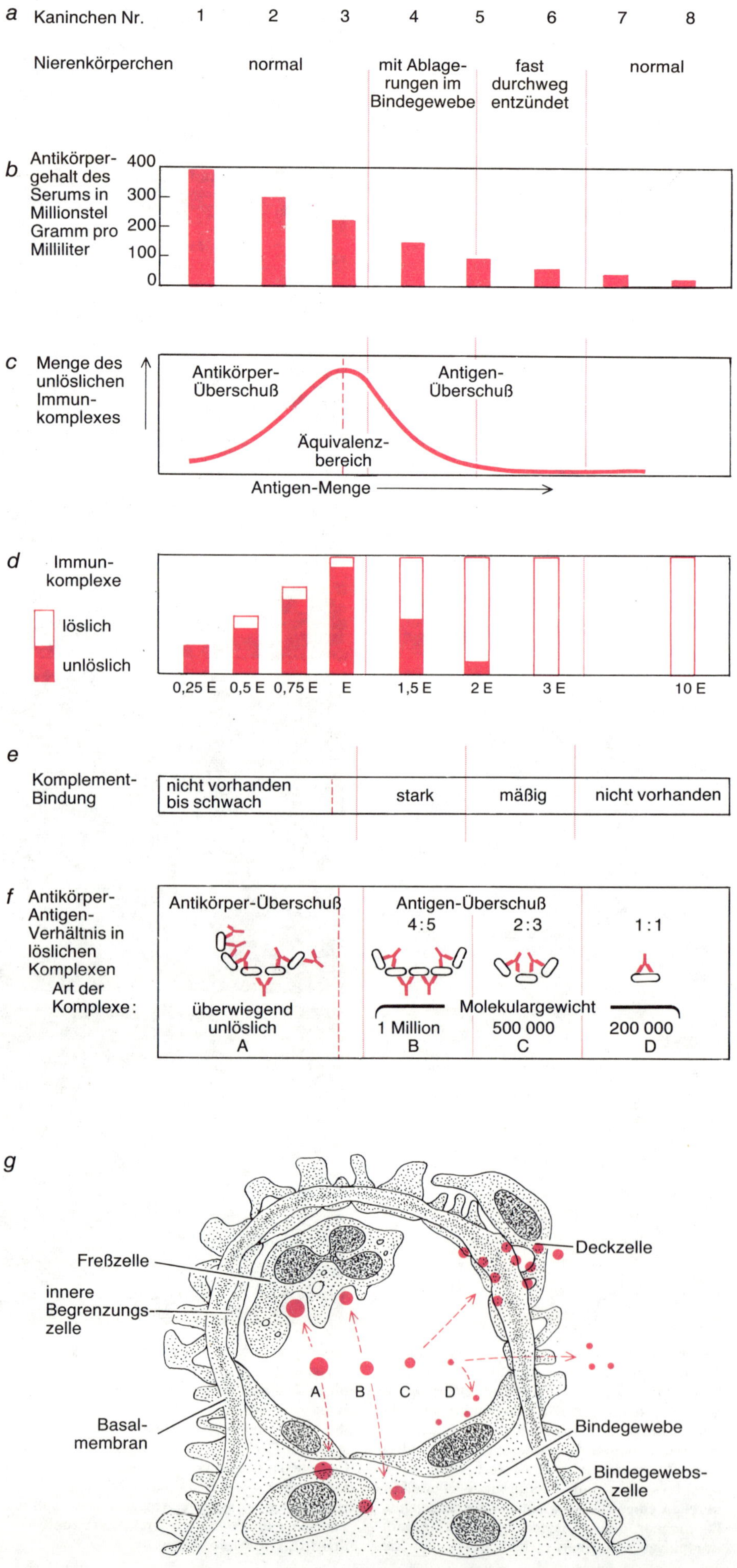

Bild 7: Die Größe der Immunkomplexe beeinflußt den Grad der Nierenschädigung, wie die hier skizzierten Versuche an acht Kaninchen erkennen lassen. Man injizierte allen Tieren die gleiche Menge eines Antigens (einer Substanz, die eine Immunreaktion hervorruft). Der Schweregrad der Erkrankung hängt dann davon ab, wieviele Antikörper das einzelne Tier gegen das Antigen bildet (b). Mit einem Präzipitin-Test (c) ermittelt man im Reagensglas für jedes Verhältnis von Antigen zu Antikörper das Verhältnis von unlöslichem zu löslichem Immunkomplex (d). Die Menge der unlöslichen Komplexe steigt an, bis das Verhältnis von Antigen zu Antikörper einem Äquivalenzwert *E* entspricht. Danach fällt sie wieder ab (d). Die löslichen Immunkomplexe binden eine als Komplement bezeichnete Gruppe von Serumproteinen verschieden stark (e). Nur komplement-bindende Komplexe wirken „giftig“ und schädigen das Gewebe. Die Größe der Komplexe, genauer gesagt das Antigen-Antikörper-Verhältnis (f), bestimmt den Ort der Ablagerung (g). Sehr große Komplexe (A und B in f und g) findet man in den Zellen des Bindegewebes der Niere und in den Freßzellen. Mittelgroße Komplexe (C) lagern sich entlang der Basalmembran ab. Sehr kleine Komplexe (D) bleiben im Blut oder werden im Urin ausgeschieden, ohne die Niere zu schädigen.

Ursachen des SLE

Man kann den SLE also als eine Immunkomplex-Krankheit bezeichnen. Damit ist aber noch nichts über seine Ursachen gesagt. Es scheint, daß es eine erbliche Veranlagung dafür gibt, an SLE zu erkranken. Als auslösende Faktoren gelten einige Drogen, die zu den weiblichen Geschlechtshormonen zählenden Östrogene, ultraviolette Strahlen und Viren.

Der überzeugendste Beweis für eine erbliche Veranlagung ergibt sich aus der Beobachtung eineiiger Zwillinge: Erkrankt ein Zwilling an SLE, so tritt die Krankheit in fünfzig bis sechzig Prozent der Fälle auch beim anderen Zwilling auf. Bei zweieiigen Zwillingen oder Verwandten ersten Grades beobachtet man ein derartiges Zusammentreffen dagegen nur in zwei bis drei Prozent der Fälle.

Einige seltene, angeborene Defekte, die zu Anomalien bei den Komplement-Proteinen führen, sind mit dem SLE in Zusammenhang gebracht worden. Gene, die den Aufbau einiger Komplement-Proteine steuern, liegen auf demselben Chromosom wie die Gene, die für die Bildung von Histokompatibilitäts-Antigenen verantwortlich sind. Diese Antigene sind Bestandteile menschlicher Gewebe und führen dazu, daß transplantierte Organe abgestoßen werden, wenn sie körperfremd sind. Menschen, die bestimmte Arten von Histokompatibilitäts-Antigenen besitzen, leiden häufiger unter SLE als andere.

Wie eine genetische Veranlagung dazu führt, daß eine Person an SLE erkrankt, ist unklar. Vermutlich muß ein auslösender Faktor hinzukommen. Beispielsweise könnte ein erblich bedingter Defekt des Komplement- oder des Immunsystems eine Virusinfektion begünstigen, die die Krankheit ausbrechen läßt.

Fehlfunktionen der Antikörper und der zellulären Komponenten des Immunsystems sind beim SLE nachgewiesen worden. SLE-Patienten haben zahlreiche Auto-Antikörper, die zur Bildung von Immunkomplexen neigen. Von diesen tritt der Antikörper gegen die Doppelstrang-Form der DNS fast nur beim SLE auf. Da es nicht gelingt, Tiere durch die Injektion von Doppelstrang-DNS zur Bildung solcher Antikörper zu veranlassen, muß das normale Immunsystem dagegen geschützt sein, DNS als körperfremd zu empfinden. Allerdings findet man auch bei gesunden Menschen B-Lymphozyten mit Rezeptoren für DNS. Die Zahl solcher Lymphozyten ist bei SLE-Patienten erhöht. Möglicherweise können bei SLE-Patienten Zellstämme, die Antikörper gegen DNS produzieren, den kontrollierenden und regulierenden Mechanismen des Immunsystems entkommen.

Wie könnte das geschehen? SLE-Patienten und ein Mäusestamm, der eine SLE-ähnliche Krankheit entwickelt, weisen einen Mangel an T-Lymphozyten mit Unterdrückerfunktion auf. Beim Mäusestamm nimmt die Unterdrückerfunktion der T-Zellen mit zunehmendem Alter ab. Im gleichen Maß steigt die Produktion von Antikörpern gegen DNS, und es entwickelt sich eine Entzündung der Nierenkörperchen (eine Glomerulonephritis). Mit zunehmendem Alter findet man auch beim Menschen vermehrt Antikörper gegen DNS. Man nimmt an, daß Antikörper gegen die T-Lymphozyten für eine herabgesetzte Funktionsfähigkeit der Unterdrückerzellen bei Menschen und Mäusen verantwortlich sind. Solche Antikörper könnten die Vermehrung der T-Lymphozyten hemmen. Denkbar ist allerdings auch, daß im Blut zirkulierende Immunkomplexe die Vermehrung der Helferzellen stimulieren und so eine vermehrte Produktion von Antikörpern durch die B-Lymphozyten verursachen.

Von einigen Medikamenten weiß man, daß sie zu einem vermehrten Auftreten von Antikörpern gegen Material aus dem Zellkern führen. Besonders Procainamid, mit dem man Herzrhythmusstörungen behandelt, und Hydralazin, das man bei Bluthochdruck anwendet, fördern die Bildung von Antikörpern gegen Einzelstrang-DNS (seltener gegen Doppelstrang-DNS) und gegen Proteine aus dem Zellkern. Nach einer längeren Ein-

a Analyse der Antikörper

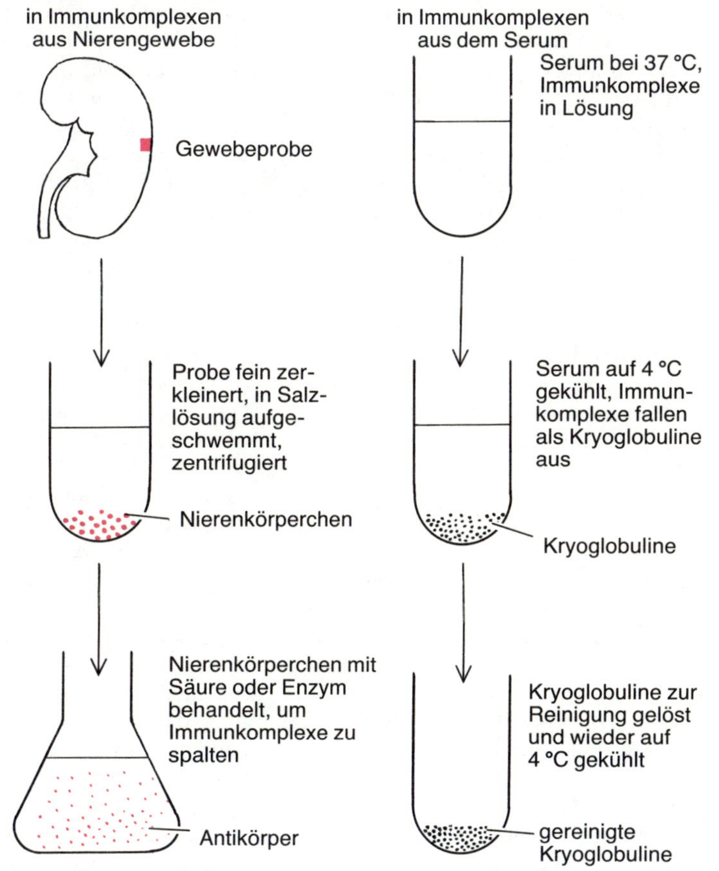

Antikörper gegen:	Antikörpergehalt der Immunkomplexe aus Nierengewebe mehr als fünfzigmal so groß wie im Serum	Antikörpergehalt der Kryoglobuline mehr als fünfzigmal so groß wie im Serum
Doppelstrang-DNS	in 6 von 9 Fällen	in 21 von 29 Fällen
Einzelstrang-DNS	in 8 von 9 Fällen	in 16 von 28 Fällen
Ribonucleoprotein im Zellkern	in 3 von 9 Fällen	in 3 von 13 Fällen

b Lokalisierung der Immunkomplexe im Nierengewebe

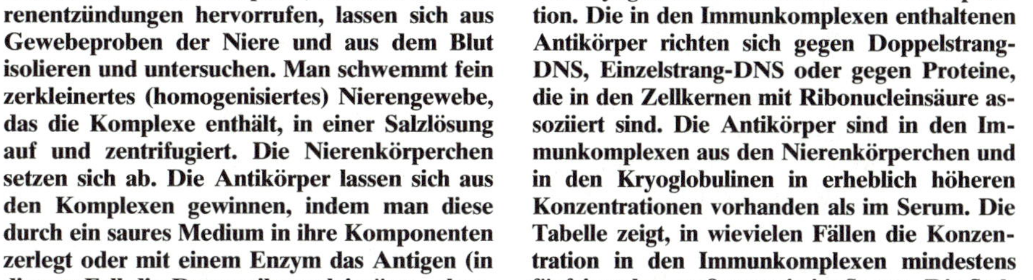

Bild 8: Die Immunkomplexe, die schwere Nierenentzündungen hervorrufen, lassen sich aus Gewebeproben der Niere und aus dem Blut isolieren und untersuchen. Man schwemmt fein zerkleinertes (homogenisiertes) Nierengewebe, das die Komplexe enthält, in einer Salzlösung auf und zentrifugiert. Die Nierenkörperchen setzen sich ab. Die Antikörper lassen sich aus den Komplexen gewinnen, indem man diese durch ein saures Medium in ihre Komponenten zerlegt oder mit einem Enzym das Antigen (in diesem Fall die Desoxyribonucleinsäure, abgekürzt DNS) zerstört (linke Spalte). Die im Serum (der Blutflüssigkeit ohne Blutkörperchen) gelösten Immunkomplexe fallen als Kryoglobuline aus, wenn man das Serum auf vier Grad Celsius kühlt (rechte Spalte). Zur Reinigung der Kryoglobuline wiederholt man die Operation. Die in den Immunkomplexen enthaltenen Antikörper richten sich gegen Doppelstrang-DNS, Einzelstrang-DNS oder gegen Proteine, die in den Zellkernen mit Ribonucleinsäure assoziiert sind. Die Antikörper sind in den Immunkomplexen aus den Nierenkörperchen und in den Kryoglobulinen in erheblich höheren Konzentrationen vorhanden als im Serum. Die Tabelle zeigt, in wievielen Fällen die Konzentration in den Immunkomplexen mindestens fünfzigmal so groß war wie im Serum. Die Stellen, an denen sich die Immunkomplexe in der Niere befinden, lassen sich erkennen, wenn man den ursprünglichen Antikörper auswäscht (2) und durch gleichartige aber radioaktiv markierte Antikörper-Moleküle ersetzt (3 und 4).

nahme von Procainamid entwickelt ein Drittel der Patienten Symptome, die denen des SLE ähneln. Veränderungen der Nieren sind jedoch selten. Setzt man das Medikament ab, so verschwinden die Symptome.

Der durch Medikamente hervorgerufene SLE bietet die Möglichkeit zu untersuchen, wie die Bildung von Auto-Antikörpern ausgelöst wird. Procainamid und Hydralazin werden im Körper acetyliert, das heißt mit einem Essigsäurerest verknüpft. Die Nebenwirkungen dieser Medikamente sind bei „langsamen Acetylierern" besonders ausgeprägt: Solche Menschen besitzen genetisch bedingt weniger acetylierendes Enzym. Gibt man den Patienten bereits acetyliertes Procainamid, so entwickeln sich die Auto-Antikörper langsamer und in kleinen Mengen.

Bis heute gibt es keinen Hinweis dafür, daß irgendein Medikament einen „echten" SLE auslöst, aber die Möglichkeit sollte weiterhin in Betracht gezogen werden.

Mehrere Beobachtungen bringen die zu den weiblichen Geschlechtshormonen zählenden Östrogene mit dem SLE in Beziehung. So tritt die Krankheit vorwiegend bei Frauen im gebärfähigen Alter auf. In dieser Zeit ist der Östrogenspiegel am höchsten. Die Einnahme östrogenhaltiger Antibabypillen verstärkt einen vorhandenen SLE. Männer leiden selten an SLE, aber die Krankheit ist bei Männern häufig, die einen abnormen Östrogenstoffwechsel haben, weil sie neben den üblichen X- und Y-Chromosomen ein zusätzliches X-Chromosom besitzen. Diese seltene, angeborene Störung heißt Klinefelter-Syndrom. Neuerdings fand man bei weiblichen und männlichen SLE-Patienten ungewöhnlich große Mengen von Produkten des Östrogen-Stoffwechsels. Beim Mäuse-SLE ließen sich die Symptome bessern, indem man erkrankten weiblichen Tieren männliche Hormone zuführte oder die Eierstöcke entfernte, die Östrogen produzieren. Bei männlichen Tieren verschlimmerte sich das Krankheitsbild, wenn man sie kastrierte oder mit weiblichen Hormonen behandelte.

SLE-Patienten sind im allgemeinen gegen Sonnenlicht empfindlich. Hautschäden treten bevorzugt an Körperstellen auf, die der Sonne ausgesetzt sind. Gelegentlich verschlimmern sich bei Bestrahlung mit Sonnenlicht alle Symptome des SLE. Das weist auf die ultraviolette Strahlung als einen möglichen, auslösenden Faktor hin. Ultraviolette Strahlung kann die Struktur der Doppelstrang-DNS verändern. Es entstehen Thymin-Doppelmoleküle. Versuche mit Tieren zeigen, daß diese Doppelmoleküle Erkennungsstellen für Antikörper sein können, die sich gegen die DNS richten. Ultraviolette Strahlung könnte auf diese Weise die natürliche Toleranz des Immunsystems gegen DNS aufheben.

In Geweben von SLE-Patienten hat man immer wieder Proteine nachgewiesen, die von Viren stammen. Ihr Bedeutung für die Entstehung des SLE ist jedoch unklar. Viren müssen nicht zu den auslösenden Faktoren gehören. Möglicherweise infizieren sie den Organismus, weil dessen Abwehrsystem nicht normal funktioniert oder weil Medikamente, die der Behandlung des SLE dienen, die Immunreaktion unterdrücken. Viren können zudem in menschlichem Gewebe „ruhen". In diesem Zustand vermehren sie sich nicht und verursachen auch keine Symptome. Dennoch besteht die Möglichkeit, daß Viren den SLE hervorrufen. Bei nicht blutsverwandten Personen, die mit SLE-Patienten zusammenleben, treten vermehrt Antikörper gegen Lymphozyten auf. Sie könnten die Folge einer übertragenen Virus-Infektion sein.

Auch wenn ein abschließendes Urteil über die Ursachen des SLE noch nicht gesprochen werden kann, haben die hier beschriebenen Untersuchungen doch dazu geführt, daß man den SLE heute bereits im Frühstadium erkennen und bedeutend besser behandeln kann. Vor allem lassen sich Nierenschäden mildern. Starben vor fünfundzwanzig Jahren noch vierzig bis fünfzig Prozent aller SLE-Patienten in den ersten fünf Jahren nach dem Ausbruch der Krankheit, so sind es heute weniger als zehn Prozent. Allerdings zeigen die verbesserten Diagnoseverfahren auch, daß der SLE häufiger ist als man früher dachte.

Weitere Untersuchungen über das beim SLE gestörte Immunsystem dürften auch darüber Auskunft geben, wie die Elemente dieses Systems normalerweise funktionieren. Dadurch sollten sie zum Verständnis anderer Immunerkrankungen beitragen, unter denen hier nur die rheumatischen Gelenkentzündungen und die Multiple Sklerose genannt seien.

Allergie: Wenn die Immunabwehr Fehler macht

Mehr als zehn Prozent der Bevölkerung leiden an Allergien, einer mitunter folgenschweren Fehlreaktion, bei der das Immunsystem harmlose Stoffe wie Pollen oder Sporen als Bedrohung wertet und sie mit Maßnahmen bekämpft, die nicht nützen, sondern schaden. Was hier im einzelnen schiefläuft, ließ sich erst in jüngerer Zeit genauer klären.

Von Paul D. Buisseret

Einen Artikel über Allergien beginnt man am besten damit, zu erklären, woher der Begriff kommt und was man darunter versteht. Allergie leitet sich von den beiden griechischen Worten *allos* für anders sowie *ergon* für Werk ab und bedeutet soviel wie eine ungewöhnliche oder unangemessene Reaktion auf einen Reiz. Nicht jede widrige Reaktion auf einen normalerweise harmlosen äußeren Reiz ist jedoch eine Allergie, und nicht immer ist der Unterschied klar zu erkennen. Der eine mag einen juckenden Ausschlag nach einer Penizillin-Injektion entwickeln, der andere immer dann, wenn er eine bestimmte Armbanduhr trägt. Heuschnupfenopfer plagen sich dagegen zu bestimmten Jahreszeiten mit laufender Nase und Niesreiz herum. Einigen Frauen wird brechend übel, wenn sie orale Verhütungsmittel einnehmen, und manch einer bekommt Bauchkrämpfe und Durchfall nach dem Genuß bestimmter Nahrungsmittel. Sind nun all diese Menschen allergisch? Einige gewiß, aber andere möglicherweise nicht. Beispielsweise reagieren viele Menschen in ungewöhnlicher oder übersteigerter Weise auf ein Arzneimittel, sind aber nicht notwendigerweise dagegen allergisch. Eine echte Allergie ist eine Störung des Immunsystems, eine Immunreaktion auf Abwegen.

Der Organismus eines Wirbeltieres zieht eine scharfe Trennlinie zwischen „selbst" und „nicht selbst". Er unterscheidet körperfremde Gewebe, Zellen, Proteine (Eiweißstoffe) und einige andere große Moleküle von seinen eigenen, stuft sie in harmlos oder potentiell gefährlich ein und reagiert dementsprechend – die einen ignoriert er, gegen die anderen wehrt er sich. Die Zellen, die körperfremde Stoffe erkennen, beurteilen und unschädlich machen oder beseitigen, bilden in ihrer Gesamtheit das Immunsystem. Der erste Schritt, die Erkennung, wird von den als Lymphozyten bezeichneten weißen Blutkörperchen ausgeführt. Sie sind nicht nur im Blut und – wie ihr Name andeutet – im lymphatischen System, sondern auch in Lunge und Leber reichlich vorhanden. Es gibt zwei Arten davon: die T- und die B-Zellen. Jeder Klon, das heißt, jede genetisch identische Linie dieser Lymphozyten, ist darauf vorprogrammiert, ein Epitop – eine hochspezifische Kombination und Anordnung von Atomen in einem körperfremden Molekül – zu erkennen. Dazu stecken die Zellen ihrer Oberfläche Rezeptoren auf, die sich der Form nach nur an ein bestimmtes Epitop binden können. Eine Substanz, die genügend erkennbare Epitope trägt, um eine Immunreaktion hervorzurufen, bezeichnet man dann als Antigen.

Spät- und Soforttypreaktionen

Die Art der Reaktion hängt von der Natur des Antigens ab. Manche stimulieren vorwiegend den zellulären Immunapparat. Sie werden zunächst von großen spezialisierten Freßzellen, den Makrophagen, aufgegriffen und dann den Rezeptoren der T-Zellen „präsentiert" (Bild 3). Wenn sich das Antigen daran bindet, beginnen die T-Zellen, kompliziert strukturierte Substanzen – die Lymphokine – abzusondern. Bestimmte Lymphokine erweitern die kleinen Blutgefäße und erhöhen so die Blutzufuhr, während andere die Wände der Gefäße durchlässiger machen, so daß Flüssigkeit (Serum) und Blutzellen in das umgebende Gewebe eindringen. Diese Gefäßreaktion bringt die drei klassischen Entzündungszeichen hervor: Rötung, Wärme und Schwellung. Wieder andere Lymphokine aktivieren Makrophagen und bewirken, daß diese sich am Ort der Entzündung sammeln. Die zugewanderten Freßzellen übernehmen dann das Aufräumen des Schlachtfeldes: Sie verschlingen (phagozytieren) das Antigen, neutralisieren es oder zerstören es enzymatisch.

Normalerweise können die T-Zellen eine Gefahr richtig einschätzen und zwischen harmlosen und schädlichen Fremdstoffen (wie Krankheitserregern) unterscheiden. Wenn der Erkennungsdienst jedoch versagt, kann eine harmlose Substanz fälschlich für eine gefährliche gehalten werden. Sie wirkt dann wie ein Antigen und ruft die Immunzellen auf den Plan. Genau das geschieht zum Beispiel bei einem Menschen, der mit einem normalerweise unschädlichen Material – etwa einem Kosmetikum, einer Halskette oder einer Pflanze – in Berührung kommt und daraufhin eine Kontaktdermatitis, also einen Ausschlag oder eine andere Entzündung der Haut entwickelt. Da sich diese Art der allergischen Reaktion erst nach ungefähr 48 Stunden bemerkbar macht, spricht man gewöhnlich von verzögerter Überempfindlichkeit oder Spättypreaktion.

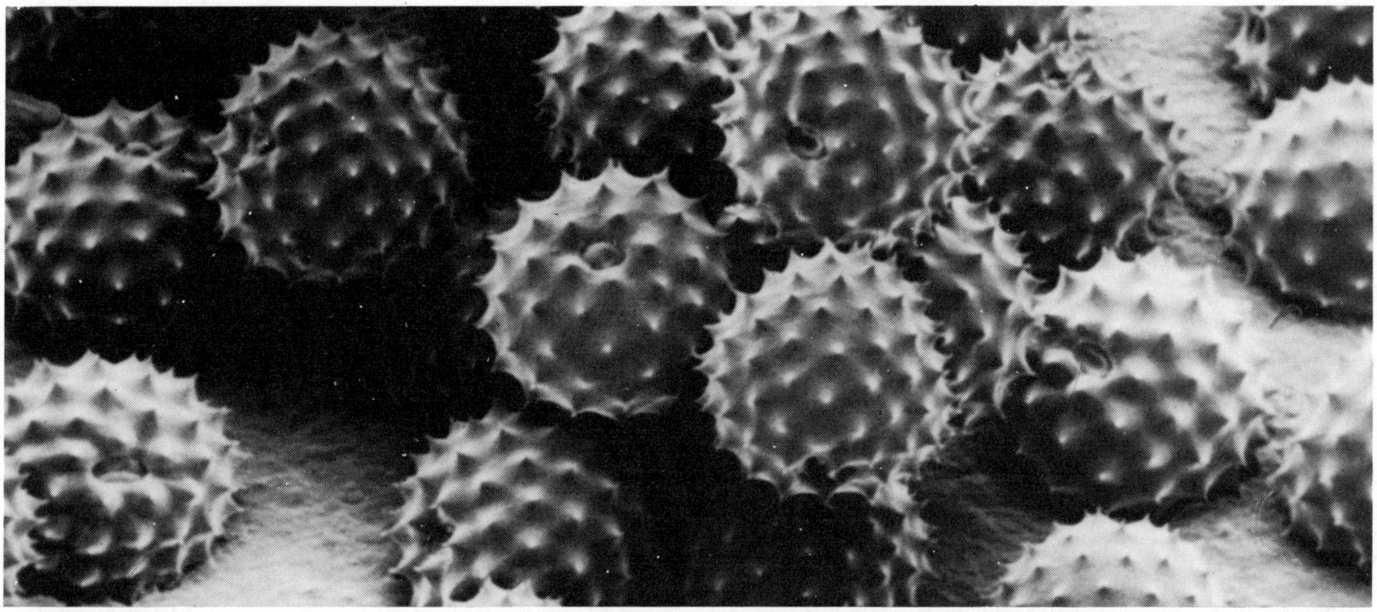

Bild 1: Die Pollen des Kreuzkrautes sind ein in Nordamerika berüchtigtes Allergen: eine normalerweise unschädliche Substanz, gegen die jedoch viele empfindliche Personen eine unangemessene Immunreaktion, eine Allergie, entwickeln. Wie die meisten anderen eingeatmeten Allergene führt auch dieser Pollen zu einer Immunreaktion vom Soforttyp – Heuschnupfen oder Asthma sind dann die Folge. Die einzelnen Pollenkörner sind hier 1850fach vergrößert. Die rasterelektronenmikroskopische Aufnahme machte D. J. Lim vom Ohio State University College of Medicine.

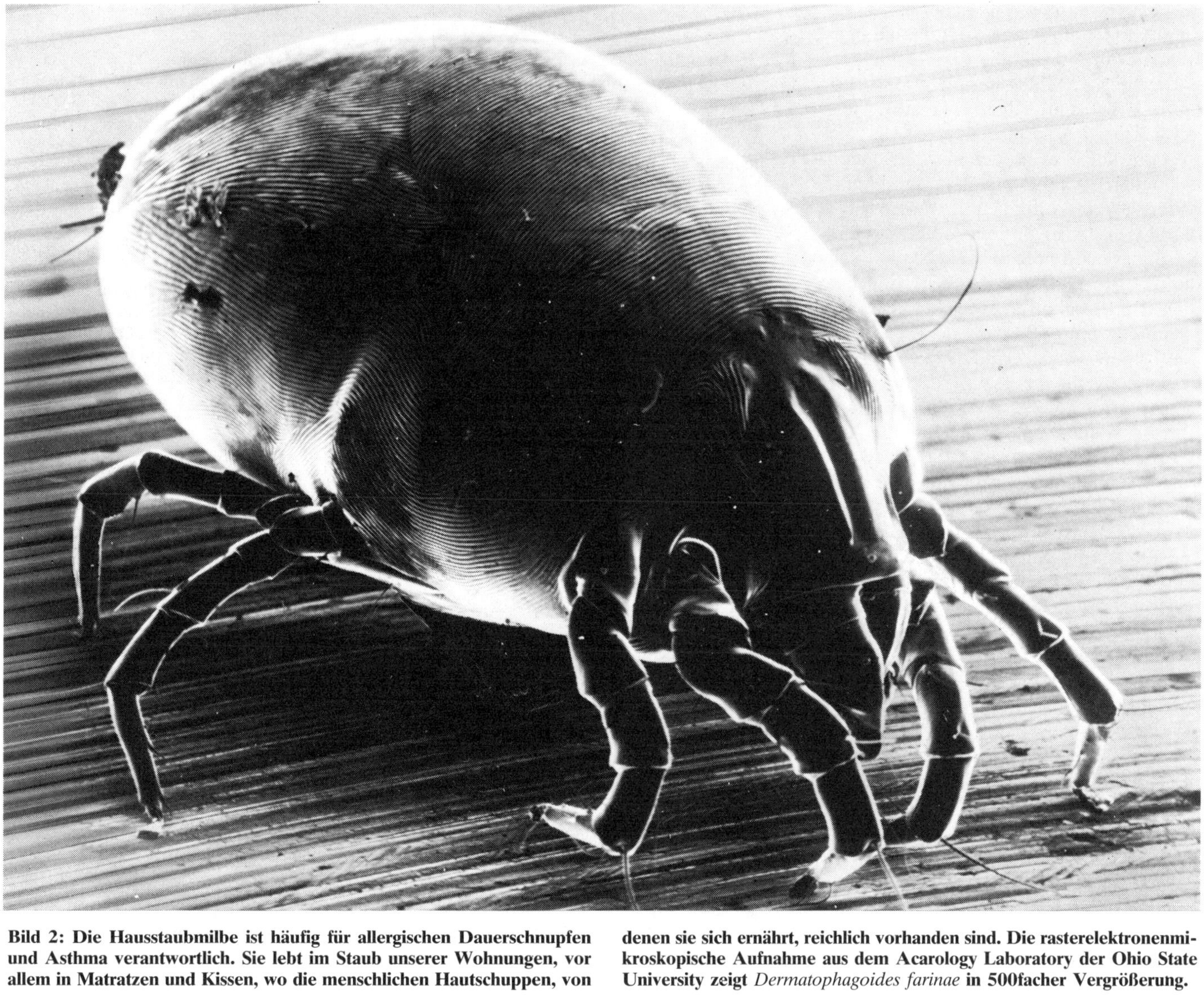

Bild 2: Die Hausstaubmilbe ist häufig für allergischen Dauerschnupfen und Asthma verantwortlich. Sie lebt im Staub unserer Wohnungen, vor allem in Matratzen und Kissen, wo die menschlichen Hautschuppen, von denen sie sich ernährt, reichlich vorhanden sind. Die rasterelektronenmikroskopische Aufnahme aus dem Acarology Laboratory der Ohio State University zeigt *Dermatophagoides farinae* in 500facher Vergrößerung.

Eine andere Art der allergischen Reaktion bildet sich bereits innerhalb von Sekunden oder Minuten nach dem Zusammentreffen mit einem Antigen aus. Man spricht hier von Soforttyp- oder anaphylaktischer Reaktion. Sie wird nicht durch T-Zellen und Makrophagen vermittelt, sondern durch Antikörper der B-Lymphozyten.

Eine unreife, ruhende B-Zelle trägt als Rezeptor ein Muster jenes spezifischen Antikörpers, für dessen Massenproduktion sie ausgelegt ist (Bild 3). Erst wenn sich ein Antigen daran bindet, erwacht die Zelle aus ihrem Dornröschenschlaf: Sie vermehrt und differenziert sich zu einem Klon von Plasmazellen, in denen das endoplasmatische Retikulum mit seinen Proteinfabriken (den Ribosomen) stark vergrößert ist. Solche Zellen synthetisieren dann Millionen identischer Antikörpermoleküle und geben sie in die Blutbahn ab. Diese zirkulierenden Antikörper sorgen für die humorale Immunität (von lateinisch *humor* für Feuchtigkeit). Im Gegensatz dazu vermitteln die T-Zellen die zelluläre Immunität.

Wie bereits zuvor ist wieder die richtige Erkennung eines Antigens entscheidend. Mit jedem Atemzug und mit jedem Bissen Nahrung nehmen wir Millionen körperfremde Moleküle auf. Wenn sich die B-Zellen unter diesem Ansturm unkontrolliert in Plasmazellen verwandeln würden, käme es zu einem nicht enden wollenden immunologischen Durcheinander – zu Antikörpern gegen viele harmlose oder sogar nützliche Moleküle. Normalerweise geschieht das nicht, weil die Transformation, also die Umwandlung der stimulierten B-Zellen, von bestimmten Unterklassen der T-Zellen kontrolliert wird. „Helfer"-Zellen fördern sie, wenn die Synthese von Antikörpern zweckmäßig ist, während „Suppressor"-Zellen eine unangebrachte Antikörperbildung hemmen (Bild 3). Es erscheint naheliegend, daß ein Versagen dieses regulatorischen Systems zu einer allergischen Reaktion führt. Entweder versäumen die Suppressor-Zellen, ihre Aufgabe zu erfüllen, oder ihre chemische Botschaft dringt nicht durch, was beidesmal zur Folge hat, daß B-Lymphozyten, die ein unschädliches Antigen gebunden haben, stimuliert werden, sich zu Plasmazellen zu vermehren und spezifische Antikörper abzusondern.

Es gibt fünf Klassen von Antikörpermolekülen: die Immunglobuline M, D, G (von denen wieder einige Unterklassen existieren) sowie E und A. Jede Klasse übernimmt eine bestimmte Funktion bei der Abwehr von Infektionen und einigen anderen immunologischen Aufgaben. Bei den meisten Menschen scheinen die Immunglobuline E nur eine beschränkte Rolle zu spielen: Sie helfen,

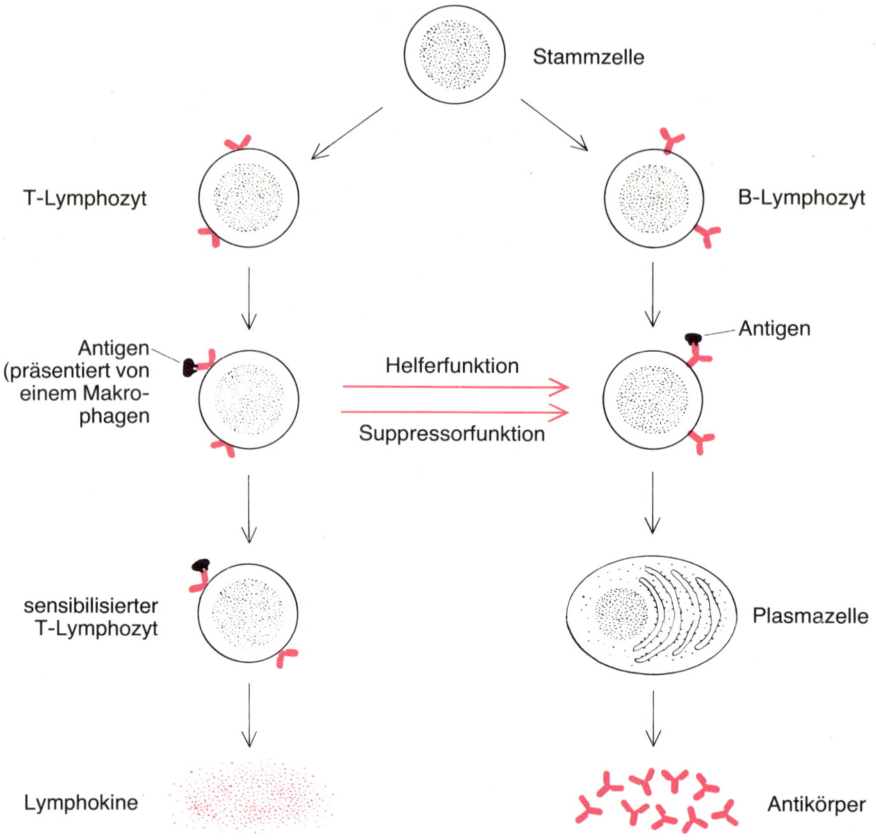

Bild 3: An Immunreaktionen sind zwei Arten von Lymphozyten (weißen Blutkörperchen) beteiligt, die beide aus primitiven Stammzellen im Knochenmark entstehen. T-Lymphozyten sorgen für die zelluläre Immunität; auf ihr Konto gehen auch die allergischen Reaktionen vom Spättyp. B-Lymphozyten produzieren dagegen Antikörper, die im Blut zirkulieren. Sie bewirken die humorale Immunität (lateinisch *humor* für Flüssigkeit) und allergische Reaktionen vom Soforttyp. B- wie T-Zellen tragen an ihrer Oberfläche Rezeptoren, die eine spezifische determinante Gruppe (ein Epitop) an einem fremden Molekül erkennen und binden können. Moleküle, die dann eine Immunantwort auslösen, bezeichnet man als Antigene. Manche der durch einen Kontakt mit dem Antigen sensibilisierten T-Zellen schütten Lymphokine aus – komplexe Substanzen, die verschiedene entzündliche Reaktionen hervorrufen. B-Zellen tragen als Rezeptoren Muster jenes Antikörpers, auf den sie programmiert sind. Begegnen sie einem spezifischen Antigen, kann das ihre Umwandlung (Transformation) in eine Antikörper sezernierende Plasmazelle auslösen. Die Umwandlung selbst wird durch verschiedene Unterklassen von T-Lymphozyten reguliert, die entweder als „Helfer" oder als „Unterdrücker" arbeiten. Unangemessene Immunreaktionen gegen unschädliche Stoffe werden damit normalerweise verhindert. Geschieht das doch, so entstehen Plasmazellen, die vorzugsweise Antikörper der Immunglobulinklasse E synthetisieren (Bild 6).

die Invasion parasitärer Würmer abzuwehren. Erhöhte IgE-Spiegel lassen sich daher oft im Blut von Personen nachweisen, die in tropischen Regionen leben, wo Wurminfektionen an der Tagesordnung sind. Ansonsten scheint das IgE keinen Anpassungswert zu haben, denn es wird normalerweise in solch geringen Mengen produziert, daß es nur etwa 0,001 Prozent aller im Blut zirkulierenden Antikörper ausmacht.

Bei einem Allergiker ist die Situation anders: Hier bringen IgE-Moleküle immunologische Reaktionen vom Soforttyp hervor. Wenn die Regulation durch die T-Zellen versagt, werden nämlich die B-Lymphozyten auch durch ein Antigen (eben das Allergen) transformiert, das normalerweise keine Immunantwort hervorruft. Es entstehen Plasmazellen, die dagegen Antikörper erzeugen – vor allem solche der Klasse E. Warum sie das tun, weiß man noch nicht. Das Opfer dieser Fehlregulation ist nun jedenfalls sensibilisiert – und zwar spezifisch, weil auch der IgE-Antikörper spezifisch ist. Ein Patient reagiert also allergisch auf Katzen, weil er ein IgE gegen ein bestimmtes Protein in Haut oder Fell bildet; andere Tiere dagegen mag er völlig problemlos vertragen. Ein gegen Austern allergischer Mensch erzeugt IgE, das ein Protein dieser Muscheln erkennt und mit ihm in Wechselwirkung tritt; jedes andere Nahrungsmittel kann er aber ohne Schaden essen. Manche Unglücksraben neigen allerdings so stark zu allergischen Reaktionen, daß sie IgE-Antikörper gegen mehr als ein Allergen bilden. Ich werde noch näher darauf eingehen, was Menschen allgemein allergisch (atopisch) macht, und warum einige mehr Allergien haben als andere.

Die allergische Reaktion

IgE allein bewirkt noch keine allergische Reaktion: Es präpariert, das heißt, es sensibilisiert besondere Zellen. Entdeckt wurden sie von dem deutschen Bakteriologen Paul Ehrlich. Im Jahre 1877 beschrieb er merkwürdige Bindegewebszellen, die besonders häufig in der Haut, in lymphatischen Organen, in den Schleimhäuten von Augen, Nase und Mund sowie in den Atemwegen und im Darm vorkommen. Sie waren prall mit Körnchen (Granula) vollgestopft, die sich mit bestimmten Farbstoffen kräftig anfärben ließen. Da es so schien, als hätten die Zellen die Granula verschlungen, um sich mit ihnen zu mästen, wurden sie Mastzellen genannt (Bild 4). Der Name blieb hängen, obwohl sie sehr viel wahrscheinlicher ihre ungefähr tausend Granula selbst herstellen – kleine Bläschen gefüllt mit Substanzen, die dann die allergische Reaktion hervorbringen.

Die Oberfläche einer Mastzelle ist regelrecht mit Rezeptoren für IgE-Moleküle bespickt: 100 000 bis 500 000 an der Zahl. Wenn nun das erste Mal spezifische IgE-Antikörper gegen ein Allergen synthetisiert werden, wandern sie über die Blutbahn auch zu den Mastzellen im Bindegewebe, wo sie sich fest an den Rezeptoren verankern. Bis dahin kommt es aber noch zu keiner allergischen Reaktion. Die tritt erst auf, wenn das allergische Individuum demselben Antigen zum zweiten Mal begegnet. Diesmal braucht das Allergen nicht erst die Umwandlung der B-Zellen auszulösen. Es begibt sich unmittelbar zu den an den Mastzellen verankerten IgE-Antikörpern und bindet sich daran. Das ist das Signal für die Zelle, ihre Granula freizugeben – die Bläschen wandern zur Oberfläche und entleeren ihren Inhalt in das umgebende Gewebe (Bild 5).

Wie es im einzelnen dazu kommt, wurde weitgehend von Michael A. Kaliner und seinem Kollegen Robert P. Orange an den National Institutes of Allergy and Infectious Diseases sowie von K. Frank Austen an der medizinischen Fakultät der Harvard-Universität und Teruko Ishizaka an der Johns-Hopkins-Universität geklärt. Ein Antigenmolekül überbrückt durch seine Epitope zwei benachbarte IgE-Moleküle der Mastzellen (Bild 6). Irgendwie aktiviert diese Brückenbildung eine enzymatische Vorstufe, die Serinproesterase, die sich daraufhin in das wirksame proteinabbauende Enzym, die Serinesterase, umwandelt (Bild 7). Das Enzym löst eine Kettenreaktion aus,

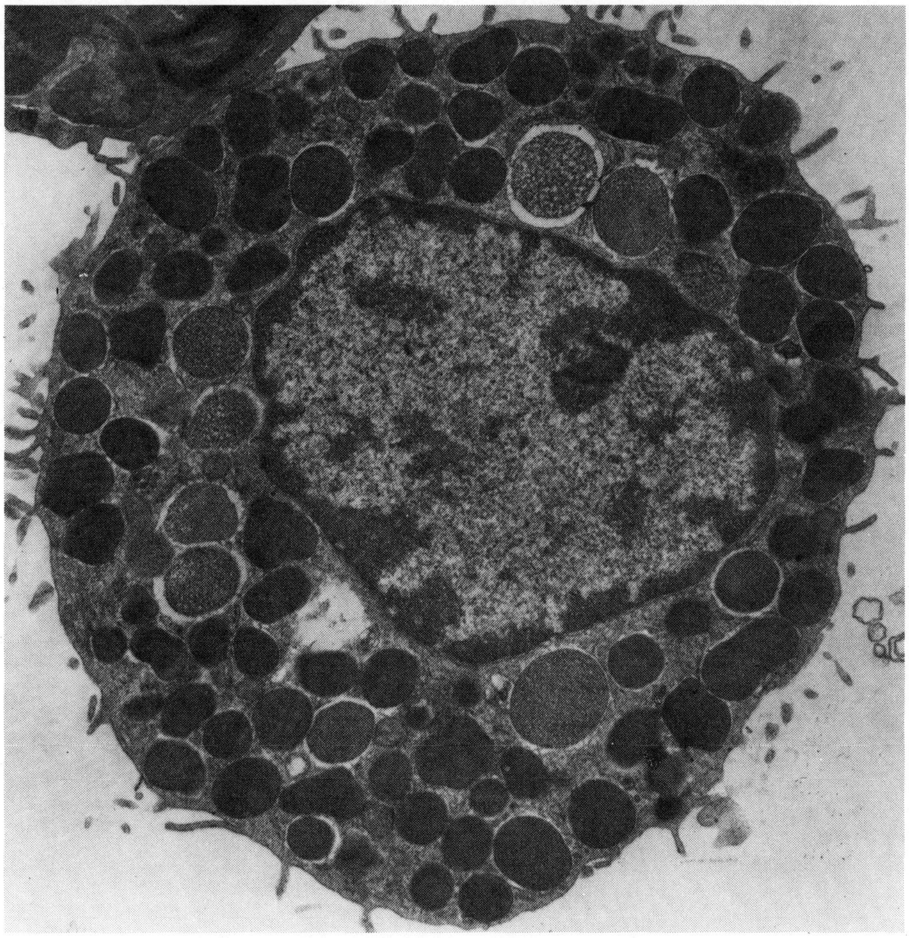

Bild 4: Mastzellen zählen zu den Bindegewebszellen und produzieren Histamin und andere chemische „Vermittler" (Mediatoren) der Soforttyp-Immunreaktion. Wie der Querschnitt durch eine solche Zelle erkennen läßt, wirken sie wie gemästet – vollgestopft mit ungefähr tausend prallen, im Elektronenmikroskop dunkel erscheinenden Körnchen. In diesen Granula werden die Mediatoren gespeichert. Wenn ein Allergiker Antikörper gegen ein Allergen bildet, binden sich diese an besondere Rezeptoren auf der Oberfläche der Mastzellen. Tritt das Allergen erneut in Erscheinung, so heftet es sich an die dort fixierten Antikörper. Dies löst dann die Freisetzung der Mediatoren (Bild 5) und damit die allergische Reaktion aus. Die abgebildete Zelle stammt von einer Ratte und ist etwa 700fach vergrößert.

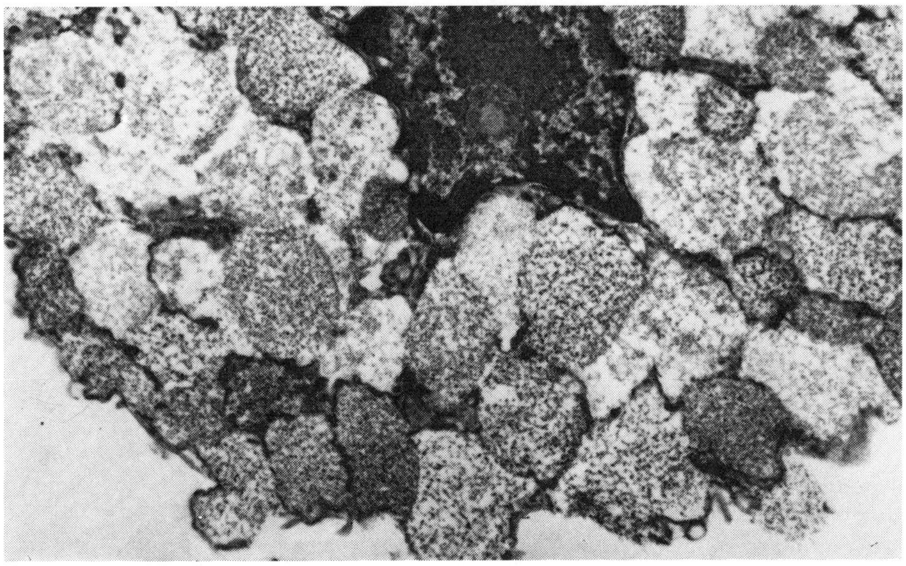

Bild 5: Ein Allergen veranlaßt eine Mastzelle (Bild 4) zur Degranulation. Die Mikrophotographie von Ernesto O. Hoffmann an der Louisiana State University in New Orleans verdeutlicht diesen Vorgang. Einige der Granula sind mit der Zellmembran verschmolzen und haben bereits ihren Inhalt nach außen entleert. Andere haben sich anscheinend mit ihren Nachbarn vereint und ihre Fracht in Richtung Zellmembran verschoben.

die in der Bildung von Phosphatidylcholin gipfelt.

Dabei wird auf irgendeine Weise die Struktur der äußeren Zellmembran modifiziert, so daß Calciumionen ins Innere dringen können. Sie aktivieren das Enzym Phospholipase A_2, das aus Phosphatidylcholin schließlich Lysophosphatidylcholin und Arachidonsäure entstehen läßt. Darüber hinaus aktiviert der Eintritt von Calciumionen auch Enzyme, die Energie freisetzen, und fördert den Zusammenbau kabelartiger Mikrotubuli sowie die Kontraktion fadenförmiger Mikrofilamente in der Zelle. Diese kontraktilen Elemente bewirken, daß die Granula zur Zellmembran wandern, damit verschmelzen und ihren Inhalt entleeren. Neben Histamin und Serotonin sind das chemische Faktoren, die Blutplättchen aktivieren und sogenannte eosinophile weiße Blutkörperchen sowie Freßzellen anlocken (Bild 8). Jeder dieser Mediatoren trägt auf seine Weise zu der allergischen Reaktion bei.

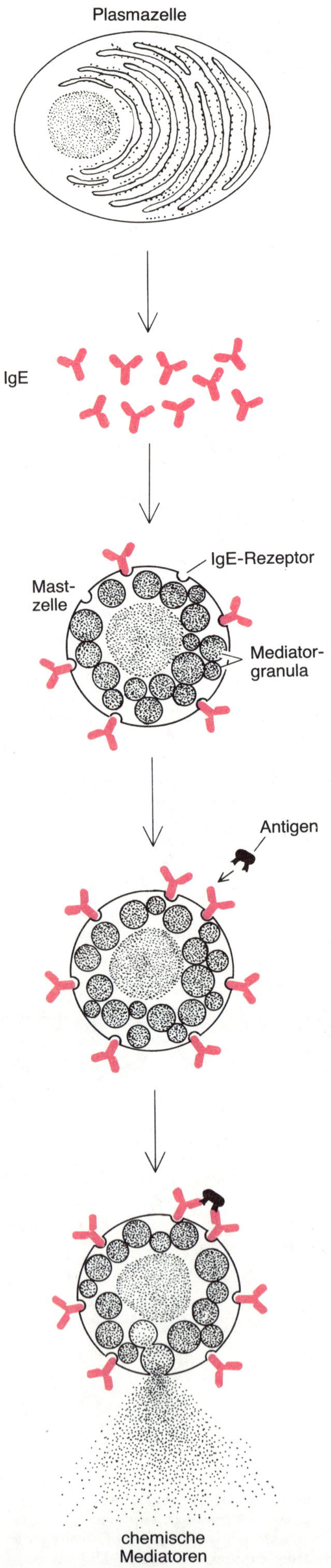

Bild 6: Die allergische Sofortreaktion entwickelt sich in zwei Stufen. Der erste Kontakt mit einem Allergen führt zu Plasmazellen, die spezifische IgE-Antikörper freisetzen. Das IgE heftet sich an eigens dafür vorhandene Rezeptoren der Mastzellen (Bild 4). Bei einer erneuten Begegnung mit dem Allergen binden sich dessen Epitope an zwei eng benachbarte IgE-Moleküle und überbrücken sie. Die Brückenbildung leitet einen Vorgang ein, bei dem die Mastzellen den Inhalt ihrer Granula, die chemischen Mediatoren der allergischen Reaktion, ausschütten.

Prostaglandine und Leukotriene

Neben diesen vorgefertigten, in den Granula der Mastzellen gespeicherten „Vermittlern" gibt es zwei wichtige Gruppen hochwirksamer Mediatoren, die nicht nur in Mastzellen, sondern auch in verschiedenen Arten von Leukozyten (weißen Blutkörperchen) hergestellt werden. Es sind dies die Prostaglandine und Leukotriene. Prostaglandine stellen eine Familie von Fettsäuren dar, deren Bedeutung als zelluläre Botensubstanzen und als Wirkstoffe, die verschiedene physiologische Aktivitäten beeinflussen, schon seit einiger Zeit bekannt ist.

Daß Leukotriene bei allergischen Reaktionen eine Rolle spielen, erkannte man bereits vor mehreren Jahrzehnten, aber erst in jüngster Zeit wurde auch ihre chemische Struktur geklärt. In den späten dreißiger Jahren entdeckte man in der extrazellulären Flüssigkeit der Lungen eine Substanz, die ganz klar nicht zum Inhalt der Mastzellgranula gehörte und bei Versuchstieren eine langsame, anhaltend starke Verengung der Atemwege hervorrief. Sie erhielt die Kurzbezeichnung SRS-A (= *slow-reacting substance of anaphylaxis*). In den vergangenen drei Jahren konnte Bengt Samuelsson am Karolinska-Institut in Stockholm zeigen, daß SRS-A aus einem Gemisch dreier Substanzen mit einer ungewöhnlichen chemischen Struktur besteht. Er analysierte sie als Thioether, genauer als Fettsäuren, die über ein Schwefelatom mit einer oder mehreren Aminosäuren verbunden sind. Sie erhielten von ihm den Namen Leukotriene, weil sie von Leukozyten produziert werden und in ihrem Grundmolekül drei konjugierte Doppelbindungen tragen (Doppelbindungen, die durch eine Einfachbindung getrennt sind).

Prostaglandine und Leukotriene haben einen gemeinsamen Ursprung: Sie leiten sich von der Arachidonsäure ab – einer Substanz, die in Zellen mit defekter Membran gebildet wird (Bild 9). Das Enzym Phospholipase spaltet dazu die Phospholipidmoleküle der geschädigten Zellmembran (beispielsweise Phosphatidylcholin), so daß Arachidonsäure entsteht. Von hier ab gabelt sich die „Arachidonsäurekaskade". Der Weg zu den Prostaglandinen führt über das Enzym Cyclooxygenase, das Arachidonsäure in zwei zyklische Endoperoxide, die Prostaglandine G_2 und H_2, umwandelt. Mehrere modifizierende Enzyme (Synthetasen genannt) machen daraus dann die biologisch aktiven Prostaglandine D_2, E_2, $F_{2\alpha}$, I_2 sowie Thromboxan A_2. Prostaglandin $F_{2\alpha}$ und Thromboxan A_2 sind starke, aber kurzlebige Konstriktoren der glatten Bronchialmuskulatur. Prostaglandin E_2 wirkt als Gegenspieler: Es erweitert die Bronchien. Die Mitglieder der Prostaglandinfamilie beeinflussen auch die Aktivität der Schleimdrüsen und die Zähflüssigkeit der davon abgesonderten Sekrete, die Klebfähigkeit der Blutplättchen und deren Haftung an der Blutgefäßwand.

Ein anderes Enzym, die Lipoxygenase, eröffnet den Weg zu den Leukotrienen, indem es die Arachidonsäure zu 5-Hydroperoxy-eikosatetraensäure umwandelt, die dann zu Leukotrien A_4 wird (die Indexzahl 4 besagt, daß jedes Molekül insgesamt vier Doppelbindungen enthält). Aus Leukotrien A_4 entsteht unter Einbau von Wasser Leukotrien B_4, unter Einbau von Glutathion Leukotrien C_4 (Bild 9). Glutathion ist ein Tripeptid: eine Kette aus den Aminosäuren Cystein, Glyzin und Glutaminsäure. Wird nun die Glutaminsäure aus Leukotrien C_4 entfernt, so ergibt das Leukotrien D_4, und wenn daraus noch Glyzin verschwindet, bildet sich Leukotrien E_4. Diese letzten drei – C_4, D_4 und E_4 – sind die Bestandteile von SRS-A. Leukotriene verengen die feinsten Verästelungen der Bronchien und wirken dann hundert- bis tausendmal stärker als Histamin oder Prostaglandine.

Was als Bindeglied zwischen der Auslösung der allergischen Reaktion und dem Beginn der Arachidonsäurekaskade in den Leukozyten dient, ist unbekannt. Auch können andere Reize als die durch IgE-vermittelte allergische Reaktion die Kaskade einleiten: Hormonsignale, Verletzungen oder Infektionen. Mit Sicherheit spielen Prostaglandine und Leukotriene bei vielen nicht allergischen Störungen eine wichtige Rolle. Bei einer Allergie machen sie mit den Mediatoren der Mastzellen gemeinsame Sache und sorgen für die typischen Symptome: Die glatte Muskulatur der Atemwege oder des Darms kontrahiert sich; die kleinen Blutgefäße erweitern sich, während ihre Durchlässigkeit für Wasser und Plasmaproteine zunimmt, die Drüsenzellen sondern dicken, klebrigen Schleim ab und es kommt zu Juckreiz und Schmerz, weil die Nervenendigungen in der Haut stimuliert werden.

Allergene

Eine Vielfalt anscheinend nicht verwandter Substanzen kann Allergien hervorrufen, aber die Liste der häufigen Allergene ist merkwürdig einheitlich. Der Grund dafür ist keineswegs klar. Warum sollte der Pollen einer Pflanze wie des Kreuzkrauts (Bild 1) bei Millionen anfälliger Nordamerikaner Heuschnupfen verursachen, während der einer anderen Pflanze, der Nessel etwa, selten Beschwerden macht? Beide Pollenarten schwängern zu bestimmten Jahreszeiten regelrecht die Luft, beide werden leicht eingeatmet. (In Europa kommt das Kreuzkraut zum Glück nicht vor, hier spielen Gräser eine ähnliche Rolle.) In der Allergie-Abteilung des St. Mary's Hospital in London erschienen innerhalb von zwei Jahren nahezu 3000 Patienten, die gegen Pollen gewöhnlicher Gräser allergisch waren, aber kein einziger reagierte auf den von Nessel oder Wegerich. Wie stark eine Pollenart allergen wirkt, hängt offenbar teilweise von noch unbekannten physikochemischen Eigenschaften ab. Und augenscheinlich trifft das gleiche auf die Sporen von Schimmelpilzen und höheren Pilzen zu. Einige von ihnen zählen zu den Hauptverursachern des Heuschnupfens, andere, augenscheinlich sehr ähnliche, dagegen nicht.

Auch Arzneimittel variieren beträchtlich in ihrer Allergie auslösenden Eigenschaft. Die meisten sind chemisch ziemlich reaktionsträge und verbinden sich daher im Körper auch nicht bereitwillig mit Proteinen. So rufen sie gewöhnlich keine Allergien hervor. Reaktionsfreudigere Medikamente (und ihre Abbauprodukte) können eine allergische Reaktion verursachen, müssen es aber nicht. Das läßt sich damit erklären, daß Arzneimittelmoleküle – selbst wenn sie Epitope tragen – meist zu klein sind, um als Antigene zu wirken. Solche Stoffe bezeichnet man als Haptene. Wenn sie sich im Körper mit einem Protein verbinden, kann der entstehende Komplex antigen oder – bei einem Allergiker – allergen

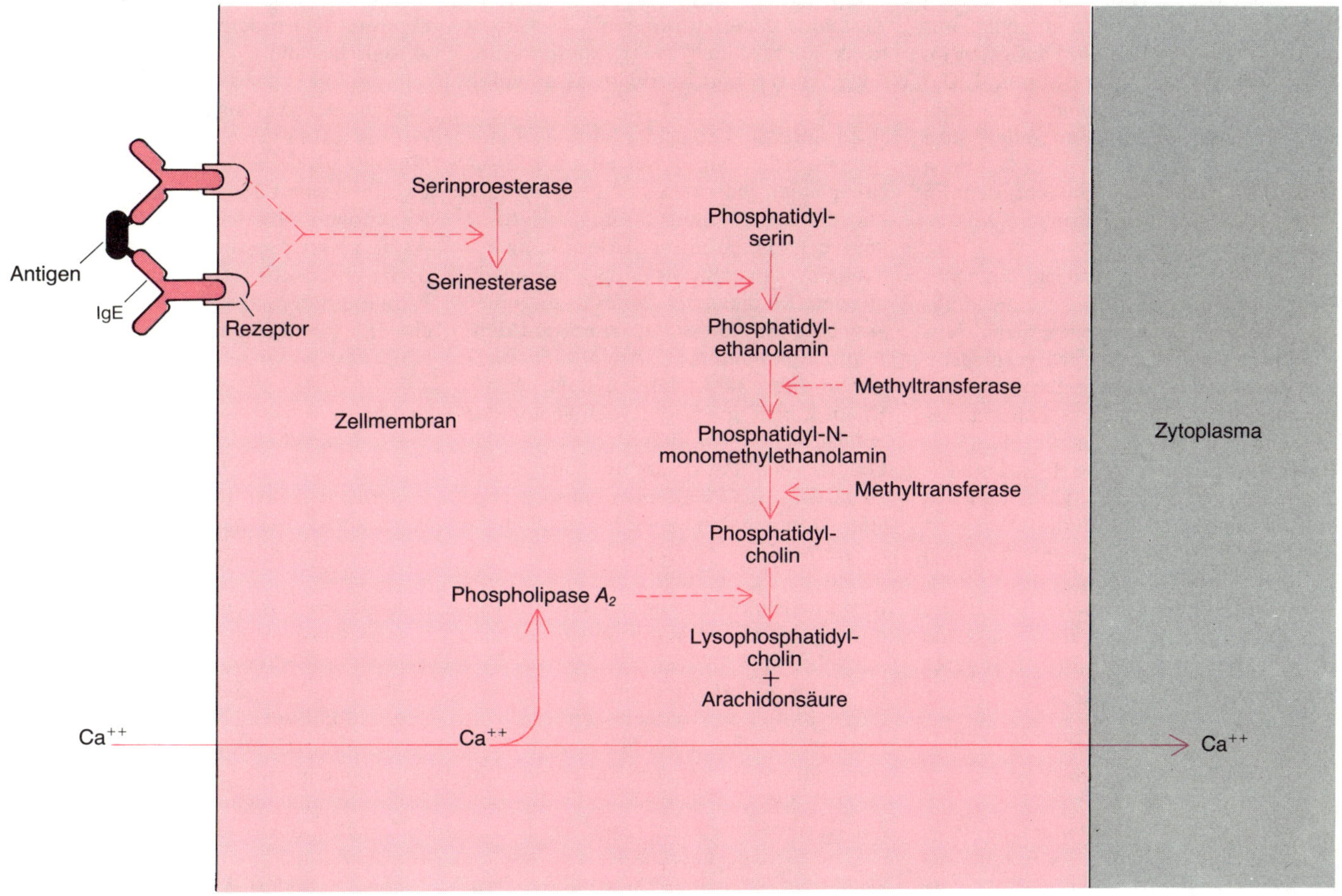

Bild 7: Wenn ein Antigen zwei IgE-Moleküle einer Mastzelle überbrückt, kommt eine Kette von Reaktionen in Gang. Die Serinproesterase wird zur Serinesterase aktiviert – einem Enzym, das Phosphatidylserin zu Phosphatidylethanolamin umwandelt. Dieses erhält nacheinander zwei Methylgruppen und liefert Phosphatidylcholin. Die Veränderungen in der Zellmembran führen zu einem ausgeprägten Einstrom von Calciumionen (Ca^{++}), die das Enzym Phospholipase A_2 aktivieren und damit den Abbau von Phosphatidylcholin zu Lysophosphatidylcholin und Arachidonsäure veranlassen. Ein Teil der Calciumionen dringt ins Zellinnere vor, wo sie die Degranulierung einleiten.

wirken. Selbst dann können aber noch genügend freie Haptenmoleküle übrigbleiben, um fast sämtliche Antigenbindungsstellen der IgE-Antikörper zu besetzen. So blockieren sie die Bindung des Arzneimittel-Protein-Komplexes und verhindern damit die Entstehung einer allergischen Reaktion. Diese Haptenhemmung mag ein Grund dafür sein, warum Arzneimittelallergien gegenüber anderen Nebenwirkungen verhältnismäßig selten vorkommen.

Die IgE-vermittelte Allergie äußert sich zwar am häufigsten als saisonaler von Pollen oder Sporen verursachter Heuschnupfen, doch leidet ein beträchtlicher Prozentsatz allergischer Personen das ganze Jahr über an ähnlichen Symptomen, die sich auch zu Asthma steigern können. Bei einigen der Geplagten ist ein Haustier der Schuldige. Wenn dies als Ursache nicht in Frage kommt, muß in der häuslichen Umgebung nach einem anderen Auslöser gefahndet werden. Oft stellt sich dann die winzig kleine Milbe *Dermatophagoides* als Übeltäter heraus. Sie lebt im Hausstaub und ernährt sich (wie der lateinische Name besagt) von menschlichen Hautschuppen (Bild 2). Jeder Mensch verliert Tag für Tag enorme Mengen toter Hautzellen, vor allem beim An- und Auskleiden im Schlafzimmer, so daß die Milbe am häufigsten im Staub von Matratzen, Polstern und Kissen vorkommt. Menschen, die beim Schlafen auf Federkissen allergische Symptome bekommen, verdächtigen meist die Federn – zu Unrecht, denn in Wirklichkeit sind sie gegen die Mikrofauna darin allergisch.

In vielen Fällen kann ein einfacher Hauttest klären, welches der eingeatmeten Allergene nun speziell den Heuschnupfen oder das Asthma verursacht. Als Prüfsubstanz dient ein Extrakt des vermuteten Allergens, von dem man einen einzigen Tropfen in die Haut des Unterarms injiziert. Sind IgE-Antikörper gegen das Allergen vorhanden, so werden die Mastzellen in der Haut jetzt angeregt, ihre Granula zu entleeren. Am Ort des Einstichs zeigt sich dann innerhalb von etwa zehn Minuten eine akute allergische Reaktion: eine juckende Quaddel umgeben von einem Hof geröteter Haut.

Nahrungsmittelallergien

Allergien gegen eingeatmete Stoffe kommen ziemlich häufig vor – mehr als zehn Prozent der Bevölkerung hat darunter zu leiden. Allergien gegen Nahrungsmittel sind seltener, aber ihr genauer Anteil ist ungewiß, weil sich die dabei auftretenden Symptome oft weniger gut definieren lassen als die bei Asthma oder Heuschnupfen. Wenn sich nach dem Genuß einer bestimmten Speise rasch ein Nesselausschlag entwickelt, hat man es vermutlich mit einer allergischen Reaktion zu tun, doch äußern sich viele andere Symptome weniger charakteristisch und können dann nicht allergische Störungen vortäuschen. Leibschmerzen und Durchfall gehen beispielsweise meist auf eine Darminfektion durch Bakterien oder Viren zurück. Wenn sich diese Symptome wiederholen oder chronisch werden und die Fahndung nach Krankheitserregern erfolglos bleibt, muß man andere Ursachen, also auch Allergien, in Betracht ziehen.

Am Guy's Hospital der Medizinischen Hochschule London konnten meine Kollegen Lawrence J. Youlton und Maurice H. Lessof gemeinsam mit mir nachweisen, daß in manchen Fällen tatsächlich eine spezifische Nahrungsmittelallergie verantwortlich ist. Was den Ärzten offensichtlich lange entging, wurde schon vor über 200 Jahren von einem berühmten Opfer der Milchallergie erkannt. Der britische Prätendent Charles Stuart („Bonnie Prince Charlie"), der – wie ein Chronist namens Sullivan berichtet – an blutigen Durchfällen litt, wußte seine Symptome mit dem Genuß von Milch in Zusammenhang zu bringen. „Der Prinz trank keine Milch mehr, sondern nur noch Wasser, und ward von da an völlig gesund."

Zu unseren Versuchen am Guy's Hospital wurden wir durch eine Untersuchung über Patienten mit geschwüriger Dickdarmentzündung (Colitis ulcerosa) angeregt. Diese schwere Erkrankung behandelte man mehr als dreißig Jahre lang mit dem Medikament Sulfasalazin, einer Kombination von Sulfapyridin und dem Aspirinabkömmling 5-Aminosalicylsäure. Im Jahre 1977 fanden dann A. K. Khan, J. Piris und S. C. Truelove von der medizinischen Fakultät der Universität Oxford, daß Patienten, die auf dieses ziemlich giftige Medikament ansprachen, ebenso gut auf den Salicylat-Anteil allein reagierten. Dieser Befund interessierte meine Kollegen und mich, weil ein Krankheitsbild, das sich durch Aspirin und dessen Abkömmlinge bessert, wahrscheinlich durch Prostaglandine bedingt ist; denn Aspirin hemmt die Synthese dieser Stoffe. Wir beschlossen daher zu prüfen, ob die Hemmung von Prostaglandinen allergischen Patienten hilft, die auf den Genuß bestimmter Speisen mit Darmbeschwerden reagieren.

Eine Gruppe allergischer Freiwilliger konnte tatsächlich ungestraft alles essen, was ihnen sonst Durchfall und Kolik bescherte, wenn sie gewöhnliches Aspirin vor der kritischen Mahlzeit einnahmen. Darauf untersuchten wir eine Gruppe von Patienten mit Colitis ulcerosa, deren Symptome sich durch Sulfasalazin gebessert hatten, aber nicht einer Allergie zugeschrieben wurden. Wir verordneten zunächst eine einfache Diät, in der einige der Nahrungsmittel fehlten, die am häufigsten Darmallergien verursachen. Eine Anzahl dieser Patienten sprach gut auf den Entzug der verdächtigen Nahrungsmittel an, erlitt aber Rückschläge, wenn diese wieder auf dem Speiseplan auftauchten. Keine Verschlechterung trat ein, wenn vor der Mahlzeit Aspirin genommen wurde. Die Diät oder die Aspirinbehandlung half auch einigen Patienten, die an weniger akuten Darmstörungen wie einer spastischen Kolitis oder einem Reizkolon litten.

Unser Ergebnis, daß Prostaglandine bei Darmallergien eine Rolle spielen, wurde von Youlten und David Heinzelmann bestätigt. Sie wiesen nach, daß nach dem Verzehr allergener Nahrungsmittel Prostaglandine in den Darm ausgeschüttet wurden und im Blut mehr Prostaglandinkomponenten auftauchten – beides Erscheinungen, die mit Kolik und Durchfall einhergingen (Bild 10). Ausschüttung wie Begleitsymptome ließen sich durch Aspirin oder einen seiner Abkömmlinge unterbinden. Weitere Untersuchungen weisen darauf hin, daß mehrere Diarrhoeformen – akute wie chronische, allergische wie nicht allergische – mit einer Freisetzung von Prostaglandinen verbunden sind und daß Aspirin Abhilfe schaffen kann. Allerdings ist hier eine Warnung angebracht: Es gibt keinen Beweis, daß allergische Reaktionen außerhalb des Darms durch Aspirin oder Aspirinabkömmlinge gelindert werden. Im Gegenteil, diese Medikamente können sogar bei empfindlichen Personen einen Asthmaanfall überhaupt erst hervorrufen.

Die Behandlung

Eigentlich sollte man erwarten, daß Aspirin auch bei anderen prostaglandinvermittelten allergischen Reaktionen wirksam ist. Doch ließ sich bisher nichts dergleichen feststellen. Möglicherweise spielen Prostaglandine bei manchen allergischen Reaktionen nur am Rande eine Rolle, indem sie die Wirkung der Mediatoren nur verstärken. Wenn man beispielsweise Histamin in die Haut injiziert, um experimentell eine Quaddel zu erzeugen, und zugleich Prostaglandin E_2 aufbringt, dann erhöht sich der Juckreiz um das Zehnfache. Unter klinischen Bedingungen lindert Aspirin jedoch das allergische Jucken nicht. Gelegentlich helfen Antihistaminika bei der Behandlung eines Nesselausschlags. Bei Ekzemen – einem anderen Hauptsymptom der Kontaktdermatitis – nutzen sie jedoch nichts. Die Kontaktdermatitis ist eine zellvermittelte Immunreaktion vom Spättyp, und was dabei so juckt und schmerzt, geht vor allem auf das Konto der Lymphokine oder anderer Produkte der T-Lymphozyten, und nicht auf die durch IgE freigesetzten Mediatoren der Mastzellen zurück. Zur Behandlung einer solchen Reaktion eignen sich nur Corticosteroid-Hormone, die (in hohen Dosen und über längere Zeit angewandt) in ihren Nebenwirkungen ebenso gefährlich sein können wie der Zustand, den sie behandeln sollen.

Beim eigentlichen Heuschnupfen beschränken sich die allergischen Reaktionen auf Augen und Nasenwege: Die Schleimhäute jucken, schwellen an und sondern erhebliche Mengen Flüssigkeit ab. Niesreiz, tränende Augen und triefende Nase sind die Folge. Die Reaktionen gehen weitgehend auf die Wirkung von Histamin zurück, und tatsächlich lindern Antihistaminika in der Regel die meisten Heuschnupfensymptome. Gegen Asthma, eine Störung der tieferen Atemwege, sind sie jedoch unwirksam. Auch ein „Antiprostaglandin" wie Aspirin nutzt bei den meisten Asthmatikern gar nichts oder verschlimmert sogar die Situation, obwohl manche Prostaglandine die großen Bronchialäste verengen.

Heute hält man die Leukotriene für die Hauptschuldigen: Mit ihrer stark kontrahierenden Wirkung auf die glatte Muskulatur der feinen Bronchialäste sind sie wahrscheinlich die wichtigsten Mediatoren beim Asthma. Doch gibt es bisher kein Arzneimittel, mit dem sich die Synthese oder die Aktivität der Leukotriene blockieren ließe. Die Suche danach läuft jetzt, wo die Struktur dieser Mediatoren bekannt ist, auf vollen Touren. Zweifellos wäre die Entdeckung eines solchen Arzneimittels ein großer Fortschritt in der Behandlung des Asthmas.

Gegen Heufieber und allergisches Asthma wird oft das Natriumsalz der Chromoglicinsäure verordnet. Man vermutet, daß es irgendwie den Einstrom von Calciumionen in eine stimulierte Mastzelle und damit letztlich die Freigabe der Speicherstoffe verhindert. Das Mittel muß freilich verabreicht werden, bevor sich das Antigen an die Mastzelle bindet. Hat die Degranulierung erst einmal begonnen, läßt sie sich durch nichts mehr aufhalten. Chromoglicat muß also im voraus genommen werden, wenn ein Kontakt mit einem Allergen zu befürchten ist (Bild 8). Das gleiche gilt für einige andere Medikamente, die das Degranulieren von Mastzellen verhindern. Dazu zählen Corticosteroide (sie stabilisieren die Membran von Granula und Zelle) und Substanzen, welche die Versorgung mit zyklischem Adenosinmonophosphat (cAMP), einem regulatorischen Molekül, verbessern. Wenn die Granula ihren Inhalt bereits entleert haben, sind Medikamente einzusetzen, die nun die Wirkung der verschiedenen Mediatoren auf die Zielgewebe verhindern oder ihr gegensteuern. In diesem Stadium kommen die Antihistaminika zum Zuge. Corticosteroide, Adrenalin nebst seinen Abkömmlingen und in speziellen Fällen Aspirin können ebenfalls helfen.

Die ideale Allergiebehandlung besteht natürlich darin, den Kontakt mit dem Allergen zu vermeiden, aber das geht leider nicht immer. Die nächstbeste Lösung ist, einen Patienten so zu behandeln, daß

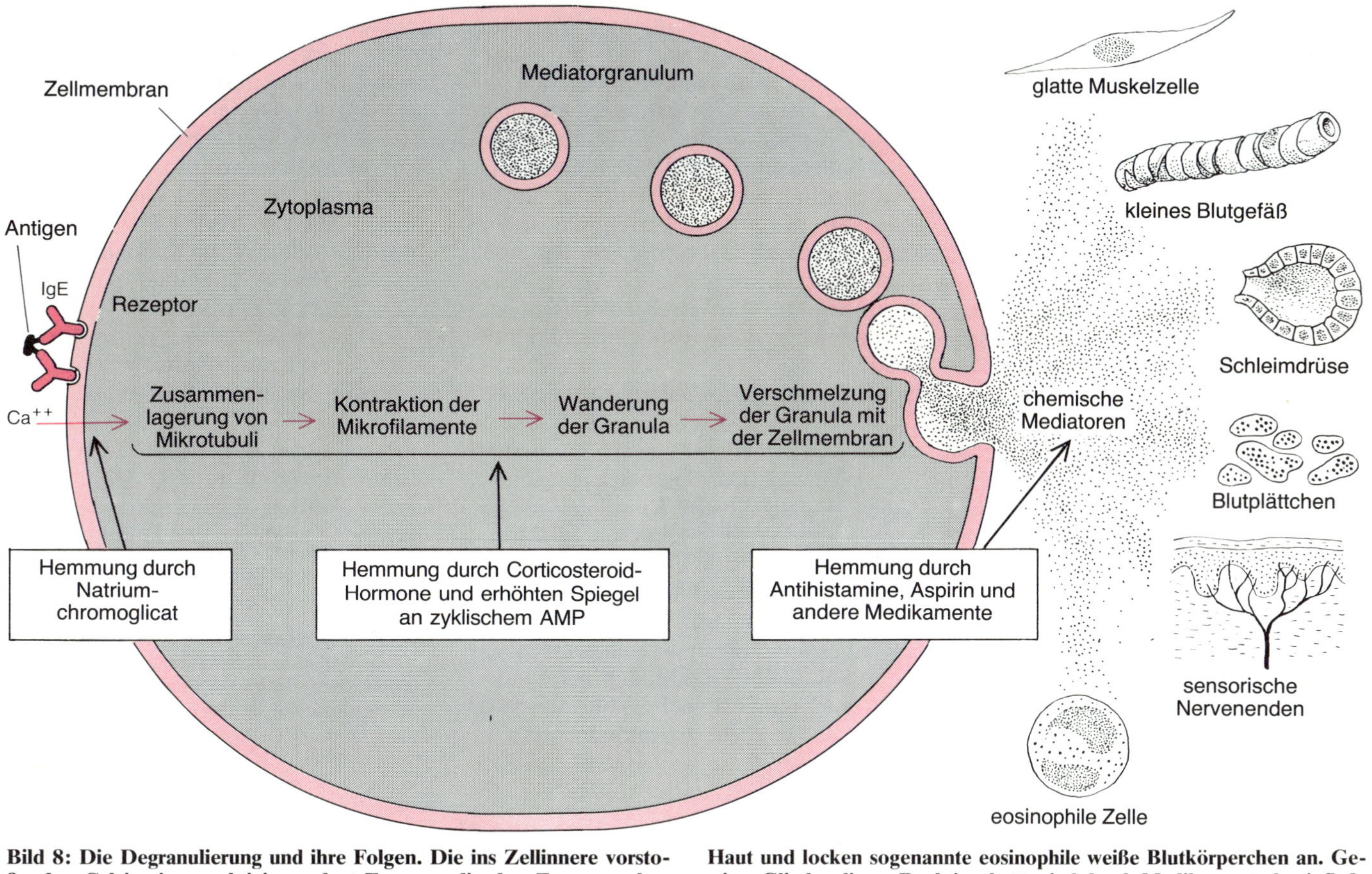

Bild 8: Die Degranulierung und ihre Folgen. Die ins Zellinnere vorstoßenden Calciumionen aktivieren dort Enzyme, die den Zusammenbau kabelartiger Mikrotubuli und die Kontraktion fadenförmiger Mikrofilamente steuern. Dadurch setzen sich die Granula in Richtung Zellmembran in Bewegung, mit der sie schließlich verschmelzen. Ihr Inhalt — die chemischen Mediatoren der allergischen Reaktion — entleert sich nach außen. Die Mediatoren kontrahieren glatte Muskelzellen, erweitern kleine Blutgefäße und machen sie durchlässig, stimulieren die Sekretion der Schleimdrüsen, aktivieren Blutplättchen, reizen Nervenendigungen in der Haut und locken sogenannte eosinophile weiße Blutkörperchen an. Gewisse Glieder dieser Reaktionskette sind durch Medikamente beeinflußbar: Der Eintritt von Calciumionen läßt sich durch Natriumchromoglicat hemmen, die Wanderung der Granula durch Corticosteroide oder durch Substanzen, welche die Konzentration von zyklischem Adenosinmonophosphat (cAMP) im Zytoplasma erhöhen. Sind die Mediatoren bereits freigesetzt, so kann man sie — allerdings nicht in allen Fällen — durch Medikamente wie Antihistamin oder Aspirin neutralisieren. Mittel wie Adrenalin steuern der Wirkung der Mediatoren entgegen.

der Kontakt mit dem Allergen keine allergische Reaktion erzeugt. Das geschieht durch Desensibilisierung – eine Methode, die kurz nach der Jahrhundertwende am St. Mary's Hospital in London entwickelt wurde. Dabei verabreicht man – meist in einer Serie von Injektionen – kleine Mengen des auslösenden Antigens, um das Immunsystem des Patienten zur Bildung von IgG-Antikörpern (nicht IgE!) zu veranlassen. Das IgG soll sich dann bei einer späteren Begegnung mit dem Antigen verbinden und so dessen Bindung mit dem IgE auf den Mastzellen verhindern.

Die Desensibilisierung scheint in erster Linie bei einigen Pollenarten, die Heuschnupfen hervorrufen, und bei Bienen- und Wespengift zu greifen. Begrenzte Erfolge zeigen sich noch bei Asthma, aber nicht mehr bei Nahrungsmittelallergien oder zellvermittelten allergischen Reaktionen vom Spättyp. Selbst wenn „Allergie-Spritzen" zum Ziel führen, weiß man eigentlich nicht, wie sie genau wirken. Der Blutspiegel an IgG (die mutmaßlich blockierenden Antikörper) scheint nicht mit dem Grad der Desensibilisierung zu korrelieren. So haben einige Patienten, die günstig reagieren, wenig allergenspezifisches IgG in ihrem Blut, andere aber, bei denen die Spritzen wirkungslos bleiben, große Mengen davon. Folglich kann die Synthese „blockierender" Antikörper die erfolgreichen Fälle der Desensibilisierung nicht befriedigend erklären. Ohne Zweifel kommt auch ein erheblicher Plazeboeffekt hinzu.

Es gibt noch andere Schwierigkeiten. So ist es nicht leicht, Impfstoff für die Desensibilisierung in genügend reiner Form und mit standardisierter Wirksamkeit für den Handel herzustellen. Vor allem können die Injektionen schwere örtliche oder den ganzen Körper umfassende allergische Reaktionen hervorrufen, die in seltenen Fällen sogar tödlich enden. Aus all diesen Gründen betrachten inzwischen viele Ärzte die Desensibilisierung mit einiger Zurückhaltung.

Allergiebereitschaft

Da Medikamente und andere therapeutische Maßnahmen hier sämtlich mehr oder weniger unzulänglich sind, würde eine grundlegendere Therapie darin bestehen, die Entwicklung einer Allergiebereitschaft (Atopie) von vornherein zu verhindern. Dazu bedarf es jedoch eines besseren Verständnisses der Faktoren, die einen Menschen für Allergien anfällig machen. Nur so kann man sie vermeiden oder unterdrücken.

Allergien scheinen in der Familie zu liegen. Ein Allergiker besitzt gewöhnlich mehr allergische Verwandte als nach dem Zufall zu erwarten wäre. Daher müssen hier entweder Erbanlagen oder familiäre Umweltfaktoren mitspielen. Über den Erbgang der Allergiebereitschaft herrscht Uneinigkeit. Manche Wissenschaftler vertreten die Auffassung, daß dafür ein einzelnes Gen verantwortlich ist, streiten sich aber untereinander, ob es dominant oder rezessiv vererbt wird. Andere glauben, daß sie es mit einem polygenen Merkmal zu tun haben – also einer Gruppe von Genen, deren gemeinschaftliche Wirkung den Betroffenen erst allergisch macht.

Was eine Klärung so erschwert, ist die Tatsache, daß Allergien wie viele eindeutig erbliche Belastungen eine unvollständige Penetranz aufweisen, also nicht immer „durchschlagen". So kann es geschehen, daß zwei in der gleichen Umgebung lebende Menschen das Allergiegen (oder die Gene) besitzen, und doch nur einer von ihnen klinische Symptome zeigt. Die Ergebnisse einer schwedischen Zwillingsstudie weisen darauf hin, daß zwar ungefähr 18 Prozent der Bevölkerung das Gen oder die Allergiegene tragen, die Penetranz aber bei etwa 40 Prozent liegt. Weniger als die Hälfte der genotypisch allergischen Personen zeigen demnach klinische Symptome. Eine Studie in den USA ergab, daß ein allergisches Elternpaar (eine Konstellation, die bei weniger als 1 Prozent der untersuchten Gruppe vorkam) mit einer Wahrscheinlichkeit von 58 Prozent ein allergisches Kind bekommt. Hatte nur ein Elternteil Symptome, betrug die Wahrscheinlichkeit 38 Prozent, bei gesunden Eltern (von denen einer oder beide gleichwohl genotypisch allergisch sein konnten) lag das Risiko bei 12,5 Prozent.

Nicht nur der jeweilige Grad der Penetranz bestimmt, wie stark sich die Allergiegene bemerkbar machen, sondern auch Umweltfaktoren, vor allem solche, die das neugeborene Kind beeinträchtigen. Einer der wichtigsten Faktoren scheint dabei die Ernährungsweise zu sein: Brust oder Flasche. Seit einigen Jahrzehnten ist bekannt, daß ausschließlich gestillte Kinder seltener an Magendarminfektionen erkranken als Kinder, die mit Kuhmilch oder Ersatzpräparaten gefüttert werden. Brustkinder bekommen auch seltener Allergien. Zwischen beiden Beobachtungen könnte ein Zusammenhang bestehen.

Bereits 1934 zeigte Clifford D. Grulee vom Rush Medical College in Chicago, daß unter etwa 20 000 Neugeborenen die reinen Stillkinder in ihrer ersten Lebenswoche weniger Infektionen der Atemwege oder des Verdauungstraktes bekamen als andere – von ihnen erkrankten 36 Prozent, von den mit Ersatzpräparaten ernährten aber 63 Prozent. Das lag noch vor der Ära der Antibiotika, und während nur 0,13 Prozent der Brustkinder in der Neugeborenenperiode an Infektionskrankheiten starben, waren es bei Flaschenkindern 7,56 Prozent. Vermutlich verleiht Muttermilch einen Infektionsschutz, indem sie Antikörper gegen bakterielle oder virale Krankheitserreger zu einer Zeit liefert, in der die Immunabwehr im Darm des Babys noch nicht ausgereift ist.

Muttermilch und Allergie

Im Jahre 1970 wies John A. Walter vom Queen-Elizabeth-Kinderkrankenhaus in London nach, daß Magendarminfektionen bei Säuglingen direkt mit der späteren Entwicklung allergischer Krankheiten zusammenhängen. (Zu dieser Zeit waren die Neugeboreneninfektionen gegenüber 1934 stark zurückgegangen.) Sechs Jahre später untersuchte ich an 72 gegen Kuhmilch allergischen Kindern im Alter von fünf und mehr Jahren, ob genetische Dispositionen und die Ernährung als Neugeborene einen Einfluß haben. In dieser Gruppe waren 60 Prozent ehemalige Flaschenkinder mit mindestens einem allergischen Elternteil, 14 Prozent Flaschenkinder mit allergiefreien Eltern und 26 Prozent Brustkinder aus Allergikerfamilien. Es gab darunter also kein einziges Brustkind mit nicht allergischen Eltern. Mit anderen Worten: Wenn eine familiäre Veranlagung zu Allergien vorliegt, dann steigert ein früher Kontakt mit Kuhmilch erheblich das Risiko, daraufhin eine Kuhmilchallergie zu entwickeln.

Wie lassen sich diese verschiedenen Befunde erklären? Normalerweise gelangt bei Erwachsenen sehr wenig Fremdeiweiß durch die Darmwand in die Blutbahn, wo es auf B-Zellen treffen und eine Immunreaktion auslösen könnte. Die mit der Nahrung aufgenommenen Proteine werden in Magen und Dünndarm na-

Bild 9: Prostaglandine und Leukotriene zählen zu den Mediatoren der allergischen Reaktion, werden aber nicht in Mastzellen gespeichert. Ihre Produzenten sind in erster Linie verschiedene Leukozyten (weiße Blutkörperchen). Wenn die äußere Membran dieser Zellen reißt (sei es durch traumatische, infektiöse, hormonelle oder mit allergischen Reaktionen einhergehende Ereignisse), so werden die Phospholipidmoleküle darin durch das Enzym Phospholipase in Arachidonsäure umgewandelt. Von hier ab teilen sich die Wege: Das Enzym Cyclooxygenase leitet die Prostaglandinbildung (links), das Enzym Lipoxygenase die Leukotrienbildung ein (rechts). Die Leukotriene C_4, D_4 und E_4 bilden gemeinsam die Substanz SRS-A, die die feinsten Verästelungen der Bronchien extrem verengt.

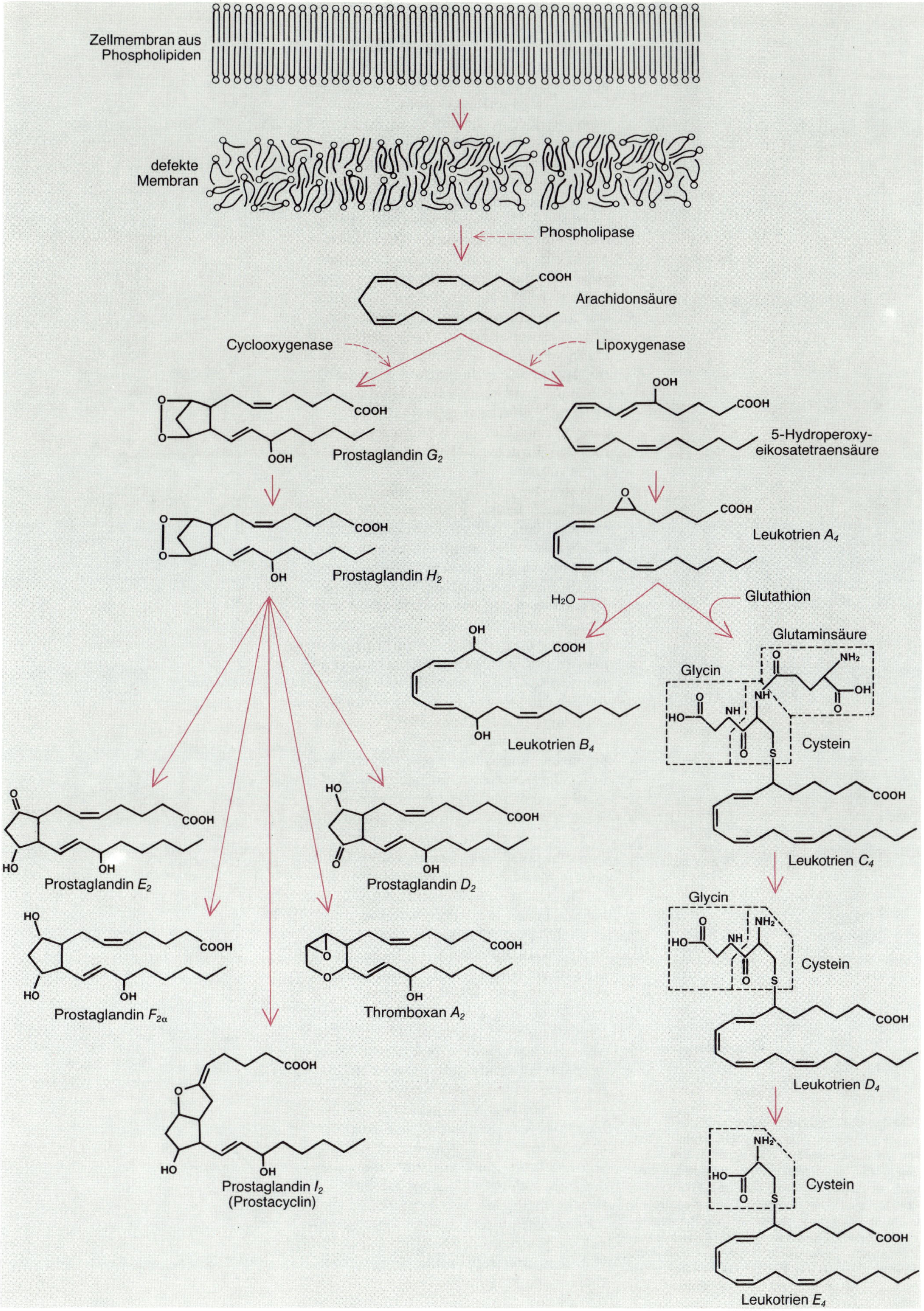
Zellmembran aus Phospholipiden
defekte Membran
Phospholipase
COOH
Arachidonsäure
Cyclooxygenase
Lipoxygenase
O
O
COOH
OOH
Prostaglandin G_2
OOH
COOH
5-Hydroperoxy-eikosatetraensäure
O
O
COOH
OH
Prostaglandin H_2
O
COOH
Leukotrien A_4
H_2O
Glutathion
OH
COOH
OH
Leukotrien B_4
Glutaminsäure
Glycin
O
NH2
NH
OH
O
HO
O
NH
O
S
Cystein
COOH
Leukotrien C_4
O
COOH
HO
OH
Prostaglandin E_2
HO
COOH
O
OH
Prostaglandin D_2
Glycin
O
HO
NH
NH2
O
S
Cystein
COOH
Leukotrien D_4
HO
COOH
HO
OH
Prostaglandin $F_{2\alpha}$
O
O
COOH
OH
Thromboxan A_2
COOH
O
HO
OH
Prostaglandin I_2 (Prostacyclin)
NH2
HO
O
S
Cystein
COOH
Leukotrien E_4

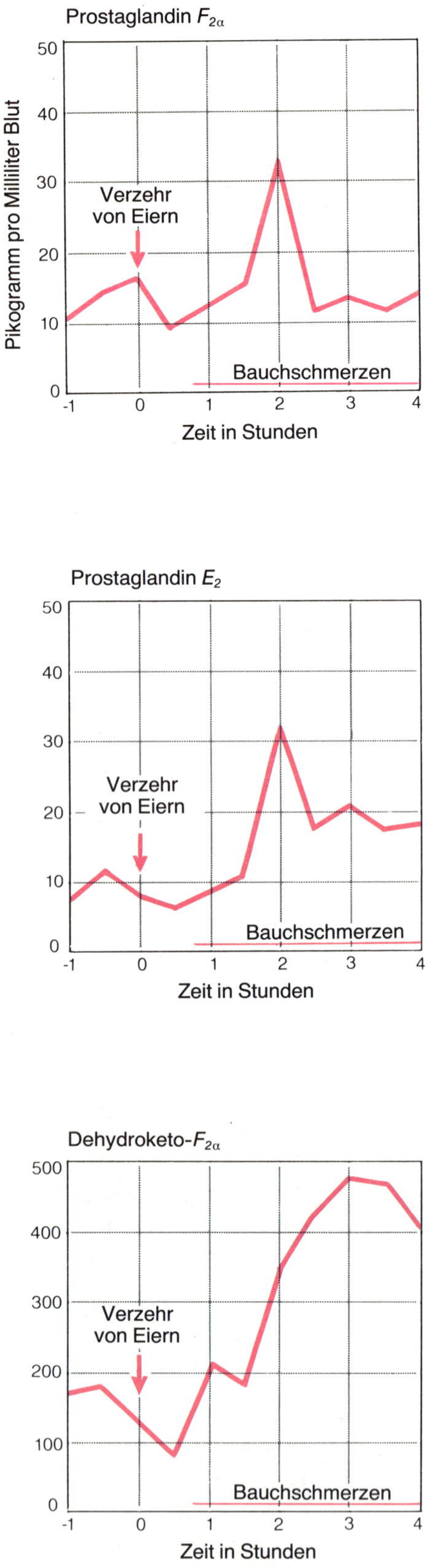

Bild 10: Bei Nahrungsmittelallergien, die mit Bauchschmerzen und Durchfall einhergehen, spielen Prostaglandine eine wichtige Rolle. Bei einem Patienten traten diese Symptome bald nach dem Genuß von Eiern auf. Gleichzeitig erhöhte sich der Blutspiegel für die Prostaglandine $F_{2\alpha}$ und E_2 sowie für das Prostaglandin-Stoffwechselprodukt Dehydroketo-$F_{2\alpha}$ (ein Pikogramm entspricht einem billionstel Gramm). Wenn der Patient vor der kritischen Mahlzeit Aspirin nahm, blieben sämtliche Reaktionen aus.

hezu vollständig in Peptide und einfache Aminosäuren gespalten. Diese Abbauprodukte gelangen in die Blutbahn und sind nicht antigen. Das wenige aber, das normalerweise noch als Protein durchkommt, wird offenbar vom Immunsystem toleriert. Wenn jedoch zuviel davon die innerste Darmwand passiert, kann eine Sensibilisierung und schließlich eine allergische Reaktion erfolgen.

Vielleicht vermag eine Magendarminfektion die Darmwand so zu schädigen, daß mehr Proteine hindurchtreten. Das wäre ein mögliches Verbindungsglied zwischen Flaschenernährung, die eine höhere Infektionsanfälligkeit mit sich bringt, und späteren Darmallergien. Möglicherweise ist aber der gesunde Darm eines Neugeborenen für Nahrungsprotein überdurchlässig – eine Erscheinung, wie man sie von vielen neugeborenen Tieren kennt. Wenn das zutrifft, dann könnte hier die Bekanntschaft mit fremden Proteinen (Kuhmilch) zur Allergie führen.

Wahrscheinlich enthält die Muttermilch auch Faktoren, die das Darmepithel des Säuglings versiegeln und damit für Fremdeiweiß undurchlässig machen, denn bei vielen anderen Säugetieren ist das nachweislich der Fall. Möglicherweise bekommt es ein Flaschenkind aus Mangel an solchen Versiegelungsfaktoren sogar im späteren Leben mit Proteinen zu tun, denen es sonst nicht begegnen würde. Um so bedeutsamer dürften solche Effekte bei einem zu Allergien veranlagten Menschen sein. Wie auch die Zusammenhänge zwischen Flaschenernährung und Allergie sein mögen, viele Kinderärzte vertreten heute die Auffassung, daß ein Neugeborenes, insbesondere wenn es klinisch allergische Eltern oder Geschwister besitzt, in den ersten drei bis sechs Lebensmonaten keine andere als Muttermilch bekommen sollte. Die kritischste Zeit sind wahrscheinlich die ersten drei bis sieben Tage.

Vielleicht werden noch weitere für Allergie disponierende Faktoren entdeckt, die sich genauso leicht wie Flaschennahrung vermeiden lassen. Und vielleicht wird man eines Tages Mittel und Wege finden, um IgE an der Bindung mit den Mastzellen zu hindern oder die in Gang gekommene Produktion dieser Antikörper abzuschalten. Noch besser wäre, das Übel an der Wurzel zu packen und jenen Defekt in der Regulation der B-Zellen zu beseitigen, der überhaupt zur Bildung von IgE führt. Zunächst sollte man aber die Entwicklung wirksamer Desensibilisierungsmethoden ins Auge fassen und nach Arzneimitteln suchen, mit denen sich Leukotriene neutralisieren und die von den Mastzellgranula freigesetzten chemischen Mediatoren besser inaktivieren lassen.

Der Immundefekt bei Aids

Das Aids-Virus verändert Wachstum und Funktion einer entscheidenden Gruppe von Immunzellen. Seine Wirkungsweise beginnt sich nun zu klären, und das ist möglicherweise auch der erste Schritt zu einer Behandlung und einem Impfstoff.

Von Jeffrey Laurence

Im Jahre 1981 registrierten die Gesundheitsbehörden im amerikanischen Atlanta (Georgia) die ersten Fälle einer zuvor nicht erkannten, tödlich verlaufenden Erkrankung, die unter der Bezeichnung Aids (nach englisch *aquired immune deficiency syndrome* für erworbene Immunschwäche) bekannt werden sollte. Die Betroffenen starben an einer Reihe seltener Infektionen und bösartiger Tumoren, etwa an einer durch den Einzeller *Pneumocystis carinii* hervorgerufenen Lungenentzündung und am Kaposi-Sarkom, einer Krebserkrankung, die von der innersten Zellschicht der Blutgefäße ausgeht. Auch litten die Patienten an anderen Infektionen mit sogenannten opportunistischen Erregern: allgegenwärtigen, normalerweise harmlosen Mikroorganismen, die gewöhnlich nur bei Geschwächten Krankheiten verursachen können.

Die bei Aids auftretenden Infektionen und Krebsformen kannte man bis dahin nur von Patienten mit bestimmten angeborenen Immundefekten oder einer geschwächten Körperabwehr infolge einer medikamentösen Behandlung, so nach Verabreichung von Cytostatika gegen Krebs oder von Immunsuppressiva nach Organtransplantationen. Aids, so schien es, tötete demnach seine Opfer durch Zerstörung des Immunsystems.

Seit der Entdeckung der Krankheit ist die Zahl der Fälle rasch gestiegen: allein in USA auf 14 000 bis Ende 1985. Im gleichen Maße sind aber auch unsere Kenntnisse über Aids gewachsen. So identifizierten im Jahre 1983 beziehungsweise 1984 Françoise Barré-Sinoussi, Jean-Claude Cherman und Luc Montagnier am Pasteur-Institut in Paris und eine Arbeitsgruppe um Robert C. Gallo am amerikanischen Nationalen Krebsforschungsinstitut unabhängig voneinander den Erreger als ein Virus aus der Familie der Retroviren. Die französische Gruppe nannte ihn LAV (mit Lymphadenopathie assoziiertes Virus), die Amerikaner hingegen HTLV-III (englisch *human T-lymphotropic virus type III*).

Mittlerweile ist auch der am stärksten gefährdete Personenkreis besser eingegrenzt: homo- und bisuexelle Männer, Süchtige, die sich ihre Drogen injizieren, Sexualpartner von Personen aus Risikogruppen und die Kinder gefährdeter Mütter. Auch Empfänger von Bluttransfusionen und Blutpräparaten sind angesteckt worden, doch hat sich ihr Risiko dank der systematischen Prüfung von Spenderblut auf Aids-Virus-Antikörper immens verringert.

Aids zeigt keinerlei Tendenz, sich über diese Risikogruppen hinaus zu verbreiten, außer auf eine solch voraussagbare Zielgruppe wie Frauen, die mit dem Samen eines infizierten Spenders künstlich befruchtet werden. Dies läßt erkennen, daß das Virus normalerweise nur auf dem Blutweg oder durch sexuelle Kontakte übertragen werden kann. Allen verfügbaren epidemiologischen Befunden nach breitet es sich weder über Nahrungsmittel und Trinkwasser noch über Insekten und normale zwischenmenschliche Kontakte aus.

Inzwischen beginnen wir auch zu verstehen, auf welche Weise die Erkrankung das Immunsystem lahmlegt. Und dies wiederum könnte es uns ermöglichen, die Auswirkungen zu mildern und die Krankheit schließlich zu verhüten und zu heilen. Die Forschungsergebnisse unterstreichen zugleich das komplizierte Ineinandergreifen der verschiedenen Komponenten des Immunsystems. Allem Anschein nach geht der totale Zusammenbruch der Immunabwehr bei Aids auf einen einzigen Defekt zurück: Die Zahl der *T*4-Lymphocyten, einer der vielen verschiedenen Zellarten des Immunsystems, nimmt ab, und die verbleibenden Zellen sind in ihrer Funktion gestört.

Wie kann das Aids-Virus aber durch Schädigung eines einzigen Elementes das Immunsystems als Ganzes entgleisen lassen? Die Antwort ist in den kompliziert verflochtenen Wechselwirkungen zwischen den verschiedenen Typen von Blutzellen zu suchen, die zur Immunität beitragen.

Aufbau und Funktion des Immunsystems

Das Immunsystem ist ein anpassungsfähiger, aber hochspezifischer Abwehrapparat, der Mikroorganismen und die von ihnen infizierten Zellen vernichtet, bösartig entartete Zellen zerstört und Reste zerfallener Zellen beseitigt. Solche gefahrbringenden Organismen und Zellen unterscheidet es von normalem gesundem Gewebe anhand von Antigenen, also Molekülen, die es als körperfremd erkennt. Dadurch wird eine Immunantwort ausgelöst, die je nach Antigen verschieden ausfällt.

Im Laufe eines Lebens wird der Körper mit Abertausenden verschiedener Antigene konfrontiert. Die Zellen des Immunsystems können praktisch jedes Antigen erkennen und darauf reagieren. Denn sie teilen sich auf Millionen verschiedener Klone auf, und ein jeder besteht aus Zellen, die auf ein einziges oder auch einige wenige Antigene spezialisiert sind. (Ein Zellklon ist eine Gruppe gleichartiger Zellen, die durch Teilung aus einer einzigen Zelle hervorgegangen sind.) Neben dieser Differenzierung hinsichtlich der Antigenspezifität spalten sich die Zellen auch in unterschiedliche Typen auf, während sie aus gemeinsamen Vorläuferzellen heranreifen.

Unterscheiden lassen sich die einzelnen Zelltypen anhand von drei Merk-

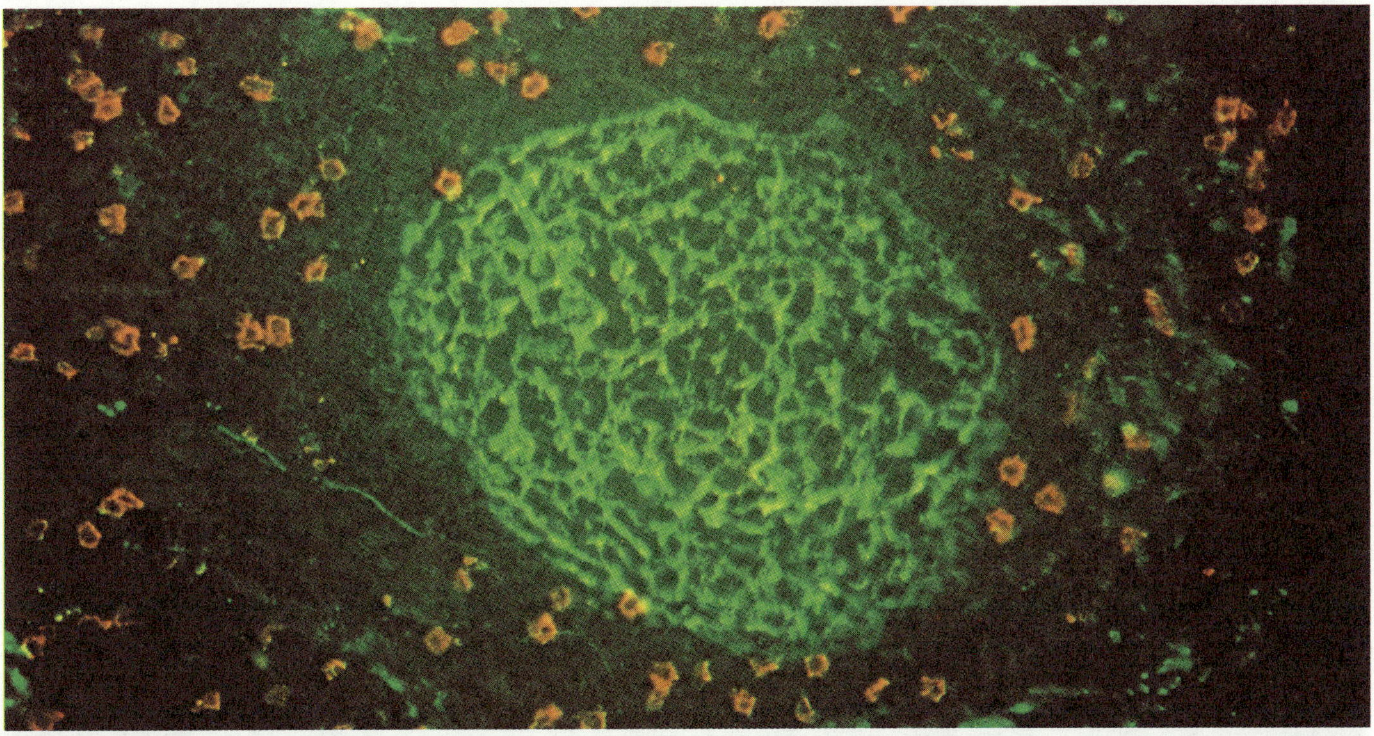

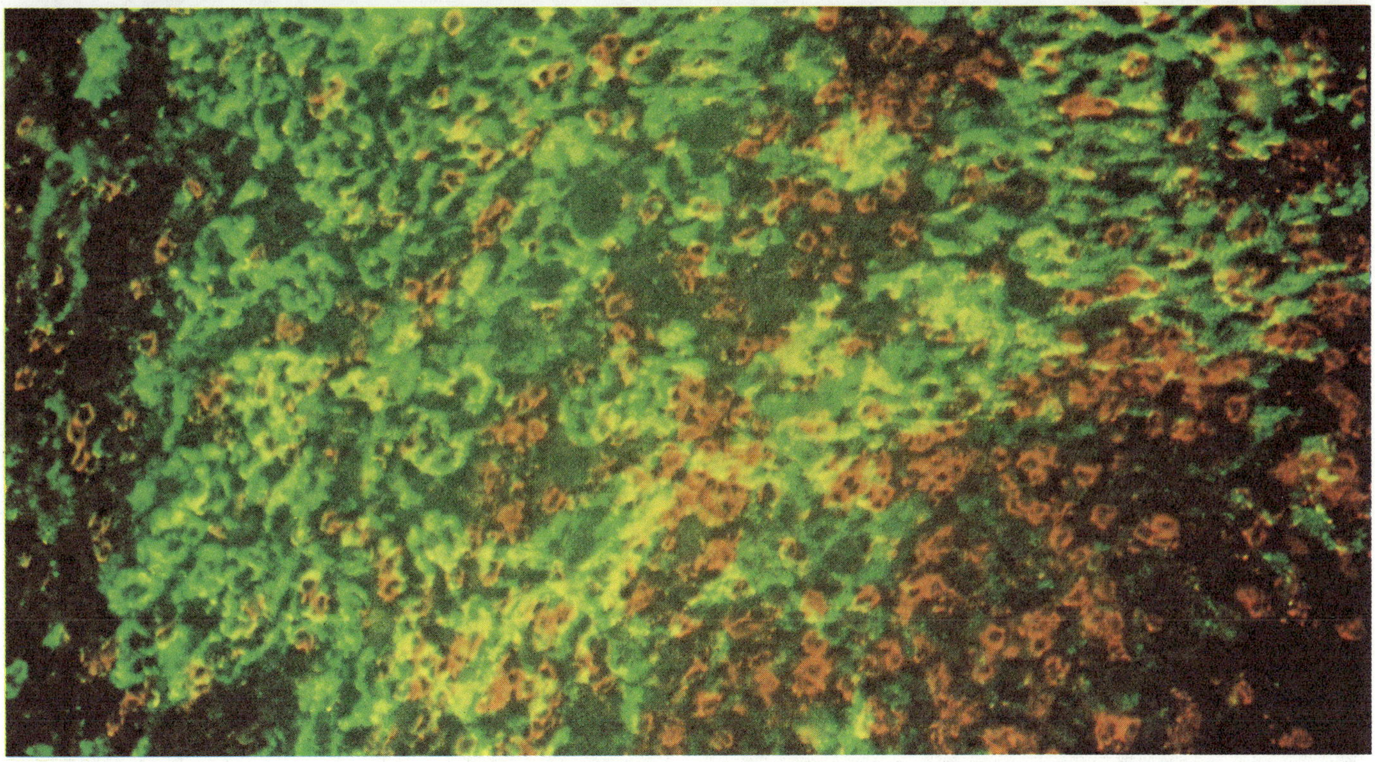

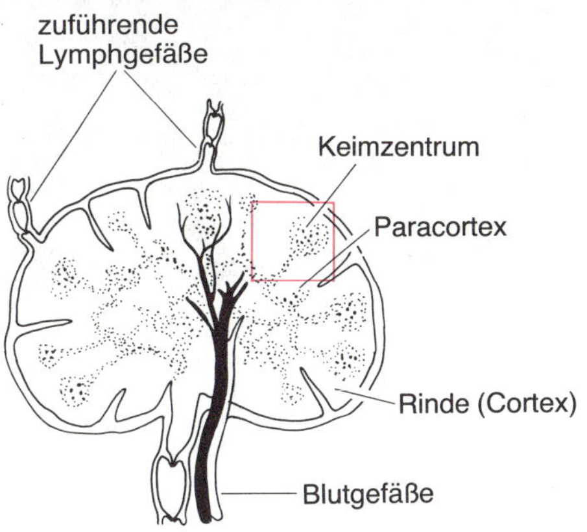

Bild 1: Eine Zerstörung der Lymphknoten ist für Aids und eines der Vorstadien, einen Symptomenkomplex mit dem Kürzel ARC (englisch *Aids-related complex*), charakteristisch. Die fluoreszenzmikroskopischen Aufnahmen (oben) von Dünnschnitten durch Lymphknoten zeigen die in der Zeichnung (links) farbig eingerahmten Strukturen: ein Keimzentrum mit einem kleinen Teil der umliegenden Rinde (Cortex) und des Paracortex. In einem normalen Knoten (oben) bevölkern spezielle weiße Blutkörperchen aus der Gruppe der *T*8-Lymphocyten (orange) das Umfeld, fehlen aber im Keimzentrum selbst. Dort bilden die Gewebezellen des Knotens, die dendritischen Retikulumzellen (grün), ein regelmäßiges Maschenwerk mit *B*-Lymphocyten. Ein Schnitt durch einen geschwollenen Lymphknoten eines Patienten mit ARC (unten) zeigt wesentlich mehr *T*8-Zellen: Sie sind in das Keimzentrum eingedrungen, dessen regelmäßige Struktur zerstört ist. Wie das Aids-Virus diese strukturellen Veränderungen des Knotens bewirkt, ist unbekannt; doch sie stehen möglicherweise mit der Immunschwäche in Zusammenhang. Normale dendritische Retikulumzellen sollen nämlich an der Außenseite ihrer Plasmamembran fremde Proteine einfangen und festhalten, welche eine Immunreaktion auslösen. Die Lymphknotenzerstörung könnte auch einen frühen Hinweis auf eine Infektion mit dem Aids-Virus geben. Die mikroskopischen Aufnahmen wurden von George Janossy vom Royal Free Hospital in Hampstead, Großbritannien, angefertigt.

malen: den Bedingungen, unter denen sie ihr Antigen erkennen, den molekularen Kennzeichen ihrer Plasmamembran und schließlich ihrer Aufgabe bei der Immunantwort.

Die entscheidende Rolle bei der Immunantwort spielen die Lymphocyten, eine Gruppe der weißen Blutkörperchen (Bild 5). Sie teilen sich zunächst in zwei Klassen auf: in die *B*-Zellen, die im Knochenmark ausreifen (englisch *bone marrow*), und in die *T*-Zellen, die zwar ebenfalls aus dem Knochenmark stammen, ihre Entwicklung aber in der Thymusdrüse vollenden.

B-Zellen produzieren Antikörper, jene speziellen Proteine, die sich an Antigene binden und deren Beseitigung oder Zerstörung erleichtern. Wenn eine *B*-Zelle ein Antigen erkennt, das frei im Blut oder in der Lymphe zirkuliert oder auf der Oberfläche einer infizierten Zelle erscheint, dann wird sie aktiviert. Sie teilt sich und bildet einen größeren Klon von *B*-Zellen, die alle auf ihrer Zelloberfläche dieselben Antikörpermoleküle als spezifische Rezeptoren für

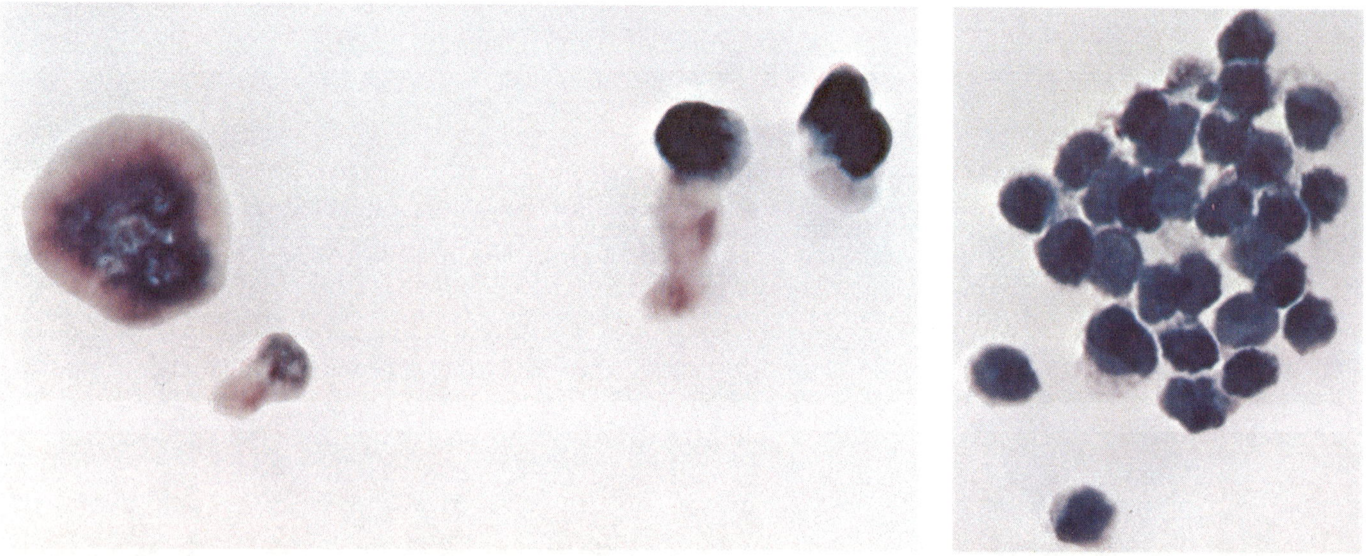

Bild 2: Infizierte *T*-Lymphocyten (links) unterscheiden sich von normalen (rechts), weil das Aids-Virus sie zur Fusion veranlaßt: Ihre Plasmamembranen verschmelzen miteinander, so daß vielkernige Gebilde, sogenannte Syncytien, entstehen. Das Virus befällt in erster Linie *T*4-Zellen, die von *T*8-Zellen nur in ihrer Funktion und ihren biochemischen Markern abweichen, ansonsten aber gleich aussehen: *T*4-Zellen regen die Vermehrung von Lymphocyten an und helfen anderen Zellen, eine Immunabwehr aufzubauen; *T*8-Zellen zerstören infizierte Gewebe und schalten die Immunreaktion wieder ab. Durch Fusion infizierter Zellen mit normalen könnte sich das Virus auf andere Gewebe ausbreiten.

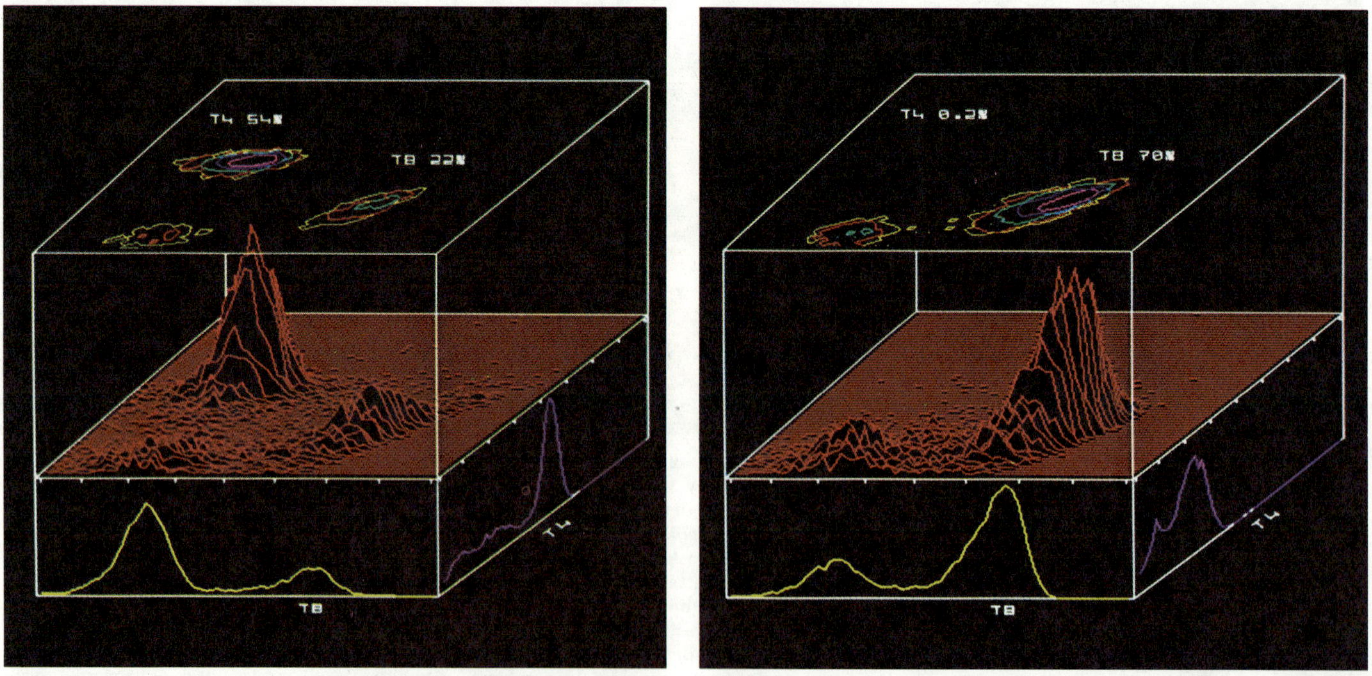

Bild 3: Das Verhältnis zwischen *T*4-Zellen und *T*8-Zellen verändert sich bei Aids grundlegend. In normalem Blut liegt es bei etwa 2 zu 1 (links). Im Blut von Aids-Patienten (rechts) sind dann die *T*4-Zellen drastisch dezimiert (hier nur noch 0,2 Prozent), so daß nun die *T*8-Zellen vorherrschen. Die Computer-Graphiken zeigen das Ergebnis eines Zellsortierverfahrens, bei dem verschiedene fluoreszenzmarkierte Antikörper gegen spezifische Oberflächenproteine der *T*4- und *T*8-Zellen eingesetzt werden. Jeder der beiden Antikörper trägt einen Farbstoff, der in einer anderen Farbe fluoresziert. Die Zellen passieren dann eine automatische Trenn- und Zähleinrichtung. Bei den Kurven im jeweils unteren Teil der Blöcke gibt die Ordinate die Zahl der Zellen an und die Abszisse die Intensität der Fluoreszenz. Im jeweils mittleren Teil ist die Zellzahl gegen die Intensität beider Farbstoffe zusammen aufgetragen. Nicht beschriftete Gipfel entsprechen Zellen, die weder *T*4- noch *T*8-Marker tragen.

das Antigen tragen. Einige dieser *B*-Zellen differenzieren sich zu sogenannten Plasmazellen, die aktiv Antikörper abgeben. Andere, langlebigere *B*-Zellen dienen als sogenannte Gedächtniszellen. Sie sind ein Grundpfeiler der Immunität, die das neuerliche Auftreten einer einmal durchgemachten Infektion vielfach verhindert. Denn sie zirkulieren jahrelang durch den Körper, jederzeit bereit, rasch eine Immunantwort gegen das Antigen auszulösen, sollte es den Körper erneut bedrohen.

Die Funktion der *T*-Zellen und damit ihre Einteilung ist ungleich komplizierter. Die meisten *T*-Zellen können keine freien Antigene erkennen, und auf zellgebundene Antigene vermögen sie nur unter bestimmten Bedingungen zu reagieren. Die körperfremde Substanz muß nämlich den *T*-Lymphocyten zusammen mit einem jener Moleküle angeboten werden, die die Identität eines Individuums kennzeichnen. Diese Proteine werden von DNA-Abschnitten des Haupt-Histokompatibilitätskomplexes codiert (abgekürzt MHC, nach englisch *major histocompatibility complex*). Damit eine Immunreaktion erfolgen kann, muß der Antigenrezeptor einer *T*-Zelle gleichzeitig das Antigen und das MHC-Protein erkennen. Beide werden ihm gemeinsam auf der Oberfläche einer sogenannten antigen-präsentierenden Zelle angeboten. Sobald ein *T*-Lymphocyt ein Antigen erkannt hat, hängt sein weiteres Tun davon ab, welchem *T*-Zelltyp er angehört. Den Körper aktiv verteidigen können nur Zellen eines Typs: die cytotoxischen *T*-Zellen, die infizierte, fremde oder entartete Zellen durch Lyse, also durch Auflösung der Zellmembran, zerstören. Die anderen Typen von *T*-Zellen steuern und verändern die Immunantwort, indem sie Boten-Proteine freisetzen oder direkt Kontakt mit den beteiligten Zellen aufnehmen.

Da sind zum einen die *T*-Inducer-Zellen: Sie lösen die Reifung von *T*-Lymphocyten aus und lassen daher aus Vorläuferformen funktionell verschiedene Zellen entstehen. Ferner sind da die *T*-Helfer-Zellen, die andere *T*- und die meisten *B*-Zellen erst in Aktion bringen. Wenn solche Helfer-Zellen ein bestimmtes Antigen erkannt haben, ermöglichen sie es den cytotoxischen *T*-Lymphocyten, eben jene Zellen zu zerstören, die das Antigen tragen. Und sie machen es den *B*-Lymphocyten möglich, die entsprechenden Antikörper freizusetzen.

Der vierte *T*-Zelltyp schließlich sind die Suppressor-Zellen. Sie dämpfen die Aktivität der *B*- und *T*-Zellen, so daß praktisch einige Wochen, nachdem eine Infektion die Immunabwehr mobilisiert hat, die Reaktion wieder abgeschaltet ist. Helfer- und Suppressor-Zellen interagieren auf komplizierte Weise miteinander: Sie beeinflussen die cytotoxischen Zellen in gegensinniger Weise und schalten mit der Immunantwort auch die Helfer-Zellen ab.

*T*4- und *T*8-Zellen

T-Zellen kann man also nach ihrer Funktion in vier Typen untergliedern. Doch anhand biochemischer Erkennungsmoleküle auf ihrer Oberfläche, sogenannter Marker, lassen sich nur zwei Hauptarten unterscheiden: *T*4-Zellen mit Helfer- und Inducer-Funktion und *T*8-Zellen mit Suppressor- und cytotoxischer Funktion. *T*4- und *T*8-Zellen sind auch insofern verschieden, als sie zum Erkennen ihres Antigens eine jeweils andere Art von MHC-Protein als Begleiter brauchen (Bild 6). *T*8-Zellen erkennen Antigene zusammen mit MHC-Proteinen der Klasse I, einem Molekültyp, der auf allen kernhaltigen Zellen vorkommt. Daher kann eine cytotoxische *T*8-Zelle normalerweise jede infizierte Zelle abtöten, die ein passendes Antigen trägt. Dagegen reagieren *T*4-Zellen auf ein Antigen, das zusammen mit MHC-Proteinen der Klasse II präsentiert wird. Solche Proteine kommen in erster Linie auf der Oberfläche der bereits erwähnten antigen-präsentierenden Zellen vor.

Diese Zellen sind zusammen mit den natürlichen Killerzellen die anderen Hauptakteure bei der Immunantwort. Die wichtigsten unter ihnen sind wiederum die Makrophagen, Freßzellen, die in der Haut und anderen Geweben vorkommen und sich aus Monocyten, einer anderen Gruppe von weißen Blutkörperchen, entwickeln. Auch die Langerhans-Zellen der Haut sowie die dendritischen Zellen des Blutes, der Lymphknoten und der Milz können Antigene präsentieren.

Makrophagen tun dies, indem sie ein Virus oder einen anderen Eindringling verschlingen, seine Proteine in hochspezifischer Weise enzymatisch zerlegen und dann die antigenen Proteinfragmente zusammen mit MHC-Proteinen der Klasse II auf ihrer Oberfläche darbieten. Makrophagen arbeiten die Antigene also auf und präsentieren sie so, daß *T*4-Zellen sie erkennen können (Bild 7).

Die natürlichen Killerzellen stellen einen peripheren Arm des Immunsystems dar. Sie töten spontan virusinfizierte Zellen oder Tumorzellen, ohne dabei direkt mit Lymphocyten in Wechselwirkung zu treten oder Antigene zu erkennen.

Die Immunreaktion

Ein eindringendes Virus löst normalerweise vielschichtige Wechselwirkungen zwischen diesen zellulären Elementen aus. Um die Kompliziertheit dieses Wechselspiels voll erfassen zu können,

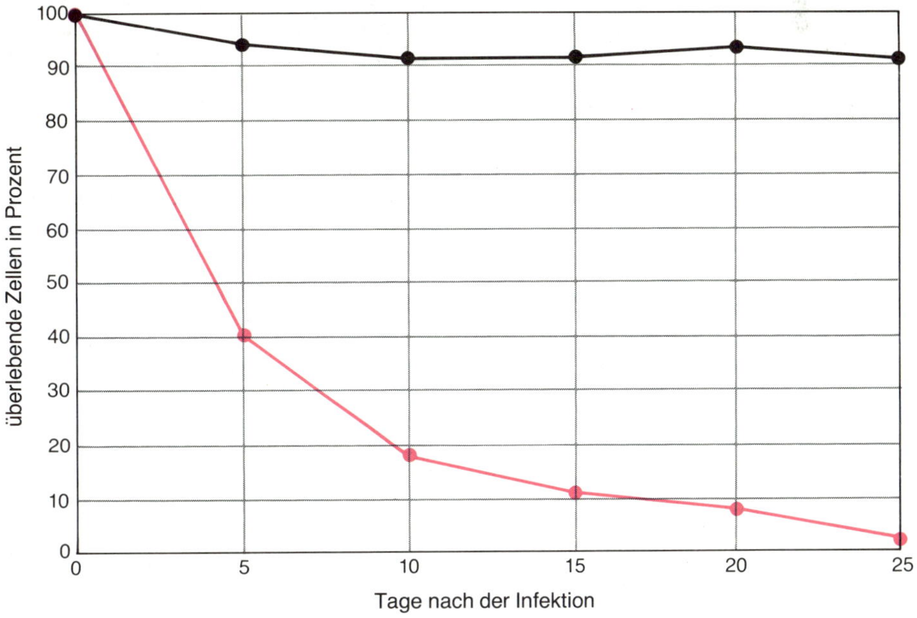

Bild 4: Kultivierte *T*-Zellen überleben je nach Zelltyp unterschiedlich lange, wenn sie Aids-Viren ausgesetzt werden. Die Zahl der *T*8-Zellen (schwarz) sinkt nur wenig. Die bevorzugt befallenen *T*4-Zellen aber nehmen rapide ab. Das Virus stört die Vermehrung seiner Wirtszellen und behindert die Ausprägung des *T*4-Marker-Proteins auf der Zelloberfläche. An dennoch vorhandene Marker-Moleküle bindet sich ein Protein der Virushülle und maskiert sie auf diese Weise. Beides zusammen bewirkt den Rückgang an nachweisbaren *T*4-Zellen.

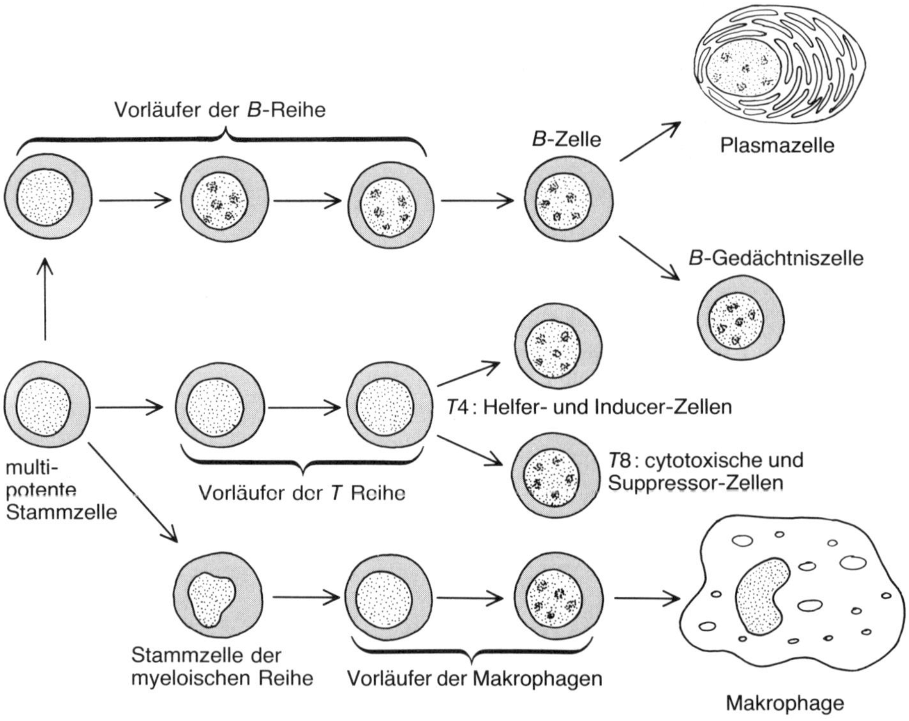

Bild 5: Die zellulären Komponenten der Immunabwehr gehen aus multipotenten Stammzellen des Knochenmarks hervor. *B*-Zellen entwickeln sich vollständig im Knochenmark (englisch *bone marrow*). Sie durchlaufen dort verschiedene Vorläufer-Stadien und werden dann ins Blut oder in die Lymphe abgegeben. Kontakt mit einem Antigen regt sie an, sich zu großen, antikörper-ausscheidenden Plasmazellen zu differenzieren. Einige werden zu Gedächtniszellen, die für die bleibende Immunität verantwortlich sind. Die Vorläufer der *T*-Zellen wandern hingegen zum Ausreifen in die Thymusdrüse. Nach ihrer Abgabe an Blut oder Lymphe übernehmen sie verschiedene Funktionen und prägen unterschiedliche biochemische Marker auf ihrer Plasmamembran aus: Sie werden zu *T*4-Zellen mit Helfer- oder Inducer-Funktion und zu *T*8-Zellen mit cytotoxischer oder Unterdrücker-Funktion (Suppressor-Zellen). Die Vorläufer der Makrophagen, die Monocyten, zirkulieren im Blut. Die reifen Makrophagen wandern dann in Haut, Milz und Lymphknoten ein, wo sie die beste Chance haben, einem Antigen zu begegnen, das sie verarbeiten und präsentieren können (Bild 7).

ist es zweckmäßig, einmal die Immunantwort auf eine normale Virusinfektion wie die Masern zu verfolgen (Bild 8). Die virusinfizierten Zellen geben Interferone ab, spezielle Proteine, die eine erste Verteidigungslinie gegen die Maserninfektion mobilisieren: die natürlichen Killerzellen. Ihre Aktivität erreicht ein bis zwei Tage nach der Infektion ihren Höhepunkt. Als nächstes greifen die Makrophagen in den Kampf ein. Sie verschlingen das Virus und bauen es enzymatisch ab. Damit kommt die *T*-Zell-Antwort in Gang.

Die Makrophagen verarbeiten jedoch nicht nur das Antigen zu einer Form, die von Helfer- und Inducer-Zellen erkannt werden kann. Sie regen auch die Immunantwort durch Freisetzung löslicher Proteine an, die als Monokine bezeichnet werden. Zu diesen Stoffen gehört das von gewissen Makrophagen abgegebene Gamma-Interferon und das Interleukin-1. Dieses aktiviert *T*-Zellen, die das präsentierte virale Antigen erkannt haben, und macht sie so zur weiteren Teilung und Differenzierung bereit (Bild 6 Mitte). Interleukin-1 ruft zusammen mit Gamma-Interferon Fieber und Unwohlsein hervor, beides unliebsame Begleiterscheinungen der meisten viralen Infekte, so auch der Masern.

Die aktivierten *T*-Zellen produzieren selbst wieder lösliche Faktoren, die als Lymphokine bezeichnet werden. Eine solche Substanz ist das von *T*4- und *T*8-Zellen abgegebene Interleukin-2. Es leitet den nächsten Schritt der Immunantwort ein. Unter seinem Einfluß vermehren sich die durch Antigenkontakt und Interleukin-1 stimulierten *T*-Zellen zu größeren Klonen von reifen Zellen: cytotoxischen, Suppressor- und Helfer-Zellen. Erstere lysieren maserninfizierte Zellen, wobei ihr Angriff etwa eine Woche nach Infektionsbeginn seinen Höhepunkt erreicht. Mit der Vernichtung befallener Zellen kann in diesem Stadium die Infektion schnell gestoppt werden.

Die Zahl der Suppressor-Zellen wächst langsamer als die der cytotoxischen Zellen. Sie helfen die *T*-Zell-Antwort abzuschalten. Nachdem sie ihre Aufgabe erfüllt haben, bleibt eine Population von *T*-Zellen als Gedächtniszellen – wahrscheinlich lebenslang – erhalten. Auch sie sorgen dann wie die entsprechenden *B*-Zellen für eine beschleunigte Reaktion auf einen neuerlichen Kontakt mit dem gleichen Antigen.

Bei der *T*-Zell-Antwort spielen *T*4-Helfer- und *T*4-Inducer-Zellen die zentrale Rolle. Ohne ihre Einwirkung, sei es durch Lymphokine oder durch direkten Kontakt, könnten weder die cytotoxischen noch die Suppressor-Zellen ihre Aufgabe erfüllen.

*T*4-Zellen beeinflussen außerdem noch andere Bereiche der Immunabwehr. Denn das von ihnen abgegebene Interleukin-2 unterstützt auch die natürlichen Killerzellen. Außerdem produzieren die *T*4-Zellen ebenfalls Gamma-Interferon (das, wenn es – wie hier – von *T*-Zellen abgegeben wird, ebenfalls zu den Lymphokinen gerechnet wird). Dieses Interferon stimuliert die Makrophagen, die Viren verschlingen und Antigene präsentieren.

Unerläßlich sind die *T*4-Zellen auch für die zweite, aber weniger wichtige Phase der Abwehrmaßnahmen beim allerersten Kontakt mit einem Virus: die Bildung von Antikörpern (Antikörper spielen erst bei der bleibenden Immunität eine größere Rolle). Um – wie in unserem Beispiel – auf das Masern-Antigen reagieren zu können, benötigen die *B*-Zellen ein Signal der *T*-Helfer-Zellen, entweder in Form der Lymphokine oder durch direkten Kontakt (Bild 7). Die antigen-spezifischen *B*-Zellen vermehren sich dann zu einem großen Klon antikörper-sezernierender Plasmazellen und zu einer kleineren Population von Gedächtnis-Zellen. Die Plasmazellen produzieren im wesentlichen zwei Klassen von Antikörpern gegen das Virus. Die eine Klasse erreicht eine Woche nach der Infektion ihre höchste Konzentration, die andere erst zwei Wochen später (Bild 8 unten). Danach unterdrücken *T*8-Suppressor-Zellen (wieder mit Unterstützung der *T*4-Zellen) auch die *B*-Zellantwort.

Die vereitelte Immunreaktion

Genauso sicher wie diese Mechanismen die Masern bekämpfen, genauso sicher würden sie auch Infektionen mit dem Aids-Virus stoppen, griffe dieses nicht von vornherein zu Gegenmaßnahmen. Es ist aber keineswegs das einzige Virus, das der Zerstörung durch das Immunsystem zu entgehen vermag. Andere Viren – beispielsweise der Erreger der CAE (englisch *caprine arthritis encephalitis*), einer Gelenk- und Gehirnentzündung bei Ziegen – erreichen

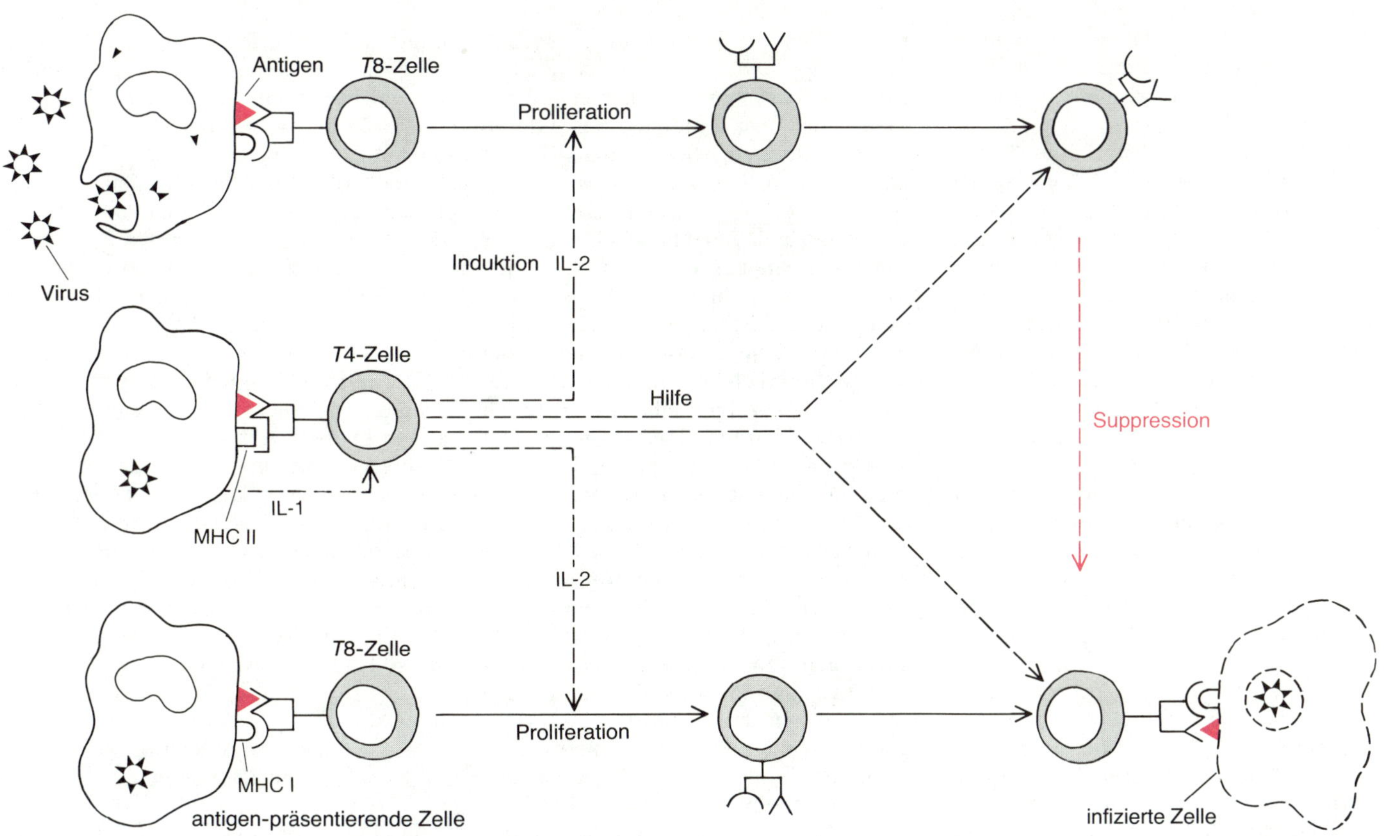

Bild 6: Zur Zerstörung einer virusinfizierten Zelle ist die Zusammenarbeit mehrerer *T*-Zellen erforderlich. Eine antigen-präsentierende Zelle, ein Makrophage beispielsweise, verschlingt ein Virus, baut es ab und präsentiert die als Antigen wirkenden viralen Proteine (farbig) auf der Plasmamembran, und zwar zusammen mit einem MHC-Protein der Klasse II (MHC-II), das für antigen-präsentierende Zellen charakteristisch ist. Sobald sich eine *T*4-Zelle gleichzeitig an das Antigen und das MHC-Protein bindet, wird sie aktiviert. Auch das Interleukin-1 (Il-1), ein von Makrophagen abgegebenes Protein, wirkt auf sie aktivierend. Die *T*4-Zellen sondern daraufhin Interleukin-2 (Il-2) ab. Dieses Protein veranlaßt *T*8-Zellen, die ein Antigen zusammen mit einem MHC-Protein der Klasse I (MHC-I) erkannt haben, sich zu vermehren. Einige der *T*8-Zellen töten infizierte Zellen, die das virale Antigen tragen (unten). Andere *T*8-Zellen unterdrücken später diese cytotoxische Reaktion (farbiger Pfeil) und schalten schließlich die Immunreaktion ab. Sie wirken also als Suppressor-Zellen. Damit die *T*8-Zellen ihre cytotoxische und ihre Suppressor-Funktion erfüllen können, benötigen sie die Hilfe von *T*4-Zellen: entweder durch direkten Kontakt mit ihnen oder durch lösliche Proteine.

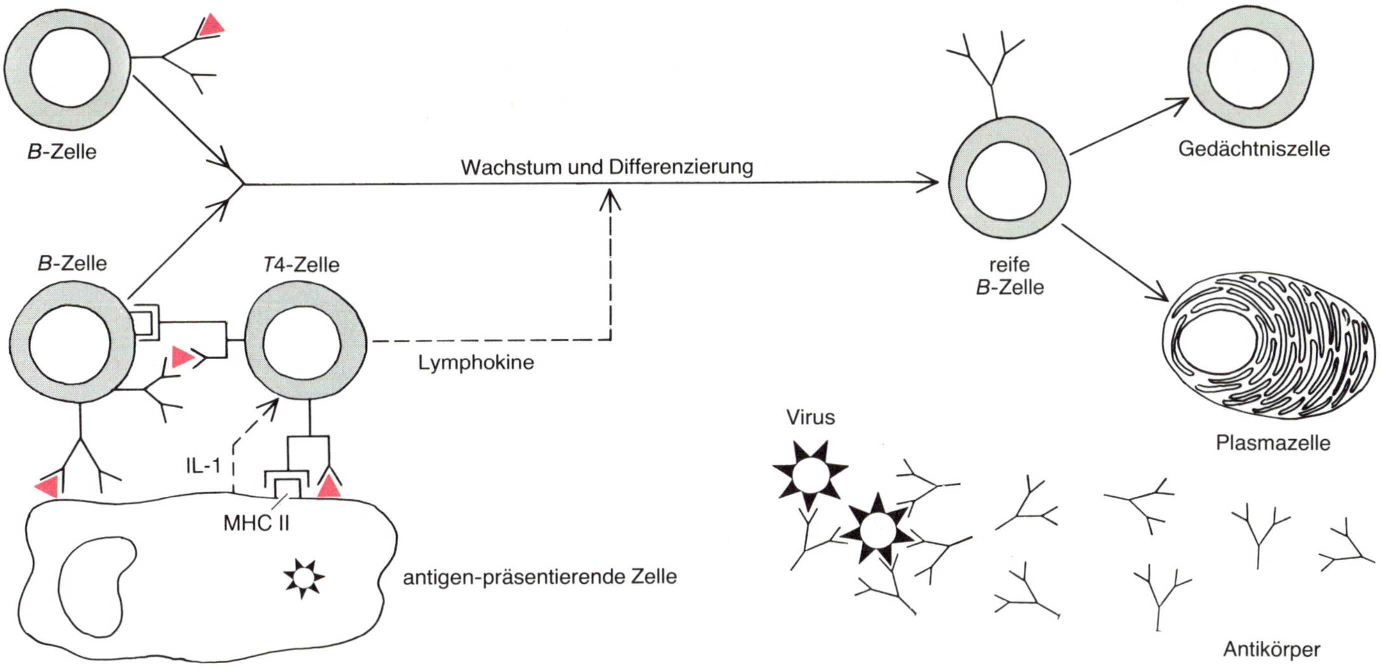

Bild 7: *T*4-Zellen helfen den *B*-Zellen, Antikörper gegen ein virales Antigen auszuschütten. Sie werden – wie oben beschrieben – nach Kontakt mit einer antigen-präsentierenden Zelle durch Interleukin-1 (Il-1) aktiviert. Eine solche *T*4-Zelle bindet sich an eine *B*-Zelle, die ebenfalls das Antigen auf einer präsentierenden Zelle erkannt hat. Der Kontakt mit der *T*4-Zelle regt die *B*-Zelle zur Reifung an: Sie vermehrt und differenziert sich zu einem Klon von Gedächtniszellen sowie einem Klon von antikörper-ausscheidenden Plasmazellen. Die Antikörper binden sich an das Virus und inaktivieren es. Die Reifung wird von Lymphokinen der *T*4-Zellen gefördert. Die *B*-Zellen können auch frei in Blut oder Lymphe zirkulierende Antigene erkennen (links oben), doch benötigen sie dann immer noch die Hilfe der *T*-Zellen zur Reifung und Differenzierung.

dies, indem sie eine fehlerhafte Immunreaktion auslösen. So regen sie etwa die Produktion von Antikörpern an, die die Infektion nicht stoppen.

Ein Virus kann dem Immunsystem auch entgehen, wenn sich die Proteine seiner Hülle ständig durch Mutation verändern. Die zunächst antigenspezifische Immunreaktion verfehlt dann ihr Ziel, und einer neuerlichen Reaktion ergeht es ebenso. Beispielsweise produzieren Schafe mit Visna, einer Krankheit ähnlich der multiplen Sklerose, zunächst Antikörper, die den viralen Erreger tatsächlich bekämpfen. Im Verlauf der Infektion mutiert er aber immer wieder, so daß die Antikörper jedesmal als Waffe wirkungslos werden.

Das Aids-Virus, das dem Visna-Virus genetisch teilweise ähnelt, könnte ebenfalls eine solche Variabilität der Antigene, eine solche Antigendrift, ausnutzen. Man weiß, daß es sich unablässig genetisch verändert, vielleicht weil es seine Erbsubstanz sehr schnell und relativ ungenau vervielfältigt. Eine Antigendrift könnte zumindest teilweise erklären, warum die von Aids-Kranken produzierten Antikörper das Virus im Labortest nur wenig neutralisieren.

Das Aids-Virus hat es jedoch kaum nötig, sich dem Immunsystem zu entziehen. Denn es kommt seiner eigenen Zerstörung zuvor, indem es seinerseits das Immunsystem vernichtet. Auch dazu kennt man Parallelen bei anderen Virusinfektionen. Selbst die Masern schwächen vorübergehend das Immunsystem – ein Effekt, den bereits 1908 Clemens von Pirquet beobachtet hat. Er entdeckte ihn bei Personen, die nach Konfrontation mit Tuberkulosebakterien eine Resistenz entwickelt hatten. Erhalten solche Menschen eine kleine Menge Tuberkel-Protein unter die Haut injiziert, so zeigt sich eine deutlich sichtbare Hautreaktion (Rötung und Schwellung). Von Pirquet fiel damals auf, daß diese Reaktion im Verlauf einer Maserninfektion häufig ausbleibt, später aber wieder auftritt.

Im Gegensatz dazu unterdrücken gewisse tierische Viren die Immunantwort nicht nur vorübergehend. Viele davon gehören zur Gruppe der Retroviren. Ihr Name spielt auf die einzigartige Weise an, in der sie ihre Erbinformation handhaben. Bei nahezu allen Lebewesen wird die in der DNA gespeicherte genetische Information in RNA abgeschrieben und diese dann in die lebensnotwendigen Proteine übersetzt. Retroviren kehren diese Abfolge gerade um: Ihre Erbinformation ist in RNA gespeichert und wird „rückwärts" in DNA abgeschrieben, wenn sie eine Zelle infizieren. Manchmal wird die DNA dann in die Chromosomen der Wirtszelle eingebaut und in dieser Form als Provirus bezeichnet. Später liest die Zelle die viralen Gene wie gewohnt ab und synthetisiert die von ihnen codierten Proteine. Diese lagern sich dann mit der ebenfalls neu synthetisierten viralen Erbsubstanz zu neuen Viruspartikeln zusammen (Bild 9).

Retroviren können die genetische Ausstattung einer Zelle und damit deren Eigenschaften tiefgreifend verändern. Denn von vielen weiß man, daß sie Krebs erzeugen. Da gewisse tierische Retroviren eine anhaltende Immunsuppression hervorrufen, kam der Verdacht auf, Aids werde durch ein Retrovirus verursacht. Dies hat sich auch mit der Entdeckung von LAV beziehungsweise HTLV-III bestätigt.

Die Dezimierung der *T*4-Zellen

Im Falle von Aids geht die Immunschwäche auf die virale Infektion der *T*4-Zellen zurück, die als Inducer- und Helfer-Zellen die Immunreaktion größtenteils koordinieren. Der Verlust dieser Zellen in Blut, Lymphknoten, Milz und anderen Geweben, in denen sie normalerweise konzentriert vorkommen, ist einer der auffallendsten und typischsten Befunde bei Aids-Patienten. Normalerweise machen *T*4-Zellen zwischen 60 und 80 Prozent der zirkulierenden *T*-Zellpopulation aus. Bei Aids können sie aber so selten werden, daß sie sich gar nicht mehr nachweisen lassen (Bilder 3 und 4).

Viele Viren töten die von ihnen infizierten Zellen, und zwar meist durch Aufbrechen der Zellmembran. Das Aids-Virus scheint dagegen das Wachstum der infizierten *T*4-Zellen zu verändern und schließlich zu verlangsamen, während andere Typen von *T*-Zellen sich weiterhin normal vermehren. Mit der Zeit werden so die *T*4-Zellen selektiv immer weniger, bis keine mehr zu finden sind.

Möglicherweise bleibt jedoch eine kleine Anzahl von ihnen übrig, in denen dann das Virus latent weiterexistiert. Am Krebsforschungsinstitut in London konnte kürzlich Robin Weiss nachweisen, daß das Virus den *T*4-Marker auf der Oberfläche überlebender Zellen zu maskieren oder seine Ausprägung zu verhindern vermag (Bild 10). Dies läßt den Rückgang an *T*4-Zellen noch stärker erscheinen, als er ohnehin ist.

Die Dezimierung der *T*4-Zellen hat Konsequenzen, aus denen wiederum

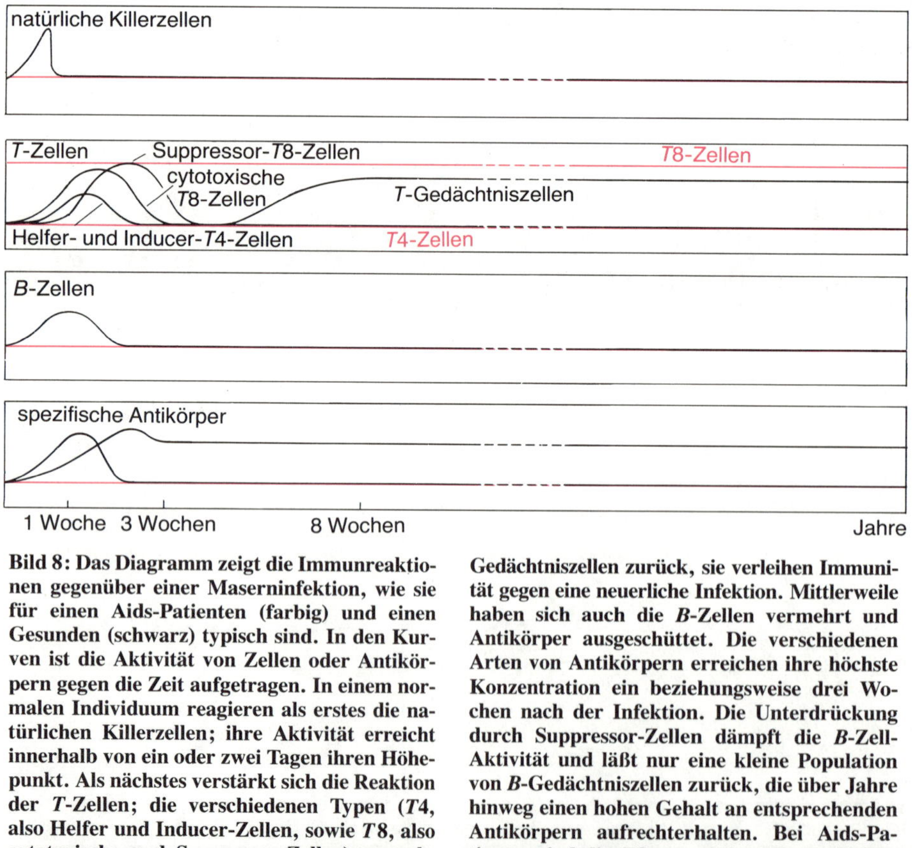

Bild 8: Das Diagramm zeigt die Immunreaktionen gegenüber einer Maserninfektion, wie sie für einen Aids-Patienten (farbig) und einen Gesunden (schwarz) typisch sind. In den Kurven ist die Aktivität von Zellen oder Antikörpern gegen die Zeit aufgetragen. In einem normalen Individuum reagieren als erstes die natürlichen Killerzellen; ihre Aktivität erreicht innerhalb von ein oder zwei Tagen ihren Höhepunkt. Als nächstes verstärkt sich die Reaktion der *T*-Zellen; die verschiedenen Typen (*T*4, also Helfer und Inducer-Zellen, sowie *T*8, also cytotoxische und Suppressor-Zellen) vermehren sich zu verschiedenen Zeiten, die Suppressor-Zellen zuletzt. Nach der Unterdrückung der *T*-Zell-Reaktion bleibt eine Population von *T*-Gedächtniszellen zurück, sie verleihen Immunität gegen eine neuerliche Infektion. Mittlerweile haben sich auch die *B*-Zellen vermehrt und Antikörper ausgeschüttet. Die verschiedenen Arten von Antikörpern erreichen ihre höchste Konzentration ein beziehungsweise drei Wochen nach der Infektion. Die Unterdrückung durch Suppressor-Zellen dämpft die *B*-Zell-Aktivität und läßt nur eine kleine Population von *B*-Gedächtniszellen zurück, die über Jahre hinweg einen hohen Gehalt an entsprechenden Antikörpern aufrechterhalten. Bei Aids-Patienten sind die *T*8- gegenüber den *T*4-Zellen ständig in der Überzahl. Wegen der geringen Zahl und veränderten Funktion der *T*4-Zellen unterbleiben spezifische Immunreaktionen.

die zentrale Rolle dieses Zelltyps im Immunsystem zu ersehen ist. Mangels Unterstützung durch die *T*4-Zellen können die *B*-Zellen nicht mehr ausreichende Mengen spezifischer Antikörper gegen das Aids-Virus oder irgendeinen anderen Erreger produzieren. Ähnlich beeinträchtigt ist auch die Reaktion der cytotoxischen *T*-Zellen (Bild 8). Die *T*-Suppressor-Zellen können ebenfalls ihre Aufgaben nicht mehr erfüllen. So geben die *B*-Zellen bei solchen Patienten unaufhörlich große Mengen unspezifischer Immunglobuline ab, Moleküle des Proteintyps also, zu dem auch die Antikörper gehören. Das Signal der *T*-Zellen, wodurch das Ganze normalerweise abgeschaltet würde, erhalten die *B*-Zellen nicht mehr.

Mit dem Verlust der *T*4-Zellen sinkt auch die Konzentration an Interleukin-2. Dadurch verlangsamt sich das Heranwachsen größerer Klone von reifen *T*-Zellen, das normalerweise durch das Lymphokin angeregt wird. Weniger Interleukin-2 und weniger Gamma-Interferon bedeuten zugleich eine geringere Aktivität der natürlichen Killerzellen und Makrophagen.

Mit seiner Vorliebe für einen einzigen Zelltyp unterscheidet sich das Aids-Virus von anderen Retroviren, die gewöhnlich ein ganzes Spektrum von Zellen angreifen. Die Erklärung für diese Spezifität fanden unlängst Weiss und – unabhängig von ihm – eine von David Klatzmann geleitete Gruppe am Pasteur-Institut. Sie stellten fest, daß ein bestimmter Bereich auf der Zellmembran dem Virus als Rezeptor dient. Er ist mit dem *T*4-Marker assoziiert, also dem Protein, in dem sich *T*4-Zellen von anderen Lymphocyten unterscheiden. An diesem Bereich setzt sich das Virus als erstes fest, wenn es die Zelle befällt.

Trotzdem ist das Virus nicht ausschließlich auf *T*4-Zellen fixiert. Wahrscheinlich dienen ihm Makrophagen, Thrombocyten (Blutplättchen) und *B*-Zellen als Reservoir. Eine Infektion der *B*-Zellen könnte beispielsweise erklären, warum diese ununterbrochen Immunglobuline abgeben. Möglicherweise dienen auch andere Zellen als die des Blutes als Reservoir: die Endothelzellen, die Blut- und Lymphgefäße auskleiden, die Epithelzellen der Haut und verwandter Gewebe, die Gliazellen des Nervensystems und die Nervenzellen selbst. Ein Befall des Zentralnervensystems könnte die Psychosen und die Hirnatrophie erklären, die häufig bei Aids-Kranken zu beobachten sind. Den Zellen außerhalb des Blutes mögen zwar die Oberflächenproteine fehlen, die dem Virus ein direktes Eindringen ermöglichen; doch könnten sie wohl angesteckt werden, wenn sich erkrankte

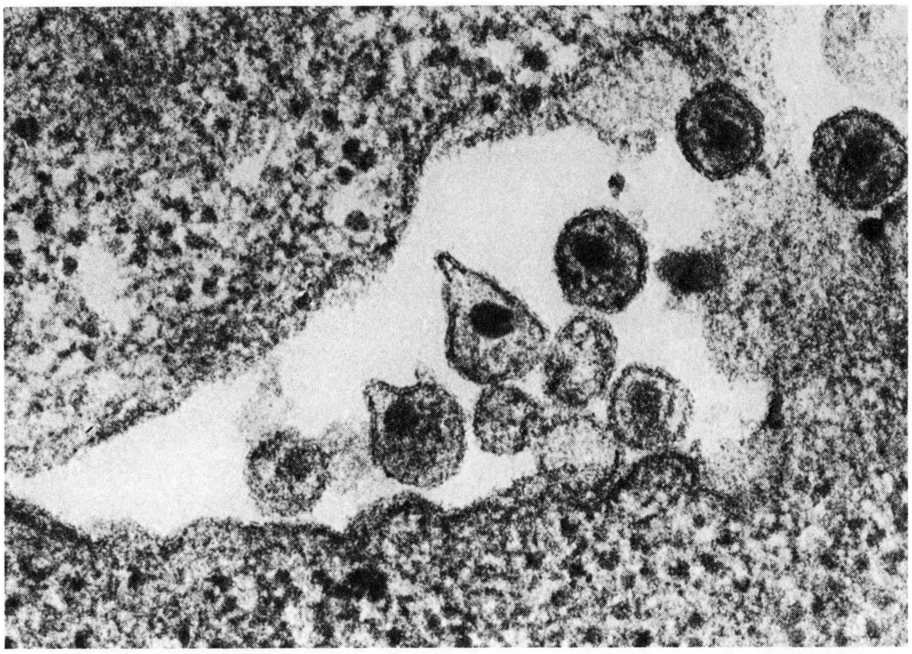

Bild 9: Aids-Viren, erkennbar an ihrem dunklen Innenkörper aus RNA (Ribonucleinsäure), „knospen" aus der Oberfläche infizierter *T*-Zellen heraus. Die elektronenmikroskopische Aufnahme wurde 1983 am Pasteur-Institut in Paris angefertigt und zeigt das erste Isolat des Aids-Virus: LAV. Im folgenden Jahr wurde das gleiche Virus am amerikanischen National Cancer Institute isoliert und als HTLV-III bezeichnet. Das Aids-Virus ist ein Retrovirus: Nach dem Eindringen in eine *T*4-Zelle schreibt es die in seiner RNA verschlüsselte Information – umgekehrt wie im sonst üblichen Weg – in DNA (Desoxyribonucleinsäure) ab. Dann veranlaßt es die Wirtszelle, die retroviralen DNA-Gene in RNA abzuschreiben und in Protein zu übersetzen. Aus den neuen viralen Bausteinen bilden sich neue Viruspartikel, die aus der Zelle freigesetzt werden. Die Aufnahme zeigt die Viren in 95 000facher Vergrößerung.

*T*4-Zellen und Makrophagen mit ihnen vereinigen, also fusionieren (Bild 2).

Möglicherweise sind die *T*4-Zellen am anfälligsten für das Virus, wenn sie zuvor stimuliert worden sind und sich ihre Zahl wegen chronisch parasitärer oder viraler Infektionen erhöht hat. Infektionen mit Hepatitis *B*, dem Epstein-Barr- oder dem Cytomegalie-Virus kommen nämlich in mehreren Aids-Risikogruppen häufig vor.

Ein löslicher Suppressor-Faktor

Die Verarmung an *T*-Zellen allein vermag aber nicht das ganze Ausmaß der bei Aids beobachteten Immundefekte zu erklären. Bereits im Anfangsstadium der Erkrankung ist das Immunsystem ernsthaft geschwächt, obwohl die Zahl der *T*4-Zellen zu diesem Zeitpunkt noch normal sein kann. Einige Wissenschaftler vermuten, daß das Virus die Produktion eines Anti-*T*4-Antikörpers auslöst, der *T*4-Zellen abtötet, zugleich aber auch die überlebenden blockiert. Andere vermuten, daß Zellen, die zuvor von Hepatitis *B*-Viren infiziert worden sind und nun die viralen Gene in ihrer DNA tragen, nicht nur anfälliger für Aids-Viren sind, sondern auch anders auf die Infektion reagieren.

Die Parallelen zu anderen immunosuppressiven Retroviren ließen noch auf eine weitere Störung der *T*4-Zellfunktion schließen. So sterben Katzen, die mit dem Katzen-Leukämie-Virus (FeLV), ebenfalls einem Retrovirus, angesteckt sind, häufig an anderen Krankheiten als an Leukämie, darunter auch an einigen der bei Aids beschriebenen opportunistischen Infektionen. Eine Ursache für die Immunschwäche, die die Katzen gegenüber solchen Erkrankungen wehrlos macht, entdeckten 1978 Lawrence E. Mathes und Richard G. Olsen vom Veterinärmedizinischen College der Universität von Ohio.

Sie stellten an Zellkulturen fest, daß ein Bestandteil der FeLV-Proteinhülle die Reaktion der Katzen-*T*-Zellen auf einen Stoff hemmt, der diese normalerweise so zur Proliferation anregt, wie es auch bei einer normalen Immunreaktion geschieht. Sie wiesen dann nach, daß das Hüllmolekül, das aus der Plasmamembran einer mit FeLV infizierten Zelle herausragt, auch die Immunantwort im lebenden Tier beeinträchtigt. Erhielten nämlich Katzen das gereinigte Protein pl5E injiziert und wurden dann dem Katzen-Sarkom-Virus, einem Tumorvirus, ausgesetzt, so entwickelte sich bei ihnen häufiger Krebs als bei unbehandelten, aber ebenfalls infizierten

Katzen. Seitdem häufen sich die Indizien, daß auch viele andere Säugetier-Retroviren Proteine enthalten, die eine Immunschwäche erzeugen.

Solche von Retroviren herrührenden Immundefekte haben vieles mit Aids gemeinsam. So brechen alle *T*4-abhängigen Reaktionen zusammen: die Bildung von Antikörpern, die Aktivität cytotoxischer *T*-Zellen, die von Interleukin-2 ausgelöste *T*-Zell-Proliferation und die Stimulierung der Makrophagen durch Gamma-Interferon. Henry G. Kunkel und ich (damals an der Rockefeller-Universität) fragten uns, ob nicht auch bei Aids ein Protein-Faktor eine wichtige Rolle spielen könnte. Tatsächlich fanden wir 1982 in Kulturen von Aids-Blutzellen einen von diesen ausgeschütteten Faktor, der gewisse Immunreaktionen hemmen kann. Wir bezeichneten ihn als löslichen Suppressor-Faktor (Bild 11). Er unterdrückt die von *T*-Zellen abhängige Bildung spezifischer Antikörper und die *T*-Zell-Proliferation, und das im „Reagenzglas" wie auch – nach Injektion – in lebenden Mäusen.

Als nächstes gingen wir daran zu beweisen, daß der lösliche Suppressor-Faktor aus infizierten *T*-Zellen stammt. Für diese Versuche benutzten wir *T*4-Zellen eines Patienten, der besonders viel von diesem Faktor erzeugte, und fusionierten sie mit entarteten *T*-Zellen, um sie unsterblich zu machen. Die so erzeugten Hybridzellen produzierten den Suppressor-Faktor in Mengen. Später – in Zusammenarbeit mit Phillip D. Markham an Gallos Labor – setzten wir gesunde *T*-Zellen dem Aids-Virus aus: Tatsächlich löste die Infektion die Freisetzung eines Suppressor-Faktors aus.

George J. Cianciolo und Ralph Snyderman prüften dann am Medizinischen Zentrum der Duke-Universität, ob unser löslicher Suppressor-Faktor mit p15E verwandt ist. Sie verglichen dazu die Aminosäuresequenzen der Hüllproteine des Aids-Virus mit der von p15E. Dabei bezogen sie noch ein weiteres Retrovirus mit Affinität zu menschlichen *T*-Zellen ein: das HTLV-I. Ein 26 Aminosäuren langer Abschnitt eines HTLV-I-Proteins stimmte, wie sich herausstellte, in 73 Prozent seiner Aminosäuren mit p15E überein. Auch ein Hüllprotein des Aids-Virus zeigte gewisse Übereinstimmungen, nicht so ausgeprägte zwar, aber immer noch recht gute, zu einem Bereich von p15E (Bild 12). Es ist also durchaus möglich, daß der lösliche Suppressor-Faktor aus der Hülle des Aids-Virus stammt.

Eine andere Herkunft vermutet die Gruppe um Malcolm A. Martin vom amerikanischen National Institute of Allergy and Infectious Diseases. Diese Forscher entdeckten, daß der für p15E codierende Bereich des FeLV-Genoms und der für das passende Hüllprotein codierende Teil des HTLV-Genoms einem Abschnitt in der normalen menschlichen DNA ähnelt. Dieser enthält, wie man annimmt, die genetische Information eines endogenen Retrovirus, das schon vor langer Zeit fester Bestandteil des menschlichen Genoms geworden ist. Möglicherweise veranlaßt das Aids-Virus die Wirtszelle, die endogene Sequenz zu exprimieren, also das dazugehörige Protein zu synthetisieren. Das würde bedeuten, daß das Aids-Virus die Information für den löslichen Suppressor-Faktor nicht in seinem eigenen Hüll-Gen trägt und verwendet, sondern einfach nur die Wirtszelle veranlaßt, den Faktor zu synthetisieren. Derselbe Mechanismus könnte auch der bei anderen ansteckenden Krankheiten zu beobachtenden Immunschwäche zugrunde liegen.

Beide Annahmen zur Herkunft des löslichen Suppressor-Faktors sind berechtigt, wie Cianciolo und Snyderman zeigen konnten. Sie synthetisierten ein Peptid (eine kurze Kette von Aminosäuren) mit einer Folge von Aminosäuren, die in den vier Proteinen vorkommen: in p15E, dem Hüll-Protein von HTLV-I und dem des Aids-Virus sowie bei dem von der menschlichen retroviralen Sequenz codierten Protein (Bild 12). Das aus 17 Aminosäuren bestehende Peptid konnte tatsächlich die gleichen Reaktionen wie das vollständige, aus 196 Aminosäuren bestehende p15E-Molekül hemmen. Dies ist ein starkes Indiz dafür, daß all diese Aminosäuresequenzen immunosuppressiv wirken.

Nicht nur, daß das Aids-Virus *T*4-Zellen dezimiert und die verbliebenen veranlaßt, einen löslichen Suppressor-Faktor freizusetzen – es macht sie auch unfähig, den entscheidenden ersten Schritt der Immunantwort auszuführen: die Erkennung von Antigenen. Die Arbeiten von Anthony S. Fauci und H. Clifford Lane am National Institute of Allergy and Infectious Diseases ergaben zum Beispiel, daß *T*-Zellen von Aids-Patienten auf ein recht gängiges bakterielles Antigen, das Tetanus-Toxin, nicht mehr reagieren. Die *T*-Zellen waren in Gegenwart von Makrophagen (die für die Verarbeitung und Präsentation des Antigens benötigt werden) dem Toxin ausgesetzt worden, doch sie proliferierten nicht mehr, wie gesunde *T*-Zellen das getan hätten.

Eine mögliche Erklärung ist, daß das Virus irgendwie den Antigen-Rezeptor auf der Oberfläche der *T*4-Zellen verändert – jenes molekulare Schloß also, in das der Schlüssel aus Antigen und MHC-II-Protein passen muß, damit die *T*-Zell-Antwort ausgelöst wird. Das Virus könnte die Information für ein Protein enthalten, das auf der Oberfläche der infizierten Zelle erscheint, dabei in den Rezeptorapparat eindringt und ihn spaltet. Solche Retroviren, die Rezeptoren auf *T*-Lymphocyten zerstören, kennt man bereits von Mäusen. Die betroffenen *T*-Zellen können dann ihr spezielles Antigen nicht mehr von anderen unterscheiden, töten aber – anders als die durch Aids lahmgelegten menschlichen *T*-Zellen – wahllos infizierte wie gesunde Zellen.

Ein ähnlicher Mechanismus könnte auch die Aids-infizierten Zellen selbst vor der Erkennung durch das Immunsystem schützen. So weiß man von einem Krebs hervorrufenden Virus, dem Ad-12, daß es die Transkription bestimmter DNA-Sequenzen in infizierten Zellen hemmt. Dadurch erscheinen weniger MHC-Proteine der Klasse I auf der Zell-Oberfläche. Da sich die cytotoxischen *T* 8-Zellen in Gegenwart des wirtseigenen MHC-I-Proteins an ein Antigen binden müssen, verhindert dieser Effekt die Erkennung und Zerstörung der infizierten Zellen.

Einigen Anhaltspunkten nach geht das Aids-Virus ähnlich vor und schützt so die *T*4-Zellen und die anderen von ihm befallenen Zellen. Dies würde ihm selbst wieder helfen, irgendwelchen Überresten einer noch funktionierenden Abwehr zu entgehen.

Die Behandlung

Wo in diesem Labyrinth pathologischer Effekte könnte man nun aber eingreifen, um die Krankheit zu heilen oder wenigstens ihre Auswirkungen zu lindern? Dies ist ein dringliches Problem – nicht nur wegen der bereits diagnostizierten Fälle, sondern auch, weil die heute als Aids-Erkrankte eingestuften Patienten einen vermutlich nur kleinen Teil der Personen darstellen, die tatsächlich das Virus in sich tragen.

In den letzten Jahren sind bei ansonsten Gesunden der Haupt-Risikogruppen immer häufiger beständige Lymphknotenschwellungen zu beobachten, die über den ganzen Körper verstreut auftreten. Im Mikroskop zeigen solche chirurgisch entfernten Lymphknoten oft die gleiche Verarmung an *T*4-Zellen und die gleiche Zerstörung der zellulären Architektur wie bei vollentwickeltem Aids (Bild 1). Man nimmt an, daß viele dieser Menschen zunächst einen mit Aids zusammenhängenden Komplex von Symptomen (englisch *Aids-related complex*, abgekürzt ARC) entwikkeln werden, der schließlich in das

Vollbild der Aids-Erkrankung übergeht. Das Vorstadium umfaßt unter anderem solche Symptome wie unerklärliches Fieber, nächtliches Schwitzen, Gewichtsverlust, chronischen Husten oder anhaltende Durchfälle.

Die Ergebnisse von Blutuntersuchungen weisen darauf hin, daß eine noch größere Zahl von Menschen, obwohl sie keinerlei Krankheitszeichen aufweisen, infiziert sein kann. Die Anwesenheit von Antikörpern gegen das Aids-Virus im Blut zeigt einen vorausgegangenen Kontakt mit dem Virus an, und in vielen Fällen wird durch diese Untersuchung auch eine Infektion erkannt. So haben Homosexuelle mit Antikörpern zumeist auch das infektiöse Virus im Blut, in einigen Fällen auch in Samen, Speichel und Tränenflüssigkeit.

Aus der Häufigkeit von Antikörpern bei Risikopersonen schätzt man, daß allein in den USA ein bis zwei Millionen Menschen mit dem Virus infiziert sind. Einige von ihnen werden vielleicht niemals Symptome entwickeln, obwohl Infektionen mit Retroviren das ganze Leben über bestehen bleiben. Bis zum Ausbruch der Krankheit können bei anderen einige Monate bis Jahrzehnte vergehen. Nach einer wohl vorsichtigen Schätzung wird jedes Jahr bei 7 Prozent der gegenwärtig infizierten, aber noch gesunden Personen die Erkrankung dann ausbrechen.

Mindestens ebenso beunruhigend ist, daß diese Menschen ein riesiges Trägerreservoir darstellen, von dem aus sich die Krankheit weiter ausbreiten kann. Da ein kleiner Teil der Träger keine nachweisbaren Mengen an Antikörpern gegen das Virus produziert, können die heute verfügbaren Screening-Verfahren für Spender-Blut das Infektionsrisiko bei Bluttransfusionen nicht völlig ausschließen.

Bei der Behandlung der ausgebrochenen Erkrankung beschränken sich die Ärzte gewöhnlich auf eine rein symptomatische Therapie der Infektionen und Krebsleiden, die aufgrund der Immunschwäche auftreten. Ein dauerhafter Behandlungserfolg ist selten. Fast jeder Aids-Patient, bei dem eine opportunistische Infektion diagnostiziert wurde, stirbt innerhalb von vier Jahren.

Andere Behandlungsstrategien zielen darauf ab, wenigstens ein Mindestmaß an Abwehrfunktionen wiederherzustellen. So wurde versucht, mit Knochenmarks-Transplantationen und mit Injektionen weißer Blutkörperchen dem Immunsystem wieder gesunde Zellen zuzuführen. Auch Interleukin-2 und Interferone wurden verabreicht, um das Immunsystem der Patienten zu stimulieren. Leider sind aber alle diese Verfahren bislang ohne großen Erfolg geblie-

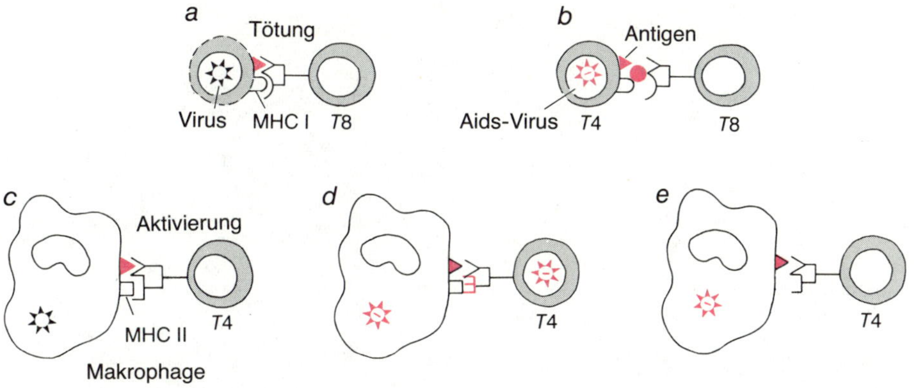

Bild 10: Die Verhinderung der Antigen-Erkennung ist möglicherweise ein Weg, wie das Aids-Virus die Immunabwehr unterläuft. *T*-Zellen müssen ein Antigen in Verbindung mit einem MHC-Protein erkennen. Wenn eine cytotoxische *T*8-Zelle ein MHC-I-Protein zusammen mit einem viralen Antigen auf einer Zelloberfläche erkennt, zerstört sie diese virusinfizierte Zelle (*a*). Das Aids-Virus könnte diesen Prozeß verhindern und seine Zelle (meist eine *T*4-Zelle) vor der Erkennung schützen, indem es das MHC-I-Protein verändert (*b*). Das Virus macht möglicherweise auch die befallene *T*4-Zelle unfähig, ein Antigen zu erkennen. Normalerweise muß sie sich an ein MHC-II-Protein binden, das ihr zusammen mit dem Antigen von einer entsprechenden Zelle (etwa Makrophagen) präsentiert wird, bevor sie eine *T*-Zell-Vermehrung auslösen und bei der Immunantwort helfen kann (*c*). Das Virus könnte den Rezeptor für das MHC-Protein verändern (*d*) und damit die Erkennung verhindern. Ebenso könnte es *T*4-Zellen gefechtsunfähig machen, indem es Makrophagen infiziert und sie weniger MHC-II-Protein darbieten läßt, das die *T*4-Zellen zur Antigen-Erkennung brauchen.

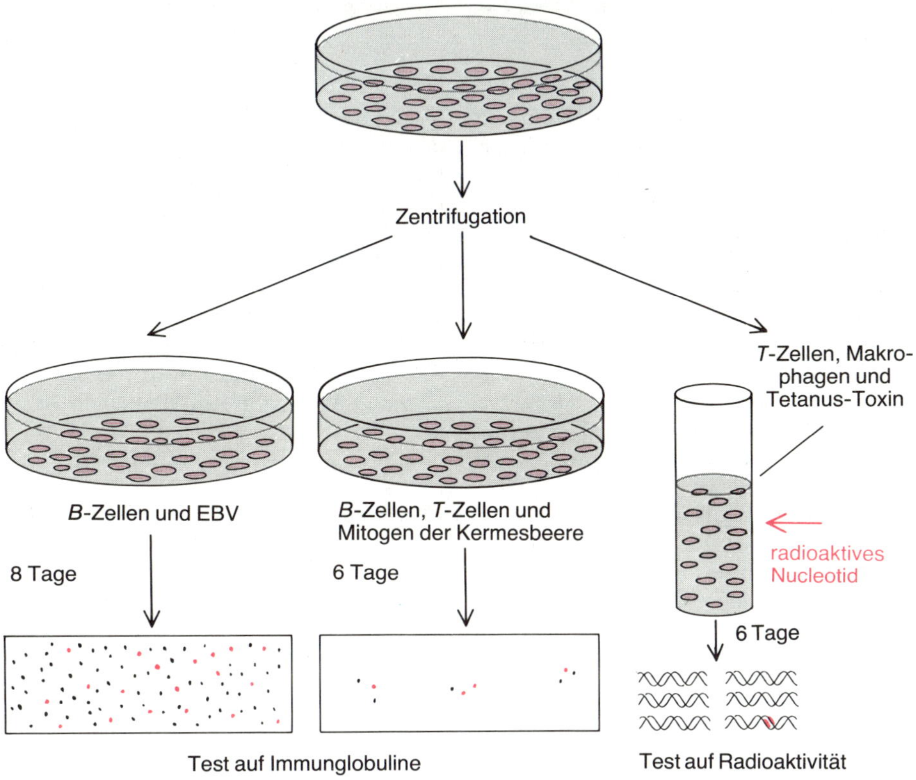

Bild 11: *T*4-Lymphocyten von Patienten mit Aids oder dem Vorstadium ARC produzieren einen löslichen Suppressor-Faktor, der die von *T*-Zellen abhängigen Immunreaktionen hemmt. Im Labor des Autors wurden weiße Blutkörperchen von Aids-Patienten kultiviert und dann zentrifugiert. Der Überstand, die zellfreie Flüssigkeit, kam zu drei verschiedenen Kulturen gesunder Zellen. Die erste enthielt *B*-Zellen und das Epstein-Barr-Virus (EBV), das normalerweise *B*-Zellen veranlaßt, sich – ohne Hilfe von *T*-Zellen – zu vermehren und Antikörper (Immunglobuline) abzugeben. Die Reaktion der *B*-Zellen auf EBV wurde durch den Überstand nicht beeinträchtigt. In der zweiten Kultur waren *B*- und *T*-Zellen mit einem Stoff aus Kermesbeeren gemischt, auf den hin die *B*-Zellen nur mit Hilfe der *T*-Zellen Antikörper freisetzen können. Die *B*-Zellen gaben nach Zugabe des Überstandes nur wenig Antikörper ab. Die dritte Kultur enthielt *T*-Zellen, Makrophagen als antigenpräsentierende Zellen und Tetanus-Gift als Antigen. Normalerweise reagieren zuvor sensibilisierte *T*-Zellen auf das Tetanus-Antigen mit Vermehrung. Zugabe eines radioaktiv markierten Bausteins der DNA und eine nachfolgende Prüfung auf Radioaktivität innerhalb der Zell-DNA ergab jedoch, daß sich die *T*-Zellen in Gegenwart des Überstandes nicht vermehrt hatten. Offensichtlich unterdrückte also ein Faktor darin die Reaktion der *T*-Zellen.

	Protein-Bezeichnung	Aminosäuresequenz
Aids-Virus	gp41	L Q A R I L A V E R Y L K D Q Q L
HTLV-I	gp21	Q N R R G L D L L F W E Q G G L
FeLV	p15E	Q N R R G L D I L F L Q E G G L
endogenes menschliches Retrovirus 4–1	p15E	Q N R L A L D Y L L A A E G G V
synthetisches Peptid	CKS-17	L Q N R R G L D L L F L K E G G L

Bild 12: Retrovirale Proteine, die möglicherweise das Immunsystem unterdrücken, haben einander recht ähnliche Aminosäuresequenzen. Jeder Buchstabe steht für eine der 20 Aminosäuren, aus denen sich alle Proteine aufbauen. Die Grau- und Farbschattierungen kennzeichnen Aminosäuren mit gleichartigen Eigenschaften. Ausgehend von einem bekanntermaßen immunsuppressiven Hüllprotein des Katzen-Leukämie-Virus (FeLV) haben George J. Cianciolo und Ralph Snyderman vom medizinischen Zentrum der Duke-Universität in Durham ähnliche Aminosäuresequenzen in anderen Proteinen entdeckt: in Hüllproteinen des Aids-Virus und des HTLV-I (eines Virus, das ebenfalls menschliche *T*-Zellen infiziert) sowie in einem Protein, das in einem Abschnitt des menschlichen Genoms verschlüsselt ist, den man für ein endogenes Retrovirus hält. Die beiden Wissenschaftler synthetisierten später ein Peptid aus Aminosäuren, wie sie für diese Sequenzen charakteristisch sind. Das künstliche Peptid unterdrückte die Immunreaktionen genauso wirksam wie das FeLV-Protein – ein Hinweis darauf, daß vermutlich auch die anderen Proteine so wirken. Das Aids-Protein könnte also ein Suppressor-Protein als Bestandteil seiner Hüllen herstellen oder die Zellen veranlassen, das von der endogenen Sequenz codierte Protein zu synthetisieren.

ben. Weitere Anstrengungen gelten der Suche nach einer direkten Waffe gegen das Virus. Mitarbeiter von Gallo haben festgestellt, daß Suramin, ein gegen Einzeller-Infektionen eingesetztes Medikament, *in vitro* (im Labortest) das Aids-Virus daran hindern kann, *T*-Zellen zu infizieren und zu schädigen. Die dafür notwendigen Konzentrationen ließen sich auch im menschlichen Körper erreichen. Suramin hemmt die Reverse Transkriptase, jenes retrovirale Enzym, das die Transkription der viralen RNA in DNA ermöglicht.

Vielleicht erweisen sich auch andere Medikamente als wirksam, die in diesen ersten Schritt im viralen Vermehrungszyklus eingreifen – oder erst in spätere Schritte wie die Herstellung der viralen Proteine oder den Zusammenbau neuer Viruspartikel. Zu den bereits getesteten oder in Erwägung gezogenen Substanzen gehören das Ribavirin (das bisher gegen Erkältungs- und Grippeviren eingesetzt wurde), die neuen Verbindungen HPA-23 und Phosphonoformiat, 3′-Azido-3′-desoxythymidin aus der Gruppe der Krebstherapeutika, Ansamycin (das mit einem gegen Tuberkulose eingesetzten Medikament verwandt ist) sowie das Alpha-Interferon. Leider behindern viele der Substanzen, die die Reverse Transkriptase oder die virale Replikation hemmen, zugleich das Wachstum der wirtseigenen Zellen und ausgerechnet das der Immunzellen.

In meinem Labor an der Cornell-Universität untersuchen wir gegenwärtig antivirale Medikamente, die zugleich das Immunsystem stimulieren. Die Verbindungen leiten sich vom Guanosin, einem der DNA- und RNA-Bausteine ab. Eine von ihnen, das Acyclovir, hat sich als wirksam gegen eine andere Virusinfektion, den Herpes simplex, erwiesen. Im Labortest hemmen diese Substanzen nicht nur die Vermehrung des Aids-Virus, sondern sie lassen auch Lymphocyten von Aids-Patienten besser auf Verbindungen ansprechen, welche die *T*-Zell-Proliferation anregen. Sie scheinen über eine Hemmung von Enzymen zu wirken, die für die Synthese viraler RNA und DNA entscheidend sind. Die Substanzen sind vielversprechend und zeigen deutlich, wie wichtig die Erforschung von Wechselwirkungen zwischen antiviralen Medikamenten und dem Immunsystem sind.

Ein Impfstoff gegen Aids?

Für die wachsende Zahl bereits infizierter Personen ist ein wirksames Medikament die größte Hoffnung. Nicht minder dringlich ist die Entwicklung eines wirksamen Impfstoffes gegen Aids. Doch wird die Suche danach durch die genetische Variabilität des Erregers erschwert: Viren von verschiedenen Patienten können in über 30 Prozent ihrer Basen voneinander abweichen, und zwar genau in den RNA-Sequenzen, in denen vermutlich die für die Erkennung durch *T*-Zellen und Antikörper entscheidenden Proteine verschlüsselt sind.

Ein Impfstoff stimuliert das Immunsystem mit einem Antigen, veranlaßt so die Produktion von Antikörpern und die Bildung von Gedächtniszellen. Wenn das Aids-Virus sich sehr verändert, könnte bei einem späteren Kontakt mit ihm das durch den Impfstoff erzeugte immunologische Gedächtnis nicht geweckt werden. Doch gelingt es vielleicht, konstante Bereiche der viralen Hülle zu finden, an die sich die Antikörper wirksam anheften können. Diese Bereiche ließen sich dann als Grundlage zur Herstellung eines Impfstoffes verwenden. Ermutigend ist auch, daß es Olsen und seinen Mitarbeitern gelungen ist, den ersten wirksamen Impfstoff gegen ein Säuger-Retrovirus, das FeLV, zu entwickeln.

Forschungsarbeiten von William Haseltine und Joseph G. Sodroski an der Harvard School of Public Health weisen einen Weg zu einem Aids-Impfstoff. Beide entdeckten, daß *T*-Zellen nach Infektion mit HTLV-I oder dem verwandten Virus HTLV-II einen regulatorischen Faktor abgeben, der die Transkription des Virus, aber auch die von Sequenzen der Wirtszell-DNA verstärkt.

Im Genom des Aids-Virus fand sich eine als *tat* bezeichnete Sequenz, die für ein ähnliches regulatorisches Protein codiert. Das Aids-Protein könnte die Transkription viraler Gene fördern (vielleicht auch die des viralen oder zelleigenen Gens für den löslichen Suppressor-Faktor), während es zugleich Gene hemmt, die die Vermehrung der *T4*-Wirtszelle anregen, oder Gene aktiviert, die die Zellteilung unterbinden. Haseltine und Sodroski konnten überdies die RNA-Sequenz identifizieren, mit der das regulatorische Protein in Wechselwirkung tritt, um die Transkription zu stimulieren.

Sollte es gelingen, dem Aids-Virus die *tat*-Sequenz oder den Abschnitt zu entfernen, mit dem das *tat*-Protein reagiert, dann hätte man vielleicht einen sicheren Impfstoff. Er könnte eine Immunantwort hervorrufen, die eine spätere Infektion mit dem unveränderten Virus stoppt. Das modifizierte Virus würde dabei weder eine ausgedehnte Infektion verursachen noch die *T4*-Zellen dezimieren.

Statt dieser immunologischen Waffe ließe sich auch eine chemische einsetzen: ein Medikament, das die Synthese des regulatorischen *tat*-Proteins hemmt. Beide Strategien zum Schutz vor Aids würden für die Millionen von Menschen einen Segen bedeuten, die heute allein in den USA zu den gefährdeten Personenkreisen zählen.

Die Tollwut

Diese schon bei den Mesopotamiern bekannte lebensgefährliche Infektionskrankheit wird hauptsächlich von Tieren auf den Menschen übertragen. Vor knapp hundert Jahren entwickelte Louis Pasteur einen Impfstoff, der dem Opfer etwa zwanzigmal gespritzt werden mußte, um zu wirken. Mit dem heutigen Impfstoff genügen vier bis sechs Injektionen.

Von Martin M. Kaplan und Hilary Koprowsky

Am 21. Mai 1908 las man im „North American", einer in Philadelphia erscheinenden Tageszeitung, die Schlagzeile: „Betäubt auf eigenen Wunsch. Opfer der Tollwut stirbt in Frieden." Ihr folgte die dramatische Geschichte eines Fabrikanten, der bei seiner Bulldogge Bißwunden behandelte, sich später an einer entzündeten Stelle des eigenen Körpers gekratzt und sich dabei mit Tollwut-Viren infiziert hatte. Da ihm Kehlkopfkrämpfe als frühe Symptome der Krankheit aus medizinischen Vorlesungen, die er gehört hatte, bekannt waren, regelte er seine Geschäfte und verlangte dann von seinem Arzt Betäubungsmittel (Opiate), um die schweren Krämpfe, die vor dem Tode auftreten, nicht bei Bewußtsein erleben zu müssen.

Der älteste Hinweis auf die Tollwut stammt aus dem neunzehnten Jahrhundert vor Christus. Damals verlangten die Gesetze von Esnunna in Mesopotamien vom Besitzer eines tollwütigen Hundes, daß er sein Tier einsperrt und dafür sorgt, daß es niemanden beißt. Wurde dennoch ein Mensch gebissen und starb, so mußte der Besitzer des Tieres beim Tod eines freien Mannes vierzig Schekel Silber und beim Tod eines Sklaven fünfzehn Schekel Silber bezahlen. Auch in der Ilias, dem um 700 vor Christus verfaßten Bericht über den Trojanischen Krieg, wird von einem tollwütigen Hund gesprochen. Allerdings ist damit kein krankes Tier gemeint, sondern Achilles beschimpft seinen Gegner Hector mit diesen Worten.

Die Tollwut tritt bei zahlreichen Säugetierarten auf. Meistens wird sie von Hunden auf den Menschen übertragen. Daher brachte man die Krankheit in der Antike mit dem Erscheinen des Hundesterns (des Sirius) in Verbindung.

Der italienische Arzt Girolamo Fracastoro beschrieb 1546 den Verlauf der Tollwut beim Menschen: Die Ausbrütung der Krankheit nach dem Biß durch ein tollwütiges Tier verläuft so verstohlen langsam, daß die Infektion selten vor dem zwanzigsten Tag, meist erst nach dreißig Tagen und in einigen Fällen sogar erst nach vier bis sechs Monaten offenbar wird. Ist die Krankheit ausgebrochen, so kann der Patient weder stehen noch liegen. Er wirft sich heftig hin und her, zerrt mit den Händen an seinem Körper und verspürt unerträglichen Durst. Das ist die qualvollste Erscheinung, denn gleichzeitig fürchtet sich der Kranke vor Wasser und allem Trinkbaren so sehr, daß er lieber sterben möchte als trinken. Zuletzt beißt er andere Menschen, Schaum erscheint vor seinem Mund, er rollt die Augen und stirbt dann erschöpft und unter großen Schmerzen.

Die Behandlung nach einem Biß von einem tollwütigen oder tollwutverdächtigen Tier bestand bisher in vierzehn bis einundzwanzig schmerzhaften Impfungen. Heute gibt es einen neuen Impfstoff, der nur noch vier- bis sechsmal injiziert werden muß. Wichtig ist, daß die Serie der Impfungen so bald wie möglich nach der Infektion beginnt. Wie die Impfstoffe wirken und wie das Virus die Krankheit verursacht, ist noch kaum bekannt.

Seit Jahrhunderten wußte man, daß der Speichel tollwütiger Hunde das krankmachende Agens enthält. 1804 gelang es dem deutschen Wissenschaftler G. Zinke, die Übertragbarkeit der Krankheit nachzuweisen, indem er gesunde Hunde mit dem Speichel tollwütiger Hunde impfte und dadurch infizierte. 1821 zeigten Francois Magendie und Gilbert Breschet, daß Tollwut beim Menschen vom gleichen Erreger verursacht wird wie beim Hund. Erst mit dem Elektronenmikroskop und mit der Möglichkeit, Viren in Gewebekulturen zu züchten, gelang es, den Erreger als Virus zu identifizieren und zu charakterisieren.

Eigenschaften des Erregers

Seiner Gestalt nach ähnelt das Tollwut-Virus einem Geschoß (Bild 1). Taxonomisch gehört es zu den Rhabdoviren, die Pflanzen, Insekten, Fische, Vögel und Säugetiere befallen können. Bild 2 skizziert die chemische Zusammensetzung des Virus: Es besteht aus Eiweißstoffen (Proteinen), die teilweise mit Zuckermolekülen verbunden sind (Glykoproteinen), aus fettähnlichen Stoffen (Lipiden), die gleichfalls Zuckermoleküle enthalten können (Glykolipide), sowie aus Ribonucleinsäure (RNS), einem langen kettenförmigen Molekül, das in einer chemischen Notation die Information enthält, die eine infizierte Zelle veranlaßt, neue Viren zu bilden.

Die Nucleinsäure des Virus ist von einem Proteinmantel, dem Capsid, umgeben. Nucleinsäure und Capsid zusammen bezeichnet man als Nucleocapsid (Bild 2), das seinerseits durch eine Hülle aus Proteinen, Glykoproteinen, Lipiden und Glykolipiden geschützt ist.

Verschiedene Stämme des Tollwutvirus unterscheiden sich in den Strukturen

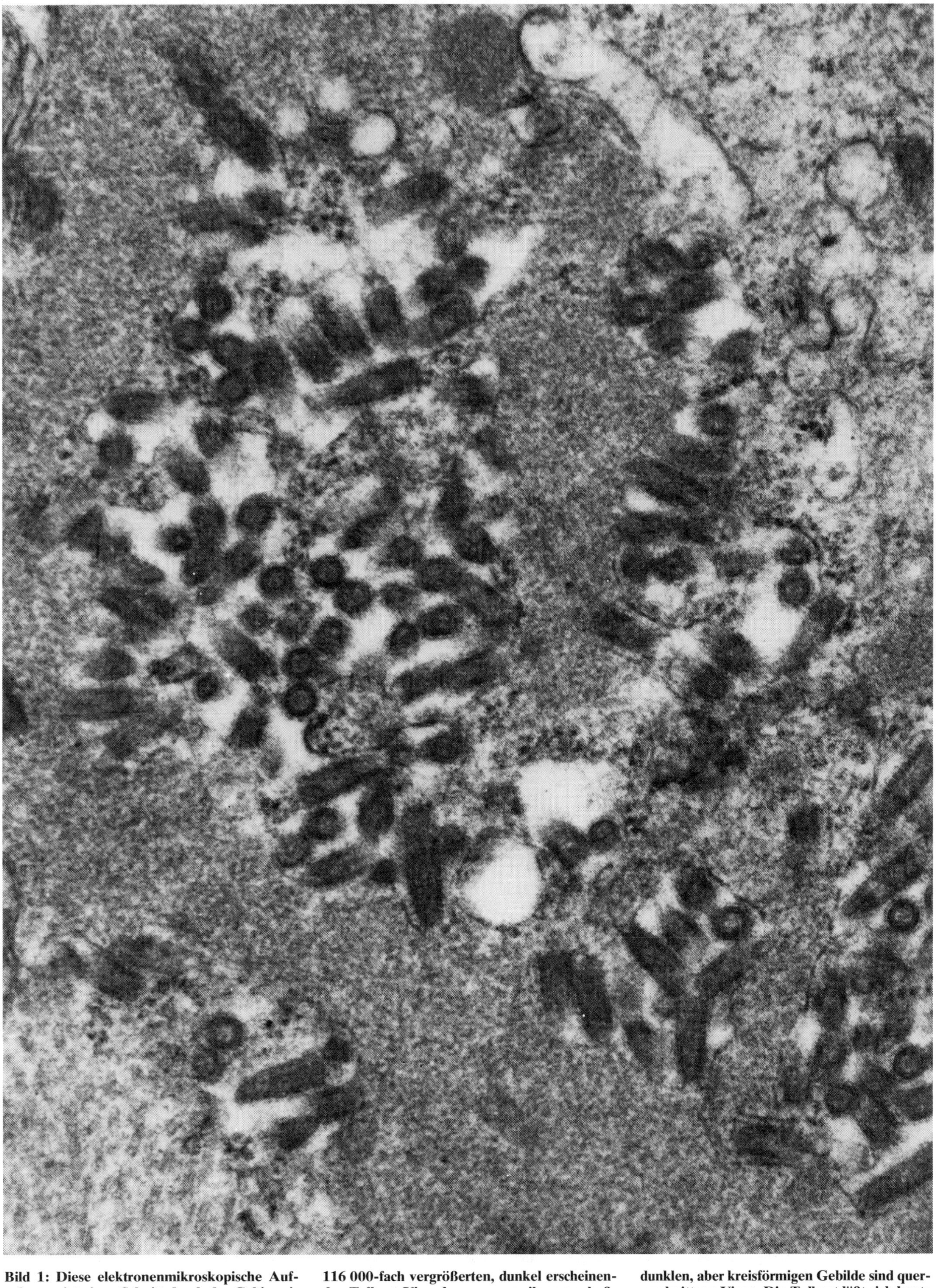

Bild 1: Diese elektronenmikroskopische Aufnahme zeigt einen Schnitt durch das Gehirn einer Ratte, die an Tollwut erkrankt ist. Die etwa 116 000-fach vergrößerten, dunkel erscheinenden Tollwut-Viren kann man an ihrer geschoßähnlichen Gestalt erkennen. Die ebenfalls dunklen, aber kreisförmigen Gebilde sind quergeschnittene Viren. Die Tollwut läßt sich heute durch Impfungen heilen.

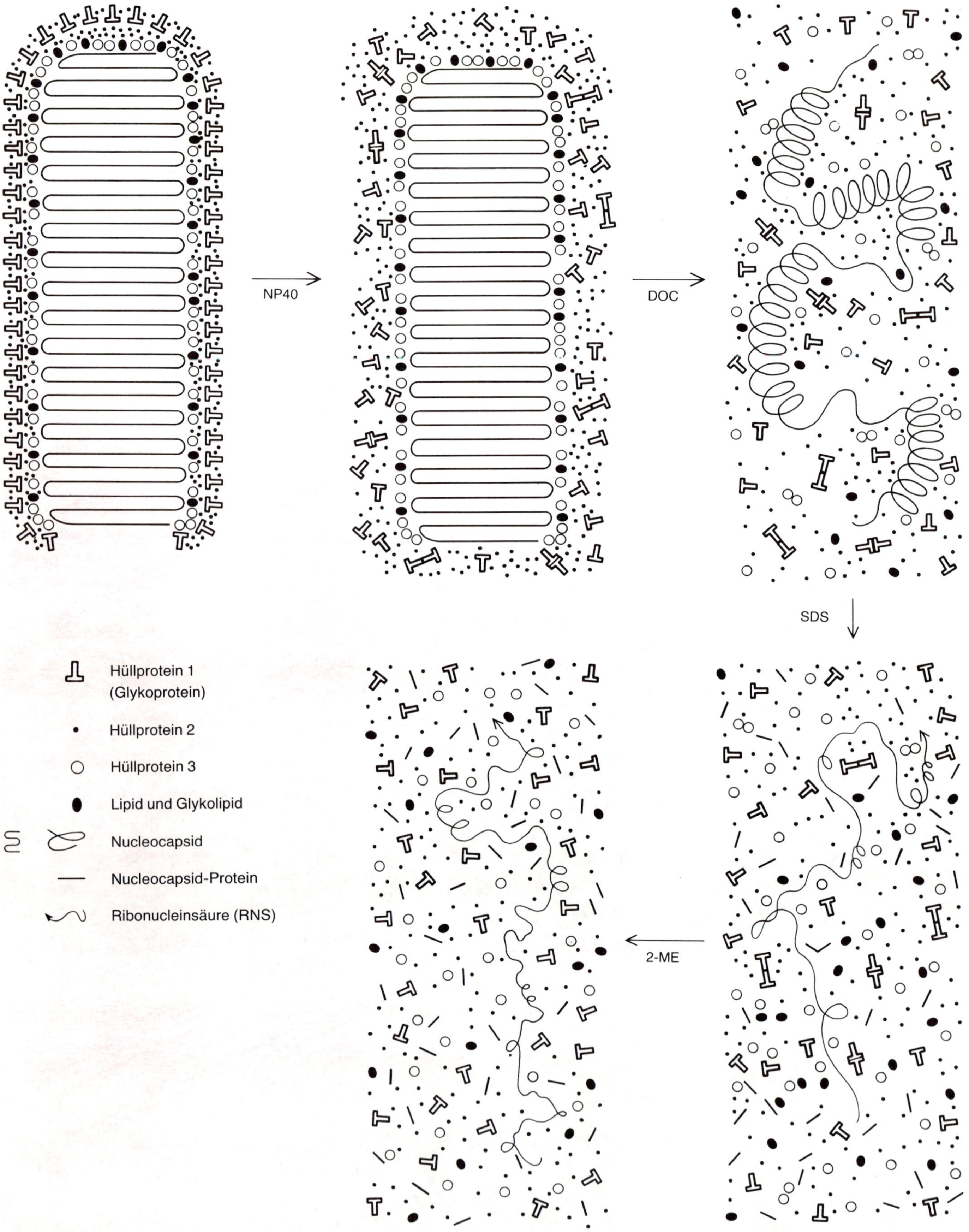

Bild 2: Das Tollwut-Virus, dessen Struktur ganz links skizziert ist, läßt sich in mehreren Schritten in seine Bestandteile zerlegen. Ein als NP 40 bezeichnetes nichtionisches Detergens (Nonylphenol-polyglykolether) entfernt aus der Hülle, die den Kern des Virus umgibt und aus verschiedenen Proteinen besteht, zunächst das Glykoprotein (Hüllprotein 1). Anschließend löst Desoxycholat (DOC) die Struktur des Virus gänzlich auf. Jetzt kann das Nucleocapsid mit Natrium-dodecylsulfat (SDS) in seine Bestandteile (Protein und Ribonucleinsäure) zerlegt werden, und schließlich sorgt man mit 2-Mercaptoethanol (2-ME) dafür, daß alle Moleküle des Hüllproteins 1 einzeln vorliegen. Die Analyse der Bestandteile ergibt, daß das Virus zu etwa 48 Prozent aus Glykoprotein, zu 32 Prozent aus Nucleocapsid-Protein und zu 20 Prozent aus den Hüllproteinen 2 und 3 besteht. Das fettähnliche Cholesterin macht nur etwa ein Prozent der Virusmasse aus.

Bild 3: Antikörper werden vom Immunsystem des Menschen oder eines Tieres produziert, wenn fremde Substanzen oder Organismen in den Körper eindringen. Eine Maus, der man den Erreger der Tollwut zunächst in die Bauchhöhle und drei oder vier Wochen später noch einmal in die Schwanzvene injiziert (oben links), bildet Antikörper gegen das Virus. Besteht der injizierte Erreger aus verschiedenen Virus-Stämmen (die hier als ERA, CVS und STREET bezeichnet sind), so erzeugt die Maus ein Gemisch von Antikörpern, dessen Komponenten jeweils nur gegen einen der Virus-Stämme gerichtet sind. Um diese Antikörper einzeln zu erhalten, tötet man die Maus, entnimmt ihr die Milz und isoliert aus dieser die Zellen (Lymphozyten), die die Antikörper produzieren (oben rechts). Da sich diese Zellen außerhalb des Körpers der Maus nicht vermehren lassen, verschmilzt man sie mit Krebszellen (Myelomzellen) von der Maus zu Hybridzellen, die von den Lymphozyten die Eigenschaft mitbekommen, Antikörper zu bilden, und von den Krebszellen die Eigenschaft, daß sie sich auch außerhalb des Körpers der Maus vermehren. Die Hybridzellen werden vereinzelt, und jede Einzelzelle läßt man erneut zu einer großen Nachkommenschaft (zu einem Zellklon) heranwachsen. Jeder Zellklon erzeugt dann Antikörper gegen einen anderen Virus-Stamm. Man bezeichnet diese Antikörper als monoklonal. Sie werden verwendet, um Virus-Stämme voneinander zu unterscheiden, und gestatten es auch, strukturelle Unterschiede zwischen den Nucleocapsid-Proteinen und den Glykoproteinen (siehe Bild 2) der einzelnen Virus-Stämme festzustellen.

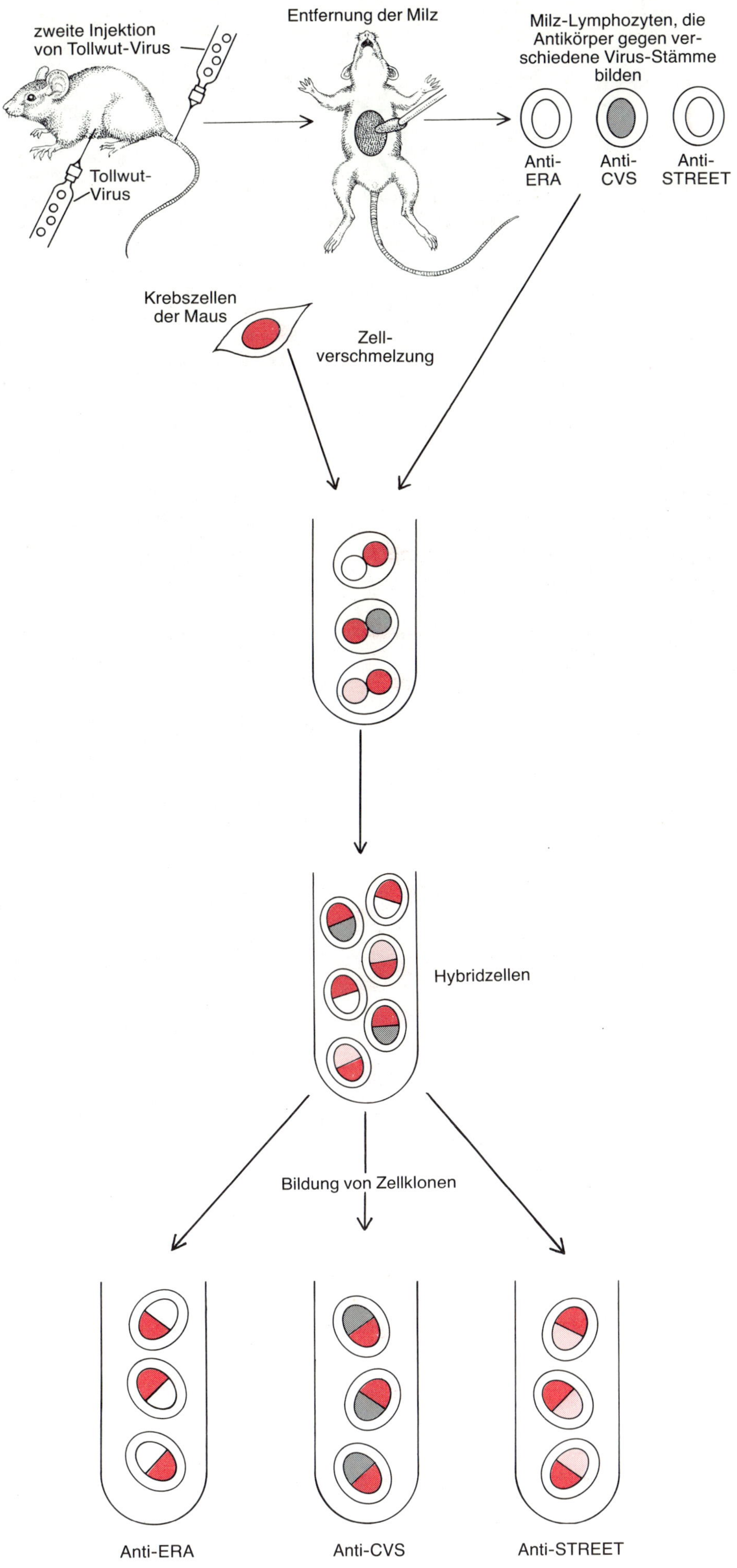

ihrer Nucleocapsid-Proteine und ihrer Glykoproteine. Diese Strukturunterschiede lassen sich besonders gut nachweisen. Gerät nämlich fremdes Protein in den Körper eines Tieres, so wirkt es dort als Antigen, das heißt, es löst im Immunsystem des Tieres die Bildung von Antikörpern aus. Diese werden von weißen Blutzellen, die man als Lymphozyten bezeichnet, produziert und an das Blut des Tieres abgegeben. Entfernt man alle zellulären Bestandteile und das Fibrin aus dem Blut, so erhält man das Serum. Ein Serum, in dem sich Antikörper befinden, wird Antiserum genannt.

Antiseren von Tieren, die mit Tollwut-Viren infiziert wurden, ermöglichen die Diagnose einer Tollwut-Infektion beim Menschen, denn die im Antiserum enthaltenen Antikörper verklumpen sichtbar mit den Viren. Antiseren ermöglichen jedoch nicht die feine Unterscheidung zwischen einzelnen Stämmen des Tollwut-Virus. Um diesen auf die Spur zu kommen, benutzt man die in Bild 3 skizzierte Technik, die monoklonale Antikörper liefert.

Als Klon bezeichnet man in der Biologie die Nachkommenschaft einer einzelnen Zelle. Monoklonale Antikörper werden von solchen Klonen produziert und sind daher einheitlich. Das Problem dabei ist jedoch, daß sich aus der Milz gewonnene Lymphozyten (die Zellen, die Antikörper erzeugen) normalerweise außerhalb des tierischen Körpers nicht züchten lassen, so daß man von ihnen keine Klone erhalten kann. Um diese Schwierigkeit zu umgehen, verschmilzt man die Lymphozyten mit Krebszellen (Myelomzellen) zu Hybridzellen, die sowohl Antikörper produzieren als auch sich in Gewebekulturen vermehren. Mit den monoklonalen Antikörpern, die man von solchen Hybridzellen erhält, lassen sich nicht nur einzelne Stämme des Tollwut-Virus, sondern auch Unterschiede erkennen, die von Stamm zu Stamm in den Strukturen der Nucleocapsid-Proteine und der Glykoproteine bestehen.

Vermehrung der Viren

Nachdem die Viren durch eine Wunde in den Körper eines Menschen oder eines Tieres eingedrungen sind, scheinen sie sich zunächst in einer Muskelzelle zu vermehren. Bild 5 zeigt den Augenblick, in dem ein neugebildetes Virus eine infizierte Zelle verläßt: Es sitzt wie eine Knospe außen auf der Zellmembran.

Die Viren dringen dann in die Enden von Nervenfasern (Axone) ein und werden durch die Bewegungen des Axoplasmas mit einer Geschwindigkeit von etwa drei Millimeter pro Stunde in die Nervenzellkörper transportiert, von denen die Fasern ausgehen. Von den Zellkörpern aus springt das Virus auf neue Nervenfasern über, verbreitet sich auf diese Weise über das gesamte Rückenmark, gelangt ins Gehirn, in dessen Zellen es sich vermehrt und von denen aus es wieder längs der Nervenfasern in alle Körperteile wandert. Dabei kommt es auch in die Zellen der Speicheldrüsen, in denen es sich weiter vermehrt und von denen aus es auf andere Tiere übertragen wird.

Dieser Prozeß kann Wochen oder Monate dauern. Man weiß nicht, wie und wo sich das Virus während langer Inkubationszeiten in einer Form aufhält, in der es nicht nachweisbar ist. Auch ist unbekannt, warum einige Personen nach der Infektion an Tollwut erkranken, andere dagegen nicht, und wie die Krankheit bei Patienten, die sie dank einer Impfung überstehen, zum Stillstand kommt.

Verbreitung der Tollwut

Die Tollwut tritt in fast allen Teilen der Erde auf. Nicht von ihr heimgesucht wurden bisher Australien, die Antarktis, einige Inseln (Neuseeland, Hawaii, England, Irland) sowie die skandinavischen Länder mit Ausnahme Dänemarks in dem Gebiet, das an die Bundesrepublik Deutschland grenzt.

Alle warmblütigen Tiere können an Tollwut erkranken. Die Anfälligkeit schwankt jedoch von Art zu Art. Beispielsweise sind Stinktiere, Opossums und das Geflügel verhältnismäßig resistent, während Füchse, Katzen und Rinder besonders leicht erkranken. Menschen und Hunde nehmen eine mittlere

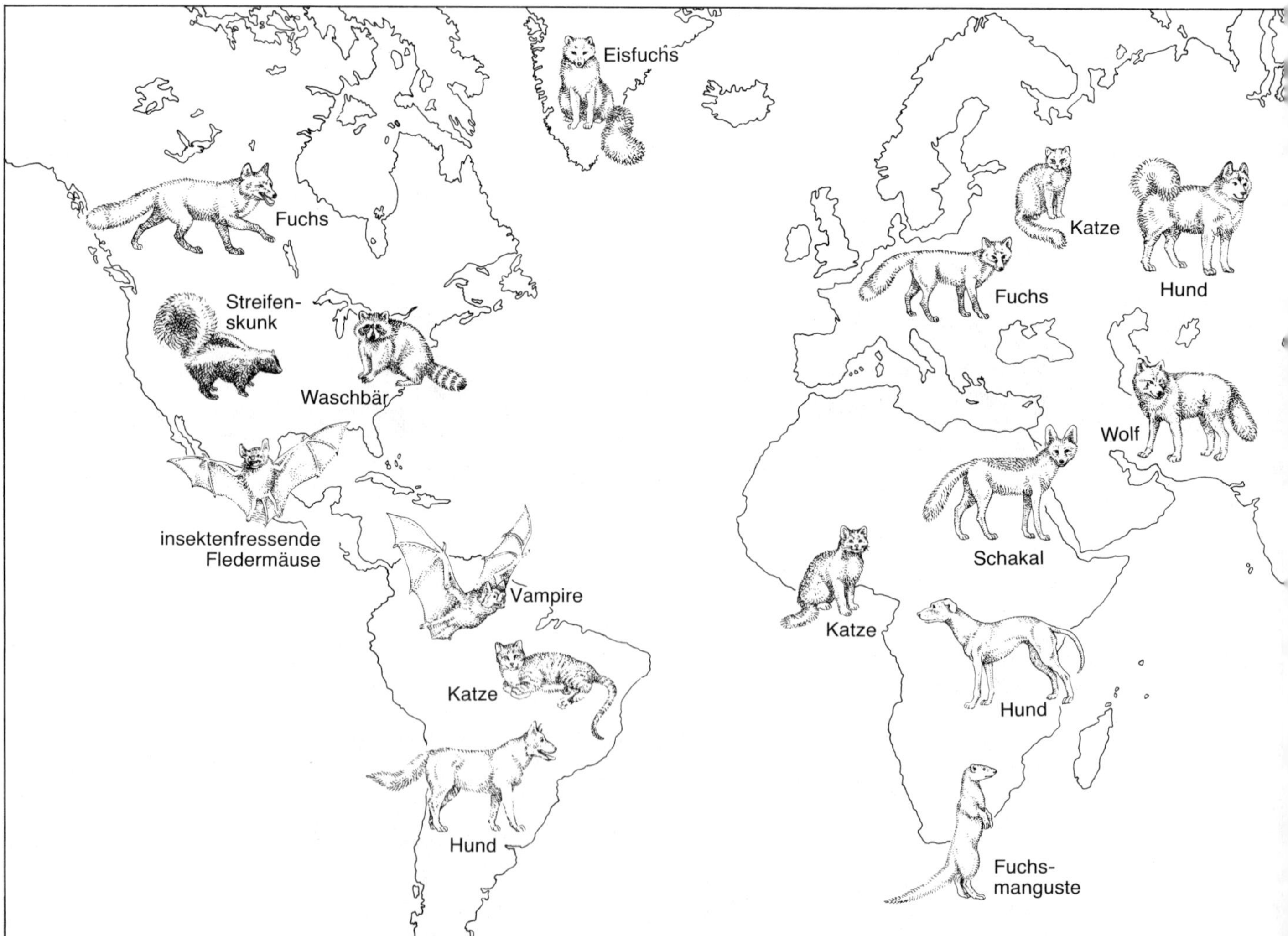

Position ein. Jahrhundertelang war der Hund der wichtigste Überträger. Aus verschiedenen Gründen, zu denen auch die Schutzimpfung der Hunde zählt, sind vor allem seit dem Zweiten Weltkrieg in vielen Teilen der Welt andere Tiere an seine Stelle getreten (Bild 4).

Beim Hund beträgt die Inkubationszeit (ähnlich wie beim Menschen) meist drei bis sechs Wochen. Sie kann jedoch auch nur zehn Tage dauern oder sich – in seltenen Fällen – über ein Jahr oder noch mehr erstrecken. Die ersten Anzeichen der Erkrankung bestehen in einem veränderten, ängstlichen Verhalten. Das Tier wird ruhelos, schnappt nach nicht vorhandenen Fliegen und leckt oder nagt an der Bißstelle und hat eine Tendenz, sich zu verkriechen. Zwischen dem dritten und fünften Tag nach dem Auftreten dieser Symptome gerät das Tier in „rasende" oder „stille" Wut, und Lähmungserscheinungen machen sich bemerkbar. Bei der rasenden Wut ist der Hund ständig in Bewegung und schnappt nach sich bewegenden Objekten. Im fortgeschrittenen Stadium hängt der Unterkiefer herab, Speichel tropft aus dem Maul und Lähmungen und Krämpfe folgen. Bei der stillen Wut scheint dem Hund etwas in der Kehle zu stecken. Er reagiert auf keinen Reiz, beißt selten, ist lethargisch und verbirgt sich.

Bei der Katze verläuft die Erkrankung ähnlich. Pferde und Rinder zeigen ein gestörtes Verhalten, sind ruhelos und ungewöhnlich aggressiv.

Tollwütige wilde Tiere (Füchse, Schakale, Stinktiere, Fledermäuse) fallen durch ihre Furchtlosigkeit gegenüber dem Menschen und größeren Tieren auf. Die übrigen Symptome ähneln denen, die man bei tollwütigen Hunden beobachtet. Wird man von einem wilden Tier gebissen, ohne es gereizt oder (bei Ratten) in die Enge getrieben zu haben, so liegt immer der Verdacht nahe, daß es an Tollwut leidet.

In vielen Teilen der Erde wird die Tollwut durch wilde Tiere verbreitet. In den ersten fünfundzwanzig Jahren des neunzehnten Jahrhunderts übertrug in Kalifornien das gefleckte Stinktier die Tollwut auf den Menschen. Neuerdings erkranken vor allem Streifenskunks. Ein tollwütiges Stinktier hat das Virus bis zu seinem Tod, der etwa achtzehn Tage nach der Infektion eintritt, in seinem Speichel. Es verhält sich außerordentlich aggressiv und infiziert durch Bisse weitere Stinktiere und andere wilde Tiere.

Die Tollwut-Erkrankung beim Fuchs registrierte man in Europa erstmals im frühen neunzehnten Jahrhundert, aber sie erlangte offenbar erst im zwanzigsten Jahrhundert größere Bedeutung. In Kontinental-Europa, im Gebiet nördlich des Polarkreises, in Grönland sowie in Teilen Asiens und Nordamerikas bilden Rot- und Graufuchs heute das wichtigste Reservoir der Tollwut. In Europa breitete sich die Fuchstollwut nach dem Zweiten Weltkrieg mit einer Geschwindigkeit von etwa dreißig Kilometern pro Jahr westwärts aus. Sie hat über Polen, Deutschland und Frankreich jetzt fast den Ärmelkanal erreicht.

Ungefähr die Hälfte aller Füchse, die in einem infizierten Gebiet leben, stirbt an Tollwut. In der Bundesrepublik Deutschland beobachtete man, daß die Fuchstollwut alle drei Jahre wiederkehrt. Ein Fuchs pro Quadratkilometer genügt, um die Infektionsgefahr für alle Füchse eines größeren Gebietes aufrechtzuerhalten. Erfahrungen in Dänemark haben gezeigt, daß die Krankheit erst verschwindet, wenn auf vier oder fünf Quadratkilometern nur noch ein Fuchs lebt.

Daß Fledermäuse Menschen und Tiere durch ihre Bisse zum „Wahnsinn" treiben, ist eine alte Überlieferung. Aus dem frühen sechzehnten Jahrhundert stammt ein Bericht vom ersten Bischof der Neuen Welt, Pietro Martire d'Anghiera, in dem es heißt: „Am frühen Abend fallen Fledermäuse, kaum kleiner als Turteltauben, in blinder Wut über Menschen her. Ihre giftigen Bisse machen den verletzten Menschen wahnsinnig." Die ersten spanischen Kolonialisten beobachteten ähnliches bei Mensch und Tier auf der mexikanischen Halbinsel Yucatan und im Gebiet des heutigen Peru.

Die Fledermäuse, von denen hier die Rede ist, zählen zur Familie der „echten Vampire". Sie ernähren sich vom Blut gleichwarmer Tiere (Rinder, Pferde, Ziegen, Hunde) und des Menschen. Sie fliegen ihr meist schlafendes Opfer so vorsichtig an, daß es weder durch die Landung, noch durch den Biß aufwacht. Die messerscharfen Zähne dringen leicht in die Haut, und das Tier leckt das aus der Wunde fließende Blut rasch auf. Der Biß und der Blutverlust beeinträchtigen das Wohlergehen des Opfers kaum. Allerdings kann sich die Wunde entzünden, und durch den Biß können neben dem Tollwut-Virus noch andere Krankheitserreger übertragen worden sein.

Fledermäuse, die sich von Blut ernähren, treten nur in den tropischen und subtropischen Gebieten Amerikas auf. Als die ersten Berichte über diese Tiere nach Europa drangen, verbreiteten sich dort phantastische Vorstellungen. Aber erst vor fünfzig Jahren konnte man nachweisen, daß Fledermäuse Tollwut auf Menschen übertragen. Bei Rindern entdeckte man diesen Zusammenhang etwa zehn Jahre früher in Südbrasilien. In Lateinamerika gehen jährlich Hunderttausende von Rindern nach Vampirbissen an der Tollwut zugrunde. Nur Chile ist von dieser Seuche nicht betroffen.

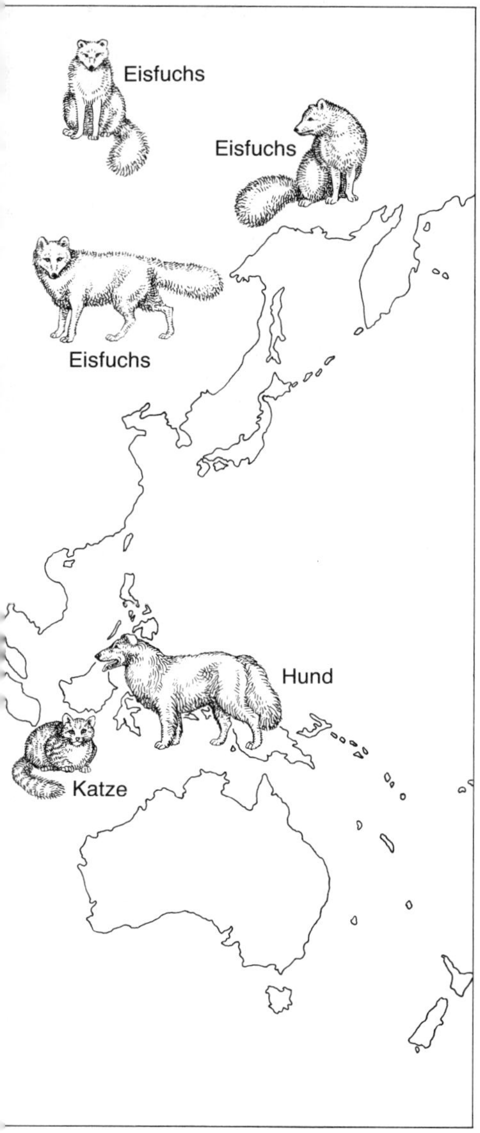

Bild 4: Die Tollwut ist nahezu weltweit verbreitet, doch sind in verschiedenen Gebieten verschiedene Tierarten von ihr betroffen und übertragen sie auf den Menschen. In den USA leiden vor allem die Stinktiere und besonders der Streifenskunk ***(Mephitis mephitis)*** **an Tollwut. In Mittelamerika dagegen sind etwa fünfzig Fledermausarten Träger und Überträger der Tollwut. In Europa bilden die Füchse, in Vorderasien die Wölfe das Hauptreservoir des Erregers. In Gegenden, in denen der Mensch besonders durch den Hund als Tollwut-Überträger gefährdet ist, stehen Katzen gewöhnlich an zweiter Stelle der Gefährlichkeit. Australien, die Antarktis, Neuseeland, Hawai, die britischen Inseln und die skandinavischen Länder blieben bisher von der Tollwut verschont.**

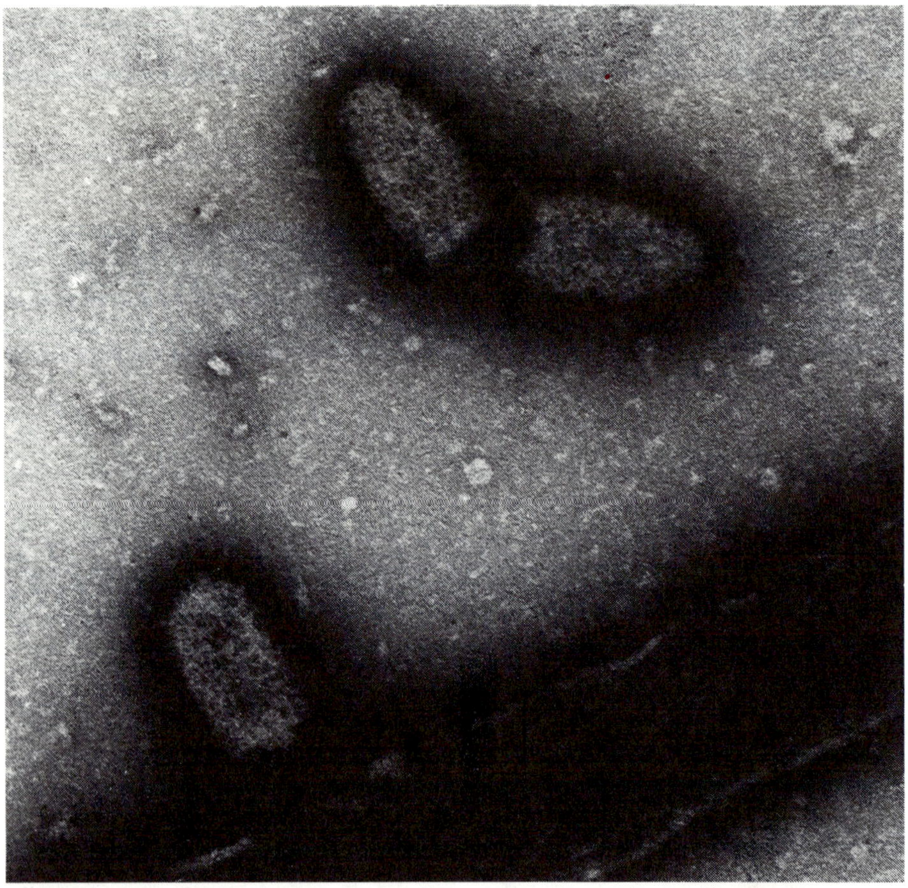

Bild 5: Am unteren Bildrand dieser elektronenmikroskopischen Aufnahme läßt sich die Membran einer mit Tollwut-Virus infizierten Zelle als breites Band erkennen. Die Zelle produziert unter dem „Kommando“ der in sie eingedrungenen Virus-Nucleinsäure (siehe Bild 2) neue Viren, die durch die Zellmembran nach außen treten. Die beiden Viren in der oberen Bildhälfte wurden bereits freigesetzt. Unten links schnürt sich gerade ein weiteres Virus von der Zellmembran ab.

Auch bei tollwütigen Fledermäusen treten Lähmungen auf, und die Tiere sterben innerhalb weniger Wochen nach der Infektion. Einige aber bleiben ohne sichtbare Symptome und scheiden das Virus über Monate und sogar Jahre in ihrem Speichel aus. In Kolonien lebende Vampire übertragen die Tollwut nicht nur auf Artgenossen, sondern auch auf frucht- und insektenfressende Fledermäuse. 1953 starb ein Junge in Tampa (Florida), nachdem ihn eine insektenfressende Fledermaus am hellichten Tage gebissen hatte. In ihrem Gehirn ließen sich die für Tollwut charakteristischen Negri-Körperchen (Bild 6) nachweisen. Es gibt Hinweise, daß die Fledermaus-Tollwut auch ohne Biß übertragen werden kann. Vor allem in Höhlen können sich die Viren offenbar in der Luft halten und gelangen dann über die Atemwege in Menschen und Tiere.

Therapie

Ursprünglich war die Behandlung der Tollwut beim Menschen mehr als wunderlich. Frühe chinesische Ärzte schworen auf Moschus und Zinnober als unfehlbare Mittel. Auch die Anwendung des Tauchschemels war beliebt: Man tauchte den an einen Stuhl gefesselten Patienten unter Wasser. Wermut und die Asche von Seepferdchen galten als nützlich. 1806 erhielt John M. Crous in New York einen Preis von eintausend Dollar für die Entdeckung eines „Heilmittels“ in Tablettenform, das aus dem pulverisierten Kieferknochen eines Hundes, der getrockneten Zunge eines neugeborenen Fohlens und dem von einem englischen Penny aus der Regierungszeit George I. abgeriebenen Kupfer bestand. Unter den Grenzern im Westen der USA war es nichts Ungewöhnliches, Tierbisse mit Gallensteinen zu behandeln, die von weißen Hirschen oder weißen Rindern stammten.

Heute bekämpft man die Tollwut durch Impfungen. 1881 stellten Louis Pasteur und seine Mitarbeiter fest, daß man den Erreger der Tollwut aus dem Gehirn und Rückenmark eines tollwütigen Tieres in verhältnismäßig reiner Form gewinnen kann. Wichtig war sodann die weitere Entdeckung, daß man das Virus, das eine lange und variable Inkubationszeit hat, durch wiederholte Übertragungen auf Kaninchen so verändern kann, daß es eine kurze Inkubationszeit bekommt, die immer fünf bis sieben Tage beträgt. Das so veränderte Virus eignete sich hervorragend zur Herstellung eines Impfstoffes.

Pasteurs Kollege Émile Roux suspendierte Rückenmarkszellen von Kaninchen, die an Tollwut gestorben waren, in einer wäßrigen Lösung und hielt diese bei Körpertemperatur (37 Grad Cel-

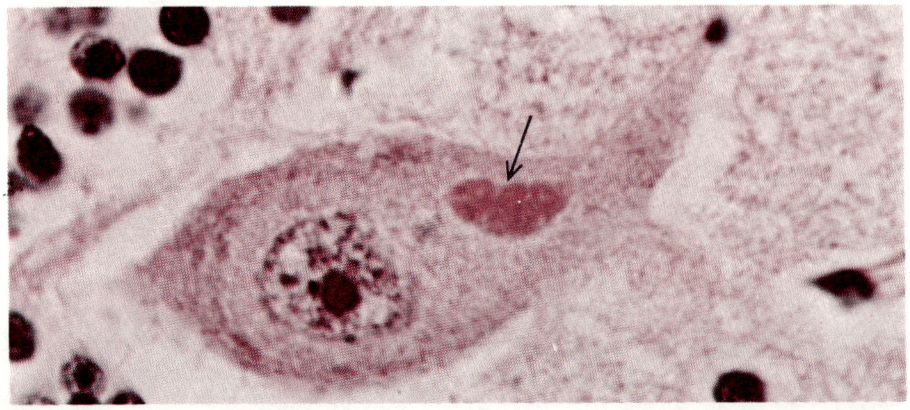

Bild 6: Betrachtet man einen Querschnitt durch das Gehirn eines Tieres, das an Tollwut gestorben ist, mit dem Mikroskop, so sieht man in einigen der vom Virus infizierten Nervenzellen ein ovales, kräftiger gefärbtes Körperchen (Pfeil). Man bezeichnet es seinem Entdecker, dem italienischen Arzt Aldechi Negri, zu Ehren als Negri-Körperchen. Da es, wenn überhaupt, erst in einem späten Stadium der Krankheit erscheint, ist es kein sehr zuverlässiges Zeichen für eine Tollwut-Infektion.

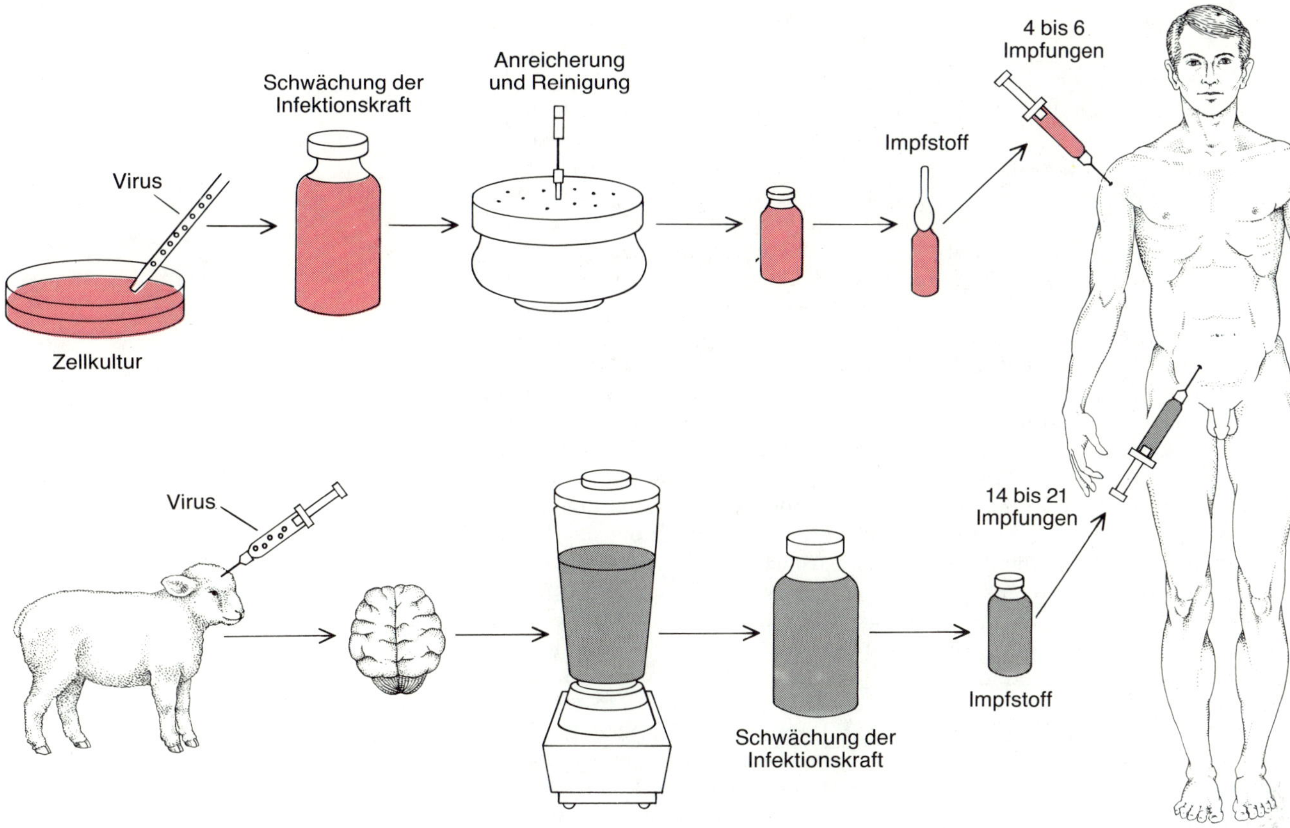

Bild 7: Seit etwa hundert Jahren stellt man Impfstoffe gegen Tollwut her. Die untere Bildserie zeigt die wichtigsten Schritte bei der Produktion des von Louis Pasteur entwickelten Impfstoffes: Man infiziert das Gehirn eines Schafes mit Tollwut-Viren, die man vorher durch wiederholte Überimpfung von Kaninchen zu Kaninchen so verändert hat, daß sie eine kurze und einheitliche Inkubationszeit aufweisen. Das kranke Schaf wird getötet, und die in seinen Gehirnzellen enthaltenen Viren werden mit physikalischen oder chemischen Methoden so behandelt, daß sie ihre Infektionskraft weitgehend verlieren. Einer mit Tollwut infizierten Person wird 14 bis 21 Tage lang eine Aufschwemmung dieser inaktivierten Viren unter die Bauchhaut gespritzt. Diese Behandlung ist schmerzhaft und hat oft unerwünschte Nebenwirkungen. Heute züchtet man das Virus in Gewebekulturen menschlicher Embryonalzellen. Der auf diese Weise gewonnene Impfstoff braucht nur noch vier- bis sechsmal injiziert zu werden und verursacht kaum noch Nebenwirkungen.

sius), um festzustellen, wie lange der Erreger unter diesen Bedingungen überlebt. Pasteur übernahm und änderte das Verfahren: Er hielt die Suspensionen bei Raumtemperatur und entzog ihnen mit Kaliumhydroxid allmählich das Wasser. Versuche mit Hunden zeigten, daß der Erreger unter diesen Umständen seine Infektionskraft allmählich verliert.

Die Idee Pasteurs bestand darin, aus Rückenmarkszellen, die unterschiedlich lange unter den beschriebenen Bedingungen gehalten worden waren, Aufschwemmungen herzustellen und diese als Impfstoffe zu verwenden, wobei zuerst die Aufschwemmung eines vierzehn Tage alten Präparates injiziert wurde und zuletzt die eines nur drei Tage alten Präparates. Nachdem sich das Verfahren an Hunden als wirksam erwiesen hatte, probierte Pasteur es 1885 an einem Mann namens Joseph Meister aus, den ein tollwütiges Tier kräftig gebissen hatte und der dank der Impfungen überlebte. Das ermutigte Pasteur, sein Verfahren auch bei anderen Tollwut-Patienten anzuwenden, und in vielen Fällen hatte er damit Erfolg. Einundzwanzig bis achtundzwanzig Impfungen waren erforderlich. Die zuletzt injizierten Impfstoffe enthielten den Tollwut-Erreger in einer Form, die bei Kaninchen die Krankheit noch auslösen konnte, gegen die Pasteurs Patienten aber durch die vorausgegangenen Impfungen bereits geschützt waren.

Allerdings gab es auch Mißerfolge. Am schlimmsten war die Tatsache, daß der Erreger infektiös bleiben konnte, besonders wenn der Impfstoff unsachgemäß hergestellt wurde. 1886 beschuldigte man Pasteur, mit seinen Impfungen den Tod eines zehnjährigen Jungen verursacht zu haben. Georges Clemenceau, später zweimal französischer Premierminister, war Pasteurs erbitterter Gegner. Er glaubte an die Urzeugung, deren Existenz Pasteur widerlegt hatte, und blieb dabei, bis er 1929 starb. Dank der Unterstützung von Paul Brouardel (dem Direktor des Laboratoriums, in dem Pasteur arbeitete) und von Émile Roux (der Pasteur eigentlich böse war, weil dieser sein Trocknungsverfahren übernommen hatte) wurde Pasteur vom Vorwurf der Tötung freigesprochen.

Die Anwendung der Impftherapie zur Behandlung der Tollwut breitete sich aus, aber trotz aller Sorgfalt gab es immer wieder Todesfälle. Victor Babes und M. Lepp begannen daher 1889, zusammen mit dem Pasteurschen Impfstoff Antiserum zu injizieren, das von Tieren gewonnen wurde, die unter Tollwut litten. Wir haben erwähnt, daß solches Serum Antikörper enthält, die gegen den Tollwut-Erreger gerichtet sind. Allerdings hatte auch dieses Verfahren damals keinen eindeutigen Erfolg.

1940 griff Karl Habel die Methode in den USA wieder auf und konnte sie soweit verbessern, daß die Weltgesundheitsorganisation 1950 ihre versuchsweise Anwendung beim Menschen empfahl. Die Gelegenheit dazu ergab sich 1954, als in einem persischen Dorf ein tollwütiger Wolf neunundzwanzig Menschen und mehrere Haustiere gebissen hatte. Achtzehn Menschen waren schwer verwundet worden. Dreizehn von ihnen wurden mit Pasteurschem Impfstoff und außerdem mit Antiserum von Pferden behandelt. Nur ein Patient starb. Fünf der schwer Verwundeten bekamen das Antiserum nicht. Von ihnen starben drei. Auch die elf leicht Verletzten wurden nur mit dem Pasteurschen Impfstoff behandelt. Sie überlebten alle.

Heute injiziert man zusammen mit dem Impfstoff fast immer auch Antitollwut-Gammaglobulin (das heißt, die Antikörper aus dem Antiserum in konzentrierter Form). Allerdings kann dadurch die Wirkung des Impfstoffs beeinträchtigt werden, so daß es notwendig wurde, nach einem kräftigeren Impfstoff zu suchen. Wünschenswert war ein solcher auch noch aus einem anderen Grund: Die einundzwanzig Injektionen (eine pro Tag) waren sehr schmerzhaft und hatten gelegentlich Nebenwirkungen, die ihrerseits Lähmungen hervorriefen oder sogar zum Tod führten.

In den sechziger Jahren bemühten sich Tadeusz J. Wiktor, Stanley A. Flotkin und unsere Arbeitsgruppe, die Tollwut-Viren in Gewebekulturen von menschlichen Embryonalzellen zu züchten. Nach fast zehnjähriger Arbeit gelang es, auf diese Weise einen Impfstoff zu gewinnen (Bild 7, oben), der Affen selbst dann gegen eine Infektion mit dem Tollwutvirus schützte, wenn er innerhalb einiger Stunden nach der Infektion nur einmal injiziert wurde. Unter der Leitung von M. Bahmanyar wurde dieser Impfstoff vom Pasteur-Institut in Teheran in den Jahren 1975 und 1976 an Menschen geprüft. Man behandelte neun Menschen, die von tollwütigen Wölfen gebissen worden waren, und sechsunddreißig Patienten, die sich an tollwütigen Hunden infiziert hatten. Jede Person erhielt Antiserum und sechs (statt früher einundzwanzig) Injektionen des neuen Impfstoffs. Obwohl die Behandlung in einigen Fällen erst drei Tage nach dem Biß begann – eine Verzögerung, die bei Verwendung des alten Impfstoffs ziemlich sicher den Tod bedeutet hätte – starb niemand, heute wird der neue Impfstoff in vielen Ländern benutzt.

Auch wenn die Tollwut damit etwas von ihrem Schrecken verloren hat, sollte man die einfachen und wirkungsvollen Sofortmaßnahmen nicht vergessen. Zunächst muß die Wunde so bald wie möglich mit Seifenwasser, Alkohol, Jodtinktur oder einem geeigneten Desinfektionsmittel ausgewaschen werden. Danach kann man Antitollwut-Serum um die Wunde herum injizieren. Wenn möglich, sollte die Wunde nicht oder jedenfalls nicht sofort genäht werden.

Bekämpfung der Tollwut

Um die Tollwut auszurotten, muß man ihre Verbreitung unter den Tieren eindämmen. Bei Haustieren ist das noch verhältnismäßig einfach: Man kann die Tiere vorbeugend impfen (der Schutz währt etwa drei Jahre) und sie nicht unkontrolliert frei herumlaufen lassen. Die Regierungen der tollwutfreien Länder der Erde verlangen zu Recht eine mehrmonatige Quarantäne aller Tiere, die in diese Gebiete gebracht werden.

Die Bekämpfung der Tollwut bei wilden Tieren ist dagegen außerordentlich schwierig. Bemühungen, die Fuchstollwut dadurch einzudämmen, daß man die Zahl der Tiere verringerte, hatten gewöhnlich nur einen vorübergehenden Erfolg. In Europa versucht man, Füchse mit Ködern oral zu impfen. Man legt Hühnerköpfe aus, die Kapseln mit Impfstoff enthalten. Der Erfolg des Verfahrens ist nicht vorauszusagen, da man nicht weiß, wie sich der Impfstoff unter natürlichen Bedingungen und bei Passagen von Fuchs zu Fuchs verhält. Möglicherweise wird das in ihm enthaltene abgeschwächte Virus wieder infektiös.

Die Bekämpfung der Fledermaustollwut ist noch komplizierter. Man hat versucht, in den Gebieten Lateinamerikas, die schwer von der Tollwut heimgesucht werden, die Zahl der Vampir-Fledermäuse zu reduzieren, indem man die Tiere dazu brachte, Substanzen zu sich zu nehmen, die die Blutgerinnung hemmen, so daß jede Fledermaus, die sich irgendwo verletzt, verblutet. Das Verfahren ist jedoch nur örtlich begrenzt anwendbar und versagt bei anderen Fledermausarten.

Wie Trypanosomen das Immunsystem täuschen

Diese Blutparasiten – Erreger von Schlafkrankheit und Viehseuchen – bleiben der Immunabwehr ihrer Opfer stets um einen kleinen Schritt voraus: Einige entgehen den Antikörpern, weil sie rechtzeitig ihr Kennzeichen, die Antigene in ihrem Außenmantel, wechseln.

Von John E. Donelson und Mervyn J. Turner

Die afrikanischen Trypanosomen sind mikroskopisch kleine Tiere, winzige Einzeller, die einen Teil ihres Lebenszyklus als Parasiten in der Blutflüssigkeit von Menschen und Säugetieren verbringen (Bild 1). Sie verursachen die Trypanosomiasis, eine tödlich verlaufende Nervenerkrankung, deren Endstadium beim Menschen die Schlafkrankheit ist. Die Seuche sucht weite Teile Afrikas heim und tritt überall dort auf, wo die Tsetse-Fliege verbreitet ist. Denn dieser Blutsauger ist der Zwischenwirt, der die Trypanosomen von einem Säugetier auf andere überträgt.

Rund 50 Millionen Menschen droht die Gefahr, mit Trypanosomen infiziert zu werden. Etwa 20 000 neue Fälle werden jedes Jahr registriert, doch geht die Dunkelziffer zweifellos in die Tausende. Nicht minder bedeutsam aber als die direkte Bedrohung des Menschen ist die Tatsache, daß auch Vieh von Trypanosomen befallen wird. Diese Nagana-Seuche, so der Name, macht allein etwa zehn Millionen Quadratkilometer Afrikas – ein Gebiet so groß wie Europa – für die Rinderhaltung unbrauchbar, jedenfalls für die meisten Milch- und Fleisch-Rassen (Bild 4). Infolge der fehlenden oder schlechten Versorgung mit Fleisch- und Milchprodukten sind die meisten Menschen dort mangelernährt und daher auch wenig widerstandsfähig gegen alle möglichen anderen Krankheiten.

Was Trypanosomen so erfolgreich macht, ist ihre Fähigkeit, das Immunsystem des Wirtes zu unterlaufen, es regelrecht zu überlisten. Normalerweise verteidigt sich der Säugerorganismus gegen eingedrungene Viren, Bakterien oder Einzeller (wie Trypanosomen), indem er spezifische Antikörper gegen jene Moleküle herstellt, die er auf der Oberfläche des Eindringlings als körperfremd erkannt hat. Die Antikörper binden sich an „ihre" Fremdmoleküle, ihre Antigene, und neutralisieren oder töten den Eindringling. Von den Zellen, die den Antikörper produziert haben, bleiben einige auch nach Abklingen der Infektion im Gefäßsystem erhalten. Sie sorgen für eine lang anhaltende Immunität. Eine solche Immunität kann auch durch eine Impfung, die eine natürliche Infektion nachahmt, erworben werden.

Aber weder die Immunreaktion auf eine Infektion noch auf eine Impfung vermag vor einem Befall mit Trypanosomen zu schützen. Und das, obwohl die Parasiten, da frei im Blutstrom, ständig den Angriffen des Immunsystems ausgesetzt sind und nicht – wie etwa der Malaria-Erreger – die meiste Zeit abgeschirmt im Inneren von Zellen stecken. Sie haben einen Weg gefunden, die Abwehr ihres Wirtes zu unterlaufen: Sie verändern ständig das Antigen in ihrem dicken Außenmantel (Bilder 2 und 5). Bis das Immunsystem neue Antikörper gegen diese neuen Antigene produziert hat, haben einige der Trypanosomen schon wieder ihren Mantel abgeworfen und durch einen nochmals anderen ersetzt. Das überforderte Immunsystem des Wirtsorganismus kann nicht mehr mit der Infektion fertig werden, und so vermehrt sich der Parasit weiter.

Die molekulare Basis für diese bemerkenswerte Variabilität der Antigene wird derzeit eingehend an verschiedenen Laboratorien in Afrika, Europa und den Vereinigten Staaten untersucht. Aus den inzwischen erzielten Ergebnissen ist zu schließen, daß es zwar unmöglich sein mag, dem Immunsystem zu helfen, sobald sich die Parasiten im Blut eines Säugers festgesetzt haben, daß aber vielleicht auf andere Weise die Infektion zu verhüten oder zu behandeln wäre.

Lebenszyklus der Trypanosomen

Die Parasiten, die diese hochwirksame Schutzstrategie entwickelt haben, sind gerade 15 bis 30 Mikrometer lang (ein Mikrometer = ein Tausendstel Millimeter). Es gibt mehrere Arten von Trypanosomen, unterteilt nach ihrem Aussehen und ihren Wirten.

Für den Menschen selbst sind zwei Arten gefährlich: *Trypanosoma rhodesiense* und *T. gambiense*. (Benannt sind sie nach den Kolonien, in denen sie entdeckt und identifziert wurden.) Drei weitere Arten – *T. congolense*, *T. vivax* und *T. brucei* – sind deshalb so bedeutsam, weil sie Haustiere befallen. Die für Forschungszwecke bevorzugte Art ist *T. brucei*, weil sie sich in Labortieren leicht züchten läßt und im menschlichen Blut nicht überleben kann.

Wie viele andere Parasiten durchlaufen auch Trypanosomen einen verwikkelten Lebenszyklus, und je nach Entwicklungsstadium nehmen sie eine ande-

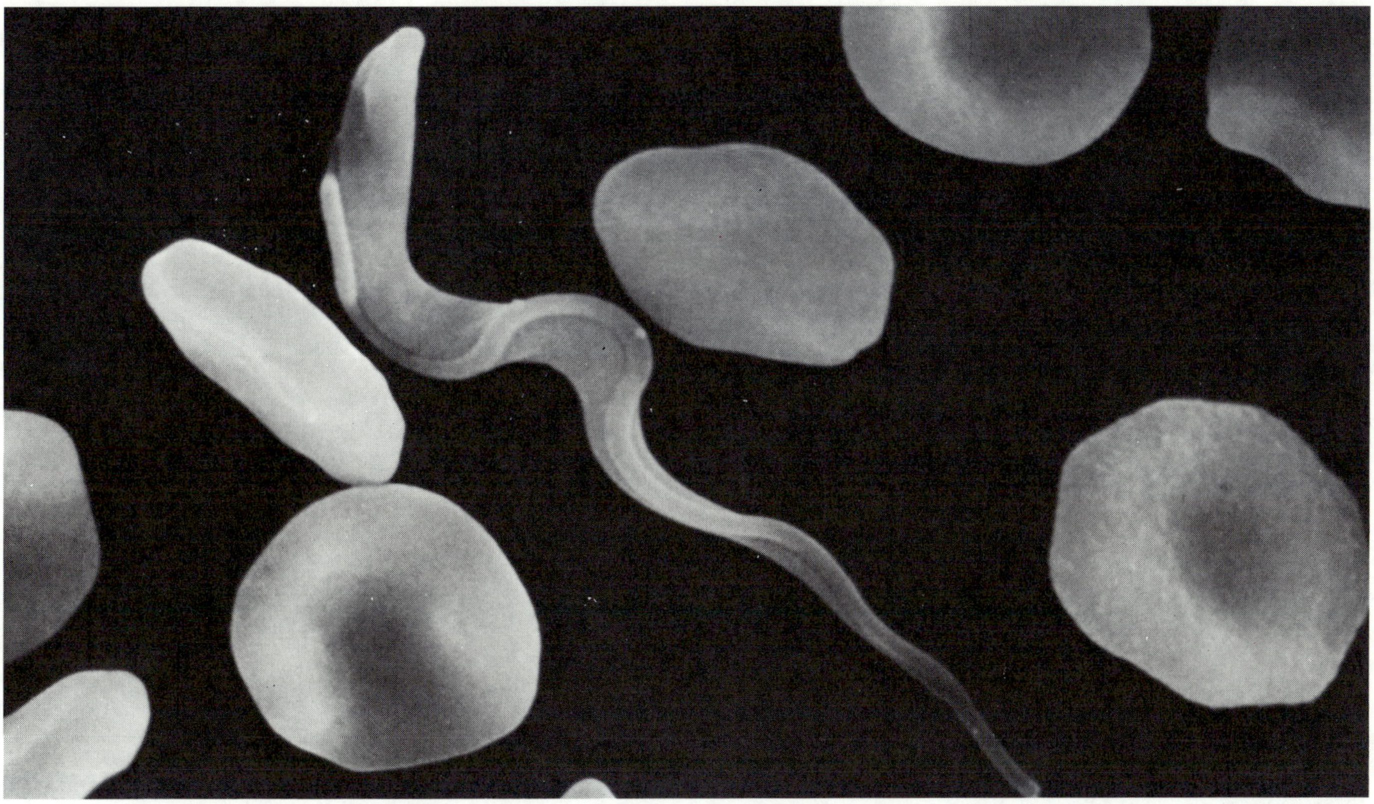

Bild 1: Trypanosomen sind für Mensch und Vieh gefährlich: vor allem als Erreger der Schlafkrankheit und der afrikanischen Nagana-Seuche. Die rasterelektronenmikroskopische Aufnahme zeigt ein rund 5500fach vergrößertes Trypanosom inmitten roter Blutkörperchen. Seine Geißel zieht unter der Zellmembran als Saum bis zum Hinterende. Der Parasit besitzt einen Mantel aus variablen Oberflächen-Glykoproteinen (abgekürzt VSGs, nach dem englischen *variable surface glycoproteins*). Sie wirken als Antigene, gegen die das Immunsystem des Säugers Antikörper herstellt, um den Eindringling zu vernichten. Die Trypanosomen verändern jedoch ihren Mantel so rasch, daß immer einige der Immunabwehr entgehen und zu einer neuen Parasiten-Population heranwachsen. Die Aufnahme stammt von Steven T. Brentano von der Universität von Iowa.

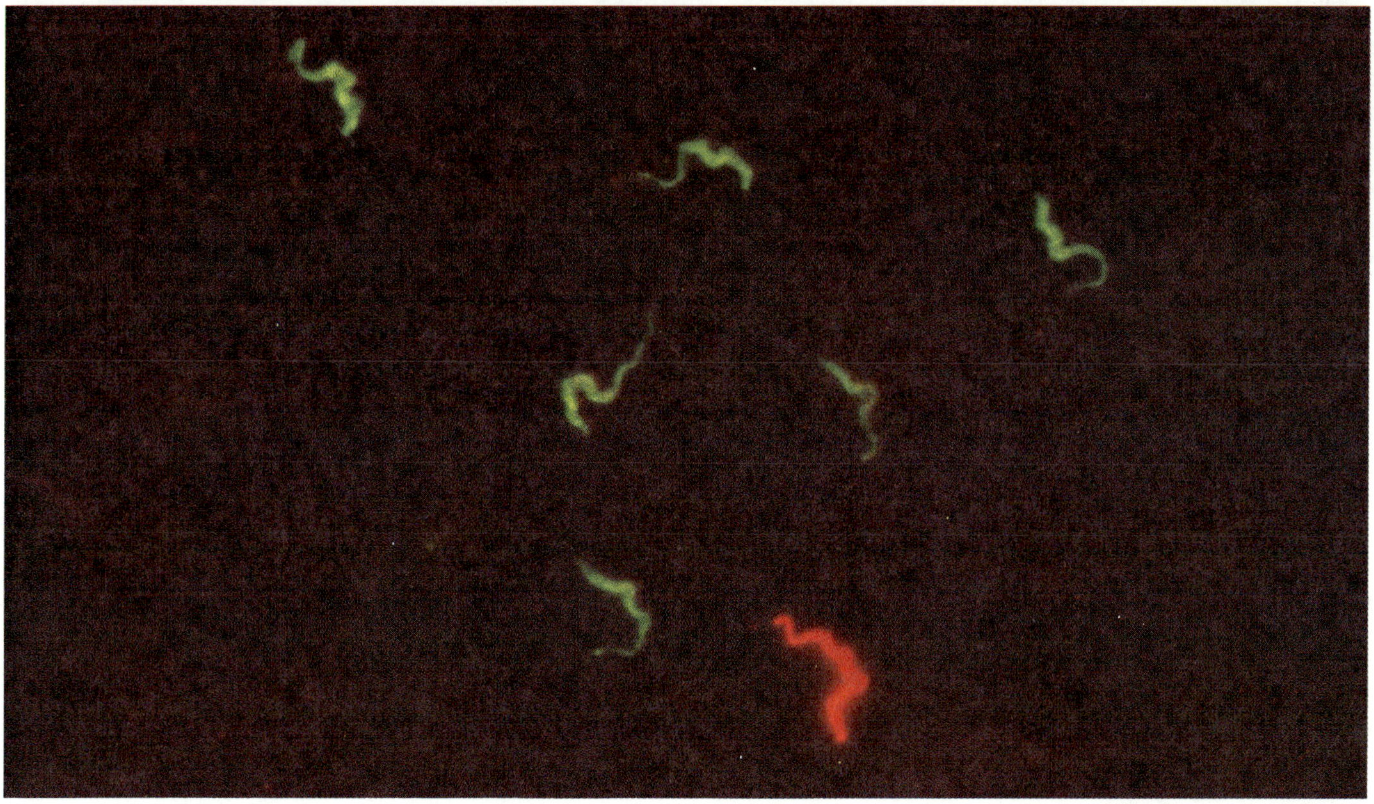

Bild 2: Diese doppelt belichtete fluoreszenzmikroskopische Aufnahme macht einen Wechsel des Oberflächen-Antigens sichtbar. Die meisten Trypanosomen sehen hier grün aus, weil der Antikörper, der ihr VSG erkennt und sich daran bindet, mit einem speziellen, unter Ultraviolett-Licht grünlich fluoreszierenden Farbstoff gekoppelt ist. Ein Parasit leuchtet dagegen rot auf: Er hat seinen Außenmantel gewechselt und trägt jetzt ein anderes VSG, das von einem anderen – rot fluoreszenzmarkierten – Antikörper erkannt wird. Die Aufnahme stammt von Klaus M. Esser.

re Gestalt an. Trypanosomen, die zusammen mit dem Blut des Opfers von der Tsetse-Fliege aufgenommen werden (Bild 3), lassen sich im Mitteldarm der Fliege nieder. Hier beginnt eine Reihe biochemischer und struktureller Veränderungen, in deren Verlauf die Parasiten auch ihren Außenmantel verlieren. Nach ungefähr drei Wochen erscheinen sie als sogenannte metacyclische Form in den Speicheldrüsen ihrer Fliege, und dann tragen sie wieder einen Mantel.

Zapft das blutsaugende Insekt nun ein anderes Opfer an, so gelangen mit seinem Speichelsekret auch metacyclische Trypanosomen ins Blut, die sich dort dann rasch in eine vermehrungsfähige Form umwandeln. Beim Menschen kann die ausbrechende Krankheit – abhängig von der Art des Erregers – akut oder chronisch verlaufen. In beiden Fällen befällt sie zunächst die Blutgefäße und Lymphknoten, was sich in Fieberschüben, Hautrötung und geschwollenen Lymphknoten äußert. In diesem Stadium beginnt der unaufhörliche Kampf mit dem Immunsystem des Wirtes. Später dringen die Trypanosomen ins Zentral-Nervensystem vor. Die dadurch verursachte Hirnhautentzündung führt zu Lethargie, Koma und schließlich zum Tode.

Die ausgeprägt periodischen Fieberschübe lieferten den ersten Hinweis, daß sich irgend etwas im Verlaufe einer Trypanosomen-Infektion regelmäßig verändert. So haben im Jahre 1910 die englischen Wissenschaftler Ronald Ross und David Thompson einem Patienten alle paar Tage Blutproben entnommen und auf Parasiten untersucht. Dabei stellte sich heraus, daß die Zahl der Parasiten – synchron mit den Fieberschüben – steil anstieg und wieder abfiel (Bild 6). In ihrer Veröffentlichung zitierten Ross und Thompson den italienischen Mediziner A. Massaglia, der ein Jahr zuvor bereits die Meinung vertreten hatte, daß die „trypanolytischen Krisen auf die Bildung von Antikörpern im Blut zurückgehen. Ein paar der Parasiten entgehen jedoch der Zerstörung, weil sie sich an die Wirkung dieser Antikörper gewöhnt haben. Dies sind dann die Parasiten, welche die Rückfälle verursachen". Es sollte noch mehr als 50 Jahre dauern, bis sich dieser scharfsichtige Einblick in den Krankheitsmechanismus bestätigen und erklären ließ.

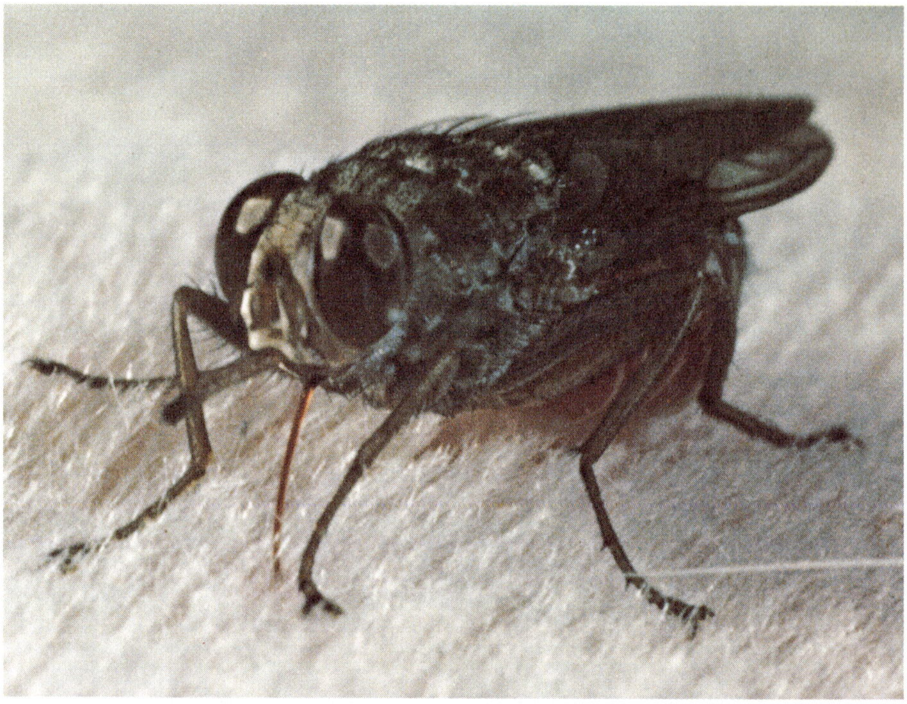

Bild 3: Eine Tsetse-Fliege saugt mit ihrem Stechrüssel Blut aus einem Versuchstier. Rot schimmert es durch ihren Rüssel und den bereits prall gefüllten Hinterleib hindurch. Die Fliege ist Zwischenwirt und Überträger von Trypanosomen. In ihr durchlaufen sie verschiedene Entwicklungsstadien, das letzte in den Speicheldrüsen. Bei einem Stich werden sie mit dem Sekret wieder einem Säuger injiziert. Die Aufnahme stammt von Edgar D. Rowton.

Die List: Kennzeichenwechsel

Die Erklärung begann sich im Jahre 1965 abzuzeichnen, als Keith Vickerman von der Universität Glasgow erstmals den dicken Außenmantel beschrieb, der die Zellmembran des Parasiten bedeckt (Bild 5). Bald darauf wurde festgestellt, daß sich einzelne Klone von Trypanosomen (also solche, die auf eine gemeinsame Stammzelle zurückgehen) in der Zusammensetzung dieser Schicht unterscheiden. Im Jahre 1968 gelang es dann Richard W. F. Le Page vom Molteno-Institut des Britischen Forschungsrates in Cambridge, aus einer Reihe verschiedener Klone die als Antigen fungierenden Oberflächen-Proteine zu isolieren und zu analysieren. Jeder Klon produzierte ein biochemisch deutlich unterscheidbares Protein, woraus Le Page schloß, daß jedes Antigen wohl das Produkt eines anderen Gens sein mußte.

Mitte der siebziger Jahre gewannen George A. M. Cross und seine Mitarbeiter am Molteno-Institut vier verschiedene Klone aus einer Trypanosomen-Population, die ein Labortier infiziert hatte. Daran wiesen sie nach, daß der Außenmantel aus einer Matrix identischer Glykoproteine besteht, also aus einem Protein mit daranhängenden Kohlenhydrat-Gruppen. Alle Individuen eines Klons besaßen das gleiche Glykoprotein, unterschieden sich aber darin von den anderen Klonen. So war die Reihenfolge der Bausteine, die Aminosäure-Sequenz, im Anfangsteil des Proteins jedesmal anders. Das stützte Le Pages These, daß die verschiedenen Oberflächen-Antigene in verschiedenen Genen verschlüsselt sein müßten. Diese Antigene bezeichnet man heute als variable Oberflächen-Glykoproteine, abgekürzt VSGs, nach dem englischen *variable surface glycoproteins*.

Im Anfangsstadium der Infektion produziert das Immunsystem Antikörper gegen die VSGs, die es auf der Oberfläche der eingedrungenen Parasiten „sieht". Die Antikörper vernichten vielleicht 99 Prozent der ursprünglichen Parasiten-Population (Bild 6). Einige wenige Eindringlinge entgehen ihnen jedoch, weil sie inzwischen auf ein anderes VSG-Gen umgeschaltet und sich einen neuen VSG-Mantel übergezogen haben, zu dem keiner der vorhandenen Antikörper mehr „paßt". Aus diesen veränderten Parasiten wächst eine neue Population mit einem neuen Satz von VSGs heran, während das Immunsystem dabei ist, einen anderen – passenden – Satz von Antikörpern herzustellen. Damit kann es zwar abermals rund 99 Prozent der Parasiten vernichten. Doch haben inzwischen auch wieder einige ihre Hülle gewechselt, und aus ihnen wächst erneut eine andere Population heran. Dies geht so weiter, bis der Wirt stirbt.

Alles weist bislang darauf hin, daß das Umschalten von einem VSG zum anderen spontan geschieht. Das Immunsystem des Wirts induziert diesen Prozeß nicht, vielmehr läßt es – da es nicht schnell genug auf ein ganz bestimmtes neues Antigen reagieren kann – eine Variante überleben, aus der dann eine neue Population heranwächst.

Wieviele verschiedene VSGs ein Trypanosom überhaupt herstellen könnte, ist nicht bekannt. In kontrollierten Experimenten brachten Trypanosomen eines einzigen Klons mehr als 100 verschiedene VSGs hervor, und damit schien ihr Repertoire an entsprechenden Genen nicht im leisesten erschöpft zu sein. Jüngsten Schätzungen nach dürfte ein Trypanosom wenigstens einige 100, vielleicht sogar rund 1000 oder mehr verschiedene VSG-Gene besitzen. Das bedeutet, daß 5 bis 10 Prozent seines gesamten genetischen Materials allein für die variablen Antigene reserviert sein müssen. Im natürlichen Genreservoir aller Trypanosomen zusammen steckt wahrscheinlich genügend genetische Information, um eine praktisch unbegrenzte Zahl verschiedener VSGs herzustellen.

Wie sieht nun die Struktur des VSG aus, und wie ist es an der Zellmembran befestigt? Wie schafft es der Parasit, unter Hunderten von VSG-Genen nie mehr als eines auf einmal zu realisieren, das heißt die Desoxyribonucleinsäure (DNA) des Gens in eine Ribonucleinsäure (RNA), die Boten-RNA, umzuschreiben und in Protein zu übersetzen?

Aufbau der Antigen-Proteine

Um etwas über die VSGs zu erfahren und auch darüber, wie sie von einem Trypanosom nacheinander an der Oberfläche präsentiert werden, haben verschiedene Arbeitsgruppen Verfahren der Gentechnologie eingesetzt. Der erste Schritt besteht darin, aus einem Klon die Boten-RNA zu isolieren und in die sogenannte komplementäre DNA (cDNA) umzukopieren. Diese wird – an eine Träger-DNA gekoppelt – in Bakterien eingeschleust und dort vermehrt. Mit geeigneten Verfahren läßt sich schließlich der cDNA-Abschnitt isolieren, der praktisch eine Kopie des VSG-Gens darstellt, das von dem Klon gerade benutzt wird. Wenn man nun die Nucleotid-Sequenz, das heißt die Reihenfolge der Bausteine in dieser DNA, bestimmt und gemäß dem genetischen Code übersetzt, läßt sich die Aminosäure-Sequenz des zugehörigen VSGs aufstellen.

Inzwischen sind von rund 15 solcher cDNAs die Nucleotid-Sequenzen teilweise oder vollständig bestimmt. Den daraus abgeleiteten Aminosäure-Sequenzen nach ist jedes neu synthetisierte VSG aus ungefähr 500 Aminosäuren aufgebaut (Bild 7). Die ersten 20 bis 30 Aminosäuren stellen ein Signal-Peptid dar, das mithilft, das gerade entstehende VSG-Molekül durch die Zellmembran der Trypanosomen zu transportieren. Dabei wird das Signal-Peptid abgespalten, wie ein Vergleich zwischen der aus cDNA abgeleiteten Aminosäure-Sequenz und der tatsächlichen Aminosäure-Sequenz einiger VSGs zeigt.

In den darauffolgenden 360 Aminosäuren unterscheiden sich dann die meisten VSGs sehr stark. Wahrscheinlich ist diese variable Region für die Antigen-Vielfalt des Parasiten verantwortlich. In den letzten 120 Aminosäuren – am sogenannten Carboxyl-Ende des Proteins – gleichen sich jedoch verschiedene VSGs wieder deutlich. Nach dem Grad der Ähnlichkeit in dieser Region lassen sich die VSGs in zwei in sich homologe Gruppen einteilen.

Normalerweise besitzt ein Oberflächenprotein in seiner am Carboxyl-Ende gelegenen Region spezielle Abschnitte, mit denen es sich in der Zellmembran verankert. Anders das VSG: Seine ungefähr 20 letzten Aminosäuren werden gekappt und durch eine komplizierte Verbindung ersetzt, die für die Verankerung zuständig ist. Sie enthält ein ungewöhnliches Oligosaccharid (ein Molekül aus mehreren Zucker-Einheiten), das bei allen VSGs äußerst ähnlich zu sein scheint. Denn gegen ein individuelles Oligosaccharid hergestellte Antikörper binden sich – wie Experimente zeigten – an alle VSG-Moleküle.

Warum kann aber dann das als kreuzreagierende Determinante bezeichnete Oligosaccharid keine natürliche Immunität hervorbringen, und warum kann es nicht die Basis für einen Impfstoff abgeben? Der Grund ist die besondere Pakkungsweise der VSG-Moleküle im Mantel: Dem Immunsystem wird nur die variable Region des Proteins präsentiert, während ihm die homologe Region einschließlich der kreuzreagierenden Determinante nicht zugänglich ist (Bild 9).

Die kreuzreagierende Determinante scheint ihrerseits Teil eines größeren Oligosaccharids zu sein, an das ein Phosphoglycerid mit zwei Fettsäure-Seitenketten gebunden ist. Diese Fettsäuren dringen in die Zellmembran ein und halten das VSG darin fest.

Was könnte die Trypanosomen veranlaßt haben, den üblichen Verankerungsabschnitt durch diese komplizierte Struktur zu ersetzen? Der Grund mag

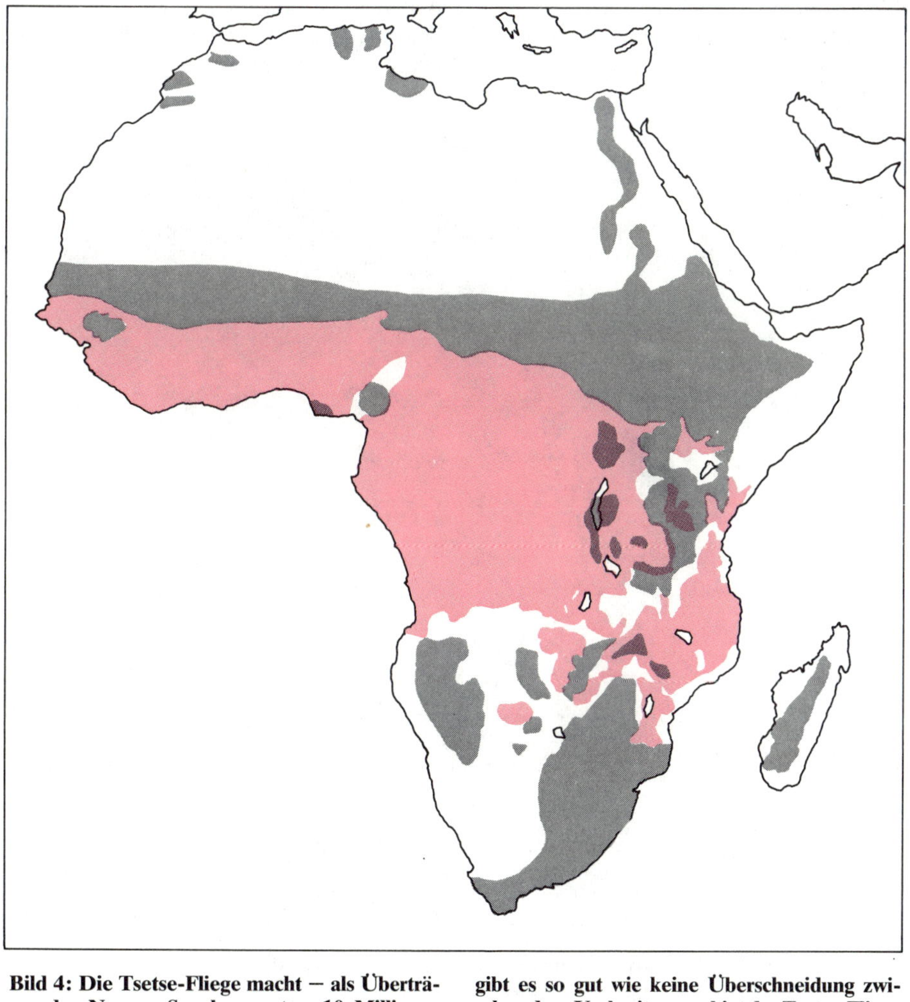

Bild 4: Die Tsetse-Fliege macht – als Überträger der Nagana-Seuche – etwa 10 Millionen Quadratkilometer möglichen Weidelandes in Afrika für die Viehhaltung unbrauchbar. Daher gibt es so gut wie keine Überschneidung zwischen dem Verbreitungsgebiet der Tsetse-Fliege (farbige Flächen) und den Gegenden Afrikas, wo Rinder gehalten werden (graue Flächen).

sein, daß der Parasit seinen Mantel schnell abwerfen können muß. Er besitzt dafür ein Enzym, das die Bindung zu den Fettsäuren spalten kann und auf diese Weise das VSG von der Zellmembran löst. Für alle nur erdenklichen VSGs das gleiche Verankerungsmolekül und dafür wieder das gleiche spaltende Enzym zu verwenden heißt, einen schnellen, universellen Mechanismus bereitzuhalten, um einen Mantel abzuwerfen und durch einen anderen zu ersetzen.

Röntgenstrukturanalyse

Zwar sind beim Vergleich der cDNA-Sequenzen ausgeprägte Unterschiede zwischen VSGs zutage getreten, doch ist ebenso klar geworden, daß schon die Veränderung sehr weniger Aminosäuren genügen kann, VSGs mit unterschiedlichen antigenen Eigenschaften zu erzeugen. Vermutlich treten diese Veränderungen an bestimmten antigenen Stellen innerhalb der 360 Aminosäuren langen variablen Region auf.

Um die kritischen Stellen zu finden, muß man aber erst einmal die dreidimensionale Struktur der variablen Domäne kennen. Gewisse Fortschritte in dieser Richtung brachten unlängst Röntgenstrukturanalysen, die Don C. Wiley, Douglas M. Freymann und Peter Metcalf von der Harvard-Universität in Zusammenarbeit mit einem von uns (Turner) am Molteno-Institut durchgeführt haben.

Zwar sind bereits fünf komplette VSGs kristallisiert worden (die Kristallisation ist Voraussetzung für die Röntgenstrukturanalyse), aber am weitesten ist die Strukturaufklärung der variablen Domäne gediehen, die aus einem der fünf abgetrennt wurde. Die bislang erzielte Auflösung reicht aus, um jene Teile einer Proteinkette zu erkennen, die als Alpha-Helix (als zylinderförmige Wendel) gefaltet sind. Danach liegt ungefähr die Hälfte der variablen Region in dieser Form vor (Bild 8).

Die variable Region kristallisiert als Dimer, also als ein – aus zwei Monomeren zusammengesetztes – Doppelmolekül. Tatsächlich scheinen sich die VSGs auch im Mantel lebender Trypanosomen als Dimere zusammenzulagern. Das Dimer (oder zumindest seine in der Auflösung erkennbare Hälfte) stellt sich bei der Röntgenstrukturanalyse als ein Bündel von mehreren Alpha-Helices dar. Sein Kernbereich besteht aus zwei haarnadelförmigen Strukturen, eine von jedem monomeren Bestandteil (Bild 9). An einem Ende des Dimers tritt er mit zwei weiteren Helices zusammen und bildet so ein Paket aus sechs Helices. Am anderen Ende streben die Monomere etwas auseinander und bilden einen deutlichen Kopf.

Diese hochsymmetrische Struktur muß das Gerüst für die noch fehlende Hälfte der variablen Region abgeben, in der die Aminosäure-Kette keine Alpha-Helix bildet und daher bislang nicht auszumachen ist. Wir wissen auch noch nicht, wie diese Gerüststruktur zur Membran hin ausgerichtet ist, also welches Ende nach außen zeigt. Daher können wir auch noch keine Vermutungen darüber anstellen, welche Stellen der Struktur hauptsächlich für die Antigen-Eigenschaften verantwortlich sind.

Auswahl und Expression eines VSG-Gens

Aber was geschieht eigentlich, wenn das Trypanosom von einem zu einem anderen VSG-Gen umschaltet und dabei stets nur ein als Antigen charakteristisches Oberflächen-Glykoprotein herstellt? Die Versuche, die diese Frage beantworten sollen, bauen wieder auf der bereits beschriebenen cDNA auf. Eine jede cDNA ist eigentlich ein künstliches VSG-Gen. Und mit ihr als Sonde lassen sich alle Ausfertigungen des Gens aufspüren – wo immer sie im trypanosomalen Genom auch liegen mögen.

Dazu wird das Genom, also das gesamte genetische Material eines Trypanosoms, mit einem Restriktionsenzym zerlegt, das die DNA an spezifischer Stelle spaltet – und zwar immer dort, wo eine bestimmte kurze Nucleotid-Sequenz auftaucht. Dadurch entsteht eine Vielzahl kleiner Bruchstücke, die sich in ihrer Größe unterscheiden. Sie lassen sich mittels der sogenannten Gel-Elektrophorese der Größe nach auftrennen. Die denaturierten (in Einzelstränge aufgespaltenen) Fragmente werden anschließend mit einem – wie ein Löschblatt wirkenden – Nitrocellulose-Papier vom Gel abgesaugt und auf dem Papier fixiert. Danach bringt man die ebenfalls einzelsträngige, radioaktiv markierte cDNA auf das Papier auf. Wenn sie unter den Restriktions-Fragmenten passende Gegenstücke, also DNA-Abschnitte des entsprechenden VSG-Gens, findet, vereinigt sie sich mit ihnen und wird gebunden. Man sagt, sie hybridisiert. Nichtgebundene cDNA wird dann ausgewaschen und die verbliebene sichtbar gemacht: Dort nämlich, wo eine Hybridisierung stattgefunden hat, schwärzt sich ein darübergelegter Röntgenfilm. So kann man schließlich bestimmen, in wievielfacher Ausfertigung das durch die cDNA repräsentierte Gen in einem gegebenen Trypanosomen-Klon vorhanden ist. Und man kann feststellen, ob das

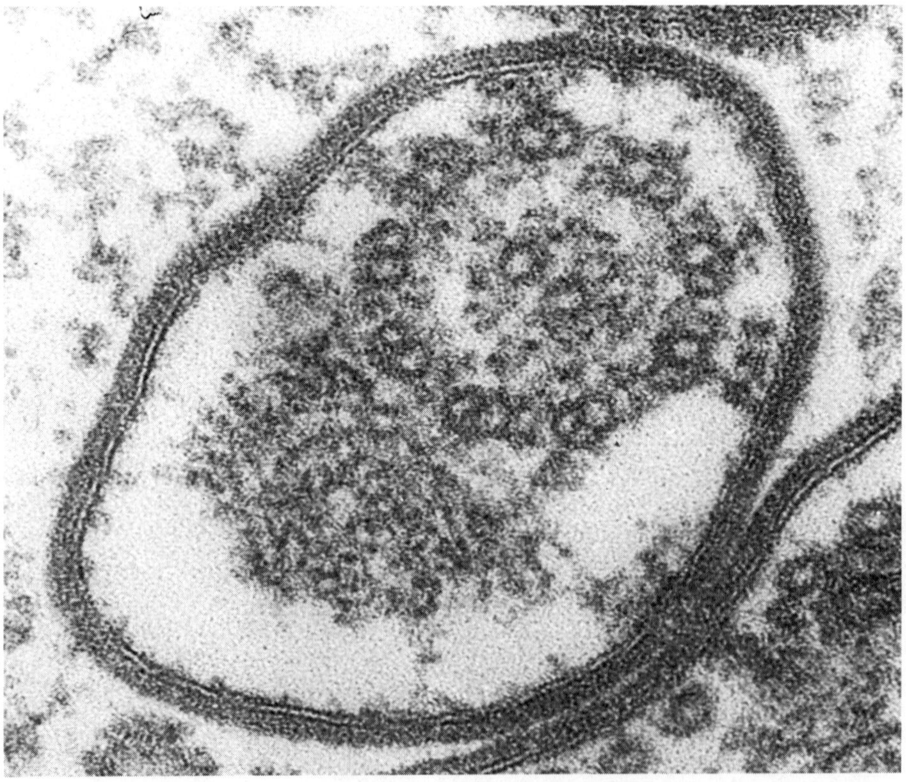

Bild 5: Der aus VSGs bestehende Mantel ist an diesem quergeschnittenen Trypanosom als diffuse, dunkle Außenschicht zu erkennen. Die Doppellinie gleich unter der Außenschicht ist die Zellmembran, die blütenähnliche Struktur im Inneren die angeschnittene, unter der Membran entlangziehende Geißel. Die rund 190 000fach vergrößerte elektronenmikroskopische Aufnahme wurde von Laurence Tetley und Keith Vickerman an der Universität Glasgow angefertigt.

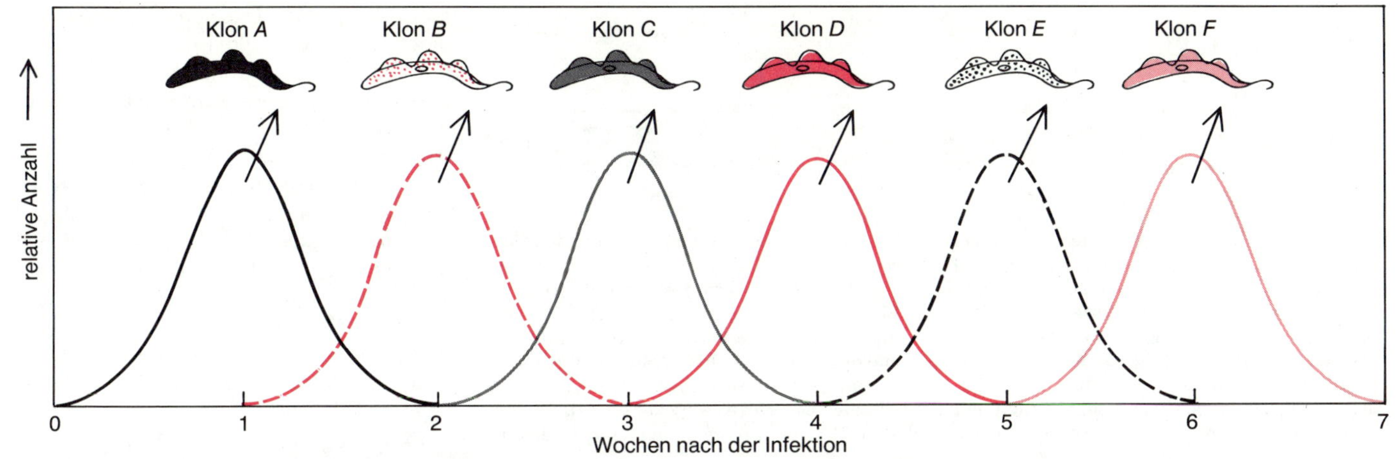

Bild 6: Charakteristisch für eine Trypanosomiasis sind regelmäßige Fieberschübe, die von einer schubweisen Vermehrung der Parasiten im Blut herrühren. Ursache für die immer neuen Vermehrungswellen ist die hohe antigene Variabilität der Trypanosomen. Parasiten mit einem bestimmten, dem Immunsystem unbekannten Oberflächen-Antigen, sagen wir VSG *A*, vermehren sich ein paar Tage lang im Gefäßsystem, bis das Immunsystem Antikörper gegen die Antigene dieser Population erzeugt hat. Die meisten Parasiten werden dadurch vernichtet. Einige überleben jedoch, weil sie inzwischen auf andere VSG-Gene umgeschaltet haben und neue Antigene, beispielsweise VSG *B*, herstellen. Aus den überlebenden Trypanosomen wächst eine neue Population heran, die sich wieder so lange vermehrt, bis das Immunsystem neue Antikörper gegen die neuen Antigene produziert hat. Dieser Kreislauf wiederholt sich viele Male im Laufe einer chronischen Infektion, und jedesmal prägen einige Parasiten neue Gene für wieder neue VSGs aus. Aus jeder Population lassen sich einzelne Trypanosomen isolieren und zu Klonen heranzüchten, von denen jeder ein bestimmtes VSG-Gen in Boten-Ribonucleinsäure (RNA) umschreibt und in Protein übersetzt – exprimiert, wie der Fachmann sagt.

Gen bei anderen Klonen an einer anderen Stelle im Genom sitzt.

Auf diese Weise konnten Piet Borst und seine Mitarbeiter an der Universität Amsterdam sowie die Arbeitsgruppe von Cross in den Wellcome-Forschungslaboratorien in England zeigen, daß immer dann, wenn gewisse VSG-Gene exprimiert werden, eine Extra-Kopie dieses Gens im Genom vorhanden ist. Sie bezeichneten sie als expressionsgekoppelte Kopie, kurz Expressionskopie.

Die Boten-RNA des exprimierten VSG-Gens wird tatsächlich von dieser Kopie und nicht etwa vom Original abgeschrieben, wie Etienne Pays und Maurice Steinert von der Freien Universität Brüssel nachweisen konnten. Weitere Untersuchungen ergaben, daß eine Expressionskopie immer an einer bestimmten Stelle zu finden ist: in der Nähe eines der beiden Telomere, der beiden Enden eines Chromosoms.

Ein Trypanosom bringt also aus dem gesamten Repertoire seiner VSG-Gene eines zur Expression, indem es eben dieses Gen verdoppelt und in die Nähe eines Telomers verlagert (Bild 10 links). Das Umschalten von einem VSG auf ein anderes wird häufig durch Entfernen und Zerstören einer solchen Kopie und ihren Ersatz durch die Kopie eines anderen Gens bewerkstelligt.

Dieser Kopier- und Verlagerungs-Mechanismus sorgt aber nicht als einziger für die antigene Variabilität. Denn John R. Young, Phelix A. O. Majiwa und Richard O. Williams vom Internationalen Zentrum zur Erforschung von Tierkrankheiten in Nairobi haben einen weiteren Mechanismus gefunden: Sie entdeckten, daß sich in manchen Fällen die Zahl unterschiedlicher Fragmente, mit denen eine bestimmte cDNA-Sonde hybridisiert, nicht erhöht, wenn das zugehörige VSG-Gen exprimiert wird. In diesen Fällen gibt es also keine Expressionskopie. Statt dessen hybridisiert die Sonde mit einem Fragment, das in jedem Trypanosomen-Klon eine andere Größe hat, unabhängig davon, ob der Klon das Gen nun exprimiert oder nicht.

Das heißt also, daß einige VSG-Gene ohne Verdopplung und Umlagerung (Translokation) ausgeprägt werden. Wie sich herausstellte, sitzen diese Gene bereits in der Nähe eines Telomers (Bild 10 rechts). Und das erklärt auch, warum ihre Fragmente unterschiedliche Größe haben. Denn bei Trypanosomen und einigen anderen Organismen kommt es häufig vor, daß sich eine kurze DNA-Sequenz in der Nähe eines Telomers hunderte Male wiederholt. Wieviele dieser sogenannten Tandem-Wiederholungen zwischen einem VSG-Gen und einem Telomer auftreten, ist von Klon zu Klon verschieden. Daher kann das Fragment, das ein bestimmtes telomer-nahes VSG-Gen trägt, in verschiedenen Klonen unterschiedlich groß sein.

Chromosomen-Enden bevorzugt

Ungefähr die Hälfte der inzwischen untersuchten VSG-Gene scheinen in der Nähe eines Telomers zu sitzen. Da ein Trypanosom vielleicht 1000 und mehr verschiedene VSG-Gene besitzt, müßten zumindest einige hundert davon in der Nähe eines Telomers sitzen. Und dies hieße wiederum, daß es wenigstens ein paar hundert Chromosomen im Zellkern des Parasiten geben muß. Zum Vergleich: Eine menschliche Körperzelle besitzt insgesamt nur 46 Chromosomen.

Da der Parasit eine für einen Einzeller durchaus normale Menge an DNA enthält, müßten einige seiner Chromosomen sehr klein sein. Und in der Tat ist dies so. Mit einer von David C. Schwartz und Charles R. Cantor an der New Yorker Columbia-Universität entwickelten Methode konnte einer von Borsts Schülern, Lex H. T. van der Ploeg, die DNA aus dem Zellkern von Trypanosomen in vier Größenklassen aufteilen: in Minichromosomen (rund 100 000 Nucleotide lang), in kleine Chromosomen (rund 200 000 bis 700 000 Nucleotide lang), in mittelgroße Chromosomen (rund 2 Millionen Nucleotide lang) und schließlich noch größere, die aber zu lang sind, als daß sie sich mit dieser Methode überhaupt vermessen ließen.

VSG-Gene kommen, wie sich herausstellte, auf Chromosomen aller Größenklassen vor. So fand van der Ploeg in einem Fall ein Original-Gen auf einem großen Chromosom und die dazugehörige Expressionskopie auf einem mittelgroßen Chromosom. Das heißt, das verdoppelte Gen kann auf ein anderes Chromosom übertragen werden, die Translokation kann also zwischen verschiedenen Chromosomen erfolgen. In einem anderen Fall war ein Gen nicht verdoppelt, sondern wurde an seiner normalen Stelle – dicht am Telomer eines großen Chromosoms – abgelesen.

Diese Beobachtungen stützten die von verschiedenen Arbeitsgruppen zusam-

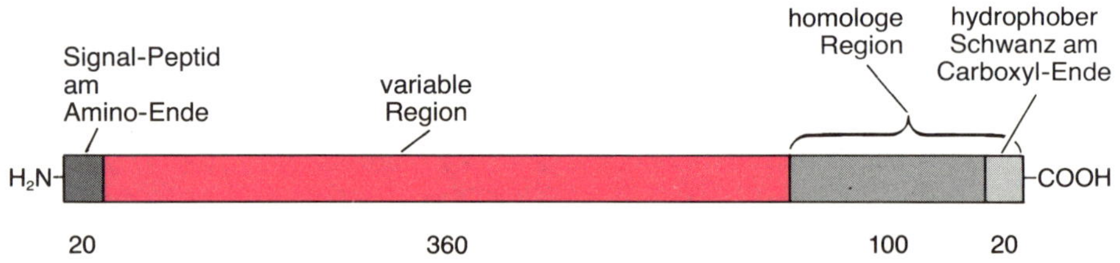

Bild 7: Ein typisches VSG besteht in seinem Proteinteil aus einer Kette von ungefähr 500 Aminosäuren. Die ersten 20 etwa – am sogenannten Amino-Ende des Proteins – stellen zusammen ein Signal-Peptid dar, das vor der Verankerung des VSG in der Zellmembran abgespalten wird. Die folgenden 360 Aminosäuren (farbig) bilden den variablen Abschnitt, der bei jedem VSG-Antigen anders aussieht. In den letzten 120 Aminosäuren am sogenannten Carboxyl-Ende sind sich die einzelnen VSGs wieder recht ähnlich. Nach dem Grad dieser Ähnlichkeit teilt man sie in zwei in sich homologe Gruppen ein. Die letzten 20 Aminosäuren der homologen Region sind hydrophob (wassermeidend). Sie werden abgespalten und durch ein großes komplexes Molekül ersetzt, welches dann das VSG in der Zellmembran verankert.

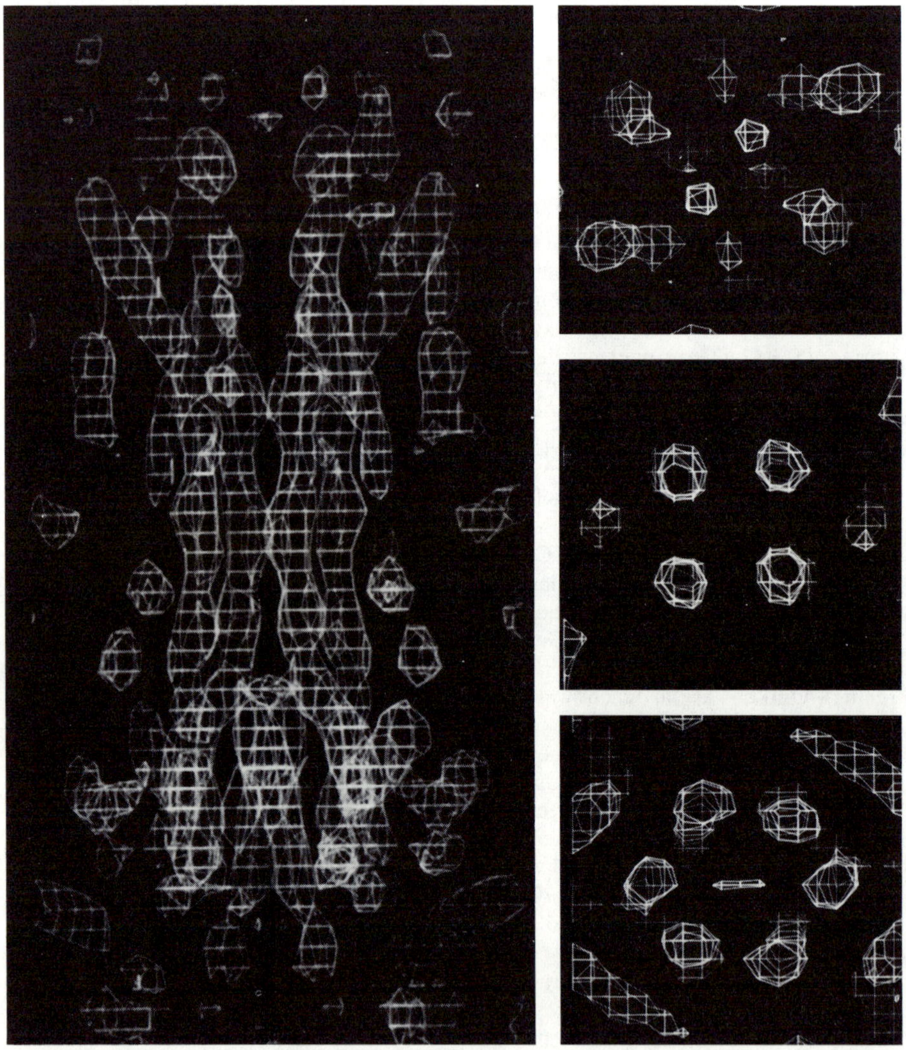

Bild 8: Mit Hilfe der Röntgenstrukturanalyse konnten Don C. Wiley, Douglas M. Freymann und Peter Metcalf von der Harvard-Universität zusammen mit einem der Autoren (Turner) die Struktur der variablen Region eines VSG klären. Allerdings ließ sich bei der erzielten Auflösung nur die Anordnung der Kettenabschnitte bestimmen, die in Form einer Alpha-Helix vorliegen. Sie machen zusammen etwa die Hälfte der variablen Region aus, die in Form eines Doppelmoleküls, eines aus zwei Einzelmolekülen zusammengesetzten Dimers, kristallisiert. Die anhand der Röntgenstrukturanalyse ermittelte Elektronendichte läßt sich – wie hier – in Form von Frontal- oder Querschnittsansichten darstellen. Beim Blick senkrecht zur Achse des Dimers (links) erkennt man ein Bündel aus zylindrischen Alpha-Helices. An einem Ende (hier als Basis des Dimers dargestellt, obgleich die tatsächliche Orientierung noch unbekannt ist) gibt es sechs solcher Helices, weitere vier bis sechs in der Mitte. An der Spitze streben die beiden Hälften des Dimers auseinander und bilden so eine doppelköpfige Struktur. Die drei Ansichten rechts zeigen Schnitte quer zur Achse des Dimers in Höhe der Spitze, Mitte und Basis.

mengetragenen Indizien, wonach es mehr als eine Stelle im Genom geben muß, an der VSG-Gene aktiviert werden können. Sie werden nicht alle an ein und denselben Ort in der Nähe eines bestimmten Telomers vergelagert. Demnach ist die Nähe zu einem Telomer zwar eine notwendige, aber nicht hinreichende Voraussetzung für die Expression. Es müssen weitere Faktoren eine Rolle spielen, die dann zu einem bestimmten Zeitpunkt in einem bestimmten Individuum ein einzelnes VSG-Gen auswählen und aktivieren, so daß es in Boten-RNA abgeschrieben wird.

Einige der diese Aktivierung begleitenden Vorgänge vergrößern möglicherweise noch die Vielfalt der VSGs. So haben Pays und Steinert Fälle beschrieben, in denen eine funktionsfähige Expressionskopie nicht durch Verdopplung eines Original-Gens erzeugt wurde, sondern aus den Teilen von mindestens zwei verschiedenen telomer-nahen Genen neu zusammengesetzt – rekombiniert – wurde. Jedes dieser Gene codiert einen Teil des neuen VSG. Sollte diese Art der Rekombination eine gängige Erscheinung sein, dann müßte ein Trypanosom damit sogar noch mehr VSGs erzeugen können, als seine Hunderte von VSG-Genen ohnehin schon codieren. Dies wäre auch eine Erklärung, warum sich die Expressionsstellen ausgerechnet an den Telomeren befinden. Denn hochrepetitive DNA-Abschnitte, wie die kurzen Tandem-Wiederholungen nahe am Ende der Chromosomen, rekombinieren besonders häufig.

Gelegentlich wird eine Expressionskopie nicht zerstört, wenn der Parasit auf ein anderes Gen umschaltet. Statt dessen lungert sie gleichsam noch eine Weile an ihrer Expressionsstelle herum. Nun konnte kürzlich einer von uns (Donelson) an der Universität von Iowa nachweisen, daß die beiden Enden einer bestimmten Expressionskopie in ihren Sequenzen praktisch mit den Enden eines telomer-nahen Gens übereinstimmen. Dies läßt – zusammen mit ähnlichen Befunden anderer – darauf schließen, daß gewisse telomer-nahe VSG-Gene möglicherweise zuvor verwendete Expressionskopien sind, die das Umschalten auf ein neues Gen überlebt haben.

Vielleicht tauschen zwei Chromosomen im Bereich ihrer Telomere Stücke untereinander aus, so daß eine Expressionskopie von ihrem ursprünglichen Expressionsort in die Nähe eines anderen Telomers gelangt, wo sie zur künftigen Verwendung wieder zur Verfügung steht. Vielleicht gibt es aber auch einen einzigen kleinen DNA-Abschnitt, der als mobiles Steuerelement wirkt: als Transkriptionsverstärker, der von einem Telomer zum anderen springen und so die

Expression verschiedener VSG-Gene veranlassen kann. In diesem Fall könnte die Expressionskopie an Ort und Stelle bleiben, würde aber mit dem Verschwinden der Steuereinheit abgeschaltet.

Trypanosomen und verwandte Organismen warten mit einer weiteren Besonderheit auf: Die Boten-RNA-Moleküle für ihre VSGs beginnen – genau wie die Boten-RNAs für viele andere, wenn nicht gar alle ihre Proteine – stets mit der gleichen spezifischen Sequenz aus 35 Nucleotiden. Diese Sequenz ist jedoch weder in dem dazugehörigen Gen noch irgendwo in der darumliegenden DNA zu finden. Statt dessen wird sie von einer repetitiven, getrennt vom Gen sitzenden DNA-Sequenz codiert. Die davon abgeschriebenen kleinen RNA-Moleküle werden auf irgendeine Art und Weise an den Anfang einer jeden mRNA gesetzt. Vermutlich spielt die 35 Nucleotide umfassende Sequenz bei der Expression der Trypanosomen-Gene eine Rolle – welche aber, ist noch unbekannt.

Bekämpfungsmöglichkeiten

Fassen wir nun zusammen, was uns über den Mechanismus der antigenen Variabilität von Trypanosomen bekannt ist. Im Genom eines jeden Trypanosoms gibt es Hunderte von Genen, die für VSGs codieren. Sie können inmitten der Chromosomen oder an deren Enden – in der Nähe der Telomere – sitzen. Es wird immer nur ein VSG auf einmal hergestellt, und das Gen dazu liegt dann immer in der Nähe eines Telomers. Um transkribiert, also abgeschrieben zu werden, muß ein inneres Gen (das Original-Gen) verdoppelt und sein Duplikat, die Expressionskopie, an eine der vielen Expressionsstellen versetzt werden, die alle in der Nähe eines Telomers liegen. Sitzt das Gen hingegen von Anfang an in der Nähe, so muß es zur Transkription nicht verdoppelt werden (obwohl dies gelegentlich geschehen mag). Die Vielfalt der Antigene kann durch Rekombination noch weiter erhöht werden.

Die genauen molekularen Mechanismen allerdings, die den Wechsel von einem VSG-Gen auf ein anderes auslösen, sind noch immer unbekannt. Allem Anschein nach sind sie jedoch so kompliziert und vielfältig, daß es nahezu unmöglich sein dürfte, sie zu überlisten. Und daher läßt sich wahrscheinlich auch kein Impfstoff gegen die im Blut vorkommende Form der Trypanosomen entwickeln.

Es könnte jedoch möglich sein, einen Impfstoff gegen die metacyclische Form der Trypanosomen zu entwickeln. Wie erwähnt, ist sie das letzte Entwicklungsstadium in den Speicheldrüsen der Tsetse-Fliege und wird bei einem Stich in das Blutsystem des Säugers injiziert.

Nun haben Steven L. Hajduk, J. David Barry und Vickerman in Glasgow sowie Klaus M. Esser am Walter-Reed-Forschungsinstitut der amerikanischen Armee in Washington festgestellt, daß die metacyclische Form nur eine stark eingeschränkte Palette von VSGs – vielleicht nur 15 – auf ihrer Oberfläche verwenden kann. Zusammen mit Esser hat einer von uns (Donelson) die cDNAs einiger metacyclischer VSGs untersucht. Danach besitzen diese Proteine etwa die gleiche homologe Region an ihrem Carboxyl-Ende wie die VSGs der im Blut vorkommenden Form. Offensichtlich verankern sie sich auch in der gleichen Weise in der Zellmembran. Mehr noch: Die Gene für die metacyclischen VSGs scheinen in der Nähe eines Telomers zu liegen, genau wie viele der beschriebe-

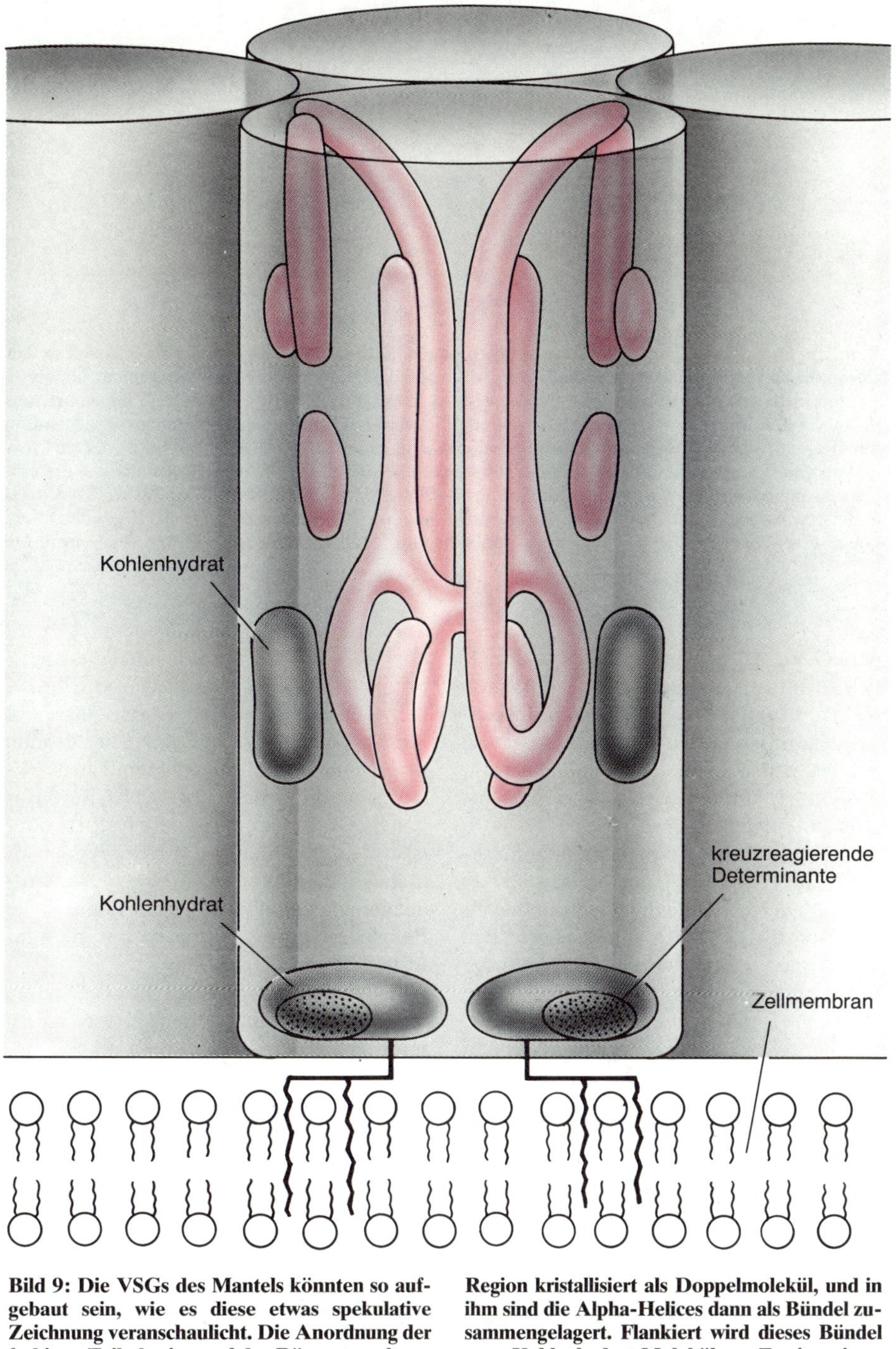

Bild 9: Die VSGs des Mantels könnten so aufgebaut sein, wie es diese etwas spekulative Zeichnung veranschaulicht. Die Anordnung der farbigen Teile basiert auf der Röntgenstrukturanalyse der variablen Region eines VSG-Moleküls: Sie lieferte die räumliche Anordnung jener Teile der Kette, die in Form einer Alpha-Helix vorliegen. Die gesamte Ausdehnung des VSG ist – wie die seiner Nachbarmoleküle – durch die Zylinder angedeutet. Seine variable Region kristallisiert als Doppelmolekül, und in ihm sind die Alpha-Helices dann als Bündel zusammengelagert. Flankiert wird dieses Bündel von Kohlenhydrat-Molekülen. Zwei weitere Kohlenhydrate an der Basis des VSG scheinen ein Oligosaccharid (eine kurze Kette von Zucker-Einheiten) zu enthalten, das die sogenannte kreuzreagierende Determinante darstellt. Von ihnen ausgehende Fettsäuren verankern offensichtlich das VSG in der Zellmembran.

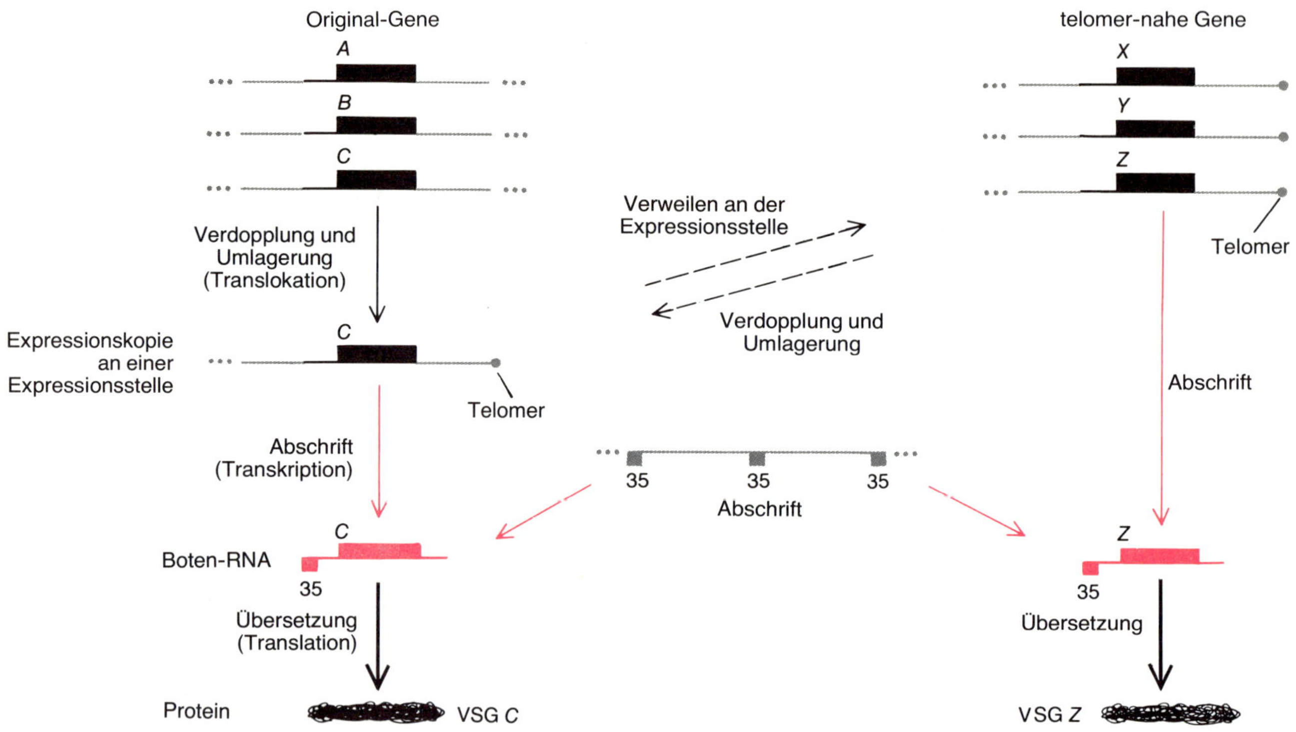

Bild 10: Die VSG-Gene der Trypanosomen sitzen teils inmitten der Chromosomen, teils dicht an deren Enden. „Mittelständige" Gene (links) werden nicht selbst exprimiert, also in Boten-RNA abgeschrieben (transkribiert) und in Protein übersetzt (translatiert). Sie sind gewissermaßen das Original, von dem, um es zu exprimieren, erst eine Kopie angefertigt und an eine Expressionsstelle in der Nähe eines Telomers (des Endes eines Chromosoms) verlagert werden muß. Dort wird die Information, die in der Expressionskopie des Original-Gens steckt, in ein VSG umgesetzt. Die anderen Gene, die von Anfang an in der Nähe von Telomeren liegen (rechts), lassen sich direkt – ohne Umweg über eine Expressionskopie – verwenden. Gelegentlich werden aber auch sie verdoppelt und umgelagert. Umgekehrt kann auch eine nicht mehr gefragte Expressionskopie manchmal als „stummes" telomer-nahes Gen erhalten bleiben. Normalerweise geht sie beim Umschalten auf ein anderes Antigen-Gen verloren. Seltsamerweise wird eine Sequenz aus 35 Nucleotiden an einem Ende der Boten-RNA nicht vom VSG-Gen codiert, sondern von einem entfernt liegenden Bereich sich wiederholender, sogenannter repetitiver DNA-Sequenzen. Diese Sequenz fehlt in der Boten-RNA von Säugern.

nen Gene. Es ist daher nicht verständlich, warum metacyclische Parasiten nicht das ganze VSG-Spektrum ausprägen können. Aber gerade diese Schwachstelle ließe sich möglicherweise ausnutzen, um einen wirksamen Impfstoff zu entwickeln.

Die gegenwärtig vorhandenen Medikamente gegen Trypanosomiasis haben sehr schwere Nebenwirkungen und können überdies erneute Infektionen nicht verhindern. Doch sind neue Formen der Chemotherapie denkbar. Beispielsweise werden Trypanosomen ohne ihren Außenmantel im Säugerorganismus nicht überleben. Ein Wirkstoff, der das Phosphoglycerid im Verankerungsteil des VSG angreift oder das Enzym aktiviert, das die Verankerung an der Zellmembran durchtrennt, könnte deshalb ein wirksames Medikament abgeben.

Eine andere Möglichkeit wäre, die ungewöhnliche 35 Nucleotide lange Sequenz auszunutzen, die stets am Anfang der VSG-Boten-RNA auftaucht und bei der RNA von Säugern fehlt. Ein Mittel, das ihre Bildung stört, würde daher wohl selektiv den Parasiten treffen.

Ein weiteres mögliches Angriffsziel bieten zwei Zellorganellen, die nur bei Trypanosomen vorzukommen scheinen. Das eine ist das Glykosom, eine membranumhüllte Ansammlung von Enzymen, das andere der Kinetoplast, ein Anhängsel an dem einzigen großen Mitochondrium des Parasiten. Ein Wirkstoff, der eine der Stoffwechselfunktionen dieser beiden Organellen stört (oder irgendeinen anderen nur bei Trypanosomen vorkommenden, aber noch unentdeckten Stoffwechselweg), könnte die Parasiten abtöten, ohne den Wirtsorganismus zu schädigen.

Es gibt noch andere Möglichkeiten, das Problem anzugehen, etwa indem man den Überträger der Krankheit bekämpft. Zwar läßt sich die Tsetse-Fliege in kleinen Gebieten kurzfristig beseitigen: durch Ausbringen von Insektiziden oder von sterilen männlichen Fliegen. Doch sind solche Methoden nicht mehr in einem Gebiet von rund 10 Millionen Quadratkilometer Fläche und mehr als zwanzig verschiedenen staatlichen Hoheitsbereichen wirksam durchführbar.

Gegen die von Trypanosomen verursachte Nagana-Seuche scheinen einige von Nomaden gehaltene Rinderrassen teilweise resistent zu sein. Zwar geben sie nur wenig Fleisch und Milch, aber möglicherweise lassen sie sich mit produktiveren Arten kreuzen. Auch wäre denkbar, daß sich Wildtiere wie die Elen- oder die Oryx-Antilope, denen Trypanosomen anscheinend nicht schaden, als Haustiere zähmen und statt Rindern zur Fleisch- und Milchversorgung halten ließen.

Die vergangenen Jahre haben deutlich gezeigt, daß sich an Trypanosomen hervorragend Grundlagenforschung betreiben läßt. Die weitere Untersuchung ihres variablen Außenmantels wird uns grundlegende Erkenntnisse vermitteln, und zwar über so verschiedenartige Dinge wie die Kontrolle der Gen-Expression, die Verankerung und Funktionsweise von Membranproteinen, die Struktur und identische Vermehrung chromosomaler Telomere und jene molekularen Mechanismen, die für die biologische Vielfalt verantwortlich sind.

Solche grundlegenden Erkenntnisse sollten dann ihrerseits dazu beitragen, eine wirklich dringliche gesundheitspolitische Aufgabe zu bewältigen: die Bekämpfung der Trypanosomiasis. Die kommenden Jahre werden jedenfalls zeigen, ob man die neugewonnenen Erkenntnisse auch praktisch einsetzen kann, um die Trypanosomiasis in den Griff zu bekommen und vielleicht sogar einmal auszurotten.

Synthetische Impfstoffe

Winzige im Reagenzglas nachgebaute Teile eines viralen Oberflächenproteins können die Bildung hochspezifischer Antikörper anregen, die den Organismus gegen das entsprechende Virus immun machen. Anders als Impfstoffe mit abgeschwächten oder abgetöteten Viren wären solche synthetischen Proteinteile vermutlich völlig ungefährlich.

Von Richard A. Lerner

Eine der bedeutendsten Errungenschaften der Menschheit ist die Impfung. Ihr haben wir es zu verdanken, daß die Pocken ausgerottet und Krankheiten wie Diphtherie, Kinderlähmung und Masern unter Kontrolle sind. Doch das Verfahren hat einen Mangel: Absolute Risikofreiheit läßt sich bei keinem der Impfstoffe garantieren.

Zur Immunisierung wird beispielsweise ein Virus injiziert, das zwar den Organismus zur Bildung spezifischer Antikörper anregen, selbst aber mit hoher Wahrscheinlichkeit keine Infektion mehr hervorrufen kann, da es zuvor abgeschwächt oder abgetötet wurde. Abgeschwächte Viren sind solche, die gegenüber Menschen an Virulenz eingebüßt haben, weil sie nach vielen Tierpassagen durch Mutation besser an diesen anderen Wirt als an den Menschen angepaßt sind. (Das Kuhpockenvirus, das uns gegen die echten Pocken immun macht, ist in Wirklichkeit ein natürliches abgeschwächtes Virus.) Da ein solches Virus jedoch lebt, kann es sich auch verändern und weiter mutieren, was möglicherweise seine Virulenz wieder steigert. Selbst wenn keine Mutation auftritt, könnte das Virus irgendeinen unbekannten Langzeiteffekt haben, vergleichbar den schleichenden Wirkungen sogenannter latenter Viren. Diese Möglichkeiten sind zwar ausgeschlossen, wenn das Virus abgetötet und damit inaktiviert wird, doch kennt man Fälle, wo ein unvollständig inaktiviertes Virus eine Erkrankung auslöste.

Weitere Probleme ergeben sich bei der Herstellung aller viralen Impfstoffe. Jede Einrichtung, in der zu diesem Zweck Viren gezüchtet werden, birgt gewisse Gefahren, weil der Krankheitserreger versehentlich entweichen und sich dann ausbreiten kann. Problematisch ist auch, daß sich Viren nur in lebenden Systemen vermehren. Gewöhnlich werden sie in Zellkulturen oder befruchteten Hühnereiern gezogen beziehungsweise aus dem Blut infizierter Tiere gewonnen (das Hepatitis B verursachende Virus sogar nur aus dem Blut infizierter Menschen). Zellkulturen, Eier oder Blut können aber unerkannt Substanzen enthalten, vor allem andere Viren, die dann den Impfstoff verseuchen. Manche Präparate – selbst einige mit abgetöteten Viren – müssen bis zur Verwendung ständig kühl aufbewahrt werden. Doch eine zuverlässige Kühlkette zu unterhalten, kann in den unterentwickelten Regionen der Welt äußerst schwierig sein.

Aus all diesen Gründen wächst das Interesse an synthetischen Impfstoffen. Anstatt kompletter Viren enthalten sie lediglich im Reagenzglas hergestellte Peptide, kurze, originalgetreu nachgebaute Proteinketten, die nur eine winzige Region der viruseigenen Proteinhülle imitieren, aber dennoch Antikörper entstehen lassen, die das gesamte Virus außer Gefecht setzen können. Versuchsimpfstoffe dieser Art sind nun in zahlreichen Laboratorien, darunter auch in unserem am Forschungsinstitut der Scripps-Klinik, entwickelt worden. Die Forschungsarbeiten daran erbrachten viel Neues über die immunologische Struktur von Proteinen. Tatsächlich scheinen sich mit der Synthese von Peptiden, die Antikörper mit genauer, vorherbestimmbarer Spezifität hervorbringen, eine Reihe neuer Möglichkeiten für die molekularbiologische Arbeit insgesamt zu eröffnen, die der klinischen Anwendung von synthetischen Impfstoffen an Bedeutung nicht nachstehen dürften.

Bevor ich auf unsere Versuche und ihre Ergebnisse sowie auf das, was wir über die Proteinstruktur hinzugelernt haben, näher eingehe, sollte ich beschreiben, wie das Immunsystem den Organismus gegen virale Infektionen verteidigt. Ein Virus ist ein kleines Paket Erbsubstanz, die – anders als sonst üblich – nicht nur als Desoxyribonucleinsäure (DNA), sondern auch als Ribonucleinsäure (RNA) vorliegen kann. Eingepackt ist das Ganze in ein Kapsid: eine Hülle aus vielen Kopien eines einzigen oder auch mehrerer verschiedener Proteine. Das Kapsid

Bild 1: Synthetische Impfstoffe enthalten anstelle kompletter Viren nur kurze Proteinketten (Peptide), die einem winzigen Ausschnitt der viralen Oberfläche nachgebaut sind. Die Wahl des richtigen Ausschnitts ist ein Problem, das sich – wie diese von Arthur J. Olson am Forschungsinstitut der Scripps-Klinik hergestellte Bildfolge zeigt – mit Hilfe speziell programmierter Zeichencomputer elegant lösen läßt. Die Methode besteht darin, jene Teile eines viralen Oberflächenproteins zu identifizieren, die an der Außenseite liegen und daher Wassermolekülen sowie Antikörpern zugänglich sind. Zunächst wird das Rückgrat eines solchen Proteins dargestellt, und zwar auf der Basis von Koordinaten, die sich aus der Strukturanalyse ergeben haben (1). Ein einzelnes Peptid daraus, hier gelb abgesetzt und mit den anatomischen Details seiner Aminosäure-Seitenketten gezeigt, wird herausgegriffen (2) und vergrößert (3). Dann rollt der Computer eine Kugel, die ein Wassermolekül darstellen soll, um das Peptid herum (3) und zeichnet überall dort, wo sie in engsten Kontakt mit dem Peptid kommt, einen Punkt, so daß schließlich eine Karte der für Wasser zugänglichen Regionen entsteht (4). Dabei wird der van der Waals-Radius (grob die Einflußzone elektrischer Ladung) sowohl des Wassermoleküls als auch aller Atome im Protein berücksichtigt. Eine ähnliche Kartierung zeigt, welche Teile des Peptids noch Wassermolekülen zugänglich sind, wenn sich drei dieser Proteine zu einem Feld (5) oder zwölf dieser Proteine auf der Hülle des Virus zu einem Viererfeld zusammengelagert haben (6). Das hier vorgestellte Protein stammt aus der Hülle eines pflanzlichen Virus, der bei Tomaten unter anderem buschigen Zwergwuchs hervorruft.

1

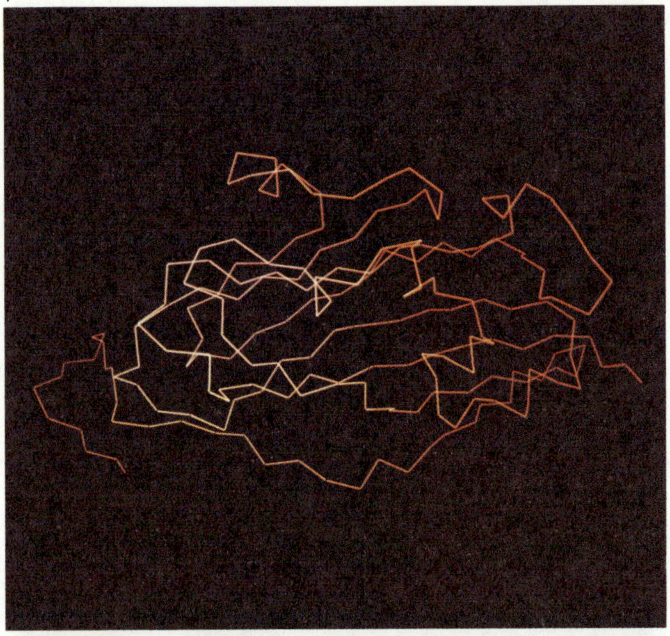

2

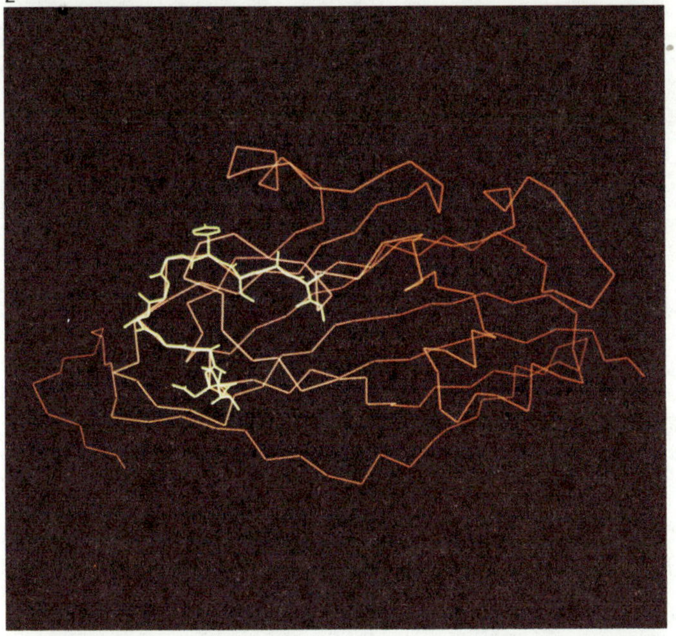

3

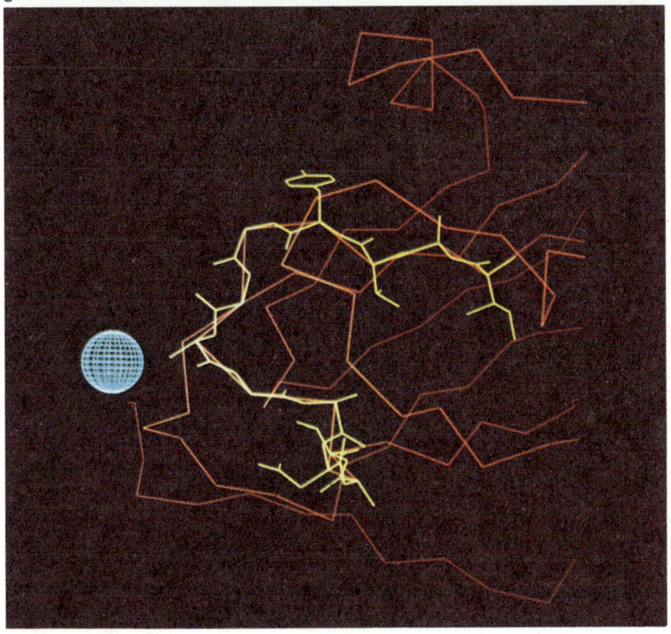

4

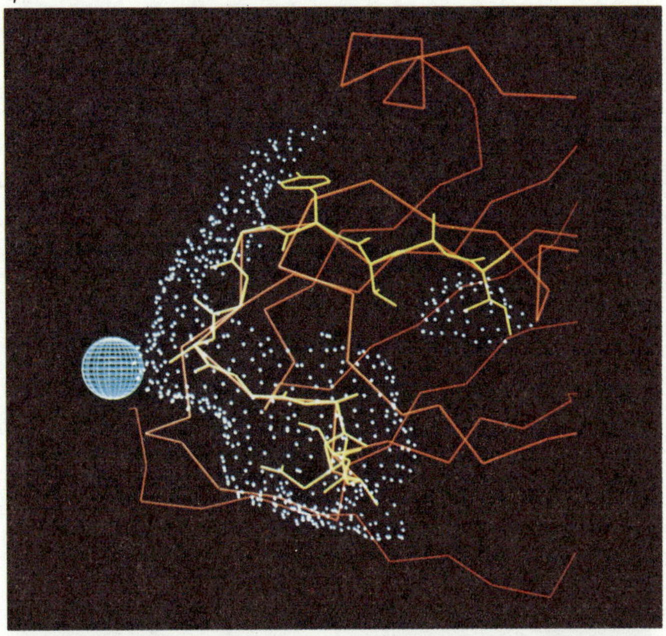

5

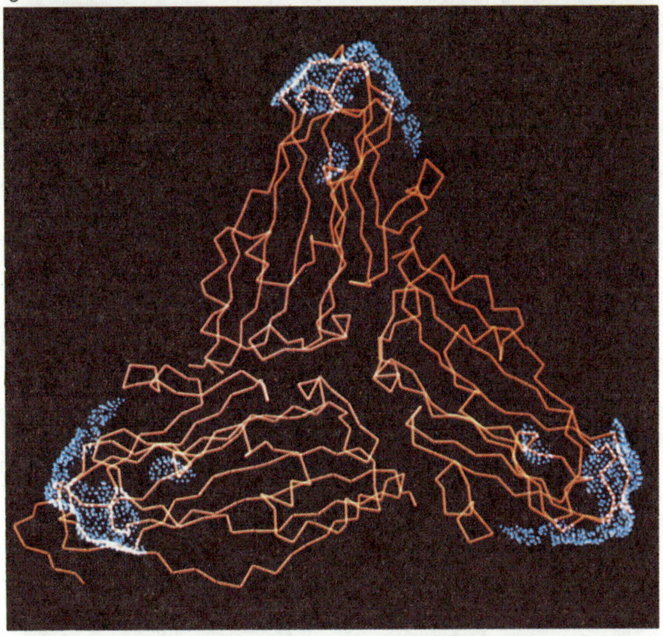

6

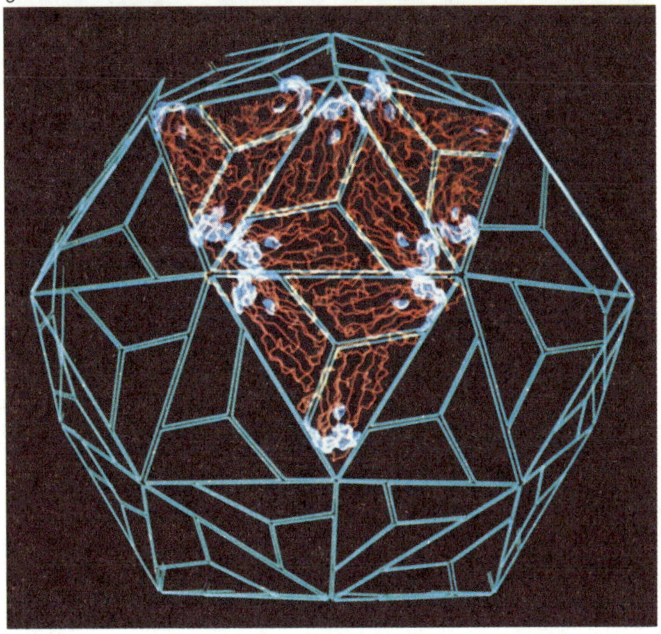

kann selbst wieder in eine mit Proteinen bespickte Membran gehüllt sein.

Infektion und Immunreaktion

Die Infektion beginnt, sobald sich das Virus mit einer bestimmten Stelle seiner Oberfläche an einen spezifischen, außen sitzenden Rezeptor der Wirtszelle heftet (Bild 2a). Es durchdringt die äußere Membran und bemächtigt sich des zelleigenen Biosynthese-Apparats, um ihn zu seiner eigenen Vervielfältigung zu mißbrauchen. Die vielen neuentstandenen Viren lassen schließlich ihre Wirtszelle platzen und sind dann bereit, andere Zellen zu infizieren. Wenn der Wirtsorganismus jedoch schon einmal von dieser Virusart befallen oder durch Impfung dagegen immunisiert worden ist, kann sein Abwehrsystem den infektiösen Prozeß rechtzeitig abblocken.

Unter den vielen Immunzellen eines Organismus sind von vornherein auch einige, die zu dem Virus passende Rezeptoren besitzen, mit dem sie es gewissermaßen erkennen können (Bild 2b). Stößt eine solche als Lymphozyt bekannte Zelle auf das Virus, so wird eine Immunreaktion ausgelöst. Dadurch entsteht unter anderem ein Stamm (ein Klon) von Plasmazellen, die alle den gleichen gegen das Virus gerichteten Antikörper ausschütten. Solche Antikörper binden sich an bestimmte Stellen der viralen Oberfläche, hüllen sie schließlich ein und hindern so das Virus daran, sich an die Rezeptoren seiner Wirtszellen zu heften. Es ist dann neutralisiert.

Die molekularen Bereiche, an denen ein spezifischer Lymphozyt „sein" Antigen (hier das Virus) erkennt, sind die gleichen, an die sich später der zugehörige Antikörper bindet. Eine solche Stelle bezeichnet man als Antigen-Determinante. Gewöhnlich erstreckt sie sich bei einem viralen Oberflächenprotein nur über einen eng begrenzten Bereich. Sollte es dann nicht möglich sein, die Bildung Virus-neutralisierender Antikörper anzuregen, indem man lediglich die den Antigen-Determinanten entsprechenden Peptide injiziert?

Die Idee, daß bereits ein kleiner Teil eines Erregers als Impfstoff genügen könnte, geht auf mehr als 45 Jahre zurückliegende Studien von Walther F. Goebel am Rockefeller Institute for Medical Research zurück. Er konnte zeigen, daß Mäuse vor Lungenentzündung geschützt sind, wenn sie zuvor mit einer Zuckerkette aus der Oberfläche des verursachenden Bakteriums immunisiert werden.

In den sechziger Jahren haben sich die Möglichkeiten, immunogen wirkende Peptide nach Maß zu synthetisieren,

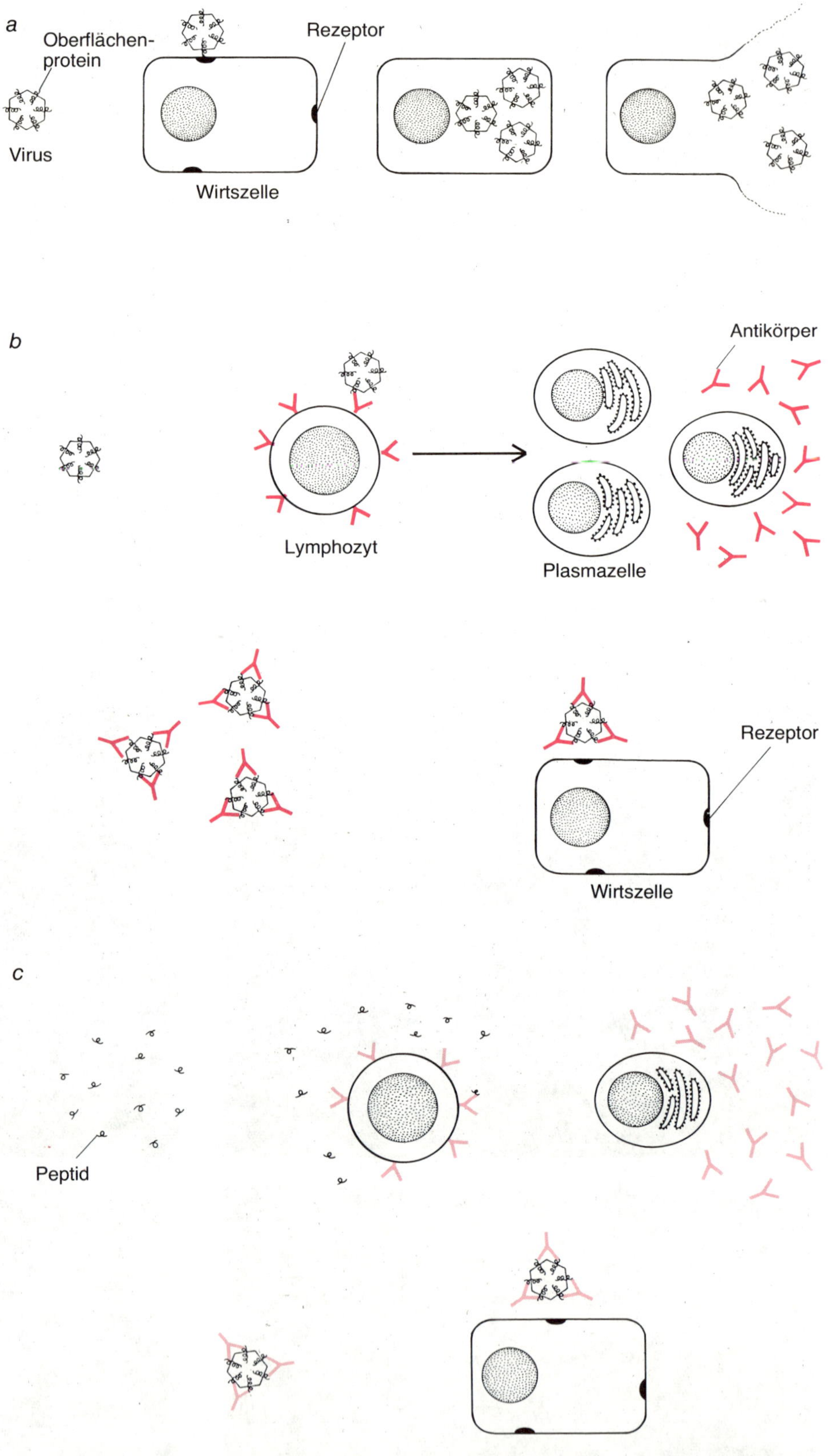

Bild 2: Ein viraler Krankheitserreger infiziert seine Wirtszelle, indem er sich zunächst mit einer bestimmten Stelle seines Oberflächenproteins an einen Rezeptor der Zelle heftet und dann in sie eindringt (a). Dort bemächtigt er sich des zelleigenen Biosynthese-Apparats, um sich zu vervielfältigen. Seine zahlreichen Nachkommen lassen schließlich die Zelle platzen, und das Spiel kann von neuem beginnen. Einer solchen viralen Infektion läßt sich durch Impfung vorbeugen. Dazu wird üblicherweise das abgeschwächte oder abgetötete Virus injiziert (b). Sobald es auf einen Lymphozyten trifft, der genetisch darauf programmiert ist, ein Oberflächenprotein des Virus zu erkennen, regt es diesen an, sich zu teilen und einen Stamm (Klon) von Antikörper-ausscheidenden Plasmazellen zu bilden. Bei einem neuerlichen Kontakt binden sich die Antikörper an das Protein, so daß sich das Virus nicht mehr an eine Wirtszelle heften kann; es ist neutralisiert. Ein synthetisches Peptid, das einen Teil des Oberflächenproteins imitiert, läßt sich ebenfalls als Impfstoff einsetzen (c). Es regt die Bildung spezifischer Antikörper an, die sich an das Oberflächenprotein binden und das Virus neutralisieren können.

erheblich verbessert. Damals entwickelte R. B. Merrifield von der Rockefeller-Universität ein Verfahren, mit dem sich Aminosäuren (die Bausteine der Proteine) automatisch zu Peptiden verknüpfen lassen. Nun ist es nicht immer leicht, in einem großen Protein die Aminosäuresequenz eines gewünschten Peptids zu bestimmen, doch kann auch diese Schwierigkeit umgangen werden.

Die Aminosäuresequenz eines Proteins ist nämlich durch die Reihenfolge der Nucleotide vorgegeben, aus denen sich der für das Protein codierende Abschnitt der DNA oder RNA zusammensetzt. Mit der Entwicklung gänzlich neuer Techniken wurde es vor einigen Jahren möglich, die Sequenz einer kompletten Virus-DNA (oder eine DNA-Kopie von viraler RNA) sehr rasch zu bestimmen. Im Prinzip konnte man dann die interessierende Nucleotidsequenz heraussuchen und nach den Regeln des genetischen Codes in die Aminosäuresequenz des Proteins übersetzen (Bild 3a). Schließlich brauchte man nur noch kurze Peptide aus verschiedenen Regionen des Proteins zu synthetisieren (dank Merrifield kein Problem), sie in Labortiere zu injizieren und dann nachzuschauen, ob Antikörper entstehen, die sich an das natürliche Protein binden oder gar das ganze Virus neutralisieren.

Bevor man jedoch an die planmäßige Entwicklung künstlicher Impfstoffe gehen konnte, mußten erst einige schwierige Punkte geklärt werden: zum einen die Natur der Antigen-Determinante und zum anderen die Frage, ob sich von einem kurzen synthetischen Peptid überhaupt erwarten läßt, daß es eine solche Determinante imitiert. Antikörper binden sich an ein Protein, wenn Form und Ladungsverteilung zu ihnen „passen". Beides ergibt sich aus der Struktur eines Proteins.

Das Rückgrat eines Proteinmoleküls besteht aus einer langen Kette von Stickstoff- und Kohlenstoffatomen (Bild 3b). Von ihm stehen abwechselnd Vorsprünge ab: die Seitenketten der Aminosäuren, jede mit einer charakteristischen Form und Ladungsverteilung. Für die sogenannte Primärstruktur eines Proteins ist lediglich die Reihenfolge der Aminosäuren maßgeblich. Sie bestimmt zusammen mit den sich daraus ergebenden lokalen Wechselwirkungen, wie die Sekundärstruktur eines Proteins aussieht, das heißt, wie sich die Kette an einer bestimmten Stelle verdreht oder krümmt, etwa zu einer Helix oder in einem scharfen Knick. Die Wechselwirkungen zwischen den Sekundärstrukturen bestimmen wiederum, wie sich die Kette in sich selbst zurückfaltet, wie also die komplexe, für jedes Protein charakteristische Tertiärstruktur aussieht.

Folglich kann es zwei verschiedene Arten von Antigen-Determinanten geben. Wenn ein Antikörper mit seiner Antigen-Bindungsstelle die Seitenketten aufeinanderfolgender Aminosäuren erkennt und bindet, so spricht man von einer kontinuierlichen Antigen-Determinante des Proteins (Bild 4). Eine diskontinuierliche Determinante hingegen besteht aus Gruppen von Aminosäuren, die primär zwar voneinander getrennt, durch die Tertiärfaltung aber zusammengerückt sind.

Noch vor zwei oder drei Jahren wurde in der Immunologie vielfach bezweifelt, daß synthetische Peptide die Antigen-Determinanten inaktiver viraler Proteine imitieren könnten. Denn zum einen scheint sich bei einer natürlichen Virusinfektion die Immunreaktion nur gegen eine kleine Anzahl von Antigen-Determinanten zu richten, die sich auf einige wenige Teile des Proteinmoleküls beschränken; so gibt es Hinweise, daß auf jeweils 50 Aminosäuren nur eine einzige Stelle kommt, die zur Immunisierungsfähigkeit eines Proteins beiträgt (das heißt, zu seiner Fähigkeit, die Bildung von Antikörpern anzuregen). Zudem scheinen die meisten dieser relativ wenigen Antigen-

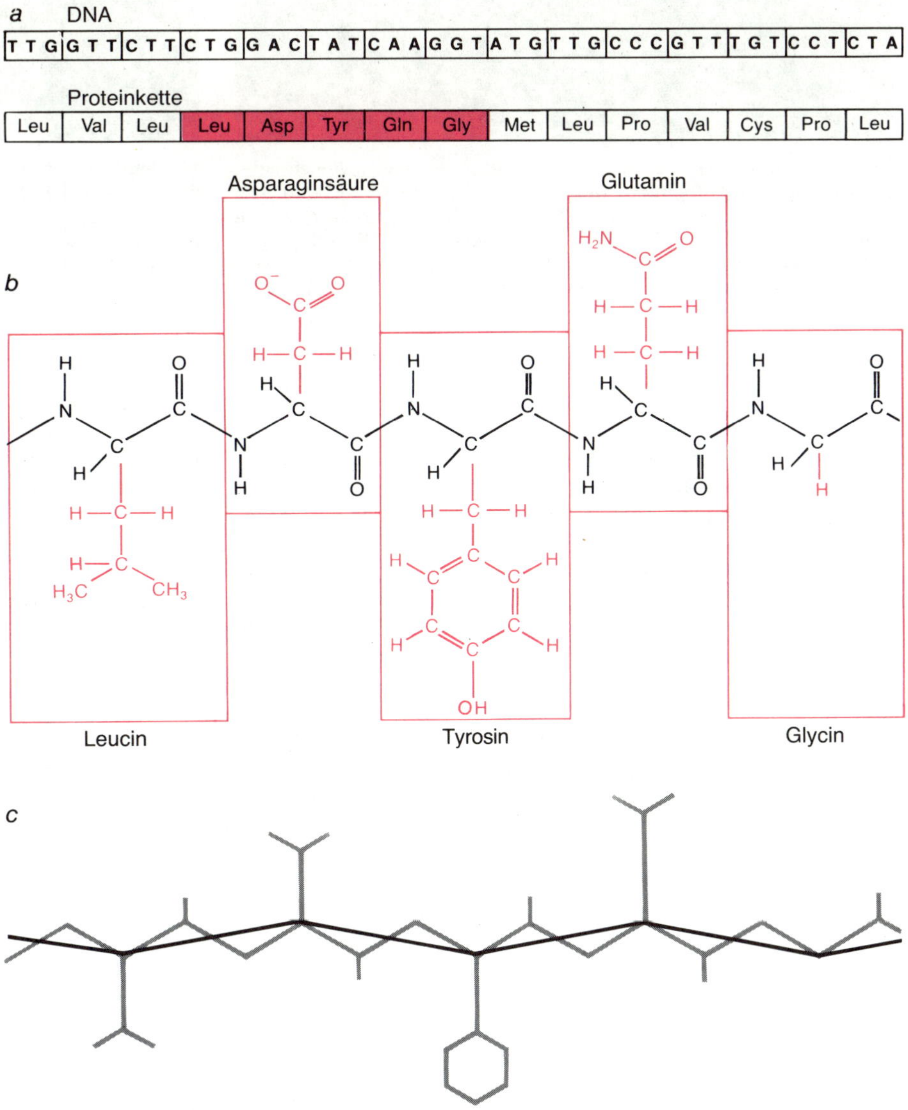

Bild 3: Die Bauanleitung für ein Protein ist in der Desoxyribonucleinsäure (abgekürzt DNA) niedergelegt, denn die Reihenfolge der vier Nucleotide A, T, G und C bestimmt, welche Aminosäure in der Kette zu erscheinen hat (a). Ist die Nucleotidsequenz einer viralen DNA bekannt, so läßt sich auch die Aminosäuresequenz des zugehörigen Proteins ableiten. Man kann sich dann jene Peptide, also jene Teile der Proteinkette, herauspicken, die wahrscheinlich die Bildung von Antikörpern anregen, und sie im Reagenzglas nachbauen. Wie der farbig gekennzeichnete Teil des Peptids chemisch aufgebaut ist, zeigt die darunterstehende Strukturformel (b). Die Hauptkette setzt sich aus Kohlenstoff- und Stickstoffatomen zusammen (abgekürzt C und N), an denen Wasserstoff- und Sauerstoffatome hängen (abgekürzt H und O). Jede Aminosäure zeichnet sich durch ihre Seitenkette aus (farbig), die vom sogenannten alpha-Kohlenstoffatom abzweigt. Die mit Hilfe von Computern gezeichneten Protein-Darstellungen, die diesen Artikel illustrieren, zeigen die Proteinkette entweder in vereinfachter Form (schwarz) oder mit atomaren Details (grau), jedoch ohne Wasserstoffatome (c).

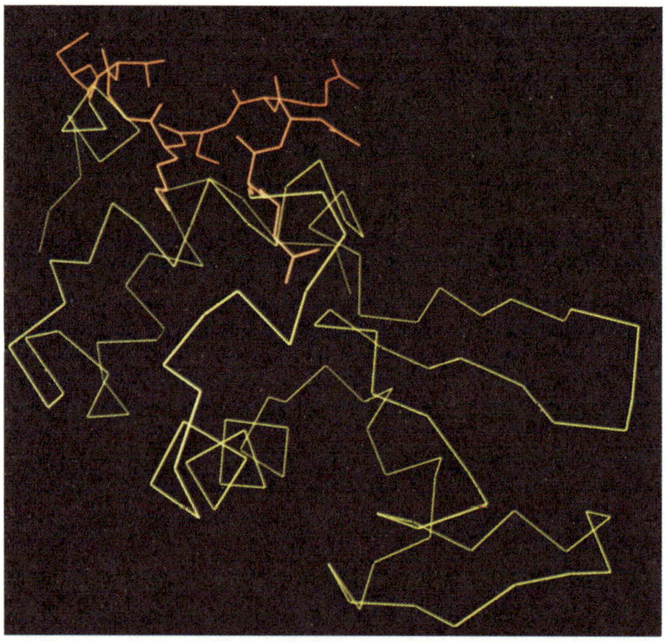
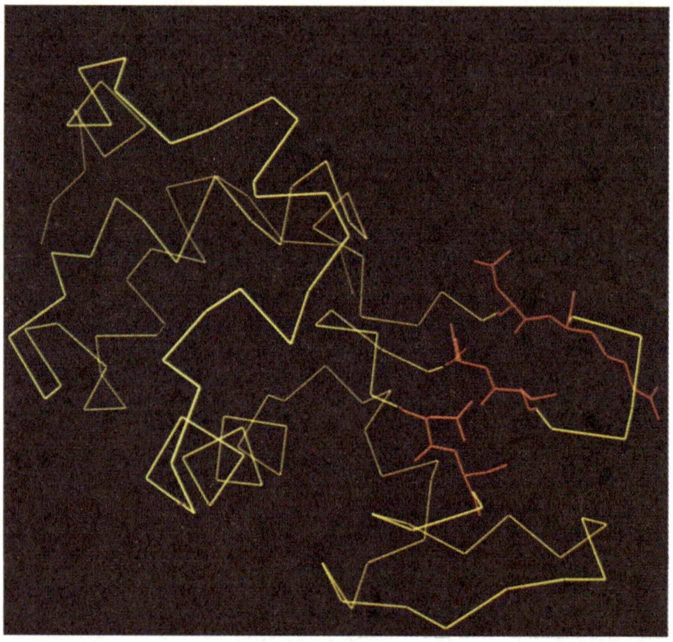

Bild 4: Als Antigen-Determinanten bezeichnet man die Regionen eines Proteins, die von Antikörpern erkannt und besetzt werden. Es gibt zwei Typen davon, wie diese Computerdarstellungen des Enzyms Lysozym zeigen (Lysozym löst die Membran von Bakterien auf). Die Hauptkette des Proteins ist gelb hervorgehoben, die jeweiligen Antigen-Determinanten darin sind orange abgesetzt und mit Seitenketten dargestellt. Eine kontinuierliche Determinante (links) setzt sich aus Aminosäuren zusammen, die in der Kette aufeinanderfolgen, besteht also aus einem einzigen Abschnitt. Eine diskontinuierliche Determinante (rechts) setzt sich aus mehreren Abschnitten zusammen, die innerhalb der Kette zwar voneinander getrennt sind, doch durch die Faltung des Proteins räumlich so zusammengebracht werden, daß sie eine einzige Erkennungsstelle bilden.

Determinanten dem diskontinuierlichen Typ anzugehören. Um solch eine Determinante zu kopieren, müßte man ein recht langes Stück des Proteins synthetisieren, was technisch möglich, aber aufwendig ist. Selbst wenn man sich die Mühe machte, schien es aber unwahrscheinlich, daß sich das lange Peptid ohne die restlichen Teile des Moleküls von selbst in die korrekte Tertiärstruktur falten würde. Man glaubte noch nicht einmal, daß ein kurzes Peptid seine einzelnen Seitenketten so ausrichten könnte, daß es wenigstens die einfachere Sekundärstruktur einer kontinuierlichen Determinante kopieren würde.

Die Probe aufs Exempel

Diesen ziemlich pessimistischen Annahmen zum Trotz beschlossen wir vor zwei Jahren, ein nahezu komplettes virales Protein in kurzen Teilstücken zu synthetisieren und dann nachzuschauen, ob nicht viele der gegen diese Peptide gerichteten Antikörper auch mit dem vollständigen Protein reagieren würden. Wir wählten dazu das Hämagglutinin aus einem bestimmten Stamm des Grippevirus. Es ist ein Glycoprotein (ein Protein mit Zuckerketten), das jene Stachel bildet, die aus der kugeligen Hülle des Virus herausragen. Die Hämagglutinin-Stacheln haben eine wichtige Funktion: Sie vermitteln die Bindung zwischen Virus und Wirtszelle. Wie der Name bereits besagt, lassen sie die roten Blutkörperchen miteinander verklumpen. Und vor allem sind sie für die Bildung Virus-neutralisierender Antikörper verantwortlich.

Was uns das Influenza-Hämagglutinin so attraktiv machte, waren zwei zuvor erzielte Erfolge. Einmal hatten Walter Fiers und seine Kollegen von der Universität Gent in Belgien die Nucleotidsequenz des Hämagglutinin-Gens bestimmt und daraus die Aminosäuresequenz des Proteins abgeleitet. Zum anderen hatten Ian Wilson und Don C. Wiley von der Harvard-Universität und John J. Skehel vom britischen National Institute for Medical Research in London die Struktur des Proteins mit Hilfe der Röntgenstrukturanalyse geklärt, so daß wir in der Lage waren, jedes von uns synthetisierte Peptid einer bestimmten Region innerhalb der Sekundär- und Tertiärstruktur zuzuordnen. Ein Hämagglutinin-Molekül setzt sich aus zwei mit *HA*1 und *HA*2 bezeichneten Proteinketten zusammen, wobei jeder Stachel ein Trimer aus drei solchen Molekülen ist (Bild 5). Da die *HA*1-Kette das Hauptangriffsziel des Immunsystems zu sein schien, befaßten wir uns mit ihr zuerst.

Wir synthetisierten 20 Peptide, die etwa 75 Prozent der Gesamtkette ausmachten und eine Vielzahl von Sekundär- und Tertiärstrukturproben lieferten (Bild 6). Jedes dieser Peptide wurde an ein langes Trägerprotein gekoppelt und Kaninchen injiziert. Das Serum eines jeden Kaninchens haben wir dann mit Hilfe eines sogenannten ELISA-Tests (*enzyme-linked immunosorbent assay*) auf das Vorhandensein von drei verschiedenen Antikörpern geprüft: gegen das injizierte Peptid, gegen das Hämagglutinin und gegen das intakte Virus.

Alle 20 Peptide induzierten Antikörper gegen sich selbst; 15 dieser Antipeptid-Antikörper reagierten mit dem Proteinmolekül, 17 mit dem Influenzavirus. Mit anderen Worten: Fast jeder beliebige Peptidabschnitt des viralen Proteins kann einen Antikörper induzieren, der das vollständige Protein, sei es nun isoliert oder in die virale Oberfläche integriert, erkennt; denn die natürliche Immunisierungsfähigkeit eines Proteins (die einzige Form, die man bis heute untersucht hat) ist geringer als die potentiell mögliche seiner Einzelbestandteile zusammen. Die einzige Voraussetzung scheint zu sein, daß das Original des synthetisierten Peptids an der Oberfläche des Proteins liegen muß, wo der Antikörper Zugang hat.

Es gibt zahlreiche Möglichkeiten, um abzuschätzen, ob ein vorgegebenes Peptid an der Proteinoberfläche liegt – genauer gesagt, ob ein Peptid (oder Teile davon) den im Blut zirkulierenden Antikörpermolekülen zugänglich ist. Eine der exaktesten Methoden ist, einen Computer so zu programmieren, daß er die den Wassermolekülen zugänglichen Regionen des Peptids in einer Graphik darstellt.

Zunächst einmal wird die zu untersuchende Peptidkette samt ihren Seitenketten in derselben Konformation abgebildet, die sie im intakten Proteinmolekül einnimmt (Bild 1). Dann rollt der Computer eine Kugel, die ein Wassermolekül darstellen soll, um das Peptid herum. Der van der Waals-Radius (grob die Einflußzone elektrischer Ladung) ist dabei berücksichtigt. Überall dort, wo es der van der Waals-Radius des Wassermoleküls und der Atome in den Seitenketten zuläßt, sinkt die Kugel ein. Bei jeder Berührung mit dem Peptid hinterläßt sie einen Punkt auf dem Bildschirm und zeichnet damit eine Karte der für Wasser zugänglichen Regionen auf.

Diese Methode ist zwar effektiv, setzt aber genaue Kenntnisse über den atomaren Aufbau des Virus und seiner Proteine voraus. Solche Daten hat man allerdings erst von einigen Viren, doch gibt es glücklicherweise einen Weg, mit dem sich vorhersagen läßt, welche Teile eines Proteins an der Oberfläche liegen, wenn man nur die Aminosäuresequenz kennt. Von den in der Natur vorkommenden Aminosäuren lassen sich fast alle entweder als hydrophil (wasseranziehend) oder als hydrophob (wasserabstoßend) klassifizieren. Die hydrophoben Aminosäuren sind meistens im Innern des gefalteten Proteins eingeschlossen, während die hydrophilen gewöhnlich an der Außenseite sitzen (Bild 7). Die vier am stärksten hydrophilen Aminosäuren sind Lysin, Arginin, Asparagin- und Glutaminsäure. Man nimmt nun einfach an, daß Proteinregionen, die relativ viele dieser Aminosäuren enthalten, wahrscheinlich einer wäßrigen Umgebung ausgesetzt sind und damit an der Oberfläche liegen müssen.

Wie ich schon erwähnte, deuten unsere Ergebnisse mit dem Influenza-Virus darauf hin, daß so gut wie jedes Oberflächenpeptid in der Lage sein sollte, Antikörper mit einer gegen das gesamte Protein gerichteten Spezifität zu induzieren. Wie kann man sich aber bei einem einzelnen Peptid darauf verlassen, daß es eine ähnliche Konformation annimmt, die es auch im gefalteten Proteinmolekül innehat?

Möglicherweise erlaubt gerade das vollständige Fehlen jeglichen Zwangs die Ausbildung der korrekten Gestalt. Ein kleines in ein Tier injiziertes Peptid wird sich im Blutstrom fortwährend verdrehen und verbiegen. Dabei dürfte es ständig auf Lymphozyten treffen und so die Sekretion von Antikörpern anregen, die gegen irgendeine der eingenommenen Konfigurationen gerichtet sind. Wahrscheinlich wird eine davon, was nun einleuchtend erscheint, ziemlich genau mit jener Konformation übereinstimmen, die das Peptid auch im „Verbund" des Proteins annimmt. Interessant ist, daß die kleinen Peptide in vielen Fällen auf wirksamere Weise Antikörper gegen ein virales Protein induzieren, als es das isolierte Protein vermag. Vielleicht faltet sich das Protein, solange es isoliert ist, auf andere Art, als wenn es zu mehreren in der Hülle des Virus sitzt.

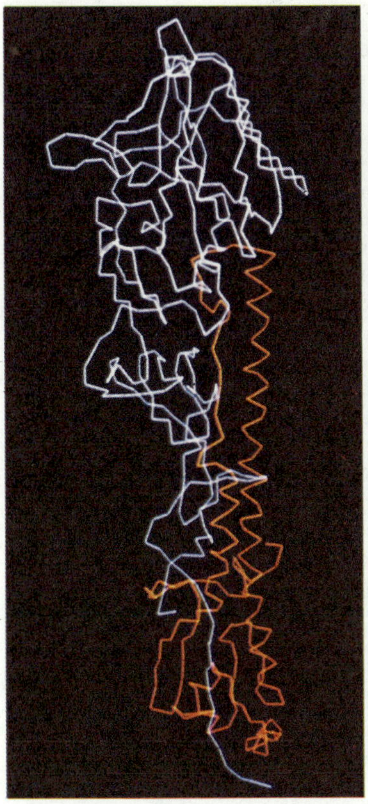

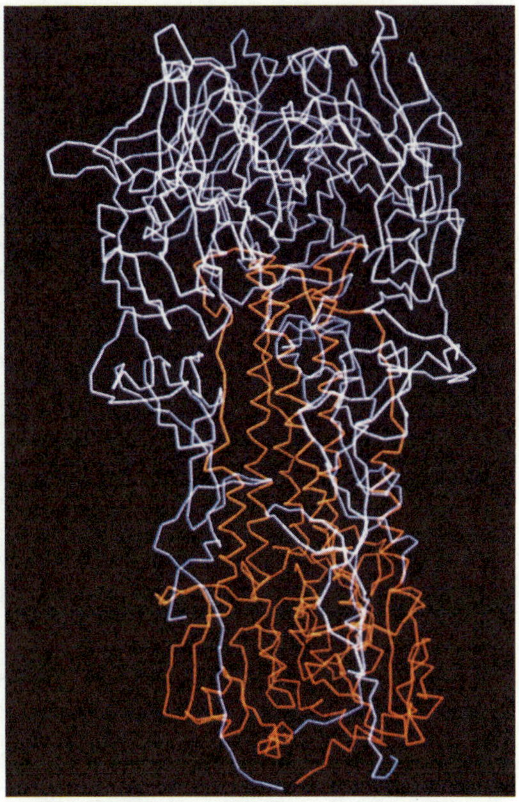

Bild 5: Das Hämagglutinin des Influenza-Virus besteht aus zwei Proteinketten, *HA*1 (violett) und *HA*2 (orange). Die dreidimensionale Struktur des Moleküls (links), von dem nur die Hauptkette dargestellt ist, basiert auf röntgenstrukturanalytischen Untersuchungen von I. Wilson und D. Wiley an der Harvard-Universität und J. Skehel vom britischen National Institute for Medical Research in London. Je drei dieser Moleküle sind zu einem sogenannten Trimer zusammengeschlossen (rechts). Aus ihm bestehen die Stachel der Virushülle.

Ein künstlicher Impfstoff gegen Maul- und Klauenseuche

Wenn praktisch jede Oberflächenregion eines viralen Proteins Antikörper gegen eben dieses Protein induzieren kann, so steht uns die Möglichkeit offen, einen Impfstoff zweckmäßig zu konstruieren, anstatt ganze Viruspartikel zu injizieren und lediglich zu nehmen, was immer das Immunsystem anbietet. In mehreren Laboratorien ist man nun an dieser Arbeit.

Der erste von uns entwickelte Impfstoff schützt vor der Maul- und Klauenseuche, einer hochansteckenden Viruserkrankung vor allem von Rindern, die heute noch – außer in Australien und Nordamerika – ein ernsthaftes Problem darstellt. Weltweit werden etwa drei Milliarden Einzeldosen abgetöteter Viren jährlich als Impfstoff verabreicht, um die Seuche unter Kontrolle zu halten.

Die Hülle des MKS-Virus besteht aus 240 Proteinmolekülen, nämlich aus je 60 Kopien der vier viralen Proteine *VP*1, *VP*2, *VP*3, *VP*4. Zwar hat man versucht, auf der Basis von *VP*1, das als Hauptangriffspunkt neutralisierender Antikörper angesehen wird, einen Impfstoff herzustellen, doch hat sich gezeigt, daß das *VP*1-Protein als Ganzes nicht besonders immunisierend wirkt. Gemeinsam mit Fred Brown und David J. Rowlands vom Animal Virus Research Institute in England gingen wir daran, eine stärker immunisierende Unterregion des Proteins zu synthetisieren.

Die 213 Aminosäuren von *VP*1 und ihre Reihenfolge waren damals bereits über die Nucleotidsequenz bestimmt worden, während die atomaren Details der Proteinstruktur noch immer unbekannt sind. Doch die Aminosäuresequenz reichte aus, um unsere Aufmerksamkeit auf die Region zwischen den Aminosäuren 141 und 160 zu richten; sie ist reich an hydrophilen Aminosäuren wie Arginin, Lysin und Asparaginsäure, was vermuten läßt, daß diese Region an der Oberfläche liegt. Überdies sitzt an zwei Stellen ein Prolin – eine Aminosäure, die häufig an Stellen vorkommt, wo die Proteinkette einen scharfen Knick macht (der eine immunologische Spezifität bewirken kann).

Am bedeutsamsten war jedoch die Tatsache, daß die Aminosäuresequenz dieser Region von Stamm zu Stamm des Virus beträchtlich variiert. Ein Virus muß die Immunabwehr seines Wirtes hinreichend lange überlisten, um in eine Zelle eindringen und sich dort vermehren zu können. Das gelingt ihm nur, wenn es ständig die Antigen-Determinanten seiner äußeren Hülle verändert, so daß sich die früher einmal gegen den Ursprungsstamm gebildeten Antikörper nicht mehr an das veränderte Virus binden und es neutralisieren. Natürlich handeln die Viren nicht planvoll, vielmehr ist es so, daß die natürliche Selektion das Überleben eines Stammes begünstigt, der sich aufgrund spontaner Mutationen immunologisch entscheidend gewandelt hat. Eine Region mit solch einer Mutation ist wahrscheinlich eine, die auch normalerweise Antikörper induziert, und damit sind Peptide aus dieser Region besonders gut für künstliche Impfstoffe geeignet.

Wir synthetisierten nun zahlreiche Teile von *VP*1, darunter auch ein Peptid, das die Positionen 141 bis 160 überspannt. Jedes Peptid wurde an ein Trägermolekül gekoppelt und Kaninchen injiziert. Als dann nachweislich Antikörper entstanden waren, prüften wir sie an Mäusen auf ihre Neutralisierungsfähigkeit (Bild 8). Dazu wurde das aus den Kaninchen gewonnene Antiserum gegen das Peptid 141 bis 160 zusammen mit lebensfähigen Viruspartikeln injiziert. Tatsächlich neutralisierte es den Erreger. Mit den Antipeptid-Antikörpern hatten die Mäuse eine sogenannte passive Immunität erworben.

Vom Virus, das Maul- und Klauenseuche erregt, existieren drei Hauptstämme. Wir hatten mit dem Typ *O* gearbeitet (*O* steht für das französische Department Oise). Als wir denselben Antikörper an den beiden anderen Stämmen testeten, neutralisierte er wesentlich schlechter, was die Vorstellung stützt, daß gerade Änderungen in dieser Region von *VP*1 dem Virus ermöglichen, Antikörpern zu entgehen, die gegen einen anderen Stamm gerichtet sind.

Der eigentliche Prüfstein für einen Impfstoff ist allerdings, ob er nicht nur passive, sondern auch aktive Immunität verleiht, ob er also das Immunsystem veranlaßt, eigene Antikörper zum Schutz vor künftigen Infektionen zu bilden. Wir immunisierten Meerschweinchen einmal mit 200 Mikrogramm synthetischem Peptid und injizierten ihnen nach 35 Tagen das Zehntausendfache der Virendosis, die sonst ausreichen würde, jedes zweite Tier zu infizieren. Alle immunisierten Tiere blieben gesund, während alle nicht immunisierten Kontrolltiere erkrankten.

Gegenwärtig läuft in England ein ähnlicher Immunisierungs-Test an Rindern. Fest steht bereits, daß die mit dem Peptid immunisierten Rinder Antikörper in so hoher Konzentration bilden, daß sie vor dem Virus geschützt sein müßten.

Ein zweckmäßiger Impfstoff sollte natürlich vor allen drei Stämmen des Virus schützen. Wir haben deshalb die entsprechenden Peptide von Typ *A* (das *A* steht für „Allemagne", Deutschland) und Typ *C* synthetisiert, die beide in der bewußten Region (141 bis 160) ihres *VP*1-Proteins leicht abweichende Aminosäuresequenzen aufweisen. Antikörper gegen diese Peptide wurden inzwischen an Mäusen getestet und konnten Viren vom Typ *A* beziehungsweise Typ *C* neutralisieren. Ein synthetischer Impfstoff gegen die drei Hauptstämme der Maul- und Klauenseuche scheint damit in greifbare Nähe gerückt.

List und Gegenlist

Jetzt, wo man im Prinzip den Weg von der Nucleinsäure zum synthetischen Peptidimpfstoff beherrscht, besteht der nächste Schritt darin, bestimmte strukturelle Aspekte von Impfstoffen genauer zu erforschen. Ziel gegenwärtiger Projekte ist es, zum einen ausgeklügeltere Techniken zu finden, mit denen sich haargenau jene Regionen des viralen Proteins erkennen lassen, die gegenüber immunologischen Angriffen am verwundbarsten sind, und zum anderen Möglichkeiten zu finden, den Impfschutz auf lange Zeit zu erhalten.

Bei viralen Proteinen gibt es im wesentlichen zwei Arten molekularer Bereiche. In dem einen sind Variationen erlaubt, ja sogar lebensnotwendig, wenn ein Virus das Immunsystem seines Wirts in die Irre führen muß. Von einem Impfstoff, der Antikörper gegen eine solche variable Region induziert (etwa gegen *HA*1 des Influenza-Virus oder gegen *VP*1 des MKS-Virus), kann man eine Immunisierung erwarten, doch muß er sozusagen maßgeschneidert sein, um mit jeder Stammvariante fertig zu werden.

Andere, ebenfalls essentielle Bereiche dürfen sich hingegen strukturell nicht verändern, weil sie sonst ihre Funktionsfähigkeit einbüßen würden. Die Aminosäuresequenz einer solchen Region wird in allen Stämmen des Virus extrem genau beibehalten. Wenn diese konservierte Region dem Zugriff von Antikörpern zugänglich ist, dann sollte ein Impfstoff, der entsprechende Antikörper induziert, universell wirken und keinem der Stämme eine Chance lassen, zu entkommen.

Das Influenza-Virus ist wegen seiner Fähigkeit berüchtigt, Teile seines Hämagglutininmoleküls zu verändern und sich so dem Immunsystem zu entziehen. Die variable Region liegt in der *HA*1-

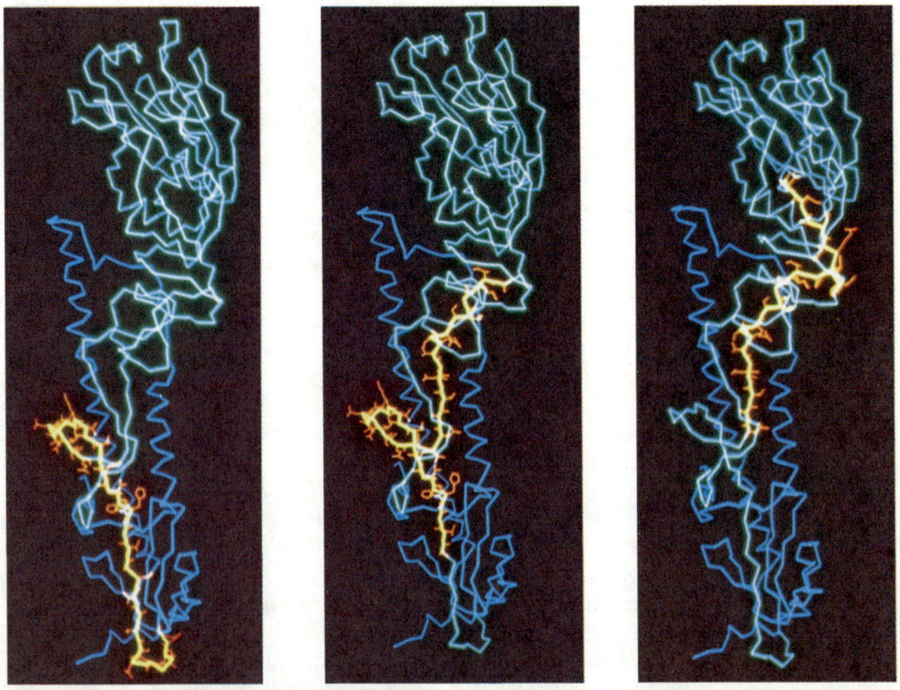

Bild 6: Aus der *HA*1-Kette des Hämagglutinins wurden 20 verschiedene Peptidsequenzen, die zusammen etwa 75 Prozent dieser Kette ausmachten, herausgegriffen und synthetisiert. Jedes Peptid wurde dann geprüft, ob es die Bildung von Antikörpern anregt, die mit dem Peptid, dem kompletten Hämagglutinin-Molekül oder sogar mit dem Influenza-Virus reagieren können. Sechs der getesteten Peptide sind in diesen Graphiken dargestellt: sie selbst

Kette, deren Peptide wir, wie bereits beschrieben, erstmals auf ihre Immunisierungsfähigkeit geprüft haben. Das Hämagglutinin hat jedoch noch mindestens zwei andere, aber unveränderliche Funktionen. Es bildet eine Art Kupplung, die sich an die N-Acetyl-Neuraminsäure bindet, ein Molekül an der Oberfläche von Zellen. Mit dieser Bindung wird der infektiöse Prozeß eingeleitet. Darüber hinaus bringt das Hämagglutinin die Oberflächenmembranen infizierter Zellen zum Verschmelzen, was die Ansteckungsfähigkeit des Virus erhöht. Untersuchungen von Purnell W. Choppin und seinen Kollegen an der Rockefeller-Universität sowie von Michael Waterfield vom Imperial Cancer Research Fund weisen darauf hin, daß eine konservierte Region im Anfangsteil der *HA*2-Kette zumindest teilweise für die Fusionen verantwortlich ist.

Normalerweise kann das Immunsystem diese Region nicht „sehen", so daß es bei einer Infektion gewöhnlich auch keine gegen sie gerichtete Antikörper produziert. Wenn das doch geschähe, wenn also die Region von Natur aus immunisierend wäre, dann wäre auch schon längst jeder Wirtsorganismus, ob Mensch oder Tier, gegen das Influenzavirus immun geworden, und es gäbe keine Grippe mehr. Wir beschlossen nun zu prüfen, ob ein synthetisches Peptid dieser Region Antikörper induzieren könnte, die mehr als einen Stamm des Virus zu neutralisieren vermögen.

Stephen Alexander, Hannah Alexander und Nicola Green synthetisierten verschiedene Peptide vom Anfang des *HA*2-Moleküls, wobei die von ihnen gewählte Aminosäuresequenz aus einem Influenza-*A*-Stamm vom Subtyp *H*3 stammte. Kaninchen-Antiseren gegen diese Peptide neutralisierten wirkungsvoll in Gewebekulturen gezüchtete *A,H*3-Viren. Damit war gezeigt, daß die Anfangsregion des *HA*2-Moleküls, obwohl sie normalerweise nicht immunisierend wirkt, spezifischen Antipeptid-Antikörpern zugänglich ist. Darüber hinaus neutralisierten dieselben Antiseren auch Viren eines anderen Subtyps und selbst solche vom *B*-Typ.

Dagegen machten Antikörper, deren Bildung das intakte *A,H*3-Virus ausgelöst hatte, Viren anderer Subtypen nicht unschädlich. Ebensowenig kann eine Grippeimpfung mit nur einem einzigen Subtyp vor einer Infektion mit anderen Subtypen schützen. Zwar sind noch wesentlich mehr Untersuchungen über Anti-*HA*2-Antikörper erforderlich; doch diesen ersten Ergebnissen zufolge scheinen Impfstoffe, die eigens dafür entwickelt wurden, eine konservierte Region mit wichtiger biologischer Funktion anzugreifen, recht vielversprechend zu sein.

Ein Weg, einen solchen Impfstoff zu entwickeln, wäre, zunächst eine Region des Proteins herauszusuchen, die man aufgrund theoretischer Überlegungen als eine Antigen-Determinante ansehen kann, und dann die Peptide gemäß der darin vorhandenen Aminosäuresequenz zu synthetisieren. Es läßt sich aber auch ein anderer Weg beschreiten. So kann man versuchen, jene Antigen-Determinanten zu kopieren, die sich in seroepidemiologischen Studien bereits als bedeutsam erwiesen haben. Solche Studien dienen dazu, eng verwandte Viren aufgrund der von ihnen hervorgerufenen Antikörper zu klassifizieren. Dabei zeigt sich, daß verschiedene Typen und Subtypen eines Virus existieren, wie ich sie etwa bei den Erregern der Maul- und Klauenseuche und der Grippe erwähnt habe.

Die Bestimmung der Typen geschieht in Langzeitstudien, bei der Viren aus unterschiedlichen Gegenden zusammengetragen werden. Diese Viruspalette prüft man dann mit Antikörpern verschiedener Patienten; denn unterschiedliche Antikörper reagieren mit unterschiedlichen Stämmen des Virus, weil sie andere Antigen-Determinanten „sehen". Ein solcher mit vielen verschiedenen Antikörpern durchgeführter Test erlaubt dem Serologen, einen gegebenen Virustyp anhand seines Determinanten-Musters zu beschreiben. Gleichzeitig kann er daraus erfahren, welche der Determinanten bei einem bestimmten Patienten oder gar während einer Epidemie in Aktion gewesen sind.

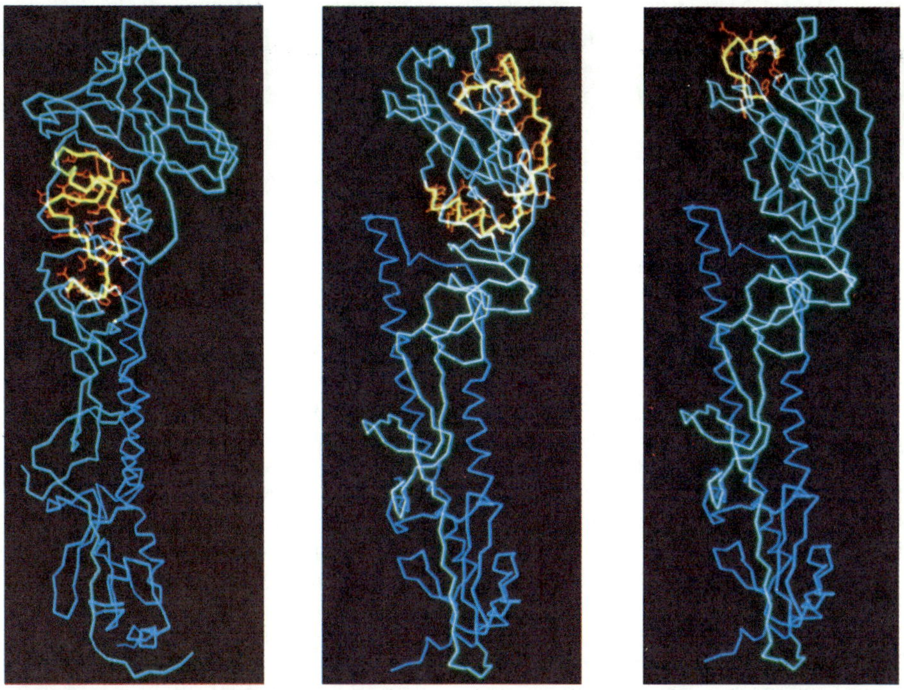

in Gelb, ihre Seitenketten in Orange, der restliche Teil der *HA*1-Kette in Hellblau und die *HA*2-Kette in Dunkelblau. Das Molekül ist dabei stets so gedreht, daß das fragliche Peptid in der günstigsten Position zum Betrachter sitzt. Die meisten der 20 Peptide regten bei Kaninchen die Bildung von Antikörpern an, die mit dem Virus reagieren konnten. Damit war gezeigt, daß das Konzept synthetischer Peptid-Impfstoffe richtig war.

Hepatitis *B*

Bis vor kurzem waren die Determinanten jedoch nur abstrakte, durch Buchstaben oder Nummern gekennzeichnete „Marker", weil der Einblick in die molekularen Zusammenhänge noch fehlte. Man war sich daher überhaupt nicht im klaren, daß die Unzahl seroepidemiologischer Daten bei der Konstruktion eines Impfstoffes helfen könnte. So dürften etwa synthetische Peptide jene serologischen Marker nicht strukturgetreu nachahmen können, die von Natur aus eine diskontinuierliche Struktur besitzen. Als nächstes versuchten wir nun, einen Impfstoff zu entwickeln, der vor Hepatitis *B*, einer viralen Leberentzündung, schützen kann. Dazu wollten wir Peptide synthetisieren, die das molekulare Äquivalent zu abstrakten serologischen Determinanten darstellten, die sich als bedeutsam herausgestellt hatten.

Die virale Komponente, die das Hauptangriffsziel neutralisierender Antikörper zu sein scheint, ist das Hepatitis-*B*-Oberflächenantigen, ein Protein auf der Hülle des Virus. Serologische Studien zeigen, daß alle Stämme des Hepatitis-*B*-Virus eine Determinante gemeinsam haben, nämlich die mit der Kennzeichnung *a*. Darüber hinaus besitzt

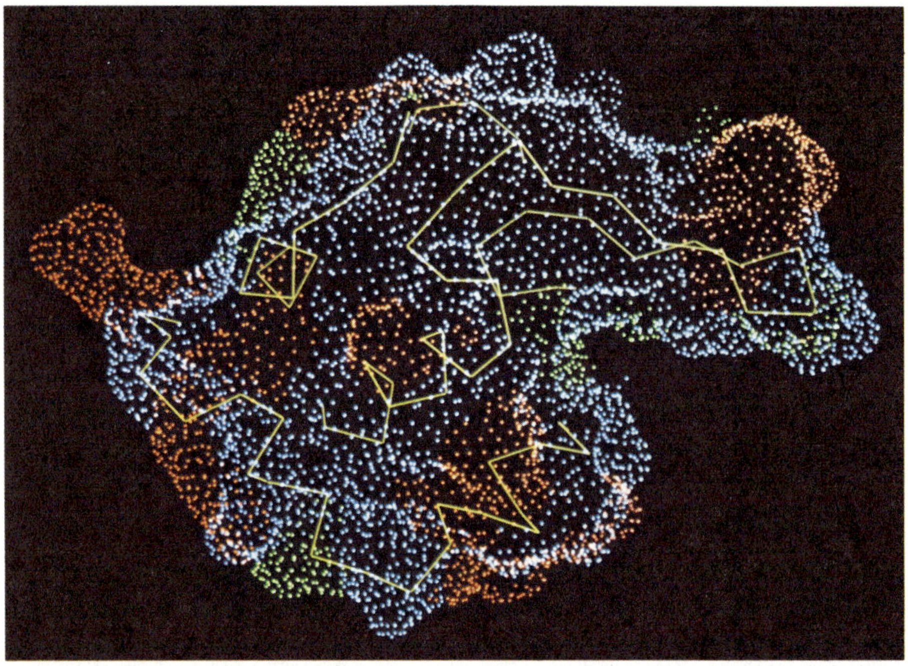

Bild 7: Die Wassermolekülen zugänglichen Oberflächen des Lysozymmoleküls. Die Punkte wurden nach der in Bild 1 vorgestellten Methode eingezeichnet, wobei die zur Oberfläche beitragenden Aminosäuren nach Farben aufgeschlüsselt sind: Orange für die basischen Aminosäuren Lysin und Arginin, Grün für die sauren Aminosäuren Asparaginsäure und Glutaminsäure und Blau für alle anderen. Die basischen und sauren Aminosäuren sind am stärksten hydrophil (wasseranziehend). Wie die Graphik erkennen läßt, sitzen sie bevorzugt an der Oberfläche. Wenn also die dreidimensionale Struktur eines Proteins noch nicht bekannt ist, kann man einfach davon ausgehen, daß ein Peptid mit vielen hydrophilen Aminosäuren an der Oberfläche sitzen wird (also Antikörpern zugänglich ist) und dann auch immunisierend wirkt.

jeder Stamm noch zwei weitere Determinanten: *d* oder *y* und dazu *w* oder *r*. Daraus ergeben sich vier mögliche Virustypen: *adw, ayw, adr* und *ayr*.

Zusammen mit John L. Gerin von der Georgetown University School of Medicine und Robert H. Purcell vom National Institute of Allergy and Infectious Diseases wollten wir Peptide synthetisieren, die spezifische Antikörper gegen die *d*- und *y*-Determinanten zu induzieren vermögen. Das Hepatitis-*B*-Oberflächen-Antigen ist jedoch 226 Aminosäuren lang. Wo also beginnen?

Ein Wegweiser war die Aminosäuresequenz des Antigens, das mehrere Wissenschaftler bei drei Stämmen des Virus analysiert hatten. Beträchtliche Unterschiede zwischen den dreien gab es nur in einer einzigen Region: zwischen den Aminosäuren 110 bis 140. Jeder Unterschied in den Determinanten muß von entsprechenden Unterschieden in der Aminosäuresequenz herrühren, und damit war dort zweifellos die Stelle, an der wir unsere Peptide zu suchen hatten.

Mit einer der drei verfügbaren Aminosäuresequenzen als Anleitung synthetisierten wir nun verschiedene diese Region überdeckende Peptide und ließen sie Antikörper induzieren. Ein 13 Aminosäuren langes Peptid (die Positionen 125 bis 137) löste die Bildung von Antikörpern aus, die lediglich mit *y*-Determinanten tragenden Viren reagierten. Das bedeutete, daß die *y*-Determinante und ihre Alternative, die *d*-Determinante, in diesem kurzen Peptid liegen mußten. Da wir nun *y* hatten, sollten wir in der Lage sein, unter Zuhilfenahme der beiden anderen Sequenzen auch *d* zu synthetisieren. Die als nächstes gewählte Sequenz unterscheidet sich von der ersten in genau drei Positionen: An die Stelle von zwei Threoninen und einem Tyrosin sind Prolin, Asparagin und Phenylalanin getreten. Die gegen das neue Peptid gerichteten Antikörper reagierten nur mit *d*-Determinanten tragenden Viren.

Vielleicht bringen bereits weniger als drei Aminosäure-Substitutionen ein Umschalten von *y* nach *d* zustande. Ob eine, zwei oder alle drei erforderlich sind, sollte sich rasch klären lassen, wenn wir jetzt Peptide synthetisieren, in denen nacheinander nur eine der Aminosäuren ausgetauscht ist.

Zwei Dinge hat uns dieses Experiment bislang gelehrt. Erstens, äußerst subtile Veränderungen in der Aminosäurezusammensetzung eines Proteins können bereits unterschiedliche Stämme eines Virus kennzeichnen. Und zweitens, synthetische Peptide vermögen die Unterscheidungsmerkmale nachzuahmen, die serologische Studien erbracht haben. Mit der Entwicklung synthetischer Impfstoffe wird man nun aus solchen serologischen Befunden Vorteile ziehen und etwa versuchen können, einer gerade grassierenden, durch einen mutierten Stamm verursachten Epidemie Herr zu werden.

Längerer Schutz gewünscht

Bevor jedoch synthetische Impfstoffe als wirkliche Alternative zu konventionellen Impfstoffen eingeführt werden können, müssen erst Mittel und Wege gefunden werden, Grad und Dauer der von ihnen verliehenen Immunität zu erhöhen. Ein Vorteil abgeschwächter Viren ist, wie erwähnt, daß sie sich weiter vermehren und damit dem Immunsystem immer mehr Antigen anbieten, was den Antikörperspiegel steigen läßt. Ein synthetisches Peptid vermehrt sich ebensowenig wie ein abgetötetes Virus, so daß man dem Impfstoff Hilfssubstanzen, sogenannte Adjuvanzien, hinzufügen muß, um Grad und Dauer der Immunität zu erhöhen.

Eine der besten Hilfssubstanzen ist das Freundsche Adjuvans, eine Emulsion aus Mineralöl und Wasser, gemischt mit abgetöteten Bakterien (genauer Mycobakterien, zu denen auch der Erreger der Tuberkulose zählt). Wie es im einzelnen wirkt, ist unbekannt, aber wahrscheinlich macht es zweierlei. Die Emulsion hält das Antigen zeitweilig gefangen, bildet also ein Depot, aus dem es langsam abgegeben wird – ein Vorgang, der ähnlich wie bei einem sich vermehrenden Virus eine länger anhaltende Konfrontation mit dem Antigen gewährleistet. Inzwischen locken die abgetöteten Bakterien verschiedene an der Immunreaktion beteiligte Zellen zum Depot, was eine Entzündungsreaktion im Bereich der Injektionsstelle zur Folge hat, die sogar zu einem Abszeß führen kann.

Starke Hilfssubstanzen wie das Freundsche Adjuvans dürfen dem Menschen nicht verabreicht werden. Stattdessen benutzt man gewöhnlich Aluminiumhydroxid. Die Aluminiumhydroxid-Partikel adsorbieren das Antigen und geben es nach der Injektion langsam ab. In einigen Fällen scheint Aluminiumhydroxid für synthetische Impfstoffe auszureichen, aber für die meisten braucht man etwas Wirkungsvolleres. An der Entwicklung sicherer und stärkerer Adjuvanzien wird zur Zeit intensiv gearbeitet.

Einige in dieser Hinsicht vielversprechende Ergebnisse haben kürzlich François Audibert und Louis Chedid vom Pasteur-Institut sowie Ruth Arnon und Michael Sela vom Weizmann Institute of Science erzielt. Sie arbeiteten mit dem Diphtherie-Toxin und synthetisierten drei Peptide des Moleküls.

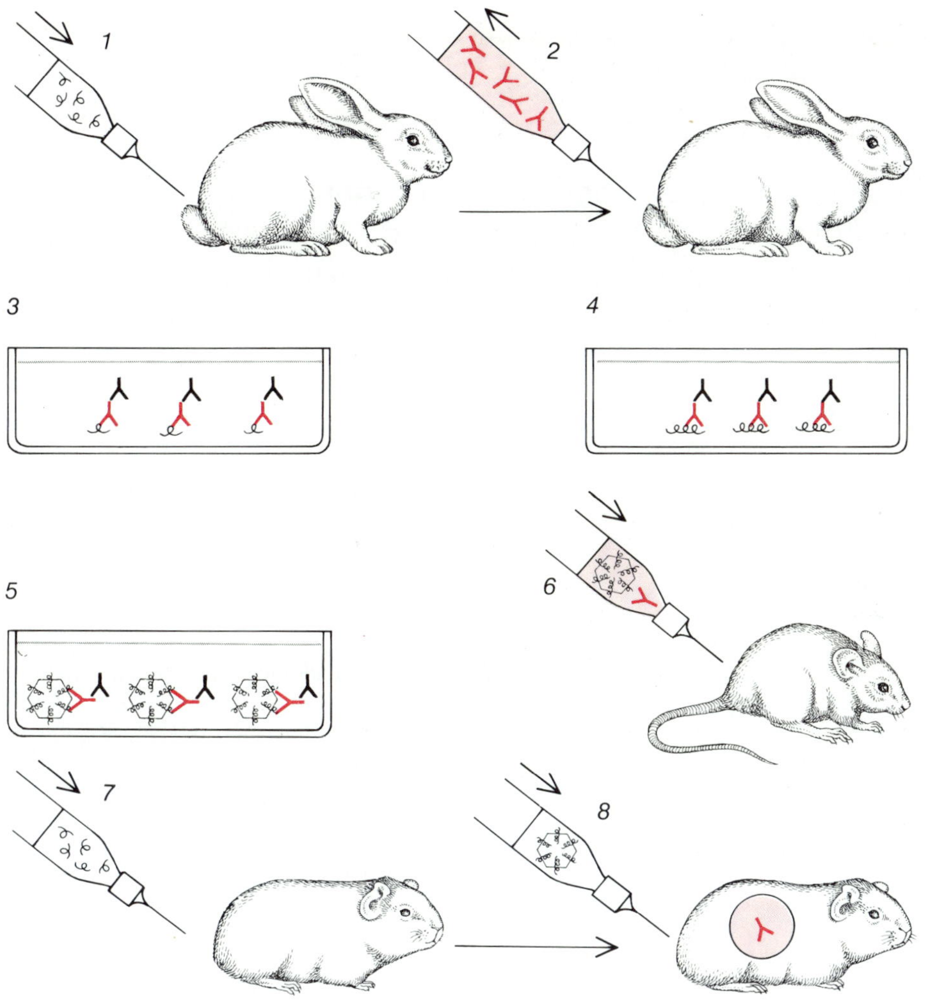

Bild 8: Das Diagramm zeigt, wie man ein synthetisches Peptid auf seine Eignung als Impfstoff prüft. Das Peptid wird Kaninchen injiziert, die es zur Bildung von Antikörpern anregen soll (1). Das den Tieren entnommene Serum (2) wird dann daraufhin geprüft, ob es Antikörper enthält, die sich an das Peptid selbst (3), an das komplette Protein (4) oder sogar an das Virus (5) binden können. Um den gebundenen Antipeptid-Antikörper (farbig) zu identifizieren, setzt man einen zweiten Antikörper (schwarz) ein, der sich an den ersten heftet. Er ist mit einem Enzym gekoppelt, dessen Aktivität dann den Standort des gesuchten Antikörpers verrät. Die Fähigkeit des Antipeptid-Antikörpers, das Virus zu neutralisieren, also einem Empfänger passive Immunität zu verleihen, wird an Mäusen geprüft, denen man Virus und Antiserum zusammen injiziert (6). Bleiben die Mäuse gesund, ist das Virus neutralisiert worden. Ob sich das synthetische Peptid auch als Impfstoff eignet, der aktiv immunisierend wirkt, das heißt, zur Bildung eigener Antikörper anregt, wird an Meerschweinchen getestet, denen man zunächst das Peptid (7) und später das Virus injiziert (8). Überleben die Tiere (während nicht immunisierte Kontrolltiere sterben), so ist das ein Beweis für die Wirksamkeit als Impfstoff.

Vor der Injektion muß ein solches Peptid an einen Carrier, ein Trägermolekül, gekoppelt werden. (In unseren Experimenten benutzten wir dazu das Hämocyanin der Lochschnecke, ein sauerstoffbindendes Pigment mit der gleichen Funktion wie das Hämoglobin.) Die Pasteur-Weizmann-Gruppe dachte sich eine Kombination aus Carrier und Adjuvans aus. Dazu koppelte sie ihre Diphtherie-Toxin-Peptide an einen Carrier, der selbst wieder mit einem einfachen Derivat der Zellmembran von Mycobakterien verbunden war. Das Membranderivat wirkte offensichtlich als Adjuvans, denn es erhöhte die Immunisierungsfähigkeit der Peptide beträchtlich.

Der Nutzen von Antikörpern in der Forschung

Wie ich bereits zu Beginn des Artikels erwähnte, sollten Antipeptid-Antikörper auch für die Forschung zu einem wichtigen Werkzeug werden. Eine überaus bedeutsame Anwendung ergibt sich aus der fortschrittlichen Nucleinsäure- oder DNA-Rekombinanten-Technologie.

Dank der Exaktheit der DNA-Rekombinationsverfahren und der bemerkenswerten Geschwindigkeit, mit der sich heute die Sequenz von Nucleinsäuren bestimmen läßt, geschieht es häufig, daß man ein Gen bereits vollständig analysiert hat, bevor das von ihm codierte Protein überhaupt bekannt ist. Man hat also ein Gen und sucht nun nach dem Protein. Aus der DNA- oder RNA-Sequenz läßt sich die zugehörige Aminosäuresequenz ableiten und mit ihr als Vorlage wiederum ein kleiner ausgewählter Abschnitt des Proteins synthetisieren. Die von solchen Peptiden induzierten Antikörper dienen dann als „Sonde" bei der Suche nach dem kompletten Protein. Nach dieser Methode gelang es beispielsweise, die Proteine einiger Onkogene (die tumorinduzierenden Gene gewisser Viren) zu identifizieren und an bestimmten Stellen der Zellen aufzuspüren.

Das charakteristische Kennzeichen von Antipeptid-Antikörpern ist natürlich ihre vorgegebene Spezifität. Sie sind nicht gegen ein Protein, sondern gegen einen bestimmten Teil davon gerichtet. Wenn das Immunsystem eines Labortieres erst einmal solche Antikörper gebildet hat, lassen sie sich mit Hilfe der Immunadsorption chromatographisch leicht isolieren. Danach kann man sie dazu verwenden, die dreidimensionale Struktur eines Proteins und die damit korrelierten Funktionen im Detail zu erforschen.

So wird sich ein Antikörper gegen eine bestimmte Region natürlich nur an „seinen" Bestimmungsort binden und gezielt dessen Funktion blockieren. Ein Test mit einem ganzen Arsenal solcher Peptide sollte es möglich machen, das aktive Zentrum eines Proteins oder auch unterschiedliche, für verschiedene Funktionen zuständige Zentren des Moleküls zu bestimmen.

Viele Peptidhormone beispielsweise gehen aus einer langen Proteinkette hervor, die von einem Enzym später in kleinere Stücke „zerhackt" wird. Jedes dieser Stücke ist ein Hormon mit eigener Aktivität. Mit passenden Antikörpern lassen sich die einzelnen Spaltstücke aussortieren und einer speziellen Funktion zuordnen.

Schließlich können Antikörper einer vorgegebenen Spezifität auch verraten, welcher Teil eines Gens zu einem bestimmten Zeitpunkt in ein Protein umgesetzt wird. Gene von Säugern sind sogenannte Mosaikgene, die sich stückweise aus codierenden und nicht codierenden Bereichen, den Exons und Introns, zusammensetzen. Bei gewissen variablen Proteinen werden zu verschiedenen Zeiten verschiedene Exons abgelesen, so daß etwa im Laufe einer Immunreaktion auch nacheinander andere Formen von Antikörpern entstehen. Nun kann man die jedem einzelnen Exon entsprechenden Peptide synthetisieren, dagegen Antikörper machen und dann erfahren, welches Exon in einem bestimmten Stadium abgelesen wird.

Anti-Antikörper

Spezielle Moleküle des Immunsystems, die den variablen, also individuellen Teil von Antikörpern erkennen, regulieren die Immunantwort. Diese Anti-Antikörper ermöglichen es, in das Immunsystem einzugreifen; auch als Impfstoffe sind sie denkbar.

Von Ronald C. Kennedy, Joseph L. Melnick und Gordon R. Dreesman

Das menschliche Immunsystem kann Millionen verschiedene Antikörper produzieren – allesamt komplizierte Moleküle, die Fremdsubstanzen im Körper erkennen, sich an sie heften und so als zu zerstörendes Objekt kennzeichnen. Jeder Antikörper kann aber selbst wieder Ziel anderer Antikörper sein, die seine nur ihm eigenen molekularen Charakteristika erkennen. Über solche Antikörper-Antikörper-Reaktionen tritt das Immunsystem mit sich selbst in Wechselwirkung.

Ein ganzes Netzwerk von Reaktionen scheint die normale Immunantwort zu regulieren. Störungen in dieser diffizilen Balance sind möglicherweise die Ursache von Autoimmunkrankheiten wie rheumatischer Arthritis, systemischem Lupus erythematodes und Myasthenia gravis (krankhafter Muskelschwäche) – alles Krankheiten, die auf einem Angriff des Immunsystems gegen den Körper selbst beruhen.

Wie die Ergebnisse unserer und anderer Arbeitskreise zeigen, kann man diese Interaktionen zwischen Antikörpern, die sogenannten Idiotyp-Anti-Idiotyp-Reaktionen, dazu benutzen, das Immunsystem experimentell zu beeinflussen. Und dies könnte sich für die Behandlung zahlreicher unterschiedlicher Erkrankungen – von Infektionskrankheiten über viele Arten von Krebs bis hin zu Autoimmunkrankheiten – als bedeutsam erweisen.

Daß es solche Idiotyp-Anti-Idiotyp-Reaktionen gibt, liegt an der Vielfalt und Spezifität der Antikörper selbst. Antikörper gehören zu einer besonderen Klasse von Proteinen, den Immunglobulinen. Produziert werden sie von bestimmten weißen Blutkörperchen, den *B*-Lymphocyten. Der Gesamtbestand an *B*-Lymphocyten im Organismus umfaßt Millionen verschiedener Klone, und ein jeder produziert einen eigenen Antikörper. (Ein Zellklon umfaßt – per Definition – die Abkömmlinge einer einzelnen Zelle.) Da es so viele verschiedene Klone gibt, kann fast jedes große Molekül als Antigen wirken und eine spezifische Immunreaktion auslösen.

Normalerweise sitzen die Antikörpermoleküle als Rezeptoren auf der Membran der *B*-Zellen. Kommt ein solcher membrangebundener Antikörper mit der passenden Determinante in Kontakt (das ist der Teil eines Antigens, an den er sich dann direkt bindet), so vermehrt sich die *B*-Zelle, und es entsteht eine große Zahl von Plasmazellen (Bild 2). Diese geben freie Antikörpermoleküle ab, die alle spezifisch dieselbe Determinante erkennen. Die Antikörper binden sich an das Antigen und setzen damit einen komplizierten Prozeß in Gang, der schließlich mit der Zerstörung oder Neutralisierung des Antigens endet. Die auf einer körperfremden Zelle oder Substanz vorhandenen Antigene tragen meist zahlreiche Determinanten und regen damit die Produktion und Ausschüttung vieler verschiedener Antikörper an.

Die Bereiche eines Antikörpers, auf die sich seine Spezifität gründet, sitzen am einen Ende seiner insgesamt vier Aminosäureketten (Bild 3). Das Molekül besteht aus zwei identischen schweren Ketten und zwei identischen leichten Ketten (sie sind kürzer und daher leichter als die anderen). Von den schweren Ketten gibt es fünf verschiedene Hauptklassen, von den leichten nur zwei.

Alle Ketten einer Klasse gleichen sich in einem relativ langen Abschnitt, der sogenannten konstanten Region, unterscheiden sich aber in der sogenannten variablen Region. Diese weist eine für jeden *B*-Zell-Klon charakteristische Aminosäurefolge und Konformation auf. In dem Y-förmigen Antikörpermolekül liegen nun die variablen Regionen am Ende der beiden Arme, und dort bilden je eine schwere und eine leichte Kette zusammen eine Bindungsstelle. Diese tritt dann mit der entsprechenden Determinante eines Antigens in Wechselwirkung.

Idiotyp und Anti-Idiotyp

Daß auch die Immunglobuline selbst Determinanten tragen und als Antigen wirken, zeigte sich in den fünfziger Jahren, als man Versuchstieren Myelomproteine injizierte. Das sind Immunglobuline, die von krebsig entarteten *B*-Zellen – ohne äußere Stimulation durch ein Antigen – in großen Mengen gebildet werden. Die Tiere produzierten daraufhin Antikörper, die mit den Myelomproteinen reagierten.

Entsprechendes beobachteten 1963 Henry G. Kunkel und seine Kollegen vom Rockefeller-Institut für medizinische Forschung in New York und Jacques Oudin vom Pasteur-Institut in Paris unabhängig voneinander auch bei normalen, von antigen-stimulierten Zellen gebildeten Antikörpern. Ein mit einem Antigen immunisiertes Versuchstier lieferte ihnen den ersten Antikörper (Ak-1). Er wurde aus dem Blutserum isoliert und einem weiteren Versuchstier injiziert, das daraufhin einen zweiten – dagegen gerichteten – Antikörper (Ak-2) produzierte. Dieser Anti-Antikörper reagierte nur mit dem Ak-1, nicht aber mit einem der ebenfalls geprüften anderen Antikörper. Er erkannte also gewissermaßen die individuellen Merkmale von Ak-1. Oudin bezeichnete diese die Einzigartigkeit von Ak-1 ausmachenden Determinanten als Idiotyp (nach griechisch *idios* und *typos* für eigen und Gestalt). Den gegen den Idiotyp gebildeten Ak-2 nannte er Anti-Idiotyp. (Der Begriff Anti-Idiotyp steht also für den Anti-Antikörper als ganzes – und nicht nur für bestimmte Bereiche darauf.)

Im Verlauf weiterer Untersuchungen stellte sich heraus, daß das Immunsystem verschiedene Arten von Anti-Antikörpern gegen einen Ak-1 bilden kann. Einige heften sich auch an andere Antikörper, deren schwere oder leichte Ketten zur gleichen Klasse wie die des Ak-1 gehören. Vermutlich erkennen diese Anti-Antikörper – man bezeichnet sie als Anti-Isotypen (nach griechisch *isos*, gleich) – Determinanten in der konstanten Region der schweren und leichten Ketten (Bild 3).

Andere Anti-Antikörper, die Anti-Allotypen (nach griechisch *allos*, anders) reagieren sogar mit jedem Antikörper, der aus demselben Organismus stammt wie Ak-1, nicht jedoch zwangsläufig auch mit Antikörpern anderer Individuen. Die Allotypen, an die sich solche Anti-Antikörper heften, sind analog den Blutgruppen-Antigenen der roten Blutkörperchen: Alle Antikörper eines Individuums besitzen denselben Allotyp, innerhalb einer Art aber gibt es unterschiedliche Allotypen. Die Determinanten, die einen solchen Allotyp ausmachen, liegen ebenfalls vorwiegend in der konstanten Region.

Der Idiotyp hingegen muß in der variablen Region von Ak-1 liegen; denn ein Anti-Idiotyp ist definiert als ein Antikörper, der nur mit dem von einem einzigen Antigen induzierten Ak-1 reagiert. Ein genaueres Bild der Idiotypen und Anti-Idiotypen ergab sich aus Untersuchungen, die Alfred Nisonoff, heute an der Brandeis-Universität in Waltham (Massachusetts), Klaus Eichmann vom Max-Planck-Institut für Immunbiologie in Freiburg sowie eine Reihe weiterer Wissenschaftler unabhängig voneinander Ende der sechziger, Anfang der siebziger Jahre durchgeführt haben.

Bei einigen der Experimente diente ein einfaches organisches Molekül oder ein bakterieller Zucker als Antigen. Die Immunisierung damit lieferte den Ak-1, gegen den im nächsten Schritt der Ak-2, der Anti-Idiotyp, erzeugt wurde. Wie die Versuche ergaben, ließ sich die Reaktion zwischen Idiotyp und Anti-Idiotyp häufig verhindern, wenn der Ak-1 zuvor mit seinem Antigen zusammengebracht worden war. Vermutlich blockiert das Antigen die Reaktion, weil es die Bindungsstelle am Ak-1 besetzt hält. Der Idiotyp muß also in oder nahe dieser Bindungsstelle liegen.

Wenn sich Idiotyp und Antigen-Bindungsstelle irgendwie decken, so kann – wie weitere Studien zeigten – der Anti-Antikörper dem Antigen ähnlich sein. War nämlich das Antigen ein Hormon, Insulin etwa, dann vermochte der gegen den Ak-1 gerichtete Anti-Idiotyp mit dem Hormon selbst um die Bindung an dessen Anlegestelle auf der Zelloberfläche zu konkurrieren – ein Hinweis, daß er dem Antigen glich. Da solch ein Anti-Antikörper ein außerhalb des Immunsystems entstandenes Molekül imitiert, sagt man, er trage das „innere Abbild" des Antigens. Solche das Antigen imitierende Anti-Idiotypen sind jedoch in der Minderzahl; die meisten ahmen die Wirkungen des ursprünglichen Antigens nicht nach.

Überdies deckt sich der Idiotyp nicht immer mit der Bindungsstelle. Denn ein

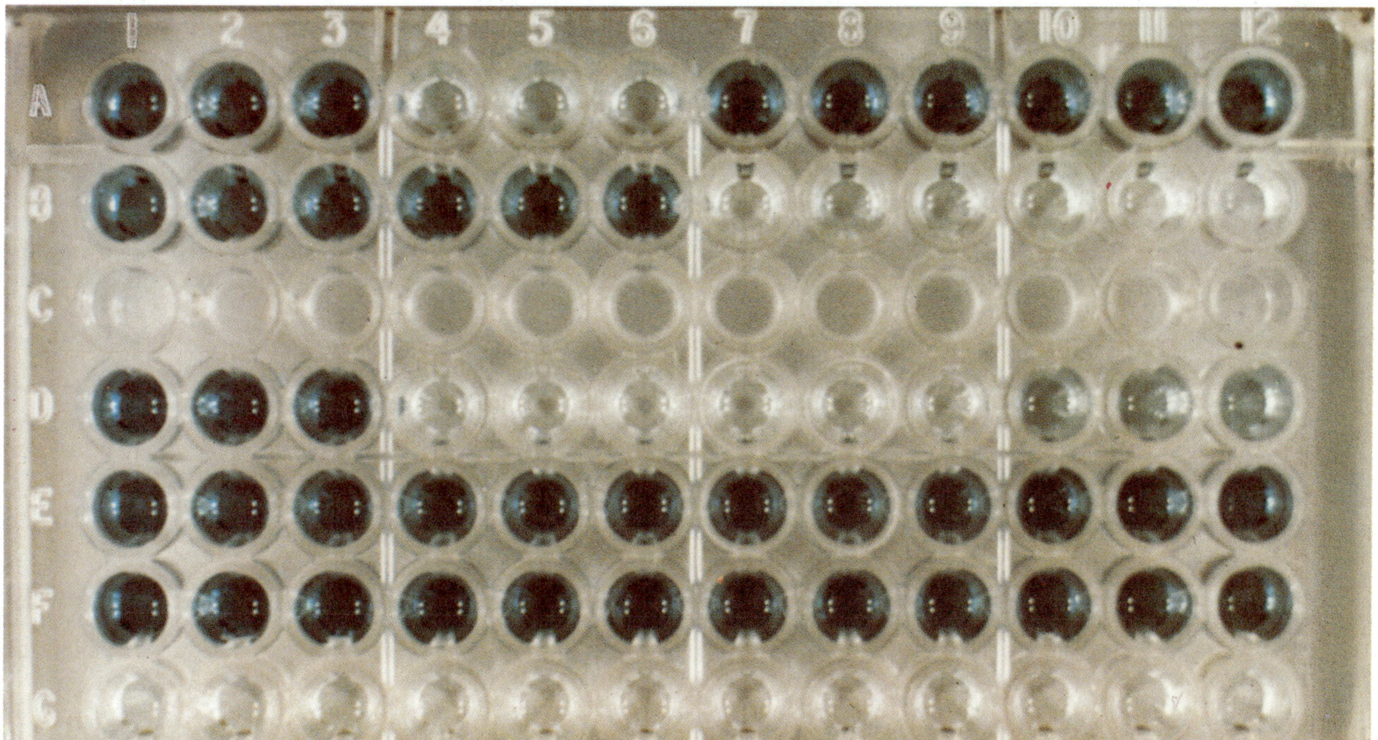

Bild 1: Anti-Idiotypen sind Anti-Antikörper, die andere Antikörper anhand der individuellen Form im Bereich der Bindungsstelle erkennen. Daß sich ein solcher Anti-Idiotyp an seinen Antikörper geheftet hat, verrät die Grünfärbung beim sogenannten ELISA-Test (englisch *enzyme-linked immunosorbent assay*), einem immunologischen Bestimmungsverfahren, bei dem man an ein Enzym gekoppelte Antikörper einsetzt. Die Vertiefungen der Plastikschale wurden hier zunächst mit verschiedenen Proben menschlicher oder Mäuse-Antikörper beschichtet. Darüber kam Kaninchenserum. Es enthielt einen Anti-Idiotyp gegen einen menschlichen Antikörper, der gegen das Antigen des Hepatitis-B-Virus gerichtet ist. Nach einer gewissen Einwirkungszeit wurde das Kaninchenserum abgespült und in die Vertiefungen ein Ziegen-Antikörper gegeben, der Kaninchen-Antikörper erkennen kann und mit Meerrettich-Peroxidase gekoppelt war. Dieses Enzym färbt eine spezielle farblose Indikatorlösung grün. Die Färbung ist ein Nachweis für den gebundenen Ziegen-Antikörper, der seinerseits den gebundenen Kaninchen-Anti-Idiotyp anzeigt. Grüne Vertiefungen enthalten also den Antikörper gegen das Hepatitis-B-Antigen, für den der Anti-Idiotyp spezifisch ist.

bereits gebundenes Antigen hindert nicht alle Anti-Idiotypen daran, sich an den Ak-1 zu heften. Die Bindungsstelle eines Antikörpers besteht aus Aminosäuresequenzen, die unter verschiedenen Antikörpern erheblich variieren. Dazwischen eingestreut liegen aber wesentlich weniger variable „Gerüstregionen" (Bild 3). Ein Anti-Antikörper, der Determinanten auf einer solchen Gerüstregion erkennt, erweist sich zwar definitionsgemäß als Anti-Idiotyp, da er sich nur an einen bestimmten Ak-1 heftet; er tritt jedoch nicht mit dessen Bindungsstelle in Wechselwirkung, so daß ihn ein dort sitzendes Antigen auch nicht behindert. Ein solcher Anti-Idiotyp braucht dann dem Antigen in keiner Weise zu ähneln.

Die Netzwerktheorie

Für die Untersuchungen, die dieses Konzept von Idiotyp und Anti-Idiotyp begründeten, wurden Versuchstiere künstlich mit Antikörpern von anderen Versuchstieren immunisiert. Die Frage war nur, ob ähnliche Wechselwirkungen auch natürlicherweise, also im Immunsystem eines einzelnen Individuums auftreten. Anfang der siebziger Jahre entwickelte Niels Kaj Jerne vom Baseler Institut für Immunologie die Theorie, daß dies tatsächlich der Fall ist und daß ein ganzes Netzwerk von Idiotypen und Anti-Idiotypen die Immunantwort reguliert.

Jerne vermutete, daß auch die Oberflächenrezeptoren der *B*- und *T*-Zellen Idiotypen aufweisen. (*T*-Zellen sind die zweite große Gruppe der Lymphocyten. Sie arbeiten als Killerzellen und haben regulatorische Funktionen; siehe den Beitrag *Der* T-*Zell-Rezeptor* von Marrack und Kappler in diesem Band.)

Wenn sich – als Reaktion auf ein Antigen – *B*- und *T*-Zellen vermehren und sich der Gehalt an Antikörpern erhöht, wächst auch die Konzentration der Idiotypen. Normalerweise toleriert der Körper Moleküle, die von ihm selbst stammen; eine Immunantwort unterbleibt. Jerne nahm aber an, daß die Konzentration einzelner Idiotypen gewöhnlich zu gering ist, als daß sich eine solche Toleranz entwickeln könnte. Die Folge: Steigt die Konzentration eines Idiotyps, dann werden Lymphocyten mit passenden Rezeptoren, also Anti-Idiotyp-Rezeptoren, zur Vermehrung angeregt.

Die *B*-Zellen dieser zweiten Lymphocyten-Population schütten entsprechende Anti-Idiotyp-Antikörper aus, und diese regulieren dann die erste Immunantwort (Bild 4). Sie tun das – wie Jerne annahm – entweder direkt, etwa

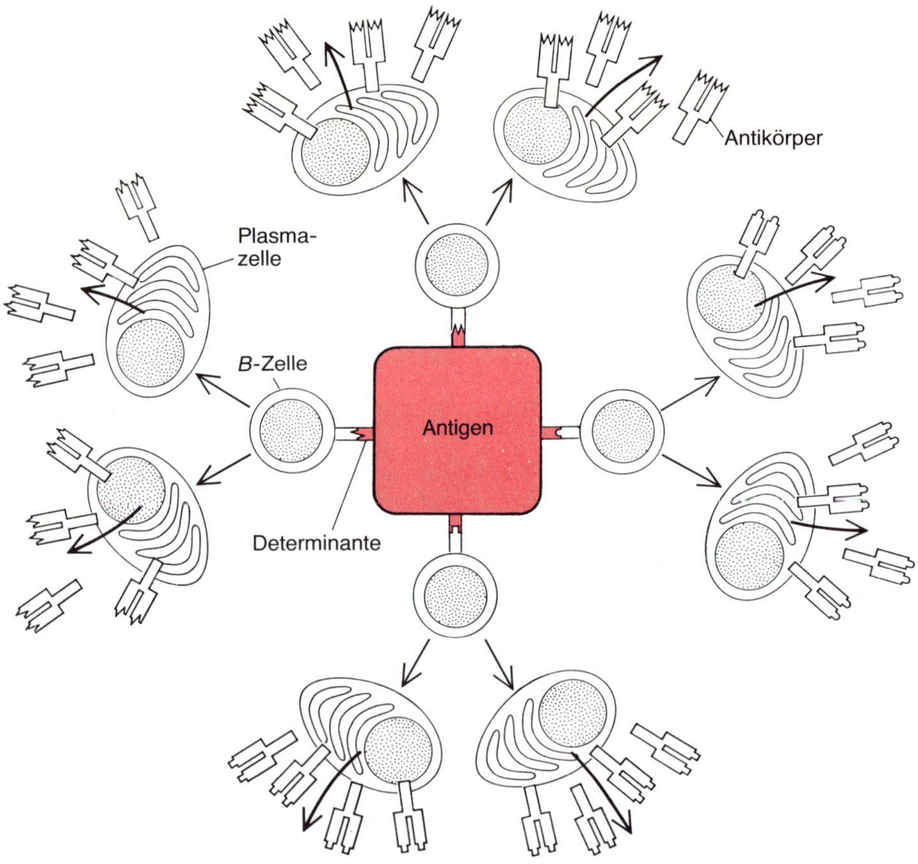

Bild 2: Spezielle weiße Blutkörperchen, die *B*-Lymphocyten, sind für die über Antikörper laufende Immunreaktion verantwortlich. Eine *B*-Zelle erkennt ein Antigen, ein körperfremdes Molekül, wenn ihr Membranrezeptor zu einer spezifischen Determinante, einer charakteristischen Oberflächenstruktur des Antigens, paßt. Sie vermehrt sich daraufhin und bringt eine Population von Plasmazellen hervor, die freie Antikörpermoleküle ausschütten. Jedes der Y-förmigen Moleküle hat zwei Bindungsstellen (auf jedem Arm eine), die dieselbe Spezifität wie der Rezeptor der Ausgangszelle aufweisen. Sie heften sich an weitere Moleküle des auslösenden Antigens und sorgen für deren Zerstörung oder Neutralisation. Da jedes Antigen viele Determinanten trägt, arbeiten auch viele *B*-Zell-Klone (ein Klon umfaßt die Nachkommen einer einzigen Zelle) bei der Abwehr zusammen. Jeder Klon bildet dann einen eigenen Antikörper. Die *B*-Zellen brauchen aber dazu die Hilfe anderer, hier nicht dargestellter Zellen, darunter auch die der als *T*-Zellen bekannten weißen Blutkörperchen.

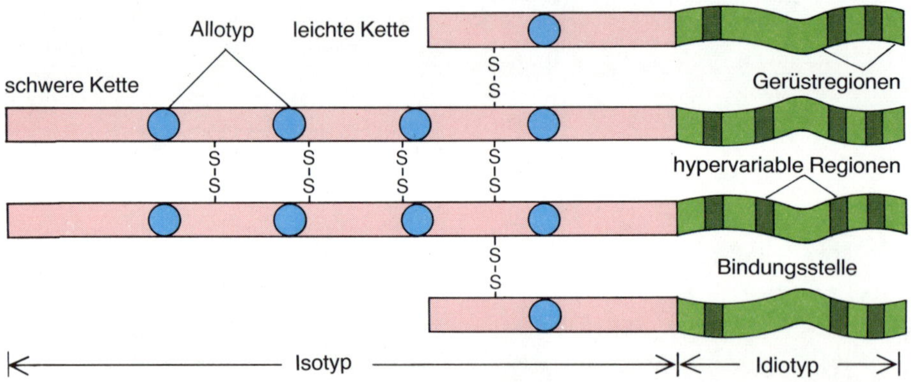

Bild 3: Schematische Darstellung eines Antikörpermoleküls. Es besteht aus zwei langen, „schweren" Aminosäureketten und zwei kürzeren, „leichten" Ketten, eine jede wiederum unterteilt in eine konstante (rosa) und eine variable (grün) Region. Die konstanten Regionen sind bei allen Antikörpern einer Klasse gleichartig, während sich die variablen Regionen von *B*-Zell-Klon zu *B*-Zell-Klon unterscheiden. Besonders stark variieren die Abschnitte, aus denen sich die Bindungsstelle aufbaut; die dazwischenliegenden „Gerüstregionen" unterscheiden sich weniger. Alle Teilbereiche eines Antikörpers tragen antigene Determinanten, die die Produktion anderer Antikörper anregen können. In den konstanten Regionen liegen Determinanten, die für alle Antikörper einer Klasse gleich sind; sie bilden den sogenannten Isotyp eines Antikörpers. Ebenfalls in den konstanten Bereichen – gelegentlich aber auch in den variablen – sitzen Determinanten, die bei allen Antikörpern eines Individuums gleich sind, sich aber zwischen verschiedenen Individuen unterscheiden. Sie machen den sogenannten Allotyp eines Antikörpers aus. Schließlich gibt es noch Determinanten, die ausschließlich in der variablen Region – an der Bindungsstelle oder in den Gerüstregionen – vorkommen und bei jedem *B*-Zell-Klon anders gestaltet sind. Sie bilden den Idiotyp.

indem sie sich an die den Idiotyp tragenden Antikörper binden und sie so inaktivieren, oder indirekt, indem sie sich an Idiotypen auf der Oberfläche von *T*-Zellen binden, die ihrerseits andere Lymphocyten steuern. Dadurch könnten sich die Anti-Idiotypen anregend oder unterdrückend auf die Immunantwort auswirken.

Jernes Annahmen zufolge enden die von einem Antigen ausgelösten Wechselwirkungen nicht mit dem Anti-Idiotyp (Ak-2); denn auch dieser hat einen eigenen Idiotyp. Zu jeder Determinante eines Idiotyps wird sich – dank der ungeheueren Vielfalt der Antikörper – irgendein Antikörper mit passender Bindungsstelle finden. Der Anti-Idiotyp sollte also – über die entsprechenden *B*-Zellen – die Produktion eines Anti-Anti-Idiotyps (Ak-3) anregen, der seinerseits einen Anti-Anti-Anti-Idiotyp (Ak-4) induziert und so fort. Das erste Antigen löst demnach eine Kettenreaktion in einem diffizilen Netzwerk aus.

Im Jahre 1974 fand sich der erste experimentelle Hinweis, daß im Immunsystem eines Individuums möglicherweise ein solch idiotypisches Netzwerk arbeitet. Leo S. Rodkey, der heute am Health Science Center der Universität von Texas in Houston arbeitet, immunisierte Kaninchen mit einem Antigen und isolierte den dagegen gebildeten Antikörper (Ak-1). Anschließend ließ er das Immunsystem der Tiere 14 Monate lang in Ruhe, ehe er jedem Tier den eigenen Ak-1 injizierte. Dann prüfte er mit Hilfe eines Radioimmuntests, ob sich im Blutserum eine Ak-2-Reaktion ereignete. Dazu wurden zurückbehaltene Ak-1-Moleküle mit radioaktivem Jod markiert und außerdem so enzymatisch vorbehandelt, daß den Immunglobulin-Ketten die Effektor-Region, ein wichtiger Bestandteil des konstanten Bereichs, fehlte. Die den Idiotyp tragende variable Region blieb aber intakt. Dieser verkürzte Ak-1 wurde mit dem Blutserum gemischt. Danach kam ein Ziegen-Immunglobulin hinzu, das sich an die Effektor-Region eines jeden beliebigen Kaninchen-Antikörpers binden konnte und eine Ausfällung bewirkte. Da der dem Serum zugefügte Ak-1 keine Effektorregion mehr besaß, vermochte er nicht von sich aus mit dem Ziegen-Immunglobulin zu reagieren. Dazu bedurfte es eines intakten an den Ak-1 gebundenen Antikörpers aus dem Kaninchenserum.

Tatsächlich bildete sich ein radioaktiver Niederschlag, der anzeigte, daß sich ein intakter Antikörper an den Ak-1 gebunden hatte. Nun fehlte nur die Bestätigung, daß der intakte Antikörper tatsächlich ein Anti-Idiotyp war. Zu diesem Zweck setzte Rodkey dem radioaktiv markierten Ak-1 das ursprüngliche Antigen zu. Diesmal fällte das Ziegen-Immunglobulin sehr viel weniger Ak-1 aus – ein Indiz, daß der zweite Antikörper gegen die variable Region von Ak-1 gerichtet war. Diesen Ak-2 bezeichnete Rodkey als Auto-Anti-Idiotyp. Andere Wissenschaftler haben seither gezeigt, daß solche Auto-Anti-Idiotypen im Verlauf einer normalen Immunantwort entstehen.

Ein weitergehendes idiotypisches Netzwerk demonstrierte Constantin A. Bona von der Mount Sinai School of Medicine in New York an Mäusen. Als Ak-1 diente ihm ein monoklonaler Antikörper, also einer, der von einem einzigen in Kultur gezüchteten Klon antikörper-produzierender Zellen stammt. Diesen monoklonalen Antikörper – er war gegen einen bakteriellen Zucker gerichtet – injizierte Bona seinen Mäusen. Den daraufhin produzierten Ak-2 isolierte er und injizierte ihn erneut den Tieren. So erhielt er einen Ak-3 und, nach nochmaliger Wiederholung der ganzen Prozedur, einen Ak-4.

Wie bereits erwähnt, kann ein Ak-2 das ursprüngliche Antigen in seiner Form imitieren, und entsprechende Ähnlichkeiten fand auch Bona in seinem System. Da sowohl der Ak-2 als auch der Ak-4 mit dem Ak-3 reagieren, sollten sich die beiden in ihren Bin-

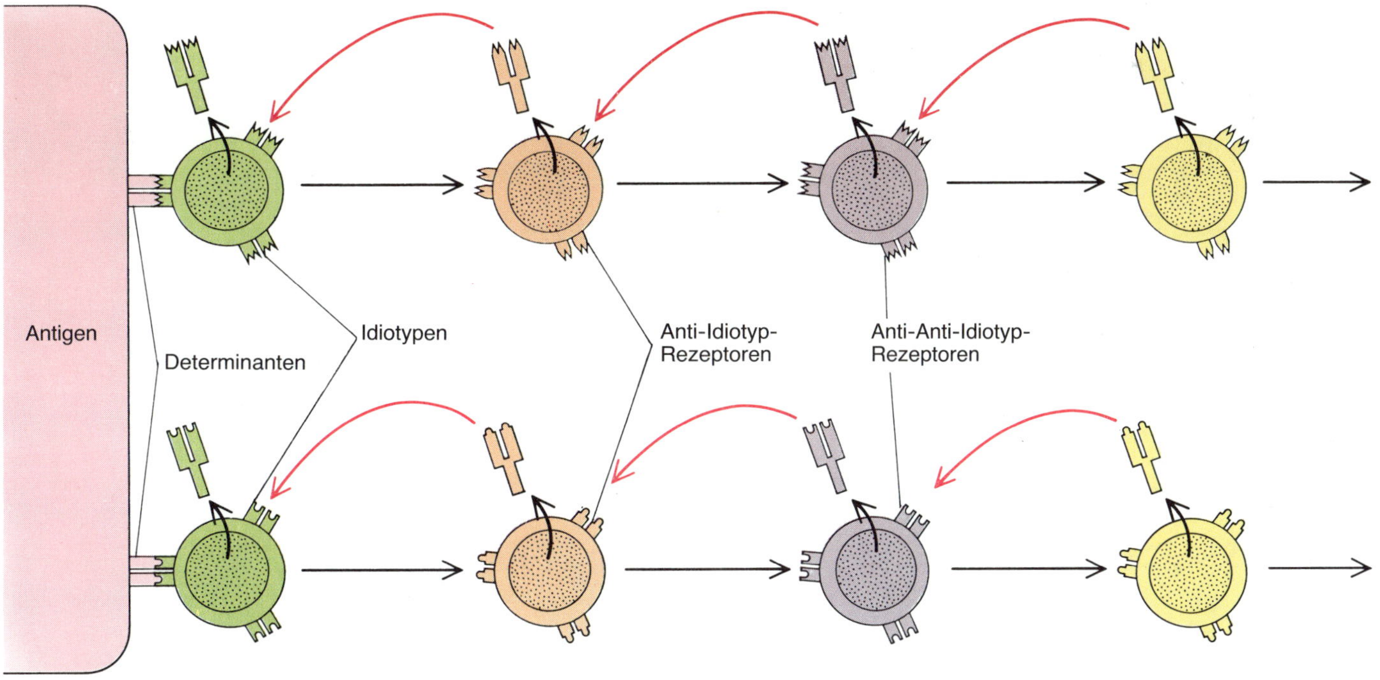

Bild 4: Gemäß einer Theorie von Niels Kaj Jerne vom Baseler Institut für Immunologie reguliert ein Netzwerk von Idiotypen die Immunantwort auf ein Antigen. Dies untermauern nun neuere Ergebnisse. Ein Antigen regt die Vermehrung jener Lymphocyten an, die eine seiner Determinanten erkennen. Die Rezeptoren – die membrangebundenen Antikörper – dieser Zellen und die Bindungsstellen der abgegebenen Antikörper tragen Idiotypen, die ihrerseits als Antigen auf andere Lymphocyten wirken, die einen passenden Anti-Idiotyp als Rezeptor besitzen. Auch diese Zellen tragen Idiotypen, die wieder andere Lymphocyten zur Vermehrung anregen. Jerne hatte angenommen, daß sich diese Kettenreaktion als Störung durch das gesamte Idiotyp-Netzwerk fortpflanzt. Heute glaubt man eher an eine begrenzte Reichweite. Jedes Glied wirkt überdies auf das vorhergehende zurück; denn jede Zellpopulation gibt Anti-Idiotyp-Antikörper ab, die sich an Idiotypen der vorhergehenden Zell- und Antikörper-Population binden (farbige Pfeile). Solche Rückreaktionen können die Immunantwort drosseln oder verstärken.

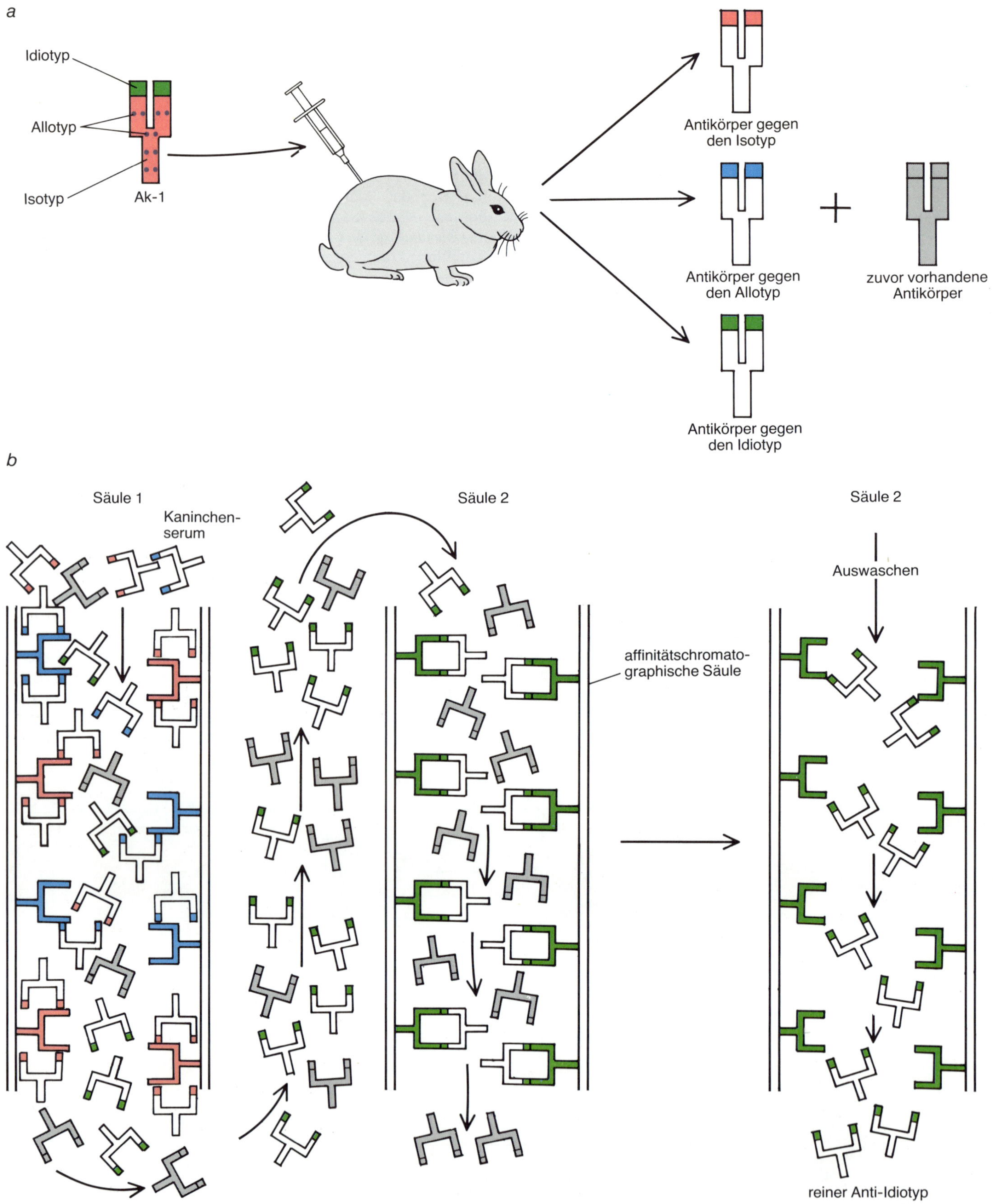

Bild 5: Herstellung eines Anti-Idiotyps (Ak-2) gegen einen menschlichen Antikörper (Ak-1), der seinerseits gegen das Hepatitis-B-Virus gerichtet ist. Ein Kaninchen wird mit dem gereinigten menschlichen Antikörper (Ak-1) immunisiert (*a*). Sein Serum enthält dann außer den bereits zuvor vorhandenen Antikörpern auch solche gegen den Iso- und den Allotyp sowie gegen den Idiotyp des menschlichen Antikörpers. Der erwünschte Anti-Antikörper, der Anti-Idiotyp, läßt sich mit Hilfe der Affinitätschromatographie isolieren. Dazu benutzt man zwei Säulen, die an ein Grundmaterial gebundene Antikörper enthalten (*b*). In der ersten sind dies menschliche Antikörper mit demselben Iso- und Allotyp (rot und blau) wie Ak-1, aber mit anderem Idiotyp. In der zweiten Säule befindet sich der Ak-1, also der Antikörper mit dem ursprünglichen Idiotyp (grün). Dem Kaninchenserum werden nun beim Passieren der ersten Säule die Anti-Isotyp- und Anti-Allotyp-Antikörper entzogen. Die zweite Säule hält dann den Anti-Idiotyp zurück, während die anderen im Serum vorhandenen Antikörper ungehindert durchlaufen. Der Anti-Idiotyp läßt sich schließlich in reiner Form gewinnen, indem man die zweite Säule mit einer Substanz auswäscht, die gebundene Antikörper freisetzt.

dungsstellen ähneln. Und daher müßte sich der Ak-4 – ebenso wie Ak-2 – an Ak-1 binden. Tatsächlich konnten sich, wie Bona feststellte, 60 Prozent des Ak-4 auch an Ak-1, den ursprünglichen Idiotyp, heften.

Andere Wissenschaftler haben inzwischen Hinweise gefunden, daß nicht nur die *B*-, sondern auch die *T*-Zellen in das Idiotyp-Netzwerk einbezogen sind – ganz wie Jerne es für seine Theorie postuliert hat. Bei einem der Experimente entnahm man einem Versuchstier *T*-Zellen, die sich als Reaktion auf ein Antigen vermehrt hatten, und spritzte sie einem anderen Tier ein. Aus diesem gewann man dann Antikörper gegen Idiotypen der *T*-Zell-Rezeptoren und injizierte sie wiederum dem ersten Tier. Dort hemmten die Anti-Idiotypen die Immunantwort – möglicherweise, indem sie sich an die Oberflächenrezeptoren jener Klasse von *T*-Zellen hefteten, die für die Unterdrückung der Immunantwort zuständig ist.

Ein Anti-Idiotyp gegen Anti-Hepatitis-B-Antikörper

Unsere Arbeitsgruppe befaßt sich mit dem Idiotyp-Netzwerk, das sich bei Menschen nach einer Infektion mit dem Hepatitis-B-Virus (HBV) entwickelt. Wir verfolgen damit einen nicht nur rein wissenschaftlichen Zweck: HBV verursacht eine schwere primäre Infektion mit Leberentzündung (Hepatitis); bei chronischem Verlauf entwickeln sich oft andere Lebererkrankungen und sogar Leberkrebs. Eine genaue Kenntnis der vom Virus stimulierten Netzwerke könnte, so glauben wir, einen immunologischen Ansatz zur Verhütung der Hepatitis liefern.

HBV-infizierte Leberzellen setzen virales Hüllprotein frei, und das in großen Mengen. Das Material der Hülle wirkt antigen und ist als Hepatitis-B-Oberflächenantigen, abgekürzt HBsAg, bekannt (das s steht für englisch *surface*, Oberfläche). HBsAg enthält drei verschiedene antigene Strukturen, die mit Buchstaben gekennzeichnet werden. Davon kommt eine, das Antigen *a*, bei allen HBV-Stämmen vor. Die beiden anderen Strukturen variieren, doch gibt es nur vier Kombinationsmöglichkeiten: In jedem Stamm tritt das *d*- beziehungsweise das *y*-Antigen gemeinsam mit dem *w*- oder dem *r*-Antigen auf. Antikörper gegen das *a*-Antigen schützen vor einer neuerlichen Infektion, gleich mit welchem HBV-Stamm.

Unsere bange Frage war, ob menschliche, gegen HBsAg produzierte Antikörper unterschiedliche Idiotypen aufweisen, entsprechend verschiedenen Bindungsstellen für die einzelnen Antigene. Dies würde nämlich unseren Versuch, die von der Infektion ausgelösten Idiotyp-Anti-Idiotyp-Reaktionen aufzuklären, erheblich erschwert und die Chance, irgendwelche Eingriffsmöglichkeiten zu finden, verringert haben. Glücklicherweise aber konnten wir zeigen, daß alle menschlichen HBsAg-Antikörper, die nach einer Hepatitis-B-Infektion oder einer Impfung gebildet werden, denselben Idiotyp besitzen.

Wir gingen dabei so vor, daß wir die Antikörper eines Patienten Kaninchen injizierten und aus deren Blutserum dann den Anti-Idiotyp gewannen (Bild 5). Er reagierte gleich gut mit Antikörpern mehrerer anderer Personen, was darauf schließen ließ, daß er auf allen denselben Idiotyp vorfand. Dieser Idiotyp wird, wie wir feststellten, vom *a*-Antigen induziert. Wir haben nämlich das HBsAg verschiedener Virusstämme daraufhin geprüft, wieweit es die Reaktion des Anti-Idiotyps mit dem menschlichen Antikörper (Ak-1) hemmt. Die Hemmwirkung war bei allen gleich groß, was anzeigt, daß sich der Idiotyp an eine allen Stämmen gemeinsame Determinante bindet. Und dies muß eine Determinante des *a*-Antigens sein.

Die nächste Frage war nun, ob der Kaninchen-Anti-Idiotyp wirklich ein inneres Abbild des *a*-Antigens trägt, also die Form dieses Antigens nachahmt. Dafür sprach zwar, daß das HBsAg die Bindung des Anti-Idiotyps an den menschlichen Ak-1 blockiert. Doch ist das Antigen ein großes Molekül und könnte die Anheftung einfach aufgrund seiner Sperrigkeit verhindern – also auch dann, wenn der Angriffspunkt gar nicht an der Bindungsstelle selbst läge, sondern in einer Gerüstregion. Wir haben deshalb ein wesentlich kleineres Molekül eingesetzt: ein synthetisches Peptid, eine kurze Aminosäurekette, die nur einer der Determinanten im *a*-Antigen entsprach. Es hemmte aber ebenfalls die Bindung des Anti-Idiotyps (Bild 6).

Auch andere Beobachtungen wiesen auf eine Formähnlichkeit zwischen dem Kaninchen-Anti-Idiotyp und HBsAg hin. Antikörper, die alle dasselbe Antigen erkennen, aber aus verschiedenen Arten stammen, können sich – trotz gleichgeformter Bindungsstelle – strukturell unterscheiden. Daher könnte ein Anti-Idiotyp nur mit einem Ak-1 einer ganz bestimmten Art reagieren – dann nämlich, wenn er die chemische

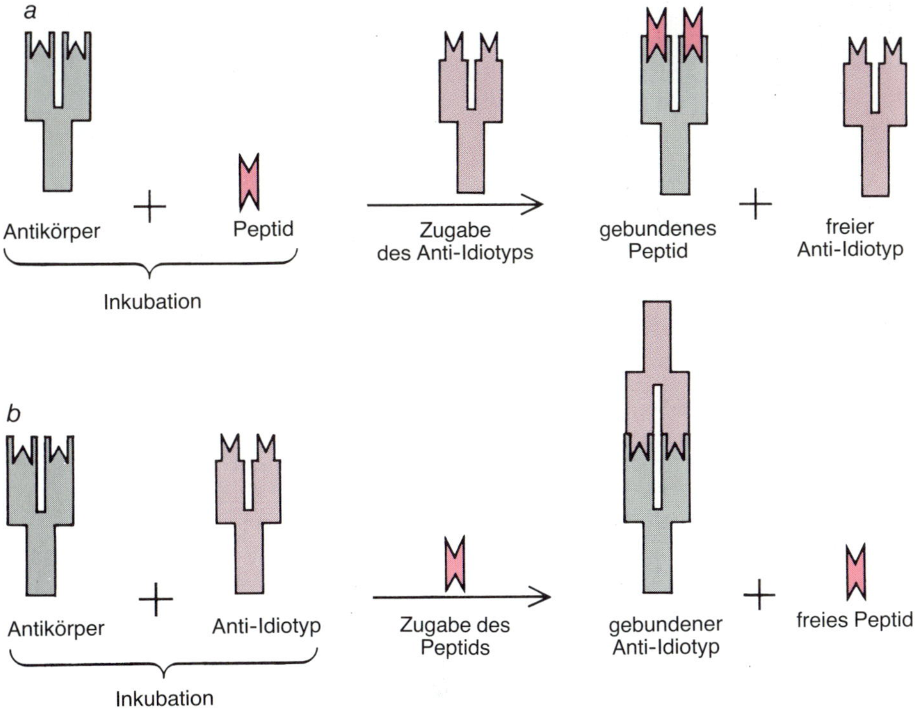

Bild 6: Der von den Autoren in Kaninchen hergestellte Anti-Idiotyp gegen den menschlichen Anti-Hepatitis-B-Antikörper heftet sich dort an die gleiche Stelle wie das Oberflächenantigen des Virus (abgekürzt HBsAg). Wird der menschliche Antikörper mit einem synthetischen Peptid (einer kurzen Aminosäurekette) zusammengebracht, das eine entscheidende Determinante des Oberflächenantigens imitiert, dann kann der Anti-Idiotyp nicht mehr mit dem Antikörper reagieren (*a*). Dessen Idiotyp dürfte also an der besetzten Antigen-Bindungsstelle liegen. Umgekehrt kann auch der Antikörper nicht mehr das Peptid binden, wenn er vorher mit dem Anti-Idiotyp zusammengebracht worden ist (*b*). Daß Antigen und Anti-Idiotyp mit derselben Bindungsstelle auf dem menschlichen Anti-Hepatitis-B-Antikörper reagieren, weist darauf hin, daß die Bindungsstelle des Anti-Idiotyps möglicherweise die äußere Form des Antigens imitiert, also ein sogenanntes inneres Abbild des Antigens trägt.

Struktur der variablen Region und nicht die Form der Bindungsstelle erkennt. In unseren Experimenten aber vermochte der Kaninchen-Anti-Idiotyp außer dem menschlichen Antikörper auch den Ak-1 aus Mäusen, Schimpansen und fünf weiteren Säugetierarten zu binden. Offensichtlich reagiert er also, wie auch das Hepatitis-B-Antigen selbst, aufgrund der Paßform mit der Bindungsstelle des Ak-1.

Ein Anti-Idiotyp als Impfstoff?

Hatte der Kaninchen-Anti-Idiotyp vielleicht auch die gleiche Schutzwirkung wie ein herkömmlicher Hepatitis-B-Impfstoff, der aus HBsAg besteht? Die Idee, daß ein Anti-Idiotyp – mit einem inneren Abbild des Antigens – als Impfstoff gegen den zugehörigen Erreger dienen könnte, hatten Nisonoff und Edmunda Lamoyi, die inzwischen beide am amerikanischen National Institute of Allergy and Infectious Diseases arbeiten, und – unabhängig von ihnen – auch Ivan M. Roitt und seine Mitarbeiter an der Middlesex Hospital Medical School in London.

Zu den ersten dies anscheinend bestätigenden Ergebnissen gehörten die von Jeffrey Bluestone und David H. Sachs am amerikanischen National Cancer Institute, die sich mit der Abstoßung von Hauttransplantaten befaßten. Bei einer solchen Reaktion spricht der Körper auf bestimmte Membranproteine der Fremdzellen an: die sogenannten Histokompatibilitätsantigene (Histokompatibilität bedeutet Gewebeverträglichkeit). Aus dem Blutserum von Mäusen, die fremde Haut verpflanzt bekommen hatten, isolierten Bluestone und Sachs Antikörper gegen solche Histokompatibilitätsantigene, um damit in anderen Arten einen Anti-Idiotyp zu erzeugen. Wenn sie diesen dann wiederum Mäusen injizierten, die kein fremdes Gewebe erhalten hatten, produzierten die Tiere Antikörper, die sich an Histokompatibilitätsantigene binden konnten. Offensichtlich enthielt also die Anti-Idiotyp-Präparation innere Abbilder dieser Antigene. Der imitierende Ak-2 darin mußte im Immunsystem die Bildung eines Ak-3 mit ähnlicher Spezifität wie Ak-1 bewirkt haben.

Die Frage, ob es einen Anti-Idiotyp-Impfstoff geben könne, verfolgte eine zweite Studie von David L. Sacks vom National Institute of Allergy and Infectious Diseases. Er injizierte Mäusen einen monoklonalen Ak-1, der ein Oberflächenantigen des Einzellers *Trypanosoma* erkennt (Trypanosomen erzeugen beim Menschen die afrikanische Schlafkrankheit). Den entstandenen Anti-

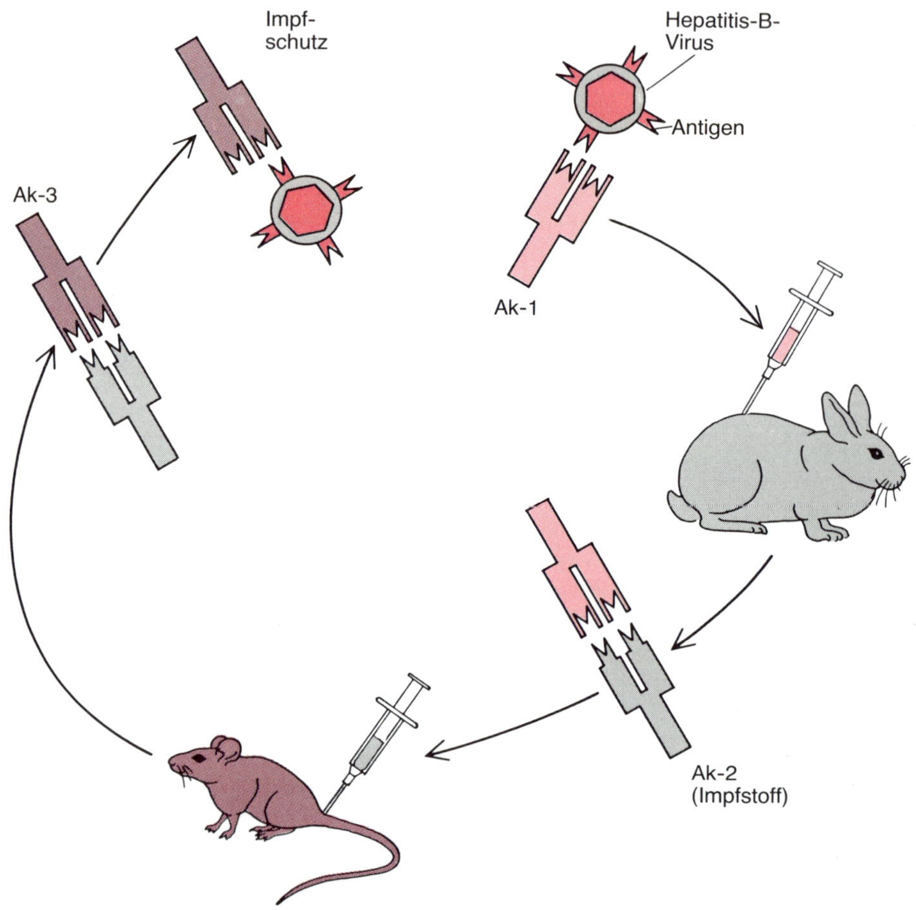

Bild 7: Ein Impfstoff gegen Hepatitis B auf der Basis des Anti-Idiotyps, der ein inneres Abbild des viralen Antigens trägt. Der gegen das Antigen gerichtete menschliche Antikörper (Ak-1) wird einem Kaninchen injiziert, das daraufhin den Anti-Idiotyp (Ak-2) produziert. Dieser wird einer Maus oder einem Schimpansen injiziert; beide stellen dann einen Antikörper (Ak-3) gegen den Anti-Idiotyp her. Da sich das Hepatitis-B-Antigen und der Anti-Idiotyp in der Form gleichen, tun dies auch Ak-1 und Ak-3 – obwohl sie sich biochemisch unterscheiden. Aufgrund dieser Formähnlichkeit kann der Ak-3 – genau wie der Ak-1 – mit dem Antigen reagieren und damit seinen Träger, also etwa den Schimpansen, vor der Virus-Hepatitis schützen. Schimpansen sind deshalb erforderlich, weil Mäuse nicht daran erkranken.

Idiotyp verabreichte er anderen Mäusen – und der schützte sie tatsächlich vor einer sonst tödlichen Dosis Trypanosomen. In späteren Untersuchungen zeigte sich allerdings, daß der Anti-Idiotyp nur schützt, wenn die Mäuse mit jener Maus eng verwandt waren, von der die Zellen für die Produktion des monoklonalen Ak-1 stammten.

Eine solche genetische Beschränkung wies darauf hin, daß der Anti-Idiotyp, der Ak-2, kein inneres Abbild des Antigens trug; sonst hätte er das Immunsystem jeder beliebigen Maus zur Bildung schützender Antikörper veranlassen können. Vermutlich war der Idiotyp, der den Ak-2 induziert hatte, mit Teilen der variablen Region assoziiert, die in genetisch unterschiedlichen Mäusen verschieden sind – selbst bei einander entsprechenden Antikörpern. Damit konnte der Anti-Idiotyp die Bildung eines schützenden Ak-3 – mit derselben Antigen-Spezifität wie der monoklonale Ak-1 – nur in solchen Mäusen veranlassen, die demselben Inzuchtstamm angehören wie die Mäuse, die den Ak-1 geliefert hatten. (Vor kurzem allerdings ist es Sacks und seinen Kollegen gelungen, einen Anti-Idiotyp herzustellen, der doch das innere Abbild eines *Trypanosoma*-Antigens zu tragen scheint und daher keinen solchen genetischen Beschränkungen unterliegen sollte.)

Die Probe aufs Exempel

Um festzustellen, ob sich unser Anti-Idiotyp als Impfstoff gegen Hepatitis B einsetzen ließe, untersuchten wir zunächst, wie sich eine Vorbehandlung mit dem Anti-Idiotyp auf eine nachfolgende Immunreaktion gegen HBsAg auswirkt. Wir injizierten einer Gruppe von Mäusen unseren Kaninchen-Anti-Idiotyp, während eine Kontrollgruppe ein unspezifisches Kaninchen-Immunglobulin erhielt. Anschließend konfrontierten wir beide Gruppen mit HBsAg und prüften mit Hilfe eines speziellen Tests auf passende Antikörper. Dazu beschichtet man rote Blutkörperchen von Schafen mit HBsAg und bringt auf eine Lage solcher Zellen *B*-Zellen aus der Milz der Mäuse auf. Dann fügt man Proteine des Komplementsystems hinzu: Es bewirkt in einem komplizierten Wechselspiel von Reaktionen die Zerstörung von Zellen, an die Antikörper gebunden sind. Im Umfeld einer *B*-Zelle zerstörte Blutzellen machen sich als Loch, als sogenannter Plaque, im Zellrasen bemerkbar.

Zu unseren freudigen Überraschung traten um die Milzzellen der mit dem Anti-Idiotyp vorbehandelten Mäuse deutlich mehr Plaques auf als um die der Kontrolltiere. Die Vorbehandlung hatte, so schien es, die spätere Immunantwort verstärkt. Auch als eine Gruppe von Mäusen nur den Anti-Idiotyp von HBsAg erhielt, konnten wir entsprechende antikörper-produzierende Zellen nachweisen. Ein getrennter Test, in dem wir nicht die Milzzellen, sondern das Blutserum prüften, bestätigte das Ergebnis: Der Anti-Idiotyp allein kann die Produktion eines gegen das virale Antigen gerichteten Antikörpers bewirken (Bild 7).

Wie verhält es sich nun mit den dritten Antikörpern (Ak-3), deren Bildung wiederum vom Anti-Idiotyp (Ak-2) veranlaßt wird? Entsprechen sie denen, die nach einer natürlichen Infektion mit HBV entstehen?

Diese Ak-1-Antikörper erkennen ja das allen Virus-Stämmen gemeinsame *a*-Antigen. Um festzustellen, ob die gegen den Anti-Idiotyp gebildeten Antikörper auch mit dem *a*-Antigen reagieren, mußten wir sie isolieren. Dazu ließen wir Blutserum der mit Ak-2 behandelten Mäuse über eine mit HBsAg beladene Säule laufen und wuschen schließlich den gebundenen Ak-3 aus der Säule aus. Dann testeten wir, wieweit das HBsAg verschiedener Virus-Stämme den Ak-3 daran hindert, sich an Ak-2 zu heften. In allen Fällen ließ sich eine Hemmung beobachten, und dies zeigte an, daß der Ak-3, genau wie der menschliche Ak-1, das *a*-Antigen erkennt.

Wir haben auch den Mäuse-Ak-3 direkt mit dem menschlichen Ak-1 verglichen, indem wir sie gemeinsam um die Bindung an den Kaninchen-Ak-2 konkurrieren ließen. Der menschliche, vor dem Hepatitis-B-Virus schützende Antikörper reagierte dabei ungefähr genauso stark mit dem Anti-Idiotyp wie unser experimentell erzeugter Mäuse-Ak-3.

Diese Ergebnisse führten uns zu dem Schluß, daß der gegen den Anti-Idiotyp gebildete Ak-3 Immunität gegen Hepatitis B verleihen kann. Um aber prüfen zu können, ob der Kaninchen-Anti-Idiotyp auch als Impfstoff für Menschen geeignet ist, brauchten wir ein entsprechendes Tiermodell. Mäuse entwickeln zwar eine Immunreaktion gegen injiziertes HBsAg, doch löst das Virus selbst bei ihnen keine Erkrankung aus. Schimpansen dagegen erkranken, und daher eignen sie sich dazu, die Wirksamkeit eines Impfstoffs gegen den Erreger zu erproben.

In Zusammenarbeit mit Jorg W. Eichberg und Robert E. Lanford von der Southwest Foundation for Biomedical Research impften wir zwei Schimpansen mehrmals mit dem Kaninchen-Anti-Idiotyp und zwei weitere – zur Kontrolle – mit unspezifischem Immunglobulin. Dann erhielten alle vier Tiere infektiöse HBV-Partikel injiziert. Die beiden Kontrolltiere begannen zu erkranken: Ihr Blutserum wies eine erhöhte Konzentration von Leberenzymen sowie andere Krankheitsanzeichen auf; die mit dem Anti-Idiotyp vorbehandelten Affen blieben dagegen völlig symptomfrei.

Bislang sind unsere Experimente mit Schimpansen der überzeugendste Beweis für die Wirksamkeit eines Anti-Idiotyps als Impfstoff. Vorläufigen Ergebnissen nach könnten Anti-Idiotypen aber auch als Impfstoff gegen andere Krankheiten dienen. So schützt eine Vorbehandlung mit Anti-Idiotypen Mäuse teilweise oder sogar völlig vor diversen menschlichen Erregern wie Sendaiviren (sie gehören zu den Parainfluenza-Viren), Reoviren (sie rufen bei Kindern ein Hepatitis-Enzephalitis-Syndrom hervor), Tollwut-, Herpes-simplex- und Polioviren sowie vor verschiedenen krankheitserregenden Einzellern und Bakterien.

Vor- und Nachteile

Impfstoffe aus Anti-Idiotypen hätten – wenn sie sich auch beim Menschen als wirksam erweisen – mehrere Vor-

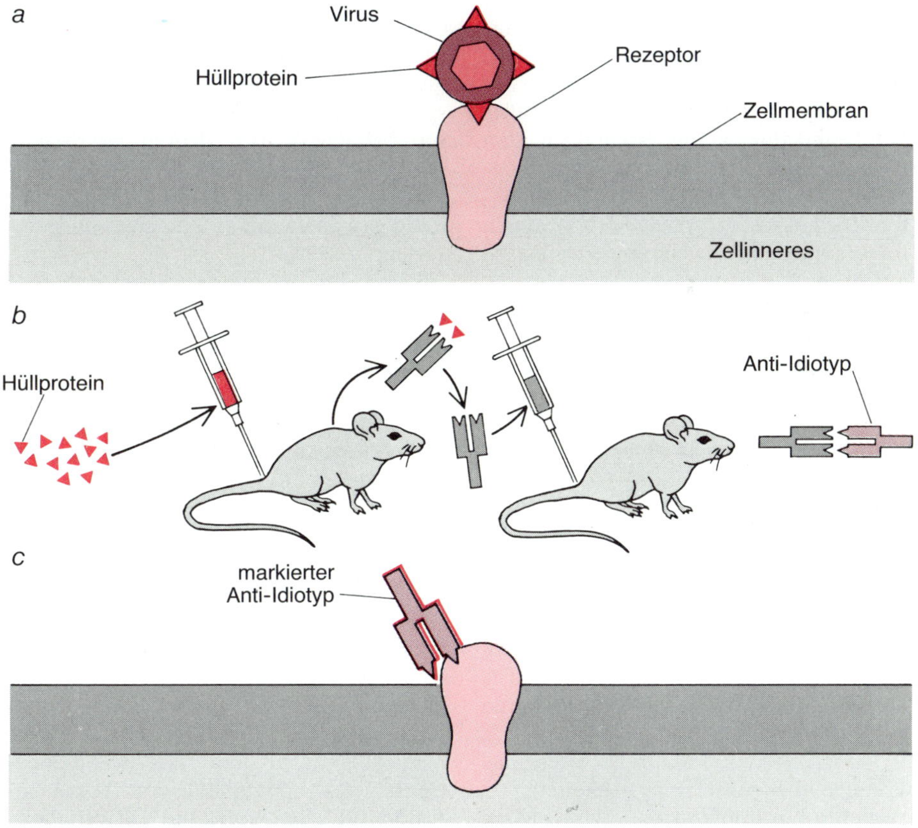

Bild 8: Mit einem Anti-Idiotyp läßt sich auch feststellen, an welcher Stelle der Zelloberfläche ein viraler Erreger seine Attacke beginnt. Damit ein Virus eine Zelle infizieren kann, muß sich zunächst ein Teil seiner Proteinhülle an einen Rezeptor, ein komplementäres Molekül der Zelloberfläche, binden (*a*). Mit dem viralen Protein läßt sich in einem Versuchstier ein Antikörper erzeugen, der in einem zweiten Tier die Produktion eines Anti-Idiotyps anregt (*b*). Trägt dieser Anti-Idiotyp ein inneres Abbild des ursprünglichen Antigens (also des viralen Proteins), dann kann er sich auch an dessen Rezeptor auf der Zelloberfläche binden (*c*). Markiert man den Anti-Antikörper mit fluoreszierenden oder elektronendichten Substanzen, so läßt sich sein Ziel auf der Zelloberfläche licht- oder elektronenmikroskopisch identifizieren. Diese Methode ist dann von Nutzen, wenn das Virus selbst schwierig zu isolieren und daher nur schlecht als Sonde für den Oberflächen-Rezeptor zu verwenden ist.

teile. Die derzeit üblichen Vakzine enthalten entweder den Krankheitserreger in totem oder abgeschwächtem Zustand oder ein gereinigtes Antigen. Viele Antigene aber, so auch das HBsAg, lassen sich nur schwer reinigen, obgleich man sie heute – soweit es sich um Proteine handelt – auf gentechnologischem Wege herstellen kann. Die antigenen Bestandteile vieler Einzeller und Bakterien allerdings bestehen aus Kohlenhydraten oder Fetten und lassen sich nicht auf diesem oder rein synthetischem Wege produzieren. Auch die andere Möglichkeit, den Erreger selbst zu verabreichen, ist nicht immer empfehlenswert, denn abgeschwächte Organismen können gelegentlich ihre Virulenz wiedergewinnen.

Ein Impfstoff aus Anti-Idiotypen dagegen ließe sich einfach mittels der Herstellungstechnik für monoklonale Antikörper gewinnen. Er würde nicht das Risiko bergen, ausgerechnet die Krankheit zu verursachen, vor der er schützen soll.

Auch die Spezifität solcher Impfstoffe ist von Vorteil. Ein Anti-Idiotyp regt ausschließlich die Bildung von Antikörpern gegen die eine antigene Determinante an, deren inneres Abbild er trägt. Ein abgeschwächter Krankheitserreger dagegen besitzt unter Umständen außer der Determinante, die Schutz vor dem Erreger induziert, noch mehrere andere. Manche davon könnten Determinanten des körpereigenen Gewebes ähneln und damit eine Autoimmunreaktion auslösen.

Von Anti-Idiotyp-Impfstoffen könnten besonders Neugeborene profitieren. Ihr unausgereiftes Immunsystem ist nämlich noch nicht imstande, gegen bestimmte bakterielle Erreger, deren äußere Hüllschicht aus einer Zuckerverbindung besteht, Antikörper herzustellen. Herkömmliche Impfstoffe gegen diese Bakterien sind deshalb bei Neugeborenen wirkungslos. Ein Anti-Idiotyp mit ähnlicher Form wie die Hüllsubstanz könnte jedoch – da er ein Protein ist – eine Immunantwort auslösen. Daß eine solche Impfung wirksam ist, wurde bereits an neugeborenen Versuchstieren demonstriert.

Verschiedene Faktoren allerdings könnten die Einsatzmöglichkeiten von Anti-Idiotyp-Impfstoffen beim Menschen einschränken. Bei manchen Menschen mag die Injektion eines tierischen Anti-Idiotyp-Serums allergische Reaktionen und Fieber auslösen. Zudem ist das idiotypische Netzwerk so komplex, daß sich ein Anti-Idiotyp möglicherweise nicht immer nur im beabsichtigten Sinne auswirkt. Zwar lösen viele Anti-Idiotypen offenbar eine ähnliche Immunreaktion wie das Antigen selbst aus, andere aber hemmen möglicherweise das Immunsystem in der Weise, wie Jerne es postuliert hatte.

Wir haben bei Mäusen einen solchen Effekt beobachtet. Erhielten die Tiere einen Anti-Idiotyp – gegen einen monoklonalen Mäuse-Antikörper, der für das Herpes-simplex-Virus spezifisch war –, so verkürzte dies ihre Überlebensdauer, wenn wir sie später mit dem Virus infizierten.

Anti-Idiotypen als Waffe gegen Krebs?

Anti-Idiotypen mögen sich auch gegen Krebs als hilfreich erweisen – vielleicht zur vorbeugenden Impfung wie auch zur Behandlung. Ein Krebs des Immunsystems kann in einem einzigen Klon von *B*- oder *T*-Zellen entstehen; dann zeigen alle Krebszellen an ihrer Oberfläche denselben Idiotyp. Ein geeigneter Anti-Idiotyp könnte also – zumindest theoretisch – alle Krebszellen vernichten, ohne die normalen Zellen zu schädigen.

Ronald Levy und seine Mitarbeiter an der medizinischen Fakultät der Stanford-Universität haben viele Patienten, die an *B*-Zell-Lymphomen litten, mit spezifischen Anti-Idiotypen aus Mäusen behandelt. Ein Patient ist inzwischen seit fünf Jahren ohne Rückfall, und in ungefähr der Hälfte aller anderen Fälle gab es deutliche Zeichen von Besserung.

Neue Untersuchungen dieser Arbeitsgruppe sowie von Jeffrey Cossman und seinen Kollegen am amerikanischen National Cancer Institute weisen allerdings darauf hin, daß sich während der Behandlung mit einem Anti-Idiotyp neue Krebszellen bilden können, die einen anderen Idiotyp besitzen. Um mit diesen unterschiedlichen Zellen fertigzuwerden, muß man wahrscheinlich auch eine Vielzahl von Anti-Idiotypen einsetzen.

Einen anderen Weg, um Krebs mit Anti-Idiotypen zu bekämpfen, schlugen Keith A. Krolick vom Health Science Center der Universität von Texas in San Antonio sowie Ellen S. Vitetta und Jonathan W. Uhr vom Health Science Center der Universität von Texas in Dallas ein. Sie koppelten ein pflanzliches Gift, das Ricin, an einen Anti-Idiotyp, und dieses Gespann tötete tatsächlich kultivierte leukämische *B*-Zellen von Mäusen ab. Der Anti-Idiotyp hatte sich an die Oberflächenrezeptoren der *B*-Zellen geheftet und dabei das hochgiftige Molekül gezielt angebracht, so daß es spezifisch die Krebszelle zerstören konnte. Bei weitergehenden Versuchen an lebenden Mäusen mit *B*-Zell-Leukämie ließ sich eine Verlangsamung des Krebswachstums beobachten.

Möglicherweise lassen sich sogar die körpereigenen Anti-Idiotypen zur Bekämpfung von Krebs auf den Plan rufen. So konnten Dorothee Herlyn und Hilary Koprowski vom Wistar-Institut für Anatomie und Biologie in Philadelphia in einer Studie eine Besserung bei Patienten mit Dickdarm- und Enddarmkrebs erreichen, wenn sie ihnen monoklonale Mäuse-Antikörper spritzten, die spezifisch gegen eine Determinante auf der Oberfläche der Krebszellen gerichtet waren. Viele Patienten produzierten einen Anti-Idiotyp gegen den Mäuse-Antikörper. Koprowski vermutete, daß dieser Anti-Idiotyp ein inneres Abbild des Krebsantigens trägt und damit das Immunsystem anregte, gegen die Krebszellen selbst vorzugehen.

Vor kurzem berichtete dieselbe Gruppe über die Bildung eines solchen Anti-Idiotyps in Versuchstieren. Er trug ein inneres Abbild des Haupt-Tumorantigens von Dickdarmkrebs. Bekamen andere Tiere ihn injiziert, so entstand ein Antikörper (Ak-3), der mit dem Tumorantigen reagierte. Er stimmte mit dem monoklonalen Antikörper (Ak-1) überein, der die Bildung des Anti-Idiotyps ausgelöst hatte.

Anti-Idiotypen und Autoimmunkrankheiten

Die ungewöhnlichen Kunstgriffe, für die sich Anti-Idiotypen geradezu anbieten, machen sie auch für die Erforschung verschiedener Krankheitsmechanismen interessant. So haben es inzwischen Anti-Idiotypen ermöglicht, die Strukturen auf der Zelloberfläche zu identifizieren, über die ein Virus in die Zelle eindringt (Bild 8).

Ausgangspunkt war ein Antikörper, der den Teil der viralen Proteinhülle erkennt, der für die Anheftung des Virus an die Zelloberfläche verantwortlich ist. Ein gegen diesen Antikörper gerichteter Anti-Idiotyp wird, wenn er das verantwortliche Molekül imitiert, den passenden Rezeptor auf der Zelloberfläche finden und besetzen. Auf diese Weise haben Mark I. Greene und Bernard N. Fields – sie sind heute an der medizinischen Fakultät der Universität von Pennsylvania beziehungsweise der Harvard-Universität tätig – den Rezeptor für Reoviren auf Nerven- und Immunzellen identifiziert. Und wir konnten so auf Leberzellen den mutmaßlichen Rezeptor für HBV ausmachen.

Die Forschungsergebnisse über die Anti-Idiotypen deuten darauf hin, daß Idiotyp-Anti-Idiotyp-Reaktionen möglicherweise einige Autoimmunkrankhei-

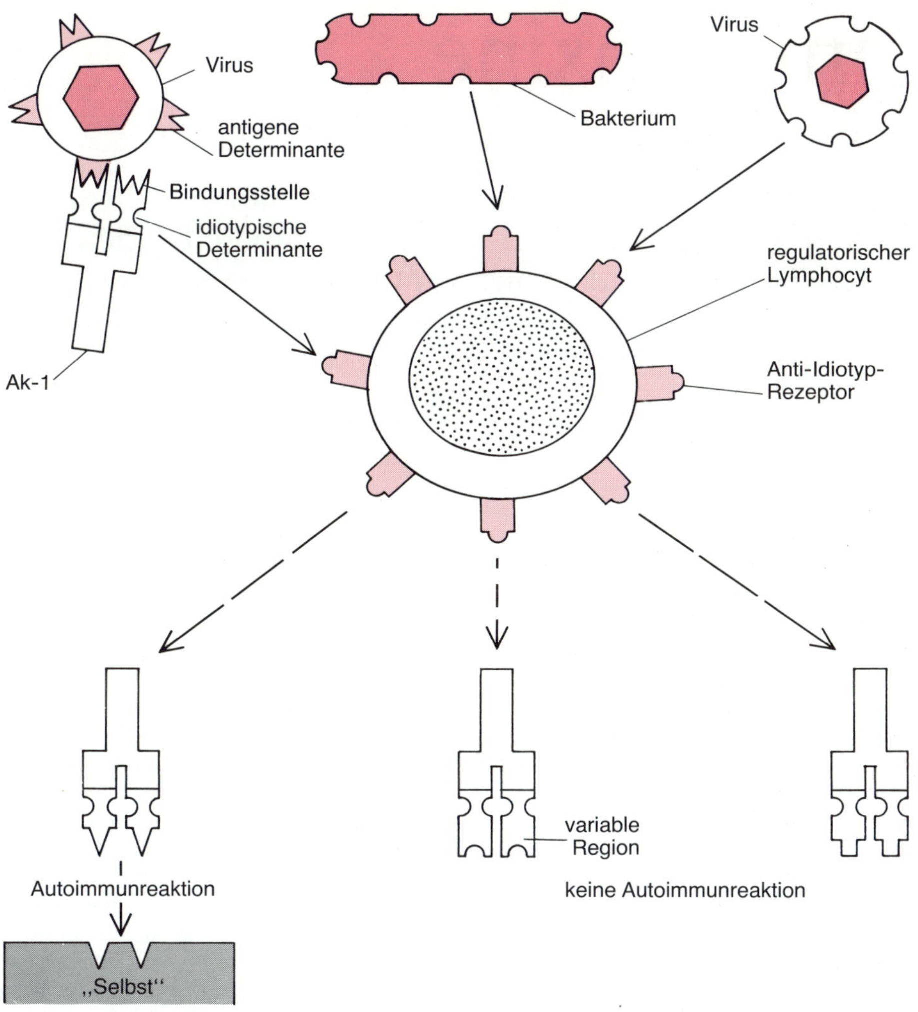

Bild 9: Eine Autoimmunerkrankung könnte durch Reaktionen zwischen Idiotypen und Anti-Idiotypen entstehen. Ausgangspunkt einer der Hypothesen ist, daß die idiotypischen Determinanten eines Antikörpers nicht alle genau an seiner Bindungsstelle selbst liegen müssen. Ein solcher gegen ein Bakterium oder ein Virus gebildeter Antikörper (links oben) könnte regulatorische Lymphocyten stimulieren, deren Anti-Idiotyp-Rezeptoren nicht die Form des ursprünglichen Antigens imitieren. Statt dieser Antikörper könnte auch der Erreger selbst diese Lymphocyten stimulieren – mit einer Oberflächen-Determinante, die einem körpereigenen Idiotyp ähnelt (oben). Die regulatorischen Zellen würden wiederum in anderen Lymphocyten die Produktion einer neuen Garnitur von Antikörpern auslösen (unten). Da die idiotypische Determinante mit der Bindungsstelle der Antikörper, auf denen sie vorkommt, nichts zu tun hat, brauchen die neuen Antikörper keinerlei funktionelle Ähnlichkeit mehr mit dem ursprünglichen Antikörper aufzuweisen. Sie können ganz andere Spezifitäten haben. Sind sie gegen körpereigenes Gewebe gerichtet, erfolgt eine Autoimmunreaktion. Vorläufige Ergebnisse weisen darauf hin, daß dieser Mechanismus für die Entstehung von rheumatischer Arthritis und systemischem Lupus erythematodes verantwortlich sein könnte.

ten heraufbeschwören. Eine davon ist die Myasthenia gravis, eine extreme Muskelschwäche mit rascher Ermüdung. Ursache der Symptome ist letztlich eine Immunreaktion gegen den Acetylcholin-Rezeptor, ein Membranmolekül, über das der Muskel chemische Signale von den Nervenzellen empfängt.

Bernard F. Erlanger und Norbert H. Wassermann haben mit ihren Kollegen von der Columbia-Universität in New York versucht, diesen immunologischen Angriff nachzuvollziehen. Sie erzeugten in Kaninchen Antikörper gegen eine Substanz, die sich an den Acetylcholin-Rezeptor bindet, und damit dann in anderen Kaninchen einen Anti-Idiotyp. Dieser trug offenbar das Abbild von einem entscheidenden Teil der bindenden Substanz, denn er konnte sich ebenfalls an den Acetylcholin-Rezeptor der Kaninchen heften. Und dadurch erzeugte er bei den Tieren Symptome von Myasthenia gravis. Kürzlich gelang es W. L. Cleveland in Zusammenarbeit mit Erlanger und Wassermann, die Krankheit auch bei Mäusen zu erzeugen, indem er ihnen Zellen injizierte, die einen ähnlichen monoklonalen Anti-Idiotyp produzierten.

Bei der Myasthenia gravis könnte also ein Anti-Idiotyp, dessen Bildung durch irgend etwas im Körper induziert wurde, mit dem Acetylcholin-Rezeptor reagieren und ihn damit blockieren oder zerstören. Bei der Basedow-Krankheit hingegen, einer durch anomales Schilddrüsenwachstum gekennzeichneten Autoimmunerkrankung, bewirkt möglicherweise ein Anti-Idiotyp gerade das Gegenteil. Die Krankheit ließ sich nämlich bei Versuchstieren durch Injektion eines Anti-Idiotyps auslösen, der gegen Thyreotropin-Antikörper gerichtet war. Thyreotropin ist ein Hormon, welches das Schilddrüsenwachstum anregt. Der Anti-Idiotyp imitierte es vermutlich und vermochte daher dessen Rezeptor zu besetzen und die Schilddrüse zum Wachsen zu bringen. Wenn ebensolche Wechselwirkungen spontan im menschlichen Organismus auftreten, könnten sie die Krankheit verursachen.

Auch bei zwei weiteren Autoimmunkrankheiten, der rheumatischen Arthritis und dem Lupus erythematodes (siehe den Beitrag über diese Erkrankung im vorliegenden Buch), weist einiges auf eine Beteiligung von Anti-Idiotypen hin. Ein Symptom und vielleicht zugleich ein grundlegender Aspekt des Entstehungsmechanismus beider Erkrankungen ist, daß im Blutserum bestimmte Antikörper auftauchen. Bei der rheumatischen Arthritis sind es die Rheumafaktoren (Antikörper gegen einen Abschnitt der Immunglobulinmoleküle), beim Lupus erythematodes hingegen Antikörper gegen die Erbsubstanz DNA. Bei jedem Patienten haben diese Antikörper einen gemeinsamen Idiotyp, dürften also mit einem einzigen Anti-Idiotyp in Wechselwirkung treten. Denkbar ist, daß dieser Anti-Idiotyp an der Entstehung der jeweiligen Krankheit beteiligt ist, indem er die Produktion der Antikörper anregt.

Die Kompliziertheit der Idiotyp-Anti-Idiotyp-Reaktionen kann also die Ursache für komplexe, höchst unterschiedliche Erkrankungen sein. Sie macht aber auch subtile Eingriffe ins Immunsystem zur Verhütung und Behandlung von Krankheiten denkbar. Immerhin scheint heute die Möglichkeit in greifbare Nähe gerückt, daß man das immunologische Netzwerk mit Hilfe von Anti-Idiotypen manipulieren kann, um bestimmte Infektionen zu verhüten und einige Formen von Krebs zu behandeln. Wenn erst einmal ein tieferer Einblick in die Wechselwirkungen von Idiotypen und Anti-Idiotypen gewonnen ist, lassen sich vielleicht auch solche Krankheiten heilen, die von einem Defekt im Netzwerk selbst herrühren. Und es läßt sich sogar berechtigt darüber spekulieren, ob nicht eines Tages ein Anti-Idiotyp als Impfstoff oder Medikament gegen einen ganz anderen Defekt des Immunsystems dienen könnte: gegen AIDS.

Immuntoxine

Im Kampf gegen Krebs zeichnet sich eine neue Waffe ab: ein im Prinzip einfaches System aus einem Zellgift und einem monoklonalen Antikörper, der sich gezielt an Krebszellen heftet. Solche Immuntoxine sollten diese Krebszellen zerstören, normale Zellen aber verschonen.

Von R. John Collier und Donald A. Kaplan

Wie läßt sich bei einem Patienten eine bestimmte Gruppe von Zellen vernichten, ohne daß die anderen in Mitleidenschaft gezogen werden? Mit diesem schwierigen Problem hat die Chemotherapie von Krebs und einigen anderen Krankheiten zu kämpfen.

Eine Krebszelle ist eine entartete, außer Kontrolle geratene normale Körperzelle. Nicht länger im Wachstum beschränkt, teilt sie sich rasch; die entstehende Krebsgeschwulst dringt in das umgebende Gewebe vor und kann Tochtergeschwülste in weiter entfernten Geweben bilden.

Die meisten heute verfügbaren Chemotherapeutika gegen Krebs sind Substanzen, die von schnell wachsenden Zellen aufgenommen werden, also in erster Linie auf solche Zellen schädlich wirken. Leider ist damit nur ein Mindestmaß an Selektivität erfüllt; denn auch normale Zellen bleiben nicht verschont. So kann eine Dosis, die hochwirksam Krebszellen vernichtet, für den Patienten tödlich sein, und selbst niedrigere Dosen können eine ganze Reihe schädlicher Nebenwirkungen haben.

Die Alternative dazu wäre eine Art Wunderwaffe, die nur ihre vorgegebenen Zielzellen zerstört, ohne die anderen merklich zu beeinträchtigen. Ein solcher Waffentyp sind die Antibiotika. Sie können Bakterien töten oder an der Vermehrung hindern, ohne dabei menschliche Zellen anzugreifen; sie hemmen nämlich Stoffwechselprozesse, die nur prokaryontischen kernlosen Zellen, also Bakterien, eigen sind. Schon schwieriger ist es, entsprechend zielsichere selektive Giftstoffe gegen eukaryontische Krankheitserreger wie Pilze oder Parasiten zu entwickeln, denn die Zellen dieser schädigenden Organismen gleichen in ihrem Stoffwechsel zu sehr den Zellen des befallenen Säugers.

Ein anderer Typ von Wunderwaffen wären solche, die – wie von Zauberhand geführt – von selbst ein vorgegebenes Angriffsziel, eine entartete Zellsorte etwa, finden könnten. Das heißt, das Mittel selbst, der Gefechtskopf gewissermaßen, wäre zwar für die meisten Zellen giftig, könnte aber – dank der zielfindenden „Trägerrakete" – nur an eine bestimmte Population von Zellen herankommen. Die in den letzten zehn Jahren erreichten Fortschritte auf dem Gebiet der Zelloberflächen-Immunologie, die Entwicklung monoklonaler Antikörper und neue Erkenntnisse über bestimmte hochgiftige Naturstoffe lassen einen solchen Weg nun gangbar erscheinen.

Die Trägerrakete: ein monoklonaler Antikörper

Das Prinzip ist einfach: Man entwickle einen monoklonalen Antikörper, der sich nur an seine Zielzellen bindet, und koppele ihn mit einem toxischen Molekül. Dieses Antikörper-Toxin-Gespann, das Immuntoxin, sollte dann sehr effektiv seine vorgegebenen Zielzellen, nicht aber andere Körperzellen abtöten (Bild 2). In der Praxis allerdings ergeben sich – wie wir später erläutern werden – noch viele Schwierigkeiten, und bis sich Immuntoxine als Standardmedikamente einsetzen lassen, ist noch ein weiter Weg. Immerhin haben mehrere Wissenschaftler bereits zeigen können, daß Immuntoxine zielsicher in Kultur gehaltene Zellen abzutöten vermögen. Das Verfahren wird derzeit an Tieren erprobt.

Die lipidhaltige Plasmamembran lebender Zellen ist mit Hunderten von Molekülen, meist Proteinen, besetzt, von denen einige Kohlenhydratketten tragen. Die Oberflächenmoleküle haben unterschiedliche Aufgaben bei der Kommunikation und im Stoffwechsel der Zellen zu erfüllen. Viele unterscheiden sich von Art zu Art und von Individuum zu Individuum, und selbst in einem Individuum sind wieder viele von Zelltyp zu Zelltyp verschieden. Noch bedeutsamer aber ist, daß gewisse bösartige Zellen einige nur ihnen eigene Oberflächenmoleküle besitzen, in denen sie sich sogar von normalen Zellen desselben Gewebes unterscheiden.

Injiziert man einem Tier menschliche Zellen, so werden sie anhand der abweichenden Zellmarker vom tierischen Körper als fremd erkannt. Sie wirken daher als Antigene, auf die das Immunsystem mit der Produktion von Antikörpern reagiert. Antikörper sind hochspezifische Proteinmoleküle, die genau die Antigene erkennen und fest binden, die ihre Produktion ausgelöst haben. Ihre Aufgabe ist es, die Abwehrreaktionen in Gang zu setzen, die schädliche Fremdsubstanzen neutralisieren oder zerstören.

Seit einiger Zeit nutzen Wissenschaftler auch die Spezifität von Antikörpern aus, um bestimmte Zellen oder Moleküle aufzuspüren, zu identifizieren, zu markieren und von anderen zu trennen (Bild 1). Mit Antikörpern, die gegen bestimmte menschliche Zellen gerichtet sind, sollte es also gelingen, eben diese Zellen von anderen zu unterscheiden.

Schon zu Beginn unseres Jahrhunderts hatte der Vater der Chemotherapie, der deutsche Immunologe und Bakteriologe Paul Ehrlich, die Idee, daß Antikörper irgendwie dazu dienen könnten, chemisch angekoppelte Giftstoffe zu bestimmten Zellen zu befördern. Noch bis vor wenigen Jahren allerdings war dies unmöglich. Antikörper, die nur mit ei-

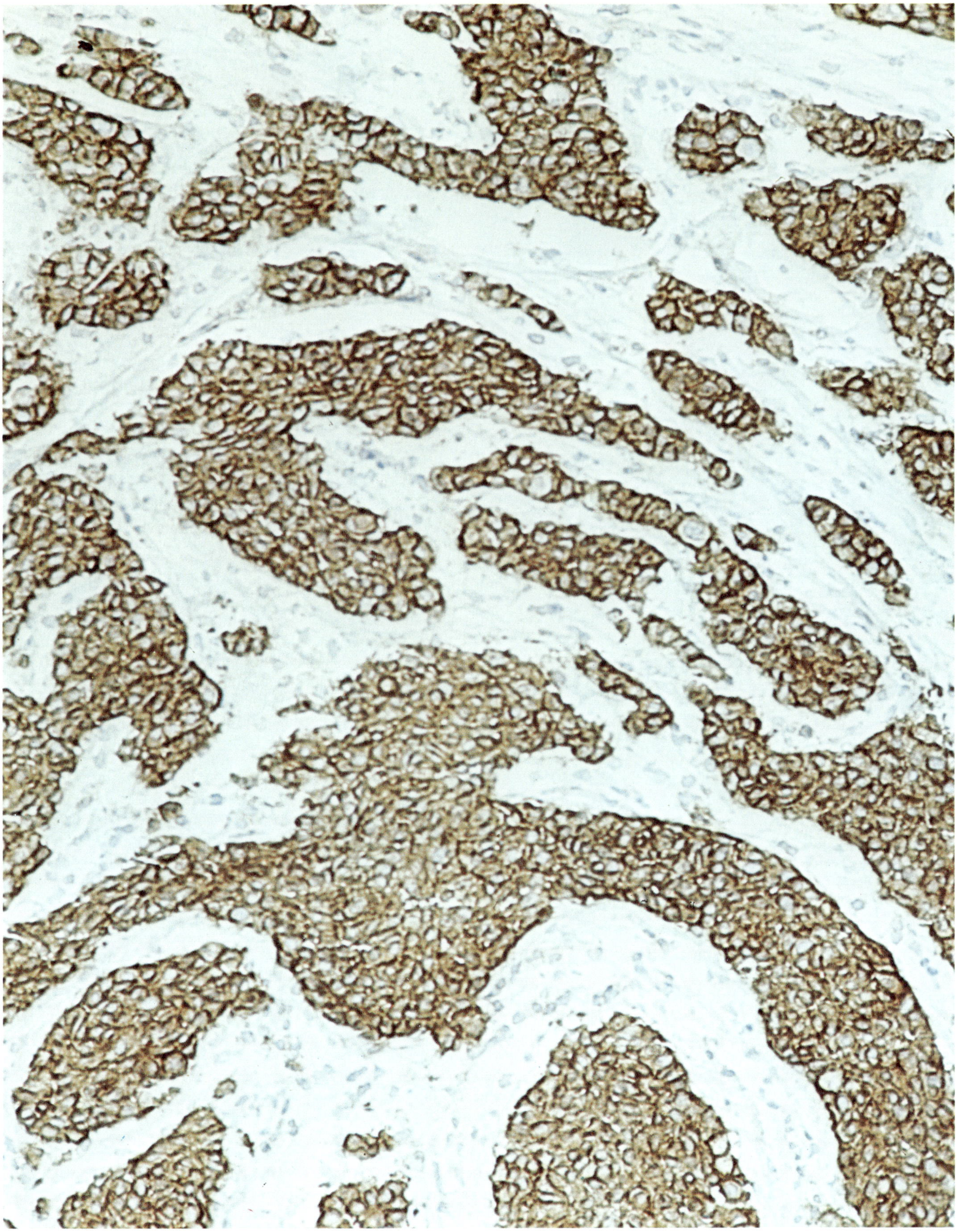

Bild 1: Wie dieser Gefrierschnitt eines Brustkarzinoms erkennen läßt, finden monoklonale Antikörper zielgerichtet „ihre" Krebszellen. Sie binden sich spezifisch an ein tumorassoziiertes Antigen, ein für diese Zellen charakteristisches Molekül der Plasmamembran. Die Antikörper wurden mit der sogenannten Immunperoxidase-Technik sichtbar gemacht: Die von ihnen besetzten Zelloberflächen erscheinen dadurch braun; hellblau gegengefärbt sind die Kerne der entarteten und normalen Zellen. Die Mikrophotographie stammt ebenso wie der verwendete Antikörper aus dem Labor von Arthur E. Frankel bei der Cetus Corporation. Monoklonale Antikörper, wie der hier eingesetzte, lassen sich mit bestimmten Zellgiften koppeln; die entstehenden Immuntoxine binden sich an Krebszellen und vernichten sie, ohne normale Körperzellen dabei zu schädigen.

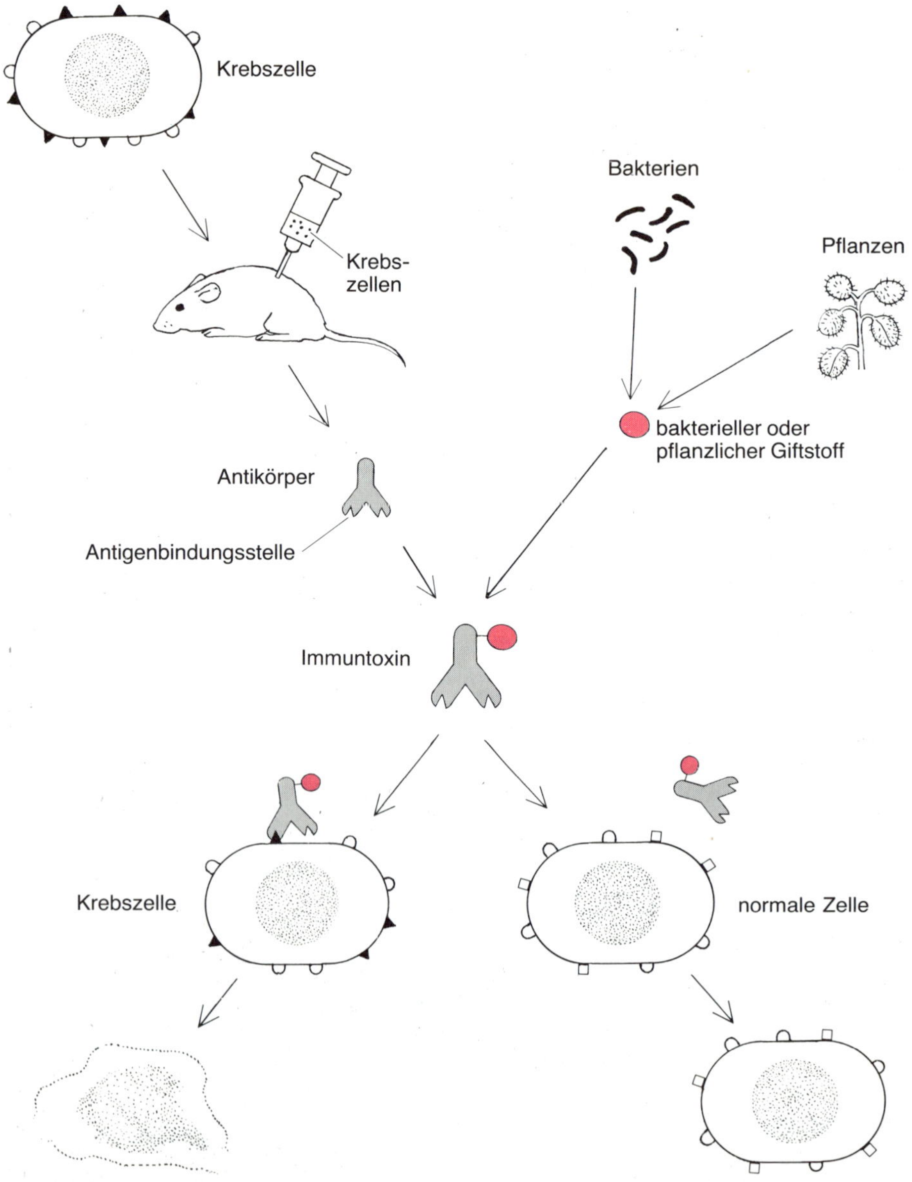

Bild 2: Im Prinzip ist die Herstellung eines Immuntoxins einfach. Krebszellen tragen auf ihrer Oberfläche neben anderen Molekülen tumorassoziierte Antigene (schwarz). Werden sie einer Maus injiziert, so bildet das Immunsystem des Tieres Antikörper gegen dieses Antigen. Ein solcher Antikörper läßt sich mit einem Zellgift zu einem Immuntoxin koppeln. Das Immuntoxin bindet sich an das Tumor-Antigen der Krebszellen und tötet sie (links unten). Da es sich an die Antigene normaler Zellen nicht heftet (rechts unten), bleiben diese verschont.

nem einzigen Antigen reagierten und sich daher zuverlässig nur an eine einzige Sorte von Zellen banden, konnten nur in winzigen Mengen gewonnen werden; denn es war schwierig, sie aus dem Gemisch von Antikörpern im Blutserum eines immunisierten Tieres zu isolieren. Jeder spezifische Antikörper wird von Plasmazellen synthetisiert und abgegeben, welche aus einem bestimmten Klon sogenannter B-Lymphozyten, die auf die Produktion eben dieses Antikörpers ausgerichtet sind, hervorgehen. Doch einen solchen Klon (die Gesamtheit der Nachkommen einer einzigen Zelle) im Labor zu vermehren, war unmöglich, da sich die Antikörper produzierenden Zellen nicht in Kulturmedien züchten ließen.

Das Problem wurde 1975 gelöst, als Cesar Milstein vom Laboratorium für Molekularbiologie des Medical Research Council in Cambridge in Zusammenarbeit mit Georges Köhler die Hybridom-Technik entwickelte. Milstein war es gelungen, B-Lymphozyten mit den verwandten, aber krebsartig veränderten Myelomzellen zu verschmelzen. Die entstehenden Hybridzellen oder Hybridome vereinigen die Eigenschaften der beiden Ursprungszellen: Wie die B-Lymphozyten produzieren sie genau einen Typ von Antikörpern, und wie die Myelomzellen lassen sie sich unbegrenzt in Zellkultur züchten. Aus einer einzelnen Hybridomzelle kann man auf diese Weise einen Klon identischer Zellen gewinnen, der eine nahezu unerschöpfliche Quelle für einen sogenannten monoklonalen, gegen ein bestimmtes Antigen gerichteten Antikörper ist.

Nach diesem Prinzip läßt sich auch ein monoklonaler Antikörper gewinnen, der einen bestimmten Zelltyp erkennt. Dazu impft man Labormäuse mit einer Reinkultur der interessierenden Zellen oder mit den abgetrennten Plasmamembranen, die ja die Oberflächen-Antigene tragen (Bild 3). Danach werden die B-Zellen des immunisierten Tieres isoliert und mit Myelomzellen verschmolzen. Ein Test zeigt schließlich, welche der entstandenen Hybridome einen monoklonalen Antikörper produzieren, der sich nur an die kultivierten Zielzellen oder an ihre Membranen bindet, nicht aber – oder nur schlecht – an andere Zellen und Membranen. Die Bindung monoklonaler Antikörper ist zwar selten absolut spezifisch, kann es aber in hohem Maße sein. Eine gewisse Ungenauigkeit rührt daher, daß das von ihnen erkannte Antigen auch auf anderen Zellen – wenn auch sehr viel spärlicher als auf den Zielzellen – vorkommt.

Der Gefechtskopf: ein Zellgift

Noch ehe es monoklonale, gegen Zelloberflächen-Antigene gerichtete Antikörper gab, hatten Wissenschaftler die Giftstoffe untersucht, die zur Vernichtung von Krebszellen von solchen Antikörpern übertragen werden könnten. Mehrere Kandidaten standen dabei zur Wahl: einmal die bereits erwähnten toxischen Medikamente, die zur Chemotherapie von Krebs eingesetzt werden, ferner radioaktive Isotope von chemischen Elementen, die – wie Jod etwa für die Schilddrüse – eine besondere Affinität zu bestimmten Geweben haben, und schließlich natürlich vorkommende giftige Proteine, die von manchen Bakterien, Pflanzen und Tieren produziert werden.

All diese Kandidaten sind inzwischen mit Antikörpern gekoppelt und getestet worden. Der Forschungsschwerpunkt lag dabei auf den natürlichen toxischen Proteinen, von denen einige zu den stärksten bekannten Zellgiften zählen. Unter geeigneten Bedingungen kann schon ein einziges Molekül des vom Diphtherie-Erreger *Corynebacterium diphtheriae* abgegebenen Toxins eine menschliche Zelle töten. Gleiches gilt für das im Rizinussamen enthaltene Protein Ricin. Wir haben vor allem mit dem Diphtherietoxin gearbeitet.

Das Diphtherietoxin ist ein Enzym, das in nichtbakteriellen Zellen einen wesentlichen Faktor der Proteinbiosynthese inaktiviert (Bild 4). Es katalysiert die Übertragung von Adenosindiphosphat-

Ribose auf ein Protein, den sogenannten Elongationsfaktor 2 (EF-2). Diesen Faktor benötigen die Zellorganellen der Proteinbiosynthese, die Ribosomen, um die zu produzierende Aminosäurekette zu verlängern. Er wird nun durch die Bindung der aus dem Elektronenüberträger Nicotinamid-adenin-dinucleotid (NAD) stammenden ADP-Ribose inaktiviert. Ein einzelnes Diphtherietoxin-Molekül kann auf diese Weise innerhalb eines Tages die meisten (wenn nicht alle) der zwei Millionen EF-2-Moleküle einer typischen tierischen Zelle inaktivieren. Unfähig zur Proteinsynthese, stirbt dann die Zelle.

Wahrscheinlich ist es gerade ein Kennzeichen der meisten hochgiftigen Proteine, daß sie als Enzyme arbeiten, daß also ein Toxin-Molekül nacheinander eine große Zahl von Zielmolekülen inaktiviert. So haben Sjur Olsnes und Alexander A. Pihl mit ihren Mitarbeitern am Norsk-Hydro-Krebsforschungsinstitut in Oslo gezeigt, daß auch Ricin und einige verwandte Pflanzengifte über einen enzymatischen Prozeß wirken, der (allerdings anders als beim Diphtherietoxin) die Ribosomen selbst inaktiviert.

Starke Zellgifte, wie die von uns beschriebenen, sollten sich bestens zur Herstellung schlagkräftiger Immuntoxine eignen. Doch gibt es dabei ein schwerwiegendes Problem: Toxin-Moleküle besitzen eigene Bindungsstellen, mit denen sie sich an fast alle Säugerzellen anheften können. Diese unspezifische Bindungsfähigkeit bleibt auch im Immuntoxin erhalten, wenn Toxin-Molekül und Antikörper nur einfach gekoppelt werden. Ein solches Gespann wird sich nicht nur an die vom Antikörper erkannten Zielzellen binden, sondern an fast jede beliebige Zelle; es wird daher normale Zellen genauso wirkungsvoll abtöten wie entartete. Man muß also irgendwie die toxineigenen Zellbindungsstellen ausschalten, damit sich der Giftstoff nur über den an ihn gekoppelten Antikörper anheften kann.

Einen gangbaren Weg wiesen eingehende Untersuchungen über die Struktur toxischer Proteine aus den frühen siebziger Jahren. Damals hatten einer von uns (Collier) zusammen mit Kollegen an der Universität von Kalifornien in Los Angeles (UCLA) sowie D. Michael Gill, Alwin M. Pappenheimer jr. und ihre Mitarbeiter an der Harvard-Universität festgestellt, daß das intakte Diphtherietoxin-Molekül die ADP-Ribosylierung von EF-2 nicht katalysieren konnte. Die enzymatische Aktivität ließ sich erst beobachten, nachdem das Molekül in zwei verschieden große Teile gespalten worden war. Dazu mußte zunächst die lange Polypeptidkette des Toxins durch eine Protease, ein proteinspaltendes Enzym, in zwei Teilketten zerlegt und dann eine Disulfidbrücke gespalten werden, welche die beiden Teile noch zusammenhielt. (Als Disulfidbrücke bezeichnet man die chemische Bindung zwischen zwei Schwefel-Atomen, die mit einer Polypeptidkette verbunden sind.)

Die kürzere der beiden Teilketten, die sogenannte A-Kette, erwies sich als Träger der enzymatischen Aktivität: Sie konnte – von der längeren B-Kette abgespalten – den Elongationsfaktor 2 in Zellextrakten inaktivieren (Bild 5). Die B-Kette dagegen verband sich mit Zellrezeptoren auf der Plasmamembran, sorgte also für die Anheftung des Toxins an die Zelloberfläche. Keine der beiden Ketten allein war für intakte Zellen gif-

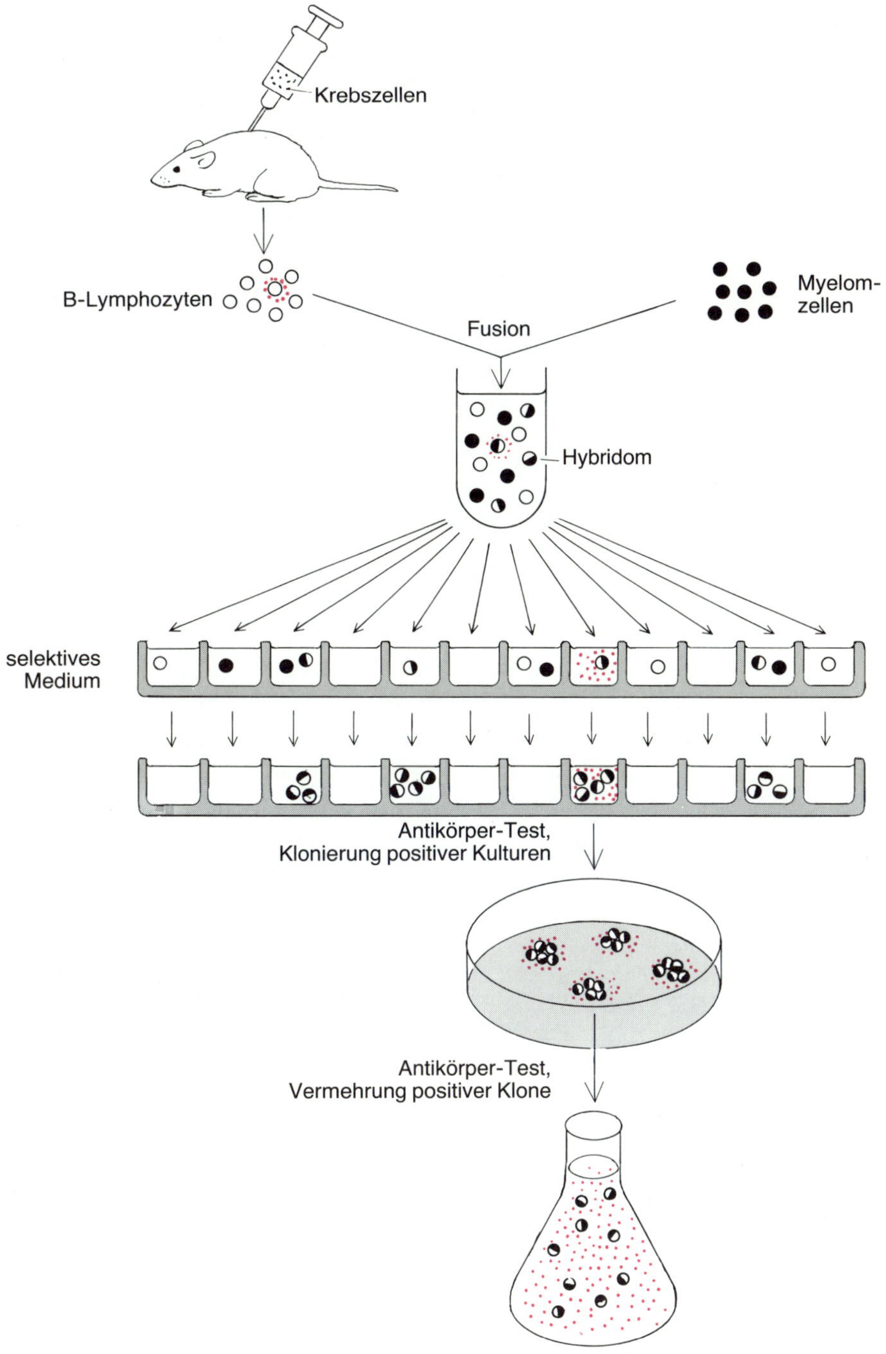

Bild 3: Zur Gewinnung zellspezifischer monoklonaler Antikörper werden einer Maus die entsprechenden Zellen injiziert und die B-Lymphozyten des immunisierten Tiers dann mit den nahe verwandten, aber entarteten Myelomzellen verschmolzen. Erfolgreich fusionierte Zellen, sogenannte Hybridome, lassen sich daran erkennen, daß sie in einem selektiven Nährmedium überleben und sich vermehren. Sie haben die potentielle Unsterblichkeit der Myelomzellen und können praktisch unbegrenzt weitergezüchtet werden. Einige Hybridome produzieren den gewünschten Antikörper (farbig). Eine Kultur solcher Zellen wird dann extrem verdünnt auf Nährböden ausgebracht, wo sich die einzelnen Zellen zu je einem Klon, einer Kolonie identischer Zellen, vermehren, die alle den gleichen Antikörper produzieren. Dieser Klon wird weitervermehrt und liefert fortlaufend den gewünschten monoklonalen Antikörper.

tig, was bedeutet, daß hier beide Prozesse, die Bindung an den Rezeptor und die ADP-Ribosylierung, für den Vergiftungsprozeß notwendig sind.

Ähnliche Eigenschaften wurden auch bei Ricin und einigen anderen pflanzlichen Giftstoffen festgestellt. Jedes dieser Toxine besteht aus zwei über eine Disulfidbrücke verbundenen Ketten: einer A-Kette mit enzymatischer Aktivität und einer B-Kette, die für die Bindung des Toxins an die Zelloberfläche sorgt.

Verschiedene Wissenschaftler schlossen daraus, daß die toxineigene Rezeptorbindungsfähigkeit ausgeschaltet sein sollte, wenn es gelänge, nur die A-Kette mit einem spezifischen Antikörper zu koppeln. Dann sollte allein die Spezifität des Antikörpers bestimmen, an welche Zellen sich das Immuntoxin bindet, und folglich könnte es auch nur diese Zellen

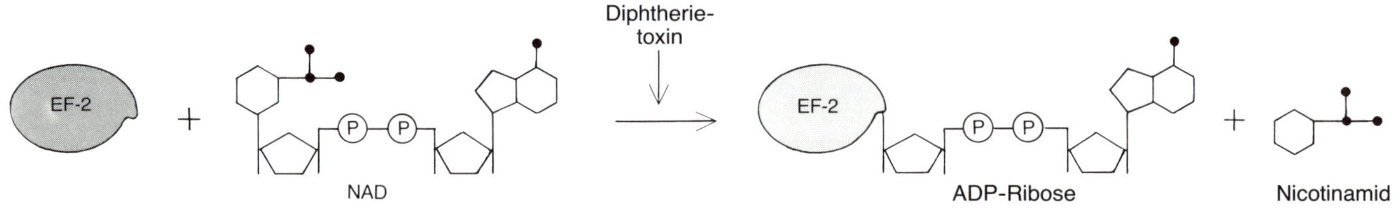

Bild 4: Das Toxin des Diphtherie-Erregers, ein starkes Zellgift, wirkt als Enzym: Es katalysiert die Übertragung von Adenosindiphosphat-Ribose von dem Elektronenüberträger Nicotinamid-adenin-dinucleotid (NAD) auf den Elongationsfaktor 2 (EF-2). Der für die Proteinbiosynthese unerläßliche Faktor wird dadurch inaktiviert. Ein einziges Toxin-Molekül kann binnen eines Tages alle EF-2-Moleküle einer Zelle ausschalten.

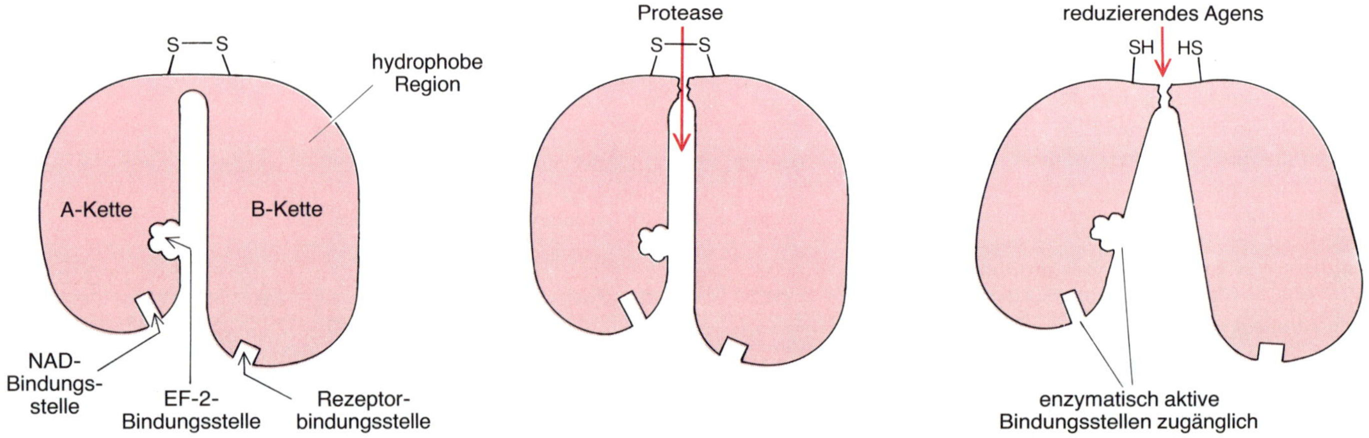

Bild 5: Das Toxin-Molekül (links) entfaltet seine Wirkung erst, wenn es in zwei Ketten gespalten ist. Die kürzere A-Kette trägt enzymatisch aktive Bindungsstellen, welche die Übertragung von ADP-Ribose auf EF-2 katalysieren. Die B-Kette besitzt neben einer Bindungsstelle für Zellrezeptoren noch eine hydrophobe (wassermeidende) Region, die sich in die ebenfalls hydrophoben Membranen der Zelle einlagern kann. Ein Weg, die unspezifische Bindungsfähigkeit des intakten Toxins auszuschalten, besteht darin, nur die A-Kette mit einem Antikörper zu koppeln. Die A-Kette läßt sich von der B-Kette abtrennen, indem man die Peptidbindung (Mitte) und die Disulfidbrücke (S-S) zwischen den beiden Ketten spaltet (rechts). Ähnliches passiert in der Zelle. Dadurch werden die enzymatisch aktiven Bindungsstellen Substratmolekülen zugänglich.

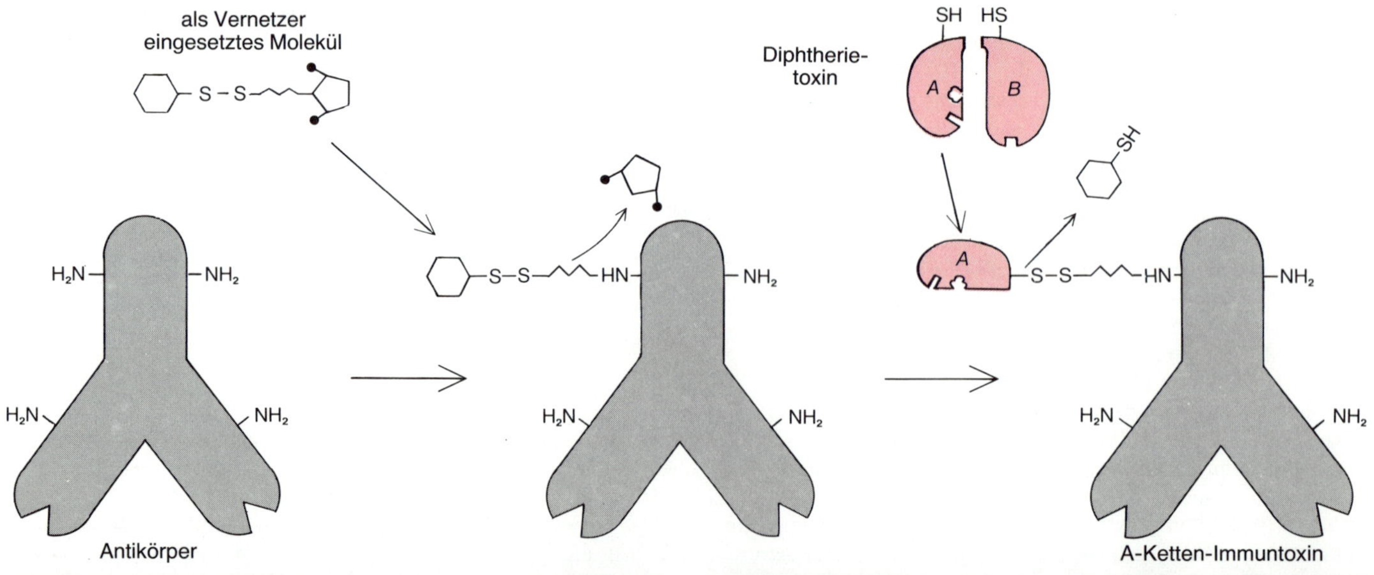

Bild 6: Ein Antikörper gegen ein tumorassoziiertes Antigen (links) wird mit der A-Kette zu einem A-Ketten-Immuntoxin zusammengekoppelt. Die Quervernetzung geschieht über ein Molekül, das eine Disulfidbrücke enthält. Es wird mit seinem einen Ende unter Abspaltung des Fünferrings an eine Aminogruppe (NH_2) des Antikörpers gebunden (Mitte), sein anderes Ende wird durch die A-Kette des Diphtherie-Toxins ersetzt (rechts).

vernichten. Da zudem die isolierte A-Kette praktisch ungiftig ist (weil sie sich nicht an Zellen zu binden vermag), konnten auch keine unspezifisch wirksamen Giftstoffe entstehen, wenn das Immuntoxin zufällig im Körper in A-Ketten und Antikörper zerlegt werden sollte.

Da bei den Giftstoffen, mit denen wir arbeiteten, die beiden Ketten über Disulfidbrücken miteinander verbunden sind, lag es nahe, auch A-Kette und Antikörper über eine solche Bindung zu koppeln (Bild 6). Disulfidbrücken werden im Zellinneren ohne weiteres aufgebrochen. Folglich sollte die A-Kette in der Zielzelle leicht freigesetzt und damit ihre enzymatisch aktive Bindungsstelle zugänglich werden (Bild 5).

Die ersten Immuntoxine

Monoklonale zellspezifische Antikörper waren damals nicht leicht zu haben. Deshalb beschlossen mehrere Arbeitsgruppen, die A-Ketten an Hormone oder Lektine zu koppeln, um damit die Richtigkeit des Grundkonzepts zu prüfen. Hormone binden sich nämlich ebenfalls an bestimmte Zellrezeptoren; und die Lektine, ungiftige Pflanzenproteine, binden sich begierig an verschiedene Glykoproteine und Glykolipide der Zellaußenseite. Als erstes gelang es David M. Neville jr. und seinen Mitarbeitern am National Institute of Mental Health, die A-Kette eines Toxins mit einem Hormon zu koppeln.

D. Gary Gilliland und einer von uns (Collier) verbanden die A-Kette des Diphtherietoxins mit dem Lektin Concanavalin A. Das Gespann wirkte schon in geringer Konzentration auf Kulturen menschlicher Zellen giftig. Wurde dem Kulturmedium ein Überschuß an ungekoppeltem Concanavalin A zugesetzt, so ließ sich die Giftwirkung unterdrücken. Offensichtlich band sich das freie Lektin an die Zelloberfläche und hinderte das Lektin-Toxin-Gespann daran sich anzuheften.

Damit hatte sich unsere Hoffnung erfüllt: Die Bindung des Kopplungsprodukts an die Zellen wurde tatsächlich durch die Lektinkomponente kontrolliert. Zu ähnlichen Ergebnissen kamen Tsuyoshi Uchida und Yoshio Okada an der Universität Osaka; sie hatten die A-Kette des Diphtherietoxins mit einem anderen Lektin gekoppelt.

Etwa um diese Zeit berichteten Wissenschaftler anderer Laboratorien von der erfolgreichen Isolierung monoklonaler Antikörper gegen Zelloberflächen-Antigene. Einige dieser Antikörper waren gegen tumorassoziierte Antigene gerichtet, also gegen solche, die auf den Oberflächen normaler Zellen – wenn überhaupt – nur sehr spärlich zu finden sind. So entwickelten Zenon Steplewski und Hilary Koprowski am Wistar-Institut in Philadelphia einen monoklonalen Antikörper, der sich an die Zellen eines menschlichen Dickdarmkarzinoms (englisch *colorectal carcinoma*, CRC) band, nicht aber an eine Reihe anderer Zellen. Die Arbeitsgruppen von Wistar und UCLA entschlossen sich daraufhin, zusammenzuarbeiten und mit diesem Antikörper Immuntoxine herzustellen.

An der UCLA wurde nicht nur die A-Kette des Diphtherietoxins, sondern auch die des Ricins mit dem Antikörper gekoppelt. Die Wistar-Gruppe prüfte dann, ob die beiden Immuntoxine die Proteinsynthese hemmen konnten. Dazu wurden Kulturen von CRC-Zellen und Melanomzellen 24 Stunden lang mit dem Immuntoxin und – in Parallelversuchen – mit dem ungekoppelten Antikörper, mit freien A-Ketten sowie mit intakten Diphtherietoxin-Molekülen inkubiert. Ein anschließender Test zeigte, wie gut die Zellen noch Aminosäuren in Proteine einbauen konnten.

Die Ergebnisse waren ermutigend (Bild 7). Selbst in ziemlich geringer Konzentration konnten die beiden A-Ketten-Immuntoxine die Proteinbiosynthese der CRC-Zellen – nicht aber die der Melanomzellen – wirkungsvoll hemmen. Das intakte Diphtherietoxin wirkte auf beide Zellsorten stark giftig, seine freie A-Kette aber war – wie die des Ricins – nur schwach giftig. Die ungekoppelten Antikörper schließlich konnten die Proteinbiosynthese nicht beeinträchtigen.

Die Antikörper-Komponente bestimmte also tatsächlich die Spezifität des Immuntoxins für CRC-Zellen, und die Toxin-Komponente kam tatsächlich in diesen Zellen zur Wirkung. Damit war zum ersten Mal gezeigt, daß ein monoklonaler, gegen ein Tumor-Antigen

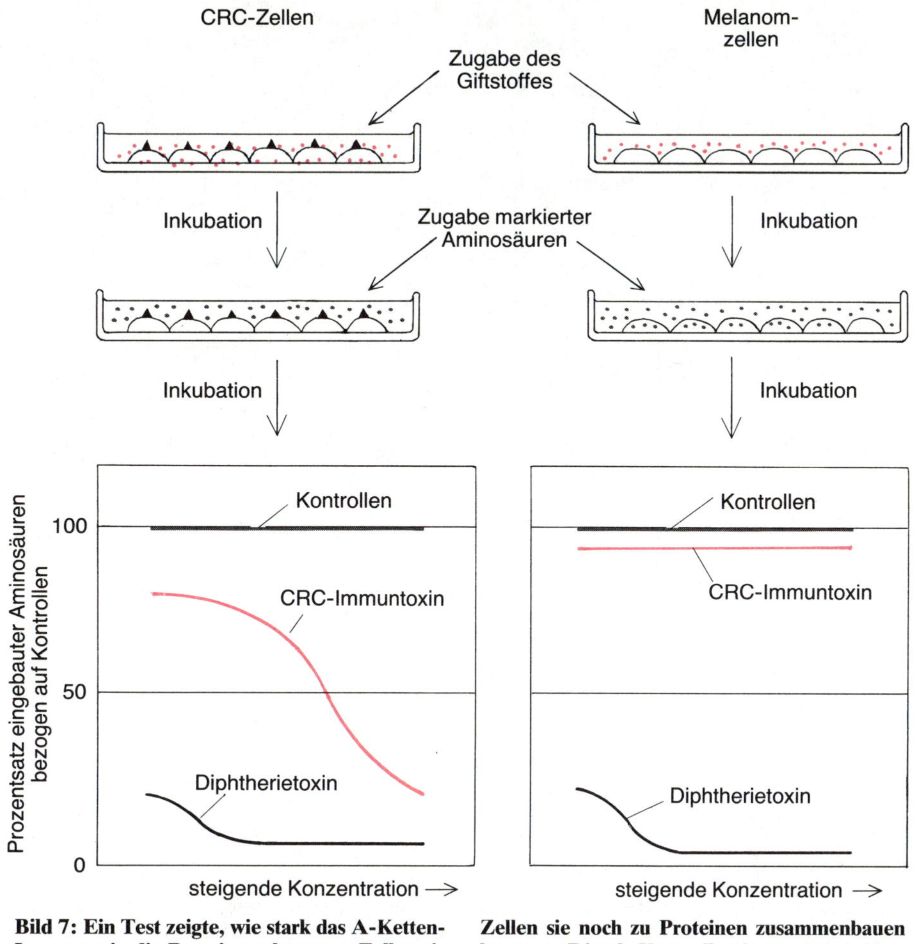

Bild 7: Ein Test zeigte, wie stark das A-Ketten-Immuntoxin die Proteinsynthese von Zellen eines Dickdarmkarzinoms (englisch *colorectal carcinoma*, CRC) hemmen konnte, gegen die sein monoklonaler Antikörper gerichtet war. Kulturen von CRC- und Melanomzellen wurden entweder mit dem Immuntoxin, der ungekoppelten A-Kette, dem freien Antikörper oder mit dem intakten Diphtherietoxin behandelt. Dann gab man radioaktiv markierte Aminosäuren zu, um zu bestimmen, wie weit die Zellen sie noch zu Proteinen zusammenbauen konnten. Die als Kontrollen benutzten A-Ketten und Antikörper beeinträchtigten den Einbau von Aminosäuren nur wenig oder gar nicht. Das Diphtherietoxin blockierte die Proteinsynthese sowohl in den CRC-Zellen (links) als auch in den Melanomzellen (rechts). Das Immuntoxin hingegen wirkte nur auf CRC-Zellen hochgiftig. In gleicher Weise wurde auch die A-Kette des aus Rizinus-Samen stammenden Ricins mit dem Antikörper gekoppelt und geprüft.

gerichteter Antikörper ein starkes Gift gezielt gegen bestimmte Zellen lenken konnte. Ungefähr zur gleichen Zeit berichteten Keith A. Krolick, Ellen S. Vitetta und Jonathan W. Uhr vom Health Science Center der Universität von Texas in Dallas, daß die A-Kette des Ricins gezielt in leukämische Mäusezellen gelangt, wenn sie mit einem Antikörper gegen ein Antigen dieser Zellen gekoppelt wird.

Der Weg in die Zelle

Die Immuntoxine der ersten Generation – mit den A-Ketten als toxischer Komponente – waren nur ein vielversprechender erster Schritt. Denn ihre Giftwirkung gegenüber den Zielzellen variierte stark; in einigen Fällen war sie um Größenordnungen schlechter als die des intakten Ausgangstoxins.

Ungefähr zur gleichen Zeit, als über dieses rätselhafte Verhalten berichtet wurde, begannen sich auch schon einige mögliche Gründe dafür abzuzeichnen. Zweifellos kann der enzymatisch aktive Teil eines Toxins seine Arbeit nur im Zytoplasma der Zelle verrichten, denn dort sind die EF-2-Moleküle (das Angriffsziel des Diphtherietoxins) und die Ribosomen (das Angriffsziel des Ricins) zu finden. Wie aber ein Toxin oder ein anderes großes Protein überhaupt in eine Zelle kommt, darüber war damals nur wenig bekannt. Wir hatten anfangs einfach gehofft, daß unsere Lektin-Toxin-Moleküle und später unsere Immuntoxine schon irgendwie ihren Weg in die Zellen finden würden; wie oder mit welchem Wirkungsgrad genau, wußten wir freilich nicht.

Inzwischen ist bekannt, daß viele Proteine – und auch größere Partikel wie etwa die cholesterintransportierenden Lipoproteine geringer Dichte (LDL, *low density lipoprotein*) – durch sogenannte rezeptorgekoppelte Endozytose ins Innere der Zelle gelangen.

Die Plasmamembran der Zellen ist regelrecht mit Rezeptoren gespickt, und jeder ist für ein spezielles Protein oder Partikelchen zuständig. Auch das Diphtherietoxin dürfte sich an einen solchen Rezeptor heften (Bild 8). Dieser hat normalerweise wohl eine durchaus nützliche Funktion, wird von dem Toxin aber einfach in Beschlag genommen. Der besetzte Rezeptor wandert zu einem der vielen Stachelsaum-Grübchen auf der Zelloberfläche (sofern er nicht schon darin sitzt). Dort stülpt sich die Plasmamembran nach innen und schnürt ein Membranbläschen, ein sogenanntes Endosom, ab, das die Rezeptoren samt ihrer Fracht ins Zellinnere transportiert.

Ein vom Endosom eingeschlossenes Diphtherietoxin-Molekül befindet sich zwar im Zellinneren, aber die Endosomenmembran hält ihn von seinen Substraten EF-2 und NAD fern. Wie die A-Kette aus dem Endosom herauskommt und zu ihren Zielmolekülen gelangt, ist noch nicht endgültig geklärt. Einigen Hinweisen nach bewirkt die saurer werdende Umgebung im Endosom, daß sich das Diphtherietoxin-Molekül in die Endosomenmembran einlagert. Offensichtlich wird dann die Disulfidbrücke zwischen A- und B-Kette von reduzierenden Verbindungen des Zytoplasmas gespalten. So kann die A-Kette ins Zytoplasma gelangen, während die B-Kette in der Endosomenmembran zurückbleibt.

Alles in allem ist das Diphtherietoxin offenbar ein ungewöhnliches, hochspezialisiertes Enzym. Es hat mindestens drei verschiedene Aufgaben zu erfüllen: Es muß sich an einen Rezeptor binden, sich in die Endosomenmembran einlagern und schließlich ADP-Ribose auf EF-2 übertragen. Wie erwähnt, wird die erste Aufgabe von der B-Kette und die letzte von der A-Kette übernommen.

Kürzlich wurde nun nachgewiesen, daß die B-Kette auch die Einlagerung in die Membran besorgt. In einem ihrer Abschnitte sitzen gehäuft hydrophobe (wassermeidende) Aminosäuren, die sich leicht in die ebenfalls hydrophobe Lipidmembran einlagern können.

Wie das Ricin ins Zytoplasma gelangt, ist weniger gut erforscht. Anscheinend spielt hier das saure Milieu der Endosomen keine Rolle. Doch steigert sich die Toxizität der A-Kette bei anwesender B-

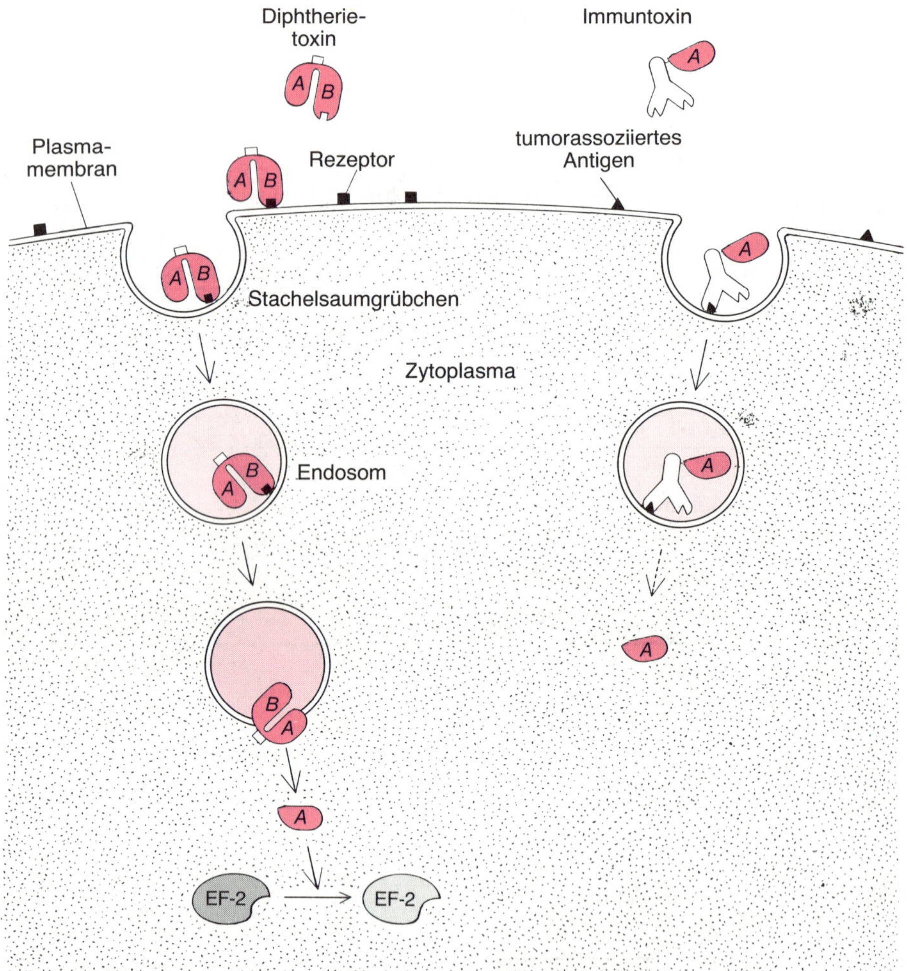

Bild 8: Das intakte Diphtherietoxin (links) gelangt vermutlich durch rezeptorgekoppelte Endozytose in die Zelle. Die B-Kette des Toxins bindet sich unspezifisch an einen der vielen Rezeptoren auf der Zelloberfläche und wird von diesem dann zu einem der zahlreichen Stachelsaum-Grübchen transportiert. Dort stülpt sich die Plasmamembran nach innen und schnürt sich zu einem sogenannten Endosom ab. Das saurer werdende Milieu im Inneren des Bläschens (helle Farbe) bewirkt, daß sich die B-Kette mit ihrer hydrophoben Region in die Endosomenmembran einlagert. Die A-Kette passiert offensichtlich die Membran und gelangt – von der B-Kette abgespalten – ins Zytoplasma, wo sie EF-2 inaktiviert. Ein A-Ketten-Immuntoxin hingegen bindet sich vermutlich nur an ein tumorspezifisches Antigen (rechts). Es dürfte ebenfalls in ein Stachelsaum-Grübchen und von dort, in einem Endosom eingeschlossen, ins Zellinnere gelangen. Irgendwie kann auch die A-Kette das Endosom verlassen, allerdings nur schlecht; deshalb sind A-Ketten-Immuntoxine weniger wirksam als das intakte Ausgangstoxin.

GTG AGC AGA AAA CTG TTT GCG TCA ATC TTA ATA GGG GCG CTA CTG GGG ATA GGG GCC CCA CCT TCA GCC CAT GCA

(fMet) Ser Arg Lys Leu Phe Ala Ser Ile Leu Ile Gly Ala Leu Leu Gly Ile Gly Ala Pro Pro Ser Ala His Ala

-21 -11 -1

GGC GCT GAT GAT GTT GTT GAT TCT TCT AAA TCT TTT GTG ATG GAA AAC TTT TCT TCG TAC CAC GGG ACT AAA CCT GGT TAT GTA GAT TCC

Gly Ala Asp Asp Val Val Asp Ser Ser Lys Ser Phe Val Met Glu Asn Phe Ser Ser Tyr His Gly Thr Lys Pro Gly Tyr Val Asp Ser

1 10 20 30

ATT CAA AAA GGT ATA CAA AAG CCA AAA TCT GGT ACA CAA GGA AAT TAT GAC GAT GAT TGG AAA GGG TTT TAT AGT ACC GAC AAT AAA TAC

Ile Gln Lys Gly Ile Gln Lys Pro Lys Ser Gly Thr Gln Gly Asn Tyr Asp Asp Asp Trp Lys Gly Phe Tyr Ser Thr Asp Asn Lys Tyr

31 40 50 60

GAC GCT GCG GGA TAC TCT GTA GAT AAT GAA AAC CCG CTC TCT GGA AAA GCT GGA GGC GTG GTC AAA GTG ACG TAT CCA GGA CTG ACG AAG

Asp Ala Ala Gly Tyr Ser Val Asp Asn Glu Asn Pro Leu Ser Gly Lys Ala Gly Gly Val Val Lys Val Thr Tyr Pro Gly Leu Thr Lys

61 70 80 90

GTT CTC GCA CTA AAA GTG GAT AAT GCC GAA ACT ATT AAG AAA GAG TTA GGT TTA AGT CTC ACT GAA CCG TTG ATG GAG CAA GTC GGA ACG

Val Leu Ala Leu Lys Val Asp Asn Ala Glu Thr Ile Lys Lys Glu Leu Gly Leu Ser Leu Thr Glu Pro Leu Met Glu Gln Val Gly Thr

91 100 110 120

GAA GAG TTT ATC AAA AGG TTC GGT GAT GGT GCT TCG CGT GTA GTG CTC AGC CTT CCC TTC GCT GAG GGG AGT TCT AGC GTT GAA TAT ATT

Glu Glu Phe Ile Lys Arg Phe Gly Asp Gly Ala Ser Arg Val Val Leu Ser Leu Pro Phe Ala Glu Gly Ser Ser Ser Val Glu Tyr Ile

121 130 140 150

AAT AAC TGG GAA CAG GCG AAA GCG TTA AGC GTA GAA CTT GAG ATT AAT TTT GAA ACC CGT GGA AAA CGT GGC CAA GAT GCG ATG TAT GAG

Asn Asn Trp Glu Gln Ala Lys Ala Leu Ser Val Glu Leu Glu Ile Asn Phe Glu Thr Arg Gly Lys Arg Gly Gln Asp Ala Met Tyr Glu

151 160 170 180

TAT ATG GCT CAA GCC TGT GCA GGA AAT CGT GTC AGG CGA TCA GTA GGT AGC TCA TTG TCA TGC ATA AAT CTT GAT TGG GAT GTC ATA AGG

Tyr Met Ala Gln Ala Cys Ala Gly Asn Arg Val Arg Arg Ser Val Gly Ser Ser Leu Ser Cys Ile Asn Leu Asp Trp Asp Val Ile Arg

181 190 200 210

S-S

GAT AAA ACT AAG ACA AAG ATA GAG TCT TTG AAA GAG CAT GGC CCT ATC AAA AAT AAA ATG AGC GAA AGT CCC AAT AAA ACA GTA TCT GAG

Asp Lys Thr Lys Thr Lys Ile Glu Ser Leu Lys Glu His Gly Pro Ile Lys Asn Lys Met Ser Glu Ser Pro Asn Lys Thr Val Ser Glu

211 220 230 240

GAA AAA GCT AAA CAA TAC CTA GAA GAA TTT CAT CAA ACG GCA TTA GAG CAT CCT GAA TTG TCA GAA CTT AAA ACC GTT ACT GGG ACC AAT

Glu Lys Ala Lys Gln Tyr Leu Glu Glu Phe His Gln Thr Ala Leu Glu His Pro Glu Leu Ser Glu Leu Lys Thr Val Thr Gly Thr Asn

241 250 260 270

CCT GTA TTC GCT GGG GCT AAC TAT GCG GCG TGG GCA GTA AAC GTT GCG CAA GTT ATC GAT AGC GAA ACA GCT GAT AAT TTG GAA AAG ACA

Pro Val Phe Ala Gly Ala Asn Tyr Ala Ala Trp Ala Val Asn Val Ala Gln Val Ile Asp Ser Glu Thr Ala Asp Asn Leu Glu Lys Thr

271 280 290 300

ACT GCT GCT CTT TCG ATA CTT CCT GGT ATC GGT AGC GTA ATG GGC ATT GCA GAC GGT GCC GTT CAC CAC AAT ACA GAA GAG ATA GTG GCA

Thr Ala Ala Leu Ser Ile Leu Pro Gly Ile Gly Ser Val Met Gly Ile Ala Asp Gly Ala Val His His Asn Thr Glu Glu Ile Val Ala

301 310 320 330

CAA TCA ATA GCT TTA TCG TCT TTA ATG GTT GCT CAA GCT ATT CCA TTG GTA GGA GAG CTA GTT GAT ATT GGT TTC GCT GCA TAT AAT TTT

Gln Ser Ile Ala Leu Ser Ser Leu Met Val Ala Gln Ala Ile Pro Leu Val Gly Glu Leu Val Asp Ile Gly Phe Ala Ala Tyr Asn Phe

331 340 350 360

GTA GAG AGT ATT ATC AAT TTA TTT CAA GTA GTT CAT AAT TCG TAT AAT CGT CCC GCG TAT TCT CCG GGG CAT AAA ACG CAA CCA TTT CTT

Val Glu Ser Ile Ile Asn Leu Phe Gln Val Val His Asn Ser Tyr Asn Arg Pro Ala Tyr Ser Pro Gly His Lys Thr Gln Pro Phe Leu

361 370 380 390

CAT GAC GGG TAT GCT GTC AGT TGG AAC ACT GTT GAA GAT TCG ATA ATC CGA ACT GGT TTT CAA GGG GAG AGT GGG CAC GAC ATA AAA ATT

His Asp Gly Tyr Ala Val Ser Trp Asn Thr Val Glu Asp Ser Ile Ile Arg Thr Gly Phe Gln Gly Glu Ser Gly His Asp Ile Lys Ile

391 400 410 420

ACT GCT GAA AAT ACC CCG CTT CCA ATC GCG GGT GTC CTA CTA CCG ACT ATT CCT GGA AAG CTG GAC GTT AAT AAG TCC AAG ACT CAT ATT

Thr Ala Glu Asn Thr Pro Leu Pro Ile Ala Gly Val Leu Leu Pro Thr Ile Pro Gly Lys Leu Asp Val Asn Lys Ser Lys Thr His Ile

421 430 440 450

TCC GTA AAT GGT CGG AAA ATA AGG ATG CGT TGC AGA GCT ATA GAC GGT GAT GTA ACT TTT TGT CGC CCT AAA TCT CCT GTT TAT GTT GGT

Ser Val Asn Gly Arg Lys Ile Arg Met Arg Cys Arg Ala Ile Asp Gly Asp Val Thr Phe Cys Arg Pro Lys Ser Pro Val Tyr Val Gly

451 460 470 480

S-S

AAT GGT GTG CAT GCG AAT CTT CAC GTG GCA TTT CAC AGA AGC AGC TCG GAG AAA ATT CAT TCT AAT GAA ATT TCG TCG GAT TCC ATA GGC

Asn Gly Val His Ala Asn Leu His Val Ala Phe His Arg Ser Ser Ser Glu Lys Ile His Ser Asn Glu Ile Ser Ser Asp Ser Ile Gly

481 490 500 510

GTT CTT GGG TAC CAG AAA ACA GTA GAT CAC ACC AAG GTT AAT TCT AAG CTA TCG CTA TTT TTT GAA ATC AAA AGC TGA

Val Leu Gly Tyr Gln Lys Thr Val Asp His Thr Lys Val Asn Ser Lys Leu Ser Leu Phe Phe Glu Ile Lys Ser STOP

511 520 530

Bild 9: Die Nucleotidsequenz des Diphtherietoxin-Gens wurde bestimmt und gemäß dem genetischen Code in die Aminosäuresequenz des Toxin-Moleküls übersetzt. Am Anfang des Proteins sitzt ein Leitpeptid, der sogenannte Leader (grün), der beim Ausschleusen aus dem Diphtherie-Bakterium eine Rolle spielt. Ihm folgen die A-Kette (orange) und die längere B-Kette (blau). Ein Abschnitt der B-Kette ist besonders reich an hydrophoben Aminosäuren (dunkelblau). Dank ihm kann sich das Toxin in die Endosomenmembran einlagern und seine A-Kette dann leicht aus dem Endosom ins Zytoplasma der Zelle gelangen. Hinter dieser hydrophoben Region liegt irgendwo die Stelle, mit der sich das Toxin-Molekül an einen Rezeptor auf der Zelloberfläche bindet. Von den eingezeichneten Disulfidbrücken verbindet eine die beiden Ketten des Toxins. Die eingerahmte Aminosäure 148 dürfte innerhalb der enzymatisch aktiven Stelle sitzen, welche die ADP-Ribosylierung von EF-2 katalysiert (Bild 4).

Kette beträchtlich, was darauf schließen läßt, daß auch diese B-Kette wohl eine Region besitzt, die beim Transport der A-Kette in das Zytoplasma in Aktion tritt.

Aus dem Endozytose-Mechanismus ergeben sich auch zwei mögliche Erklärungen dafür, warum die aus A-Ketten zusammengesetzten Immuntoxine weniger giftig sind als die Ausgangstoxine. Wenn, wie es den Anschein hat, die A-Kette nur über ein Endosom zu ihren Substraten gelangen kann, dann muß die toxische Aktivität eines Immuntoxins in erster Linie davon abhängen, wie effizient es über solche Endosomen einverleibt wird. Und das hängt wiederum davon ab, wie gut das Zelloberflächen-Antigen, an das sich das Immuntoxin bindet, seinen Bindungspartner zu einem der Stachelsaum-Grübchen bringen kann, wo die rezeptorgekoppelte Endozytose stattfindet.

Eine Ursache für die verminderte Giftigkeit gewisser Immuntoxine mag also darin liegen, daß sich die monoklonalen, mit den A-Ketten gekoppelten Antikörper nicht an solche Antigene heften, die fleißig die Stachelsaum-Grübchen aufsuchen. Aber auch dafür sollten sich passende Antikörper finden lassen.

Es kommt noch eine zweite, vielleicht wichtigere Ursache in Frage. So muß die A-Kette erst aus dem Endosom herauskommen, um an ihr Substrat zu gelangen. Zumindest beim Diphtherietoxin wird die Einlagerung – die Voraussetzung für einen zügigen Transport durch die Endosomenmembran – von der hydrophoben Region der B-Kette gewährleistet. Mit dem Ersatz der B-Kette durch den Antikörper geht einem Immuntoxin aber gerade die kritische Aktivität verloren, die das Ausschleusen der A-Kette erleichtert. Zwar scheinen mit Antikörpern gekoppelte A-Ketten dennoch das Zytoplasma zu erreichen, aber eben allgemein schlechter als die intakten Toxin-Moleküle. Offenbar hängt die Stärke eines Immuntoxins auch davon ab, wie gut es die Endosomenmembran überwinden kann.

Maßgeschneiderte Immuntoxine

Wie ließe sich die für die Membraneinlagerung verantwortliche Region der B-Kette in das Immuntoxin einbringen, ohne gleichzeitig die rezeptorbindende Eigenschaft dieser Kette mitzuübernehmen, die jede vom Antikörper bestimmte Zellspezifität zunichte machen würde?

Ein denkbarer Weg wäre, die gesamte B-Kette zu verwenden, die Bindung an ihre Rezeptoren aber zu verhindern. Es ist schon lange bekannt, daß der Zucker Lactose die Anheftung von Ricin an der Zelloberfläche behindert – vermutlich weil er die Rezeptorbindungsstelle des Toxins besetzt. Richard J. Youle und Neville haben komplette Ricin-Moleküle mit einem monoklonalen Antikörper gekoppelt und Zellkulturen mit diesen Immuntoxinen behandelt. Bei gleichzeitig hohen Lactose-Konzentrationen ist die unspezifische Giftwirkung der Immuntoxine auf ein Minimum reduziert. Solch hohe Lactosekonzentrationen wirken allerdings auf Tiere giftig, so daß diese Methode für Menschen ungeeignet zu sein scheint.

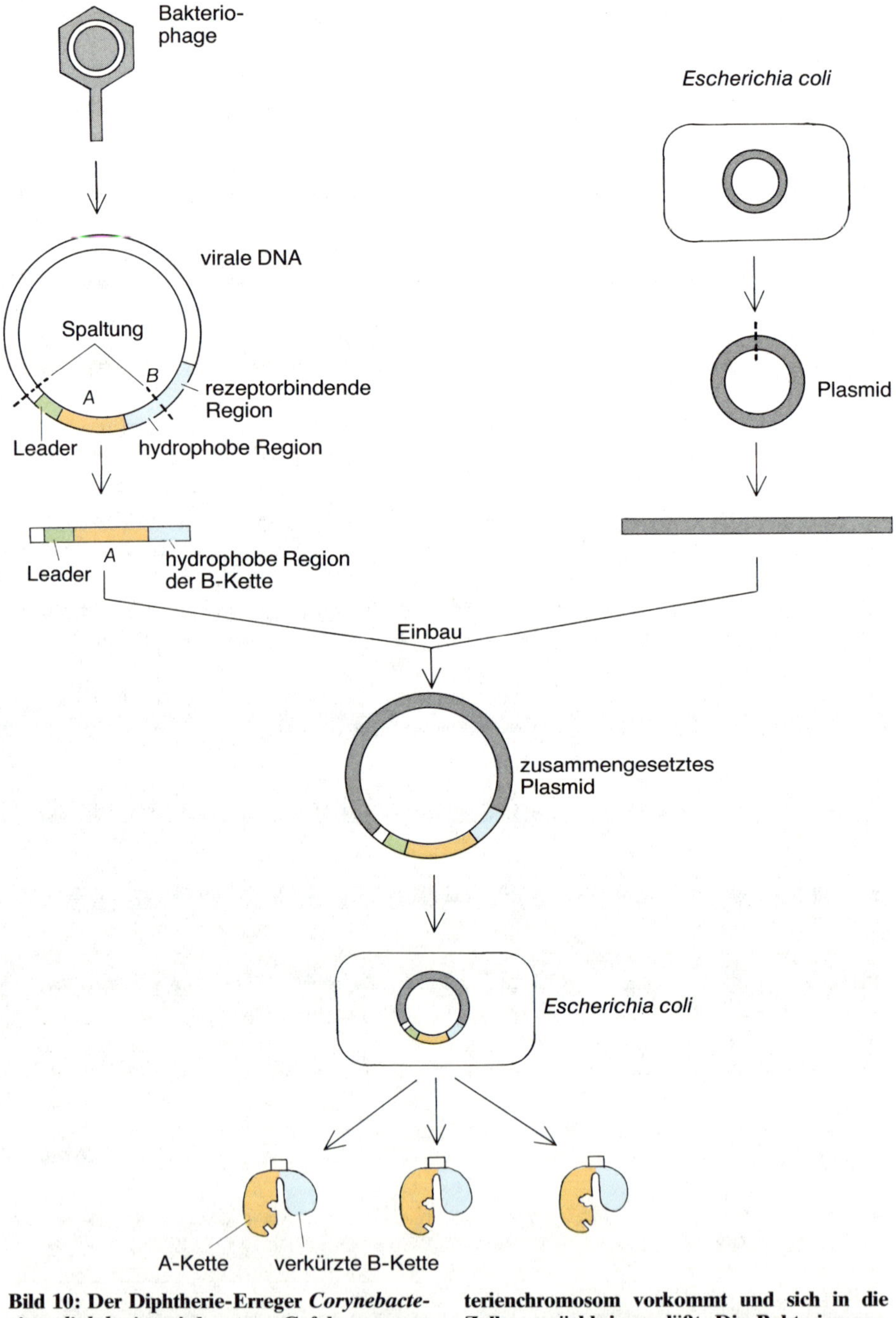

Bild 10: Der Diphtherie-Erreger *Corynebacterium diphtheriae* wird erst zur Gefahr, wenn er mit einem bestimmten Bakteriophagen infiziert ist (links oben), denn der Phage überträgt ihm mit seiner Erbsubstanz das Toxin-Gen. Auf gentechnischem Wege ließ sich nun ein modifiziertes Toxin-Gen gewinnen und im Darmbakterium *Escherichia coli* klonieren. Dazu wurde die virale DNA in Teilstücke zerlegt und daraus ein Fragment isoliert, das die Information für die A-Kette und die hydrophobe Region der B-Kette, nicht aber für die Rezeptorbindungsstelle trägt. Das Fragment wurde in ein Plasmid von *E. coli* eingesetzt, also in ein kleines ringförmiges DNA-Molekül, das neben dem Bakterienchromosom vorkommt und sich in die Zellen zurückbringen läßt. Die Bakterien vermehrten nicht nur die fremde DNA, sie übersetzten das Genfragment auch in ein verkürztes Toxin-Molekül, dem die Rezeptorbindungsstelle der B-Kette fehlte. Das Bakterienprodukt besaß die entscheidenden Eigenschaften des Diphtherietoxins, nicht mehr aber die für Immuntoxine unerwünschte unspezifische Bindungsfähigkeit. Kürzlich haben John R. Murphy und seine Mitarbeiter an der medizinischen Fakultät der Harvard-Universität ein durch Mutation ähnlich verkürztes Toxin-Molekül mit einem kleinen Hormon gekoppelt: Das Gespann erwies sich ebenfalls als hochgiftig.

Vielversprechender ist der Versuch, die B-Kette so zu verändern, daß sie ihre Fähigkeit zur Rezeptorbindung verliert, die zur Membraneinlagerung aber behält. Ein Weg besteht darin, das intakte Toxin vor dem Ankoppeln mit einer Chemikalie zu behandeln, die gezielt den rezeptorbindenden Teil der B-Kette unbrauchbar macht. Ira H. Pastan und seinen Mitarbeitern am National Cancer Institute ist dies bei dem Exotoxin A gelungen. Der Giftstoff wird von Bakterien der Gattung *Pseudomonas* produziert und ähnelt in seiner Wirkungsweise dem Diphtherietoxin. Doch für das Ricin und das Diphtherietoxin ließ sich bislang kein entsprechendes Verfahren finden.

Es gibt jedoch einen anderen Weg, die B-Kette der beiden Toxine zu verändern. Statt sie chemisch zu modifizieren, kann man die zugehörigen Toxin-Gene verändern. Dank den Methoden der modernen Gentechnologie lassen sich Gene heute fast wunschgerecht manipulieren.

Wir machten uns also daran, die für die Herstellung von Immuntoxinen benötigten Giftstoffe genetisch zu verändern. Unser Plan war, die DNA des Toxin-Gens zu isolieren, die für die Rezeptorbindungsstelle codierenden Nucleotidsequenzen herauszuschneiden und schließlich das verkürzte Gen dem Bakterium *Escherichia coli* einzuschleusen (Bild 10). Die Bakterienzellen würden das Gen dann übersetzen und große Mengen der gewünschten Toxin-Variante produzieren: ein Wunsch-Toxin, das sich nicht länger unterschiedslos an beliebige Zellen bindet, aber enzymatisch aktiv sowie einlagerungsfähig bleibt, und das sich mit einem monoklonalen Antikörper zu einem zellspezifischen Immuntoxin zusammenspannen läßt.

Michael J. Bjorn und einer von uns (Kaplan) bestimmten zunächst die Nucleotidsequenz einiger Teilstücke des Diphtherietoxin-Gens (Bild 9). So konnten wir ein Genfragment identifizieren, das für die enzymatisch aktive und die hydrophobe Region des Toxins codierte, nicht aber für die rezeptorbindende Region. Weil das Proteinprodukt dieses Fragments praktisch ungiftig sein würde, erteilte uns die zuständige Behörde, das Recombinant DNA Advisory Committee der amerikanischen National Institutes of Health, die Erlaubnis, das Fragment in *E. coli* zu klonieren. Seine Sequenz wurde dann bei der Cetus Corporation von Lawrence Greenfield, Bjorn und einem von uns (Kaplan) in voller Länge bestimmt (Bild 9).

Das Protein, in das die Bakterien-Zellen das Genfragment übersetzen, besitzt die entscheidenden Eigenschaften des Diphtherietoxins. Mit einer wichtigen Ausnahme: Es kann sich nicht mehr an Zellen heften.

Erste Einsatzmöglichkeiten

Was die medizinischen Einsatzmöglichkeiten von Immuntoxinen anbelangt, so erscheint eine für die nahe Zukunft besonders vielversprechend: die Behandlung zu transplantierender Knochenmarkszellen.

An Leukämie erkrankte Patienten werden manchmal einer Ganzkörperbestrahlung oder Chemotherapie unterzogen, mit der die Leukämiezellen zerstört werden sollen. Diese Behandlung vernichtet allerdings auch die normalen Stammzellen des Knochenmarks, aus denen alle Blutzellen des Körpers hervorgehen. Die Patienten benötigen daher ein Knochenmarkstransplantat, das sie mit neuen Stammzellen versorgt. Doch das Problem solcher Transplantationen ist, daß es zu einer folgenschweren Reaktion, der Transplantat-gegen-Wirt-Reaktion, kommen kann, bei der die T-Lymphozyten des Spendermarks die Empfänger-Zellen als fremd erkennen, angreifen und zerstören.

Um solche Komplikationen zu vermeiden, würde man gerne die T-Zellen aus dem Spendermark entfernen, ehe ein Patient es erhält. Daniel A. Vallera und seine Mitarbeiter an der medizinischen Fakultät der Universität Minnesota haben dazu Immuntoxine aus kompletten Ricin-Molekülen und Antikörpern gegen T-Zellen gewählt und Kulturen von Knochenmarkszellen damit behandelt. Um die unspezifische Giftwirkung auf ein Minimum zu drücken, setzten sie Lactose zu. So gelang es, rund 99 Prozent der T-Zellen zu vernichten, ohne die Stammzellen nennenswert zu schädigen. Dieses behandelte Knochenmark wird gegenwärtig an Leukämie-Patienten getestet.

Gewebe oder Zellen außerhalb des Körpers mit Immuntoxinen zu behandeln ist eine Art der Anwendung, die sich als medizinischer Einstieg geradezu anbietet. Sie ist viel sicherer, als das Immuntoxin direkt zu verabreichen, da sich jeglicher Überschuß vor der Übertragung der Zellen auswaschen läßt.

Das höher gesteckte Ziel jedoch ist, aus den Immuntoxinen eine neue Familie von Chemotherapeutika zu entwikkeln, mit denen sich Krebspatienten direkt behandeln lassen. Im Tierexperiment konnte man in einigen Fällen eine Rückbildung der Tumoren beobachten. So behandelten Michael I. Bernhard und seine Mitarbeiter vom National Cancer Institute ein Leberkarzinom bei Meerschweinchen mit einem Immuntoxin. Es enthielt die A-Kette des Diphtherietoxins und – über eine Disulfidbrücke angekoppelt – einen monoklonalen Antikörper gegen ein Antigen des Karzinoms. Eine Einzelgabe bewirkte eine Rückbildung des Tumors, ohne ihn allerdings völlig auszumerzen.

Viel Forschungsarbeit ist noch zu leisten – nicht nur über die Antikörper und Giftstoffe, sondern auch über die Behandlungsmethoden. In vielen Laboratorien wird daran gearbeitet, monoklonale Antikörper gegen verschiedene Arten von menschlichem Krebs zu isolieren. Sicherlich wird man eine große Zahl von Immuntoxinen konstruieren müssen, deren Antikörper-Komponenten spezifisch gegen die verschiedenen tumorassoziierten Antigene der verschiedenen Krebszellen gerichtet sind.

Wie erwähnt, könnten statt modifizierter natürlicher Giftstoffe auch radioaktive Isotope oder herkömmliche Chemotherapeutika an diese Antikörper gekoppelt werden. Vielleicht lassen sich auch Antikörper finden, die das Immunsystem eines Patienten dann veranlassen, selbst die Krebszellen anzugreifen.

Hoffnungen in die Gentechnologie

Wahrscheinlich wird der Gentechnologie bei der Entwicklung neuer Immuntoxine steigende Bedeutung zukommen. So wie wir das Diphtherietoxin-Gen modifiziert haben, um die rezeptorbindende Region der B-Kette auszuschalten, wird man auch die Toxin-Gene verändern können, um die von ihnen codierten Giftstoffe wirksamer und sicherer zu machen. Vielleicht ist es am Ende sogar möglich, das ganze Immuntoxin auf gentechnischem Wege herzustellen. Man müßte dazu das Gen des gewünschten monoklonalen Antikörpers isolieren, vielleicht auch modifizieren, damit sich der Antikörper noch besser an sein Antigen bindet, und dann mit einem passenden Toxin-Gen koppeln. Gemäß den Anweisungen des maßgeschneiderten Gens könnten Bakterien oder eukaryontische Zellen, Hefen etwa, gleich das komplette Immuntoxin herstellen.

Im menschlichen Körper ist ein Immuntoxin einer viel komplexeren Umgebung ausgesetzt als in einer Zellkultur. Ein schlagkräftiges Immuntoxin muß beim Transport im Kreislauf stabil bleiben, es muß seine Zielzellen in vielen Teilen des Körpers erreichen können, und es darf natürlich kein lebensnotwendiges gesundes Gewebe schädigen. Inwieweit verschiedene Immuntoxine diese Anforderungen erfüllen, wird zur Zeit untersucht.

Krebs auf chemotherapeutischem Wege zu bessern oder gar zu heilen ist eine gewaltige Aufgabe, die sich wahrscheinlich auf eine Weise allein nicht lösen läßt. Doch könnten Immuntoxine eine der Waffen im Kampf gegen Krebs werden.

Autoren

Paul D. Buisseret ist außerordentlicher Professor für Medizin an der Louisiana State University School of Medicine. Er wurde in England geboren und studierte bis 1964 an der Universität Leeds. Nach einigen Jahren praktischer Tätigkeit als Arzt ging Buisseret 1971 zum Londoner St. Mary's Hospital. Gleichzeitig wurde er Dozent am Wright-Fleming-Institut für Mikrobiologie. Beide Tätigkeiten gab er 1976 auf, um drei Jahre als Dozent an der Guy's Medical School in London zu arbeiten. Aus dieser Zeit stammt sein Interesse an den Allergien, das damals sein Hauptarbeitsgebiet war. 1979 wechselte Buisseret an die Louisiana State University.

Sir Frank Macfarlane Burnet (1899–1985) war bis zu seiner Emeritierung und seit 1944 Leiter des Walter and Eliza Hall Institute of Medical Research am Royal Melbourne Hospital in Australien. Im Laufe einer langen und erfolgreichen wissenschaftlichen Karriere wurde er zu einer der führenden Autoritäten auf dem Gebiet der allgemeinen und medizinischen Virologie. Seine vielen Beiträge zu dieser Disziplin – unter anderem die Entdeckung des Q-Fieber-Erregers – brachten ihm 1942 die Aufnahme in die Royal Society, 1947 die Royal Medal dieser Gesellschaft und 1951 den Adelstitel. Für seine 1957 vorgeschlagene Theorie der klonalen Selektion (als Mechanismus für die antigenspezifische Immunantwort) wurde er 1960 – gemeinsam mit Peter B. Medawar vom University College in London – mit dem Nobelpreis für Medizin ausgezeichnet.

R. John Collier ist Mikrobiologe an der Universität von Kalifornien in Los Angeles (UCLA). Er studierte an der Rice-Universität und promovierte an der Harvard-Universität in Biologie. Er schreibt: „Ich arbeite seit 1966 in der Abteilung für Mikrobiologie der UCLA. Mein Interesse konzentriert sich auf die Struktur und Wirkungsweise bakterieller Toxine. Nach meinen ersten Arbeiten über Immuntoxine stieß Donald Kaplan zu meiner Gruppe, die sich mit Struktur und Wirkungsmechanismen toxischer Proteine befaßt."

John E. Donelson ist Professor für Biochemie an der Universität von Iowa. Er studierte auch dort und promovierte dann an der Cornell-Universität in Biochemie. Nach Forschungsaufenthalten in Cambridge und an der Stanford-Universität wurde er 1974 Fakultätsmitglied der Universität von Iowa. Sein Interesse an parasitischen Tropenkrankheiten erwachte bereits, als er nach seiner College-Ausbildung als Volontär des Friedenskorps Arbeitsdienst in Ghana leisten mußte. Im Jahre 1980 ging er für zwei Jahre als Gastwissenschaftler nach Kenia an das Internationale Forschungslaboratorium für Tierkrankheiten (ILRAD). Gegenwärtig arbeitet er über molekulare Parasitologie.

Gordon R. Dreesman ist Vorsitzender der Abteilung für Virologie an der Southwest Foundation in San Antonio sowie Professor für Virologie am Health Science Center der Universität von Texas und am Baylor-College. Er promovierte 1965 an der Universität von Hawaii in Manoa und lehrte an der medizinischen Fakultät der St. Louis-Universität, ehe er 1969 ans Baylor-College ging. Dort wurde er 1979 Ordinarius. Seit 1984 gehört er der Southwest Foundation an.

Gerald M. Edelman ist Vincent-Astor-Professor an der Rockefeller-Universität in New York. Er studierte am Ursinus-College und an der medizinischen Fakultät der Universität von Pennsylvania und arbeitete dann ein Jahr lang am Massachusetts General Hospital. Nach einer zweijährigen Armeezeit ging er 1957 an das damalige Rockefeller-Institut für medizinische Forschung, wo er 1960 mit einer Arbeit über die Struktur des Gamma-Immunglobulins promovierte. Bis 1969 hatte er dann die Aminosäuresequenz dieses Proteins und dessen Aufbau aus Untereinheiten geklärt – ein Erfolg, für den er 1972 den Nobelpreis erhielt. Edelman ist heute Leiter des Laboratoriums für Entwicklungs- und Molekularbiologie der Rockefeller-Universität und zugleich Direktor des dort ansässigen Instituts für Neurowissenschaften, wo er über Zelladhäsionsmoleküle arbeitet.

Klaus Eichmann ist seit 1981 Direktor und Leiter der Abteilung für Zelluläre Immunologie am Max-Planck-Institut für Immunbiologie in Freiburg. Er studierte Medizin und promovierte 1965 in Marburg. Nach kurzer Tätigkeit als Arzt ging er 1968 an die Rockefeller-Universität in New York. 1971 bis 1976 war er Gastprofessor am Institut für Genetik der Universität Köln und 1976 bis 1981 Abteilungsleiter und Professor am Deutschen Krebsforschungszentrum in Heidelberg. Seine wissenschaftlichen Arbeiten befassen sich vorwiegend mit der Regulation des Immunsystems durch idiotypische Interaktionen sowie mit der Antigenerkennung und Funktion von *T*-Lymphozyten.

Niels Kaj Jerne war bis zu seiner Emeritierung 1980 Direktor des Basler Instituts für Immunologie. Er schreibt: „Alle meine Vorfahren in den letzten Generationen haben in einem kleinen Gebiet in Westjütland gelebt. Mein Großvater, nach dem ich benannt worden bin, fuhr jedes Jahr als Kapitän eines kleinen Segelschiffs nach Mexiko; er starb auf See, als mein Vater fünf Jahre alt war. Dieser ging zwar nicht in die Schiffahrt, zog aber viel umher; so wurde ich in London geboren und ging in Holland zur Schule, die ich mit 16 Jahren erfolgreich abschloß. Zwölf Jahre vergingen, ehe ich wußte, welchen Beruf ich einschlagen wollte. Mit 28 nahm ich in Kopenhagen ein Medizinstudium auf, um Landarzt zu werden. Doch seit ich während dieser Ausbildung eine Teilzeittätigkeit in einem wissenschaftlichen Labor annahm, hat mich die Forschung nie wieder losgelassen." Jerne hat unter anderem für die Weltgesundheitsorganisation (WHO) gearbeitet, war Vorsitzender der Mikrobiologie-Abteilung der University of Pittsburgh School of Medicine und verbrachte als Direktor des Paul-Ehrlich-Instituts drei Jahre in Frankfurt, bevor er 1970 nach Basel ging. Für seine grundlegenden theoretischen Arbeiten zur Immunologie, darunter das Modell der Antikörpervielfalt durch somatische Mutationen und Rekombinationen sowie die Netzwerktheorie, erhielt er 1984 (mit Georges Köhler und César Milstein) den Nobelpreis für Medizin.

Donald A. Kaplan ist Molekulargenetiker bei der Dow Chemical Company. Er studierte und promovierte an der Universität von Kalifornien in Los Angeles (UCLA). Später stieß er dann zu der Arbeitsgruppe von R. John Collier, die sich in der Abteilung für Mikrobiologie der UCLA mit Struktur und Wirkungsmechanismen toxischer Proteine befaßte. Kaplan leitete dort ein Forschungsprojekt zur Klonierung und Sequenzierung des Diphtherietoxin-Gens, ehe er 1981 wissenschaftlicher Leiter und Projektmanager bei der Cetus Corporation wurde. 1984 wechselte er dann zur Dow Chemical Company.

Martin M. Kaplan befaßt sich als Mediziner seit etwa dreißig Jahren mit der Tollwut. Er ist Generaldirektor der Pugwash-Konferenzen über Wissenschaft und Weltpolitik in Genf. An der Universität von Pennsylvania promovierte er in Tiermedizin und Öffentlicher Gesundheitspflege. Er war 26 Jahre lang Mitarbeiter der Weltgesundheitsorganisation (WHO) und trat 1976 in den Ruhestand. Als Gastforscher hält er sich häufig am Wistar-Institut für Anatomie und Biologie auf, dessen Direktor Hilary Koprowski (der Koautor des Tollwut-Artikels) ist.

John Kappler ist am National Jewish Center for Immunology and Respiratory Medicine in Denver (Colorado) tätig. An der Universität von Colorado hat er eine Professur für Mikrobiologie und Immunbiologie und – genau wie seine Frau Philippa Marrack – eine weitere für Medizin am Health Science Center. Kappler studierte an der Lehigh-Universität in Bethlehem (Pennsylvania) und promovierte 1970 an der Brandeis-Universität in Waltham (Massachusetts). Er ging danach an die Universität von Kalifornien in San Diego, später an die medizinische Fakultät der Universität Rochester und schließlich nach Denver.

Ronald C. Kennedy arbeitet als Wissenschaftler bei der Southwest Foundation für biomedizinische Forschung in San Antonio und ist außerordentlicher Assistenzprofessor für Mikrobiologie am Health Science Center der Universität von Texas in San Antonio. Er promovierte an der Universität von Hawaii in Manoa und arbeitete dann unter Melnick und Dreesman am Baylor-College für Medizin. Dort wurde er 1983 Assistenz-Professor. Ein Jahr später kam er zur Southwest Foundation.

Georges J. F. Köhler ist Leiter der Abteilung Molekulare Immunologie des Max-Planck-Instituts für Immunbiologie in Freiburg. Nach dem Studium der Biologie in Freiburg und Basel, an dessen Institut für Immunologie er 1976 zurückkehrte, arbeitete er im Laboratorium für Molekularbiologie des Britischen Medizinischen Forschungsrates in Cambridge. Dort entwickelte er in Zusammenarbeit mit César Milstein eine Methode zur Herstellung monoklonaler Antikörper, welche ihm 1984 (zusammen mit Milstein und Niels Kaj Jerne) den Nobelpreis für Medizin eintrug.

David Koffler ist Professor für Pathologie und Direktor der Abteilung Labormedizin am Hahnemann Medical College and Hospital in Philadelphia und außerdem außerordentlicher Professor für Immunologie an der Rockefeller University. Er studierte Medizin an der New York University und promovierte 1958 am College of Medicine der State University of New York. Anschließend arbeitete er lange Zeit an der Rockefeller University mit dem Immunologen Henry G. Kunkel zusammen. Bevor er seine heutigen Positionen annahm, war Koffler Professor für Pathologie an der Mount Sinai School of Medicine und Chefarzt für Pathologie am Mount Sinai Hospital.

Hilary Koprowski befaßt sich als Mediziner seit ungefähr dreißig Jahren mit der Tollwut. Der gebürtige Pole ist Direktor des Wistar-Instituts für Anatomie und Biologie. Außerdem hat er eine Professur für medizinische Forschung an der Universität von Pennsylvania. Er promovierte 1939 in Medizin an der Universität Warschau und kam 1944 in die Vereinigten Staaten. Er arbeitete zwölf Jahre in den Lederle-Laboratorien der American Cyanamid Company. 1957 ging er zum Wistar-Institut.

Jeffrey Laurence ist Assistenzprofessor für Medizin am medizinischen Zentrum der Cornell-Universität und behandelnder Assistenzarzt am New York Hospital. Er studierte an der Columbia-Universität und promovierte an der Pritzker School of Medicine der Universität Chicago. Er wurde sowohl zum Rhodes- als auch zum Henry-Luce-Foundation-Stipendiaten ernannt. Als letzterer verbrachte er ein Forschungsjahr am Krebsforschungsinstitut der Universität Osaka, wo er sich mit der Immunabwehr des Körpers gegen Tumoren beschäftigte. Nach seiner Rückkehr in die USA schloß er seine medizinische Ausbildung am New York Hospital ab und begann dann seine Forschungsarbeiten an der Rockefeller-Universität.

Philip Leder ist John-Emory-Andrus-Professor für Genetik und Vorsitzender der Abteilung „Genetik" der Harvard Medical School, wo er auch studiert und 1960 promoviert hat. Ab 1962 war Leder Assistent an den National Institutes of Health (NIH) im amerikanischen Bethesda, wo er bei M. Nirenberg Arbeiten zur Entzifferung des genetischen Codes durchführte. Später arbeitete er als wissenschaftlicher Angestellter am National Cancer Institute und als Leiter der Abteilung „Molekulargenetik" am National Institute of Child Health and Human Development, bevor er 1980 seine heutige Stellung annahm. Seit Mitte der siebziger Jahre beschäftigt er sich mit der Aufklärung der Organisation und Komplexität der Antikörpergene in der Keimbahn und in Lymphozyten.

Richard A. Lerner ist Vorsitzender der molekularbiologischen Abteilung der Scripps-Klinik in La Jolla, Kalifornien. Nach der Promotion an der Stanford-Universität (1964) arbeitete er dort noch ein Jahr als Assistenzarzt. Seine 1965 aufgenommene Tätigkeit an der Scripps-Klinik hat er nur einmal durch einen Aufenthalt im Wistar-Institut für Anatomie und Biologie in Philadelphia (1968 bis 1970) unterbrochen. In seiner Freizeit schreibt Lerner Romane.

Philippa Marrack ist am National Jewish Center for Immunology and Respiratory Medicine in Denver (Colorado) tätig. An der Universität von Colorado hat sie eine Professur für Biochemie, Biophysik und Genetik und – genau wie ihr Mann John Kappler – eine weitere für Medizin am Health Science Center. Sie studierte an der Universität von Cambridge und promovierte dort 1970 mit einer Arbeit, die sie am Laboratorium für Molekularbiologie des Britischen Medizinischen Forschungsrates angefertigt hatte. Sie ging danach an die Universität von Kalifornien in San Diego, später an die medizinische Fakultät der Universität Rochester und 1979 schließlich nach Denver.

Joseph L. Melnick ist Professor für Virologie und Epidemiologie sowie Dekan am Baylor-College. Er promovierte in Biochemie an der Yale-Universität und lehrte dort 18 Jahre, ehe er 1958 zu seiner jetzigen Wirkungsstätte überwechselte. Impfstoffe gegen Viren begann er im Zweiten Weltkrig zu erforschen. Seit 28 Jahren gehört er dem beratenden Expertenausschuß für Viruserkrankungen der Weltgesundheitsorganisation (WHO) an.

César Milstein ist Leiter der Abteilung für Protein- und Nucleinsäurechemie am Laboratorium für Molekularbiologie des Britischen Medizinischen Forschungsrates in Cambridge. Der gebürtige Argentinier studierte an der Universität Buenos Aires Chemie und

Biochemie und promovierte 1957 in Chemie. Ein Jahr später ging er an die Abteilung für Biochemie der Universität Cambridge, wo er 1960 einen weiteren Doktortitel erwarb. Milstein leitete eine Zeitlang die molekularbiologische Abteilung des Nationalen Mikrobiologischen Instituts in Buenos Aires und arbeitete ab 1963 am Cambridger Laboratorium über die Struktur und die genetischen Grundlagen der Antikörpermoleküle. 1983 nahm er seine heutige Position an. Er ist Mitglied der Royal Society und erhielt 1984 (zusammen mit Georges Köhler und Niels Kaj Jerne) den Nobelpreis für Medizin – als Auszeichnung für die Entwicklung einer Methode zur Erzeugung von monoklonalen Antikörpern.

G. J. V. Nossal ist Leiter des Walter and Eliza Hall Institute of Medical Research in Melbourne. Nach Abschluß seines Medizinstudiums an der Universität Sydney arbeitete er zwei Jahre als Arzt am dortigen Royal Prince Alfred Hospital, bevor er 1956 an das Walter and Eliza Hall Institute ging, um sich gemeinsam mit Sir Macfarlane Burnet, dem damaligen Institutsleiter, mit virologischen Themen zu befassen. Er schreibt: „Zu meinem Erstaunen – und zugegebenermaßen zunächst etwas enttäuschend für mich – hatte sich Burnets Interesse fast ganz von der Virologie auf das rasch expandierende Gebiet der Immunologie verlagert. Er übertrug mir sofort Arbeiten, in denen es um das Problem der immunologischen Toleranz ging. Gegen Ende desselben Jahres erfolgte eine zweite wichtige Wendung. Sir Macfarlane hatte gerade seine Theorie der klonalen Selektion vorgeschlagen, und ich wollte versuchen, eine Technik zu entwickeln, mit der sich – so glaubte ich damals – diese Theorie überprüfen lassen würde. Mir schwebte vor, die Antikörperproduktion einzelner Zellen im Reagenzglas zu untersuchen. Rein zufällig hielt sich genau zu dieser Zeit Joshua Lederberg, der eine Gastprofessur an der Universität Melbourne angenommen hatte, für einige Wochen in unserem Institut auf – eigentlich, um die Genetik des Influenza-Virus zu erforschen. Er war von meiner Idee jedoch so begeistert, daß er mir zu meiner großen Freude anbot, das Projekt gemeinsam mit ihm anzugehen. Wir arbeiteten sechs oder acht aufregende Wochen zusammen und legten dabei den Grundstein für viele meiner späteren Untersuchungen." Nossal promovierte 1959 in Melbourne in experimenteller Medizin und verbrachte zwei weitere Forschungsjahre zusammen mit Lederberg an der Stanford-Universität, wo sie die genetischen Grundlagen der Antikörperbildung studierten. 1961 ging er dann – zunächst als stellvertretender Direktor der immunologischen Abteilung – ans Walter and Eliza Hall Institute.

Rodney R. Porter (1917–1985) war von 1967 bis zu seiner Emeritierung Professor für Biochemie an der Universität Oxford und Leiter der dortigen, dem Medical Research Council angegliederten Forschungsabteilung für Immunchemie. In diesen Jahren beschrieb er mit seinem Team unter anderem die tulpenartige Struktur der Komplement-Komponente C1. Vorher war Porter von 1960 bis 1967 als Professor für Immunologie an der St. Mary's Hospital Medical School der Universität London tätig. Porter, der 1964 Mitglied der Royal Society wurde, studierte an den Universitäten von Liverpool und Cambridge. Von 1949 bis 1960 gehörte er dem Forschungsstab des National Institute for Medical Research in London an. Für seine Verdienste um die Aufklärung der Immunglobulinstruktur (Y-Modell aus zwei Kettenpaaren) wurde er 1972 – zusammen mit Gerald Edelman – mit dem Nobelpreis für Medizin geehrt.

Noel R. Rose ist Professor an der Johns Hopkins University School of Hygiene and Public Health in Baltimore und Leiter der dortigen Abteilung für Immunologie und Infektionskrankheiten. Zuvor war er als Direktor der Abteilung für Immunologie und Mikrobiologie an der medizinischen Fakultät der Staatsuniversität in Wayne (Nebraska) tätig. Er studierte an der Yale University und promovierte an der Universität von Pennsylvania. Außerdem promovierte er an der Staatsuniversität von New York in Buffalo in Medizin. Rose schreibt: „In Buffalo wurde ich von Ernest Witebsky, der die Immunologie maßgeblich geprägt hat, stark beeinflußt. Er weckte mein Interesse an Autoimmunkrankheiten. 22 Jahre lang gehörte ich seiner Abteilung an, bis ich ihn schließlich im Amt als Leiter des immunologischen Zentrums ablöste. 1973 ging ich an die Staatsuniversität in Wayne und baute dort die Abteilung für Immunologie und Mikrobiologie auf."

Susumu Tonegawa ist seit 1981 Professor für Biologie am Krebsforschungszentrum des Massachusetts Institute of Technology (MIT). Der gebürtige Japaner studierte in Kioto und promovierte 1968 an der Universität von Kalifornien in San Diego. Zwischen 1971 und 1981 arbeitete er am Basler Institut für Immunologie, wo er – angeregt durch Niels Jernes Ideen zur Diversifizierung des Antikörperrepertoires durch somatische Mutationen – die ersten bahnbrechenden Experimente zur Aufklärung der Struktur und Organisation der Antikörpergene machte. 1983 wurde er von der japanischen Regierung zur Person ernannt, die sich um die Kultur verdient gemacht hat. Ende 1986 erhielt er den Robert-Koch-Preis.

Mervyn J. Turner ist Mitglied am Molteno-Institut des Britischen Forschungsrates in Cambridge: Er promovierte 1970 an der Universität Sheffield in organischer Chemie. Sein Interesse gilt den Membranproteinen – einem Gebiet, das er auch während seiner weiteren wissenschaftlichen Arbeit an der Harvard-Universität sowie am Königin-Victoria-Hospital in London weiterverfolgte. Im Jahre 1977 übernahm er seinen gegenwärtigen Posten am Molteno-Institut.

Literatur

Allgemeine Literatur zum Thema Immunologie

Zwei empfehlenswerte, in deutscher Übersetzung vorliegende Kurzlehrbücher, die die wichtigsten Grundlagen der Immunologie in guter didaktischer Form darlegen, sind:

Roitt, I. M. *Leitfaden der Immunologie.* 2. Aufl. Darmstadt (Steinkopff) 1984.

Benacerraf, B.; Unanue, E. R. *Immunologie. Ein Kurzlehrbuch.* Berlin (de Gruyter) 1982.

Ein ausgezeichnetes, detailliertes Lehrbuch, das sich durch Verständnisfragen und Aufgaben am Ende jedes Kapitels besonders zum Lernen eignet, ist das englischsprachige Werk von:

Hood, L.; Weissmann, I.; Wood, W. *Immunology.* 2. Aufl. Menlo Park (Benjamin-Cummings) 1983.

Eine umfassende, weitgehend komplette Darstellung der Immunologie bietet das folgende Buch. Es ist gegenwärtig das wahrscheinlich beste seiner Art auf dem Markt und sowohl zum Studium der gesamten Immunologie als auch zum Nachschlagen von speziellen Problemen geeignet:

Klein, J. *Immunology, the Science of Self-Nonself Discrimination.* New York (Wiley) 1982.

Empfehlenswert sind auch die jeweiligen Kapitel über Immunologie in den Büchern:

Watson, J. D. *Molecular Biology of the Gene.* 3. Ausg. Menlo Park (Benjamin-Cummings) 1976.

Lewin, B. M. *Genes II.* New York (Wiley) 1985.

Als nützliches Nachschlagewerk zur immunologischen Terminologie ist zu nennen:

Herbert, W. J.; Wilkinson, P. C. *Wörterbuch der Immunologie.* Stuttgart (G. Fischer) 1980.

Schließlich seien noch einige weitere in den letzten Jahren erschienene deutschsprachige Bücher aufgeführt, die das Thema Immunologie in unterschiedlicher Tiefe und mit teilweise verschiedenen Schwerpunkten behandeln:

Belohradsky, B. H. *Primäre Immundefekte. Klinik, Immunologie und Genetik.* Stuttgart (Kohlhammer) 1986.

Drössler, K. *Immunologie.* Stuttgart (Enke) 1982.

Fellenberg, R. v. *Kompendium der allgemeinen Immunologie.* Hamburg/Berlin (Parey) 1978.

Golub, E. S. *Die Immunantwort. Einführung in die Immunbiologie.* Berlin/Heidelberg/New York (Springer) 1982.

Harboe, M.; Natrig, J. B. *Medizinische Immunologie.* Stuttgart (Enke) 1981.

Sell, S. *Immunologie, Immunpathologie und Immunität.* Weinheim (VCH) 1977.

Siefert, G. C.; Siefert, G. *Einführung in die Immunbiologie.* Wiesbaden (Quelle & Meyer) 1978.

Vorlaender, K. O. (Hrsg.). *Immunologie. Grundlagen, Klinik, Praxis.* 2. Aufl. Stuttgart (Thieme) 1983.

Der letzte Hinweis gilt einem aktuellen, flott geschriebenen Buch, das nicht nur immunologische Fortschritte, sondern auch neuere Erkenntnisse zu Fragen der Krebsentstehung und der Genregulation spannend zusammenfaßt:

Herrlich, P. *Gentec pop onc. Antworten der Genforschung auf menschliche Ängste.* Berlin (Quadriga) 1985.

Abschnitt 1: Die Erkennungsmoleküle des Immunsystems

Einführung

Clarke, S. H.; Huppi, K.; Ruezinsky, D.; Staudt, L.; Gerhard, W.; Weigert, M. *Inter- and Intraclonal Diversity in the Antibody Response to Influenza Hemagglutinin.* In: *Journal of Experimental Medicine* 161 (1985) S. 687–704.

Hunkapiller, T.; Hood, L. E. *The Growing Immunoglobulin Gene Superfamily.* In: *Nature* 323 (1986) S. 15f.

Kronenberg, M.; Sin, G.; Hood, L. E.; Shastri, N. *The Molecular Genetics of the T-Cell Antigen Receptor and T-Cell Antigen Recognition.* In: *Annual Review of Immunology* 4 (1986) S. 529–593.

Storb, U.; Ritchie, K. A.; O'Brien, R.; Arp, B.; Brinster, R. *Expression, Allelic Exclusion and Somatic Mutation of Mouse Immunoglobulin Kappa Genes.* In: *Immunological Reviews* 89 (1986) S. 85–102.

Yancopoulos, G. D.; Alt, F. W. *Regulation of the Assembly and Expression of Variable Region Genes.* In: *Annual Review of Immunology* 4 (1986) S. 339–369.

Die Mechanismen der Immunität

(Originaltitel: The Mechanism of Immunity, *Scientific American, 1/1961*)

Burnet, F. M. *Auto-Immune Disease. I: Modern Immunological Concepts.* In: *British Medical Journal* 5153 (1959) S. 645–650.

Burnet, F. M. *Auto-Immune Disease. II: Pathology of the Immune Response.* In: *British Medical Journal* 5154 (1959) S. 720–725.

Burnet, F. M. *The Clonal Selection Theory of Acquired Immunity.* In: *The Abraham Flexner Lectures.* Nashville (Vanderbilt University Press) 1959.

Lederberg, J. *Genes and Antibodies.* In: *Science* 129 (1959) S. 1649 bis 1653.

Talmage, D. W. *Immunological Specificity.* In: *Science* 129 (1959) S. 1643–1648.

Burnet, F. M. *Theories of Immunity.* In: *Perspectives in Biology and Medicine* 3/4 (1960) S. 447–458.

Medawar, P. B. *The Uniqueness of the Individual.* New York (Basic Books) 1957.

Wie Zellen Antikörper bilden

(Originaltitel: How Cells Make Antibodies, *Scientific American, 12/1964*)

Nossal, G. J. V.; Mäkelä, O. *Elaboration of Antibodies by Single Cells.* In: *Annual Review of Microbiology* 16 (1962) S. 53–74.

Nossal, G. J. V.; Szenberg, A.; Ada, G. L.; Austin, C. M. *Single Cell Studies on 19S Antibody Production.* In: *The Journal of Experimental Medicine* 119/3 (1964) S. 485–502.

Edelman, G. M.; Benacerraf, B.; Ovary, Z. *Structure and Specificity of Guinea Pig 7S Antibodies.* In: *The Journal of Experimental Medicine* 118/2 (1963) S. 229–244.

Der Aufbau von Antikörpern

(Originaltitel: The Structure of Antibodies, *Scientific American, 10/1967*)

Fleischman, J. B. *Immunoglobulins.* In: *Annual Review of Biochemistry* 35/2 (1966) S. 835–872.

Lennox, E. S.; Cohn, M. *Immunoglobulins.* In: *Annual Review of Biochemistry* 36/1 (1967) S. 365–406.

Porter, R. R. *The Structure of Immunoglobulins.* In: Campbell, P. N.; Greville, G. D. (Hrsg.). *Essays in Biochemistry.* Bd. 3. New York (Academic Press) 1967.

Struktur und Funktion von Antikörpern
(Originaltitel: The Structure and Function of Antibodies, *Scientific American, 8/1970*)

Antibodies. Cold Spring Harbor Symposia on Quantitative Biology, Bd. 32. Cold Spring Harbor Laboratory of Quantitative Biology, 1967.
Killander, J. (Hrsg.). *Gamma Globulins – Structure and Control of Biosynthesis*. Nobel Symposium 3, 1968.
Edelman, G. M.; Gall, W. E. *The Antibody Problem*. In: *Annual Review of Biochemistry* 38 (1969).
Edelman, G. M.; Cunningham, B. A.; Gall, W. E.; Gottlieb, P. D.; Rutishauser, U.; Waxdal, M. J. *The Covalent Structure of an Entire γG Immunoglobulin Molecule*. In: *Proceedings of the National Academy of Sciences* 63/1 (1969) S. 78–85.

Das Immunsystem
(Originaltitel: The Immune System, *Scientific American, 7/1973*)

Burnet, M. *The Clonal Selection Theory of Acquired Immunity*. New York (Cambridge University Press) 1959.
Miller, J. F. A. P.; Mitchell, G. F.; Davies, A. J. S.; Claman, H. N.; Chaperon, E. A.; Taylor, R. B. *Antigen Sensitive Cells: Their Source and Differentiations*. In: *Transplantation Reviews* 1 (1969).
Hopper, J. E.; Nisonoff, A. *Individual Antigenic Specificity of Immunoglobulins*. In: *Advances in Immunology* 13 (1971) S. 57–99.
Cohn, M. *The Take-Home Lesson – 1971*. In: *Annals of the New York Academy of Sciences* 190 (1971) S. 529–584.
Katz, D. H.; Benacerraf, B. *The Regulatory Influence of Activated T Cells on B Cell Responses to Antigen*. In: *Advances in Immunology* 15 (1972) S. 1–94.
Sela, M. *Antigen Design and Immune Response*. In: *The Harvey Lectures 1971–1972* 67. New York (Academic Press) 1973.
Edelman, G. M. *The Problem of Molecular Recognition by a Selective System*. In: Ayala, F.; Dobzhansky, T. (Hrsg.). *The Problem of Reduction in Biology*. New York (Macmillan) 1973.

Die Vielfalt der Antikörper
(*Spektrum der Wissenschaft, 7/1982*)

Leder, P.; Max, E. E.; Seidman, J. G. *The Organization of Immunoglobulin Genes and their Diversity*. In: Fougereau, M.; Dausset, J. (Hrsg.). *Immunology* 80. New York (Academic Press) 1980.
Heymann, G. (Hrsg.). *Regulation der humoralen Immunantwort durch Antigen und Antikörper*. Stuttgart (Fischer) 1974.
Edelman, G. M. *Antikörperstruktur: Ein Schlüssel für das Verständnis der Mechanismen selektiver Immunität*. Wiesbaden (Steiner) 1974.

Die Moleküle des Immunsystems
(*Spektrum der Wissenschaft, 12/1985*)

Hozumi, N.; Tonegawa, S. *Evidence for Somatic Rearrangement of Immunoglobulin Genes Coding for Variable and Constant Regions*. In: *Proceedings of the National Academy of Sciences* 73/10 (1976) S. 3628–3632.
Tonegawa, S. *Somatic Generation of Antibody Diversity*. In: *Nature* 302/5909 (1983) S. 575–581.
Hedrick, S. M.; Nielsen, E. A.; Kavaler, J.; Cohen, D. I.; Davis, M. M. *Sequence Relationships Between Putative T-Cell Receptor Polypeptides and Immunoglobulins*. In: *Nature* 308/5955 (1984) S. 153–155.
Saito, H.; Kranz, D. M.; Takagaki, Y.; Hayday, A. C.; Eisen, H. N.; Tonegawa. S. *A Third Rearranged and Expressed Gene in a Clone of Cytotoxic T Lymphocytes*. In: *Nature* 312/5989 (1984) S. 36–40.

Monoklonale Antikörper
(*Spektrum der Wissenschaft, 12/1980*)

Köhler, G.; Milstein, C. *Derivation of Specific Antibody-producing Tissue Culture and Tumor Lines by Cell Fusion*. In: *European Journal of Immunology* 6 (1976) S. 511–519.
Melchers, F.; Potter, B. M.; Warner, N. (Hrsg.). *Lymphocyte Hybridomas*. In: *Current Topics in Microbiology and Immunology* 81 (1978).
Möller, G. (Hrsg.). *Hybrid Myeloma Monoclonal Antibodies against MHC Products*. In: *Immunological Reviews* 47 (1979).
Milstein, C.; Galfré, G.; Secher, D. S.; Springer, T. *Monoclonal Antibodies and Cell Surface Antigens*. In: *Ciba Foundation Symposia* 66 (1979) S. 251–276.

Der *T*-Zell-Rezeptor
(*Spektrum der Wissenschaft, 4/1986*)

Kappler, J. W.; Skidmore, B.; White, J.; Marrack, P. *Antigen-inducible, H-2-restricted, Interleukin-2-producing T Cell Hybridomas. Lack of Independent Antigen and H-2 Recognition*. In: *The Journal of Experimental Medicine* 153/5 (1981) S. 1198 bis 1214.
Babbitt, B. P.; et al. *Binding of Immunogenic Peptides to Ia Histocompatibility Molecules*. In: *Nature* 317/6035 (1985) S. 359–361.

Abschnitt 2: Funktionen und Funktionsstörungen des Immunsystems

Autoimmunkrankheiten
(*Spektrum der Wissenschaft, 4/1981*)

Friemel, H.; Brock, J. *Grundlagen der Immunologie*. Taschentext 21. Weinheim (VCH) 1974.
Allison, A. C.; Denman, A. M.; Barnes, R. D. *Cooperating and Controlling Functions of Thymus-derived Lymphocytes in Relation to Autoimmunity*. In: *The Lancet* 2/7716 (1971) S. 135–140.
Weigle, W. O. *Recent Observations and Concepts in Immunological Unresponsiveness and Autoimmunity*. In: *Clinical and Experimental Immunology* 9/4 (1971).
Burnet, M.; *Auto-immunity and Autoimmune Disease: A Survey for Physician or Biologist*. Philadelphia (Davis) 1972.
Autoimmunity and Self-Nonself Discrimination. In: *Transplantation Reviews* 31 (1976) S. 1–2851.
Talal, N. (Hrsg.). *Autoimmunity: Genetic, Immunologic and Clinical Aspects*. New York (Academic Press) 1977.

Systemischer Lupus erythematodes (SLE)
(*Spektrum der Wissenschaft, 9/1980*)

Koffler, D. *Immunopathogenesis of Systemic Lupus Erythematosus*. In: *Annual Review of Medicine* 25 (1974) S. 149–164.
Fye, K.; Moutsopoulos, H.; Talal, N. *Rheumatoid Diseases*. In: Fudenberg, H. H.; Stites, D. P.; Caldwell, J. L.; Wells, J. V. (Hrsg.). *Basic and Clinical Immunology*. Los Altos (Lange Medical Publications) 1978.
Nakamura, R. M.; Tan, E. M. *Recent Progress in the Study of Autoantibodies to Nuclear Antigens*. In: *Human Pathology* 9/1 (1978) S. 85–91.
Koffler, D. *The Immunology of Rheumatoid Diseases*. In: *CIBA Clinical Symposia* 31/4 (1979).

Allergie: Wenn die Immunabwehr Fehler macht
(*Spektrum der Wissenschaft, 10/1982*)

Kownatzki, E. *Überempfindlichkeitsreaktionen und allergische Krankheiten*. In: *Medizin in unserer Zeit* 4 (1980) S. 171.

Pepys, J.; Edwards, A. M. (Hrsg.). *The Mast Cell: Its Role in Health and Disease*. Baltimore (University Park Press) 1979.

Lessof, M. H. (Hrsg.). *Immunological and Clinical Aspects of Allergy*. New York (Lippincott) 1981.

Ishizaka, T. *Analysis of Triggering Events in Mast Cells for Immunoglobulin E-mediated Histamine Release*. In: *The Journal of Allergy and Clinical Immunology* 67/1 (1981) S. 90–96.

Der Immundefekt bei Aids
(*Spektrum der Wissenschaft, 2/1986*)

Gallo, R. C.; et al. *Frequent Detection and Isolation of Cytopathic Retroviruses (HTLV-III) from Patients with Aids and at Risk for Aids*. In: *Science* 224/4648 (1984) S. 500–502.

Laurence, J.; Mayer, L. *Immunoregulatory Lymphokines of T Hybridomas from Aids Patients: Constitutive and Inducible Suppressor Factors*. In: *Science* 225/4657 (1984) S. 66–69.

Laurence, J.; et al. *Lymphadenopathy-associated Viral Antibody in Aids: Immune Correlations and Definition of a Carrier State*. In: *The New England Journal of Medicine* 311/20 (1984) S. 1269–1273.

Fauci, A. S. *Immunologic Abnormalities in the Acquired Immunodeficiency Syndrome (Aids)*. In: *Clinical Research* 32/5 (1984) S. 491–499.

Die Tollwut
(*Spektrum der Wissenschaft, 3/1980*)

Deutsche Veterinärmedizinische Gesellschaft (Hrsg.). *Die silvatische Tollwut – ein Tierseuchenproblem*. Gießen (1976).

Klientmann, W. *Die Tollwut. Neue Strategie bei der Prophylaxe*. In: *Deutsches Ärzteblatt* 47 (1978) S. 2819–2824.

Wachendörfer, G. *Grundsätzliches zur Epidemiologie und Bekämpfung der silvatischen Tollwut in der BRD*. In: *Der Praktische Tierarzt* 55 (1974) S. 685–690.

Kaplan, M. M.; Koprowski, H. (Hrsg.). *Laboratory Techniques in Rabies*. Genf (World Health Organization) 1973.

WHO Expert Committee on Rabies. Sixth Report. Genf (World Health Organization) 1973.

Baer, G. M. (Hrsg.). *The Natural History of Rabies*. New York (Academic Press) 1975.

Wie Trypanosomen das Immunsystem täuschen
(*Spektrum der Wissenschaft, 4/1985*)

Desowitz, R. S. *New Guinea Tapeworms and Jewish Grandmothers: Tales of Parasites and People*. In: *The Fly That Would be King*. New York (Norton) 1981.

Freymann, D. M.; Metcalf, P.; Turner, M.; Wiley, D. C. *6Å-Resolution X-Ray Structure of a Variable Surface Glycoprotein from Trypanosoma Brucei*. In: *Nature* 311/5982 (1984) S. 167–169.

Synthetische Impfstoffe
(*Spektrum der Wissenschaft, 4/1983*)

Lerner, R. A.; Sutcliffe, J. G.; Shinnick, T. M. *Antibodies to Chemically Synthesized Peptides Predicted from DNA Sequences as Probes of Gene Expression*. In: *Cell* 23/2 (1981) S. 309–310.

Lerner, R. A. *Tapping the Immunological Repertoire to Produce Antibodies of Predetermined Specifity*. In: *Nature* 299/5884 (1982) S. 592–596.

Kaplan, M. M.; Webster, R. G. *Die Epidemiologie der Influenza*. In: *Spektrum der Wissenschaft*. Erstedition (1978) S. 47–59.

Anti-Antikörper
(*Spektrum der Wissenschaft, 9/1986*)

Kennedy, R. C. *Idiotype Networks in Hepatitis B Virus Infections*. In: *Current Topics in Microbiology and Immunology* 119 (1985) S. 1–13.

Kennedy, R. C.; et al. *Vaccines Utilizing Internal Image Anti-idiotypic Antibodies That Mimic Antigens of Infectious Organisms*. In: *Bio Techniques* 3/5 (1985) S. 404–409.

Kennedy, R. C.; et al. *Anti-idiotypic Antibody Vaccine for Type B Viral Hepatitis in Chimpanzees*. In: *Science* 232/4747 (1986) S. 220–223.

Immuntoxine
(*Spektrum der Wissenschaft, 9/1984*)

Antibody Carriers of Drugs and Toxins in Tumor Therapy. In: *Immunological Reviews* 62 (1982).

Olsnes, S.; Pihl, A. *Chimeric Toxins*. In: *Pharmacology and Therapeutics* 15/3 (1982) S. 355–381.

Greenfield, L.; et al. *Nucleotide Sequence of the Structural Gene for Diphtheria Toxin Carried by Corynebacteriophage β*. In: *Proc. Natl. Acad. Sci. USA* 80/22 (1983) S. 6853–6857.

Bildnachweise

Titelbild•: Gerd R. Burmester, Institut und Poliklinik für Klinische Immunologie und Rheumatologie, Universität Erlangen-Nürnberg – **Einführung:** Georges J. F. Köhler/Spektrum der Wissenschaft – **Die Mechanismen der Immunität:** Bilder 1, 2: Robert C. Mellors, Hospital for Special Surgery, New York Hospital-Cornell Medical Center; Bilder 3–7, 9, 10: John Langley Howard; Bild 8: Sir Macfarlane Burnet, The Walter & Eliza Hall Institute for Medical Research – **Wie Zellen Antikörper bilden:** Bilder 1–4: G. J. V. Nossal; Bild 5: G. J. V. Nossal und A. Abbot; Bilder 6–12: Bunji Tagawa; Bild 13: June Almeida, Bernhard Cinader und Allan Howatson – **Der Aufbau von Antikörpern**: Bilder 1, 6: Michael Green und Robin Valentine, National Institute for Medical Research; Bilder 2–5, 7–12: Bunji Tagawa – **Struktur und Funktion von Antikörpern:** Bilder 1–9: Bunji Ta-

• Die fluoreszenzmikroskopische Aufnahme zeigt einen Makrophagen, eine der „Freßzellen" des Immunsystems. Makrophagen bilden oft feine Zellausläufer (etwa um sich an eine Oberfläche anzuheften), sind amöboid beweglich und zur Phagozytose größerer Partikel fähig. Sie kommen im Blut und im Gewebe vor und „verschlingen" neben nicht abbaubaren Fremdkörpern wie Ruß- oder Kohleteilchen auch geschädigte oder als körperfremd erkannte Zellen (etwa Bakterien). Dadurch, daß sie Antigenkomponenten der phagozytierten Stoffe in ihrer Außenhülle „präsentieren", erfüllen sie eine wichtige Rolle bei der Aktivierung anderer Zellen des Immunsystems wie den *T*-Lymphozyten. Zur Anfärbung des Makrophagen sind zunächst monoklonale Antikörper gegen die sogenannten Histokompatibilitätsantigene der Klasse II mit dem grün fluoreszierenden Farbstoff Fluorescein gekoppelt worden. Histokompatibilitäts- oder HLA-Antigene sind Oberflächenmoleküle, die in den Plasmamembranen aller Körperzellen vorkommen und die immunologische „Selbst-Definition" bedingen; die Klasse-II-Antigene sind vornehmlich auf die antigen-präsentierenden Zellen des Immunsystems beschränkt und für deren Funktion entscheidend. Die fluoreszenzmarkierten Antikörper binden sich an diese Antigene und lassen den ganzen Makrophagen grün leuchten.

gawa – **Das Immunsystem:** Bild 1: Niels Kaj Jerne; Bilder 2–4, 6–8, 12: Bunji Tagawa; Bild 5: N. M. Green und Robin Valentine, National Institute for Medical Research, London; Bilder 9–11: Benvenuto Pernis – **Die Vielfalt der Antikörper:** Bild 1: Richard J. Feldman; Bilder 2–6, 8–13: Bunji Tagawa; Bild 7 oben und rechts: Ilil Arbel; Bild 7 links: Philip Leder – **Die Moleküle des Immunsystems:** Bilder 1, 4: Arthur J. Olson; Bilder 2, 3, 5–10: Gabor Kiss – **Monoklonale Antikörper:** Bild 1: César Milstein und Georges Köhler; Bilder 2–9: Bunji Tagawa – **Der *T*-Zell-Rezeptor:** Bild 1: Andrew G. Farr, University of Washington School of Medicine; Bilder 2–6: Bunji Tagawa – **Autoimmunkrankheiten:** Bild 1: C. Lynn Burek, Wayne State University School of Medicine; Bilder 2–4, 6–9, 11: Bunji Tagawa; Bild 5: David R. Davies, National Institute of Arthritis, Metabolism and Digestive Diseases; Bild 10: Noel R. Rose – **Systemischer Lupus erythematodes (SLE):** Bilder 1, 6: David Koffler, Hahnemann Medical College; Bilder 2–5, 7, 8: Bunji Tagawa – **Allergie: Wenn die Immunabwehr Fehler macht:** Bild 1: D. J. Lim; Bild 2: Acarology Laboratory; Bilder 4, 5: E. O. Hoffmann; Bilder 3, 6–10: Bunji Tagawa – **Der Immundefekt bei Aids:** Bild 1 unten, 4–8, 10–12: Ilil Arbel; Bild 1 oben und Mitte: George Janossy, Royal Free Hospital, Hampstead, England; Bild 2: Jeffrey Laurence, Powers Peterson, Cornell Medical College; Bild 3: Ira Schierem, Cornell Medical College; Bild 9: Luc Montagnier, Pasteur-Institut, Paris – **Die Tollwut:** Bild 1: Carey Calloway, Center for Disease Control, U. S. Public Health Service; Bilder 2–4, 7: Patricia J. Wynne; Bilder 5, 6: Martin M. Kaplan und Hilary Koprowski, Wistar Institute of Anatomy and Biology – **Wie Trypanosomen das Immunsystem täuschen:** Bild 1: Steven T. Brentano, University of Iowa; Bild 2: Klaus M. Esser, Walter Reed Army Institute of Research; Bild 3: Edgar D. Rowton, Walter Reed Army Institute of Research; Bild 4: Patricia J. Wynne; Bild 5: Laurence Tetley und Keith Vickermann, University of Glasgow; Bilder 6, 7, 9, 10: Ilil Arbel; Bild 8: Don C. Wiley, Harvard University – **Synthetische Impfstoffe:** Bilder 1, 4–7: Arthur J. Olson, Research Institute of Scripps Clinic; Bilder 2, 3, 8: Patricia J. Wynne – **Anti-Antikörper:** Bild 1: Daniel Pauletti/Southwest Foundation for Biomedical Research; Bilder 2–9: Alan D. Iselin – **Immuntoxine:** Bild 1: Arthur E. Frankel, Cetus Corporation; Bilder 2–10: Bunji Tagawa.

Index